U0311682

数字卫生
健康中国

陈竺
二〇二二
二月六日

# 主 编 简 介

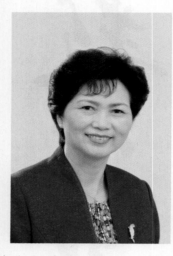

李兰娟，中国工程院院士，浙江大学医学院附属第一医院教授，博士生导师，主任医师，传染病诊治国家重点实验室主任，国家内科学（传染病）重点学科学术带头人。曾任浙江省卫生厅厅长、浙江省科协主席。现任传染病诊治国家重点实验室主任、浙江省传染病重点实验室主任。全国政协第十一届委员。兼任中华医学会副会长、教育部生物与医学学部主任、中国卫生信息协会副会长、中国生物医学工程学会副理事长、中华医学会感染病学分会主任委员、全国人工肝培训基地主任、中华预防医学会微生态学分会主任委员、国际血液净化学会理事、浙江省医学会会长，以及《中华临床感染病杂志》、《中国微生态学杂志》、《浙江医学》主编等。

从事传染病临床、科研和教学工作 30 余年，在传染病诊治方面取得了开创性成就，为我国传染病诊治作出了重大贡献。主要研究方向：传染病诊治、肝衰竭与人工肝脏及感染微生态学。承担了国家"863"、"973"、"十五"攻关、国家科学基金重点项目等课题十余项。作为第一完成人，获得国家科技进步奖二等奖 2 项、省科技进步奖一等奖 4 项、省科学技术奖重大贡献奖 1 项、教育部高校推广应用奖二等奖 1 项；获得授权专利 5 项。发表论文 300 余篇，其中 SCI 收录 90 余篇，授权专利 15 项，主编出版了我国首部《人工肝脏》和《感染微生态学》专著，以及教育部规划教材《传染病学》等著作 21 部。

近期又提出了"健康面对面"行动计划，作为总负责人承担了"十一五"国家科技支撑计划重点项目"国家数字卫生关键技术和区域示范运用研究"，倡导建立全民电子健康档案，统一卫生信息标准，互联互通、共享信息，为实现数字卫生、健康中国而努力。

"十一五"国家科技支撑计划重点项目

国家数字卫生关键技术和区域示范应用研究项目组

## 数字卫生丛书

李兰娟　总主编

第四册

# 区域卫生信息平台建设与利用

李兰娟　主编

科学出版社

北京

# 内 容 简 介

本书系"十一五"国家科技支撑计划重点项目"国家数字卫生关键技术和区域示范应用研究"成果——《数字卫生丛书》之第四册。全书系统阐述了区域卫生信息平台的建设与利用，主要包括卫生信息平台的软硬件实现技术、综合数据展示和健康信息数据挖掘技术三大部分。第一部分是对卫生信息平台及其实现技术的描述和实践；第二部分是通过卫生信息平台实现对健康、疾病、保健及重大公共卫生信息等的综合展示分析；第三部分是基于卫生信息平台和标准化的健康信息实现数据展示的高可用性，并帮助预测可能情况、提高人类对疾病和环境的应变能力。

本书适合医疗卫生信息化管理者和医疗卫生 IT 从业人员使用，尤其对承担区域卫生信息平台建设的卫生行政部门的 CIO 而言，更是一本指导工作的参考书。同时，对开设医疗卫生信息化课程的广大师生也具有理论和实践上的参考价值。

**图书在版编目(CIP)数据**

区域卫生信息平台建设与利用 / 李兰娟主编. —北京：科学出版社，
2012.10

（数字卫生丛书 / 李兰娟总主编）

ISBN 978-7-03-035404-4

Ⅰ. 区… Ⅱ. 李… Ⅲ. 卫生管理－管理信息系统－中国 Ⅳ. R199.2

中国版本图书馆 CIP 数据核字（2012）第 198776 号

责任编辑：郑 红 沈红芬 / 责任校对：赵桂芬
责任印制：肖 兴 / 封面设计：范璧合

**科 学 出 版 社** 出版

北京东黄城根北街 16 号
邮政编码：100717
http://www.sciencep.com

**中国科学院印刷厂** 印刷

科学出版社发行 各地新华书店经销

*

2012 年 10 月第 一 版 开本：787×1092 1/16
2015 年 6 月第二次印刷 印张：24
字数：552 000

定价：**198.00 元**
（如有印装质量问题，我社负责调换）

# 《数字卫生丛书》编委会

**总 主 编**　李兰娟

**副总主编**　（按姓氏笔画排序）

|       |       |       |       |       |
|-------|-------|-------|-------|-------|
| 马伟杭 | 王国敬 | 叶 真 | 杨 敬 | 沈剑峰 |
| 张 平 | 张 珉 | 陈 坤 | 邵 云 | 郑树森 |
| 骆华伟 | 徐润龙 | 郭 清 | 葛忠良 | 蔡新光 |

**编 委**　（按姓氏笔画排序）

|       |       |       |       |       |
|-------|-------|-------|-------|-------|
| 马伟杭 | 王才有 | 王国敬 | 叶 真 | 白 雪 |
| 刘 璇 | 许亮文 | 杨 烨 | 杨 敬 | 李兰娟 |
| 吴 岩 | 沈剑峰 | 张 平 | 张 珉 | 陈 坤 |
| 陈自力 | 邵 云 | 郑树森 | 孟 群 | 胡建平 |
| 骆华伟 | 徐龙仁 | 徐润龙 | 郭 清 | 葛忠良 |
| 蔡新光 | 瞿素芬 |       |       |       |

**秘 书**　刘 怡　任菁菁　江 涛　居 斌

# 《区域卫生信息平台建设与利用》编委会

主　编　李兰娟

副主编　沈剑峰

编　委（按姓氏笔画排序）

卜佳俊　　王市敏　　王妍敏　　刘　颖　　李兰娟

李连红　　邱丽倩　　沈剑峰　　张良吉　　张晓辉

张彩倩　　陈恩富　　陈雅萍　　林君芬　　居　斌

赵　艳　　俞　静　　姚诚伟　　柴程良　　喻永明

潘雪凤

# 《数字卫生丛书》序

　　医药卫生事业的改革与发展越来越受到各国政府和国际组织的重视和关注，是我国构建社会主义和谐社会的重要内容。数字卫生是现代医疗卫生服务的核心内容之一，在国家社会事业发展中具有重要的战略意义，与每一位公民都休戚相关。与发达国家相比，我国在数字卫生的人才储备、产业培育、基础研究、标准制定、政策立法等领域仍然存在差距，这在一定程度上制约了卫生事业的发展。为了适应医疗卫生服务模式转变的需要，本着现代健康维护的理念，"十一五"国家科技支撑计划重点项目"国家数字卫生关键技术和区域示范应用研究"应运而生了。

　　"国家数字卫生关键技术和区域示范应用研究"项目是 2008 年浙江省人民政府与卫生部联合向科技部申报的重大科研项目，项目紧紧围绕深化医疗卫生体制改革、加快建设惠及全体居民的基本医疗卫生服务体系、实现"人人享有基本医疗卫生服务"的目标而设计，是一项关系民生、改善民生的研究项目。为了推进项目顺利实施，卫生部和浙江省人民政府联合成立了专门的项目领导小组，统一领导和组织协调项目研究工作。

　　作为项目负责人，中国工程院李兰娟院士，带领了一支由政、产、学、研、用、资多个领域 1000 多名医学人才和信息技术人才组成的科研队伍，经过历时三年的努力，取得了显著的成效。国家数字卫生项目通过构建居民电子健康档案、电子病历、交互式信息平台、城乡社区与医院双向转诊、远程诊疗、远程教育和健康咨询等系统，进行数字化医疗卫生资源共享、数字化医疗服务、数字化城乡社区卫生服务、数字化公共卫生服务和保障等区域示范，有效提升疾病预防控制、公共卫生应急处置能力，提高医疗服务质量、改善服务可及性，推进卫生改革发展，达到整合共享、优化流程、提高效率、降低费用、和谐医患、保障健康的目标。项目取得的关键技术和成果，在一些省市得到了应用。2011 年全国卫生信息工作现场会在浙江省召开，会议充分展示了国家数字卫生项目的成果，为推进全国卫生信息化建设工作起到了良好的示范作用！

　　我欣喜地看到，李兰娟院士及其团队把国家数字卫生项目示范应用取得的第一手经验和体会加以提炼，潜心编著出版了这套《数字卫生丛书》，把丰硕的学术之果奉献在读者面前，其涵盖了《数字卫生标准化》、《全人全程健康管理》、《新型智能医院》、《区域卫生信息平台建设与利用》、《远程医疗服务模式及应用》、《数字化临床路径建设》和《数字卫生示范应用》共七个分册，是国内卫生信息化领域首套较为系统、全面的丛书，为广大卫生管理者和医务工作者提供了数字卫生的先进理念和前沿技术，为广大医疗卫生相关行业人员提供了指导和参考，充分显现出了数字卫生助推医改、服务健康的技术支撑作用，对推进我国卫生事业发展意义重大。

卫生部部长 陈竺

2012 年 5 月

# 《数字卫生丛书》前言

健康是人类社会发展的重要基石，是人类一切活动最基本的价值取向。党的十七大报告提出："健康是人全面发展的基础，关系千家万户。"个性化、区域化、信息化是现代健康服务的新特征，基于现代医学高新科技的广泛应用，针对每一位公民的健康维护、健康知识普及，构建以个人电子健康档案和电子病历为核心、以资源共享和互通为基础的医疗卫生信息化已成为构建现代医疗卫生服务体系的重中之重，世界各国都在抓紧数字卫生项目的建设。

数字卫生就是在一定区域范围内，以全民电子健康档案和电子病历为核心、卫生信息平台为枢纽、一卡通为纽带，实现医疗健康信息的共建共享、互联互通，为医疗服务提供者、卫生管理机构、患者、医疗支付方及医药产品供应商等机构提供以数字化形式收集、传递、存储、处理的各种卫生行业信息，以满足健康保健、医疗服务、公共卫生和卫生行政的需要。以数字卫生为特色的医疗卫生信息化，涉及医疗卫生的所有领域，能够为现代健康维护和提升行业服务能力提供技术保障，为卫生事业科学发展提供技术支撑，也是实现医改"人人享有基本医疗卫生服务"目标的客观需要，并且已经成为医疗卫生事业改革发展的重要支柱之一，对深化医疗卫生服务体制的改革、维护全体公民的健康、加快和谐社会的构建和推进经济社会的发展具有十分重要的战略意义。

2008 年浙江省人民政府与卫生部联合向科技部申报了"十一五"国家科技支撑计划重点项目"国家数字卫生关键技术和区域示范应用研究"，2009 年正式立项，李兰娟担任项目负责人。在卫生部、科技部、浙江省委和省人民政府的关心帮助下，经过 1000 多名研究人员历时三年多的努力，取得了一定的成效，得到了各级领导和国内外专家的一致好评，充分体现了卫生信息化助推医改、服务健康的技术支撑作用。卫生部陈竺部长在看了项目的研究成果之后称赞道：数字卫生在浙江试点示范，要在居民电子健康档案上与奥巴马赛跑！

在项目的实施应用过程中，我们汇集了全国医疗卫生、信息技术、标准规范、卫生管理等领域的知名专家、学者，取得了一些成果，积累了一些经验。为了和广大读者一起分享这些成果和经验，我们编写了这套《数字卫生丛书》，包括《数字卫生标准化》、《全人全程健康管理》、《新型智能医院》、《区域卫生信息平台建设与利用》、《远程医疗服务模式及应用》、《数字化临床路径建设》和《数字卫生示范应用》共七册，内容涉及从技术到业务再到管理的方方面面，希望与大家共勉，也希望在国家医药卫生体制改革的大环境下能够为广大读者提供参考和借鉴！

由于"国家数字卫生关键技术和区域示范应用研究"项目属于科技部首个医疗卫生领域信息化方面的重大项目，其本身就极具探索意义，此次把项目成果和经验汇编成书，旨在抛砖引玉。书中难免存在不足之处，恳请广大读者批评指正，以便我们在今后的卫生信息化研究过程中继续予以完善。

本书在编写的过程中得到了全国人大常委会副委员长桑国卫院士和卫生部陈竺部长的关心和指导，谨在此表示衷心的感谢！

中国工程院院士 李兰娟

2012 年 5 月

# 前　言

本书是"十一五"国家科技支撑计划重点项目——国家数字卫生关键技术和区域示范应用研究第四课题的研究成果。该课题主要研究区域卫生信息平台（区域数据中心）与资源共享系统两大部分内容。在项目研究过程中，我们严格遵循四大基本原则——注重顶层设计、加强统筹规划、统一标准规范、加快系统整合，逐步推动浙江省医疗卫生机构的互联互通和卫生信息共享。

从 2008 年到 2012 年这四年多来，200 余人通过艰辛努力和辛勤工作，紧密结合国家和卫生部的卫生信息化工作需求，不断研究和探索实现卫生信息共享的路径和适宜技术，基于统一的软件架构和硬件平台，在浙江省展开现场示点示范，为向全国推广做一些前期探索和铺垫。

本书包括卫生信息平台的软硬件实现技术、综合数据展示和健康信息数据挖掘技术三大部分。第一部分主要包括卫生信息平台及其实现技术的描述和实践。第二部分是通过卫生信息平台实现居民电子健康信息集中管理后，基于标准化的健康信息个案，通过卫生信息平台实现包括健康相关基本信息、健康影响因素、传染性疾病、慢性非传染性疾病、重点人群（妇女儿童）保健信息以及重大公共卫生信息（免疫规划数据）的综合展示分析。书中提供了大量的示范样图和样表，可以为各级政府部门、卫生管理部门提供卫生信息的基础数据展示和分析，也可以为其他省市开展类似工作提供借鉴和参考。第三部分是基于卫生信息平台、基于标准化的健康信息，运用高端的数据挖掘分析技术实现数据展示的高可用性；通过对各类卫生事件的趋势分析等帮助预测未来的可能情况，提高人类对各类疾病、自然环境因素变化的应变能力。

本书在"云计算"和"物联网"风起云涌的新时代背景下，在新医改大力推进的过程中，明确提出卫生信息化方面只有强调标准化，基于标准化实现软件和硬件统一和数据集中管理，才能真正实现运用现代信息技术提升我们掌握卫生现状的深度和广度，提高决策的科学性和正确性，增强人类抵御未来各类疾病和自然灾难的能力。

李兰娟

2012 年 6 月

# 目　　录

# 第一章　卫生信息平台

## 第一节　卫生信息平台概述

近年来，随着经济社会的快速发展，医疗卫生事业也取得长足进步，医疗卫生服务体系不断完善，医疗卫生服务能力不断增强，人民群众健康水平不断提高。在信息技术飞速发展的过程中，我国卫生信息化建设经历了从无到有、从局部到全局、从医院向其他各个业务领域不断渗透的过程，卫生信息化逐渐成为医疗卫生服务体系不可或缺的部分。

目前医疗卫生机构中存在大量处理业务的信息系统，如医院内的医院信息系统（HIS）、临床信息系统（CIS）、检验信息系统（LIS）、放射信息系统（RIS）、影像信息系统（PACS）等，社区服务中心内的 HIS、LIS、CHIS 等，公共卫生条线的疾病控制（简称疾控）、妇幼保健等系统。同时，由于建立这些业务系统受条块分割的行政体制所限，缺乏标准和顶层设计，导致出现"烟囱林立"的数据孤岛，简称烟囱数据。

针对医疗卫生部门条块分割、各自为政和医疗卫生信息资源不能共享、各种应用系统低水平重复的现状，卫生信息平台的建设呼之欲出。卫生信息平台是连接区域内的医疗卫生机构基本业务信息系统的数据交换和共享平台，是不同系统间进行信息整合的基础和载体。实现从医疗机构内部信息系统应用中获取数据，卫生信息平台也向医疗机构内部信息系统应用提供信息共享、协同服务等功能。

大多数卫生信息平台的建设者认为卫生信息平台的基本业务需求是以居民个人电子健康档案为基础数据，构建健康档案与诊疗信息的数据交换平台，整合 HIS、电子病历、公共卫生等与全人全程健康相关信息，对外提供城乡社区与医院双向转诊、医疗"一卡通"、远程诊疗、个人健康管理门户等综合性服务，对内提供宏观决策和疾病监测、预警等。

根据卫生部"3521"政策文件要求，大力推进医药卫生信息化建设，要以健康档案、电子病历和远程医疗为切入点，统筹推进适应医改要求的公共卫生、医疗服务、卫生监管、卫生应急信息系统建设，构建系统整合、信息共享的国家、省、地市（区域）三级卫生信息服务平台，逐步实现统一高效、互联互通的目的。

在满足各业务信息系统自身服务与管理需求的基础上，严格按照"统一规划、统一标准、集成开发、共建共用"的原则，在准确理解、把握各业务系统在卫生信息平台中的定位、作用及相互关系基础上，做好信息资源、系统资源以及网络与基础设施整合，充分利用卫生信息平台提供的各项公共服务功能，严格遵循国家基本卫生信息标准与规范，实现各业务系统之间的资源整合、互联互通和信息共享，消除"信息孤岛"和"信息烟囱"，满足区域范围或跨区域医疗卫生服务协同运作和动态监管的需要。

　　卫生信息平台涉及与居民健康相关的所有业务，其业务数据具有类型多、容量大的特点。根据业务数据的特点，数据存储的要求也不尽相同。数据存储的模式分为集中式、分布式和混合式。从国内外信息平台的发展经验看，3 种模式具有以下优缺点，详见表 1-1。

表 1-1　数据存储的模式优缺点

| 方　式 | 优　点 | 缺　点 |
| --- | --- | --- |
| 集中式 | 具有整体成本低、方法简单、安全性高，对全局数据的管理和数据挖掘分析易于实现 | 不容易适应区域医疗管理政策及其资金投资规模的差异性。此外还有系统扩展性、性能和可维护性等其他问题 |
| 分布式 | 具有灵活、快捷实施等特点、能有效分摊业务压力 | 系统整体维护成本高、不能提供全面的用户信息等 |
| 混合式 | 具有集中式和分布式的优点 | 技术复杂、系统初期开发成本高 |

　　加拿大 Infoway 白皮书——《加拿大电子健康档案蓝图》对 EHR 信息平台的部署模型有 3 种建议：①全国大集中式 EHRi 系统；②每个省/地市共享单一 EHRi 系统；③每个省/地市部署独立 EHRi 系统，对等互联。

　　2004 年 1 月 20 日美国前总统布什在美国众议院发表国情咨文时提出，要在 10 年内为全体美国公民建立电子健康档案。2005 年，美国国家卫生信息网为实施本计划选择了 4 家全球领先的信息技术厂商作为总集成商，在四大试点区域分别开发全国卫生信息网络架构原型，研究包括电子健康档案在内的多种医疗应用系统之间互通协作能力和业务模型。美国现任总统奥巴马提出投资 500 亿美元发展电子医疗信息技术系统，以减少医疗差错，挽救生命，节省开支。

　　在异构数据较多、数据格式不统一的医疗卫生领域，单纯集中式或分布式的省级信息平台都不能满足医疗行业的需求和发展。例如，在科技部每年 1.6 亿欧元的资金资助和卫生部的推动主导下，芬兰 2003 年开始逐步在全国建立集中的电子病历系统，该 EPR 系统于 2007 年服务至今，已经遇到医生使用系统处理患者的速度降低的情况，这是值得我们在具体实施过程中重视的。

# 第二节　卫生信息平台的功能

　　为了更好地为居民和患者提供安全的、可靠的、连续的、完整的医疗卫生服务，更好地服务于医疗卫生服务人员，需要依赖卫生信息平台提供的服务。这些服务包括数据采集服务、数据处理服务、数据存储服务、数据交换服务、健康档案索引服务、档案调阅服务、业务协同服务等。通过这些服务实现区域范围内医疗机构内部、医疗机构之间信息系统的数据交换与共享，即互联互通。

## 一、数据采集服务

卫生信息平台的数据大部分来自于各个医疗机构、城乡社区、疾控中心、卫生监督机构、血液中心和区域间的数据中心等。数据自动采集系统是卫生信息平台建设的基础，数据来源的准确性、可用性、时效性直接关系到卫生信息平台中数据的价值。数据自动采集系统将嵌入各个医疗机构、城乡社区、公共卫生等机构之中，而这些机构需要按标准接口进行改造。数据自动采集系统的研究思路决定了系统改造工作量的大幅下降并减少对原来系统的影响程度。

### （一）数据集标准统一

通过卫生信息平台的互联互通，实现医疗机构内部信息系统与卫生信息平台之间的数据交换，实现卫生信息平台内部各构件之间的功能协作，使平台能认识并准确理解被交换数据的含义并且按照预期流程操作，就必须建立统一的通话语言和交换机制，即卫生信息数据传输标准。

通过制定统一的卫生信息数据传输标准，规范数据集、数据元的定义和约束，在紧紧围绕卫生部"3521"通知中明确的电子健康档案和电子病历两大卫生资源库，符合卫生部《公共卫生服务规范》、《城乡居民健康档案基本数据集》标准基础上，我们制定了《浙江省卫生数据传输规范》。

随着医疗业务的不断更新和变化，传输标准也将定期更新。每当数据采集业务规则发生变化时，平台能自动适应，完成对数据采集应用服务进行数据集标准的更新。

### （二）数据采集机制

数据采集采用通用接口适配器的采集服务进行，采集服务主要包括两大功能，一个是采集计划，一个是采集执行。

采集计划由卫生信息平台端统一配置生成，下端医疗机构获得新的采集运行计划后，将该计划的配置信息交给采集执行体，采集执行体根据计划的运行时间和采集内容要求定时发送数据。

根据统一标准要求，采集执行体由各个医疗机构信息化系统的开发商编写。执行体根据最新的采集计划，从各自的业务系统中提取需要发送的数据信息，打包后通过接口适配器的批量数据上传服务上传相应的数据。图 1-1 显示了数据采集系统的流程。

## 二、数据处理服务

数据处理服务是将业务系统的数据经过抽取、清洗转换之后加载到数据仓库的过程，目的是将医疗卫生机构中分散、零乱、标准不统一的数据整合，为企业的决策提供分析的依据。

数据处理服务的设计分 3 部分：数据抽取、数据清洗转换、数据安全控制。数据的抽

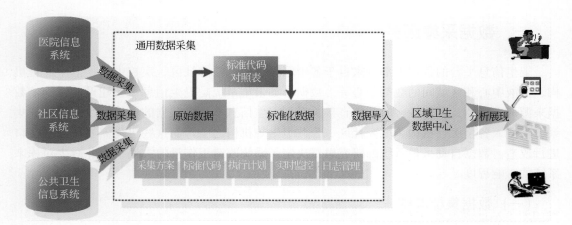

图 1-1    数据采集系统流程

取是从各个不同的数据源抽取到操作数据存储（ODS）中（这个过程也可以做一些数据的清洗和转换），在抽取的过程中需要挑选不同的抽取方法，尽可能提高数据抽取（ETL）的运行效率。在此 3 个部分中，花费时间最长的是 T（清洗、转换）的部分，一般情况下这部分工作量是整个数据处理的 2/3。数据的加载一般在数据清洗完了之后直接写入数据仓库中。

一般情况下，数据仓库分为操作数据存储（ODS）、数据仓库（DW）两部分，通常的做法是从业务系统到 ODS 做清洗，将脏数据和不完整数据过滤掉，再从 ODS 到 DW 的过程中转换，进行一些业务规则的计算和聚合。

## （一）数据抽取

采用何种数据抽取机制将很大程度上决定数据的可用性、可靠性和采集效率，增量数据的获取则是数据采集机制的关键。本文研究的数据抽取方法包括轮询、触发器、系统日志、全表等。

**1. 轮询抽取**    在数据表中建立 IDENTITY 字段（ID），记录流水数据，对于这类数据表，在实时采集阶段可以记录每次抽取后记录的最大 ID 号（maxID），下一次轮询时可以获得 ID＞maxID 的记录作为抽取到的记录集。

**2. 触发器抽取**    利用数据库自身触发器，给源数据库中每个需进行增量复制的表增加 3 个触发器，分别在对表进行插入、修改和删除时触发。

**3. 系统日志抽取**    每一个运行的数据库有一个在线日志，它与后台进程一起工作，即时记录该数据库所作的全部修改。通过对系统日志的操作，获取所需的数据增量。

**4. 全表抽取**    将数据进行同步处理后，直接读取整个表中的数据作为抽取到的数据，主要处理对用户非常重要的数据。

## （二）数据清洗

数据清洗是过滤那些不符合要求的数据，并将过滤的结果交给业务主管部门，确认是否过滤掉还是由业务单位修正之后再进行抽取。不符合要求的数据主要有数据不完整、数据错误和数据重复三大类。

**1. 数据不完整** 其特征是一些应该有的信息缺失，如供应商的名称、分公司的名称和客户的区域信息缺失、业务系统中主表与明细表不能匹配等。需要将这一类数据过滤出来，按缺失的内容分别写入不同 Excel 文件向客户提交，要求在规定的时间内补全。补全后才写入数据仓库。

**2. 数据错误** 是由于业务系统不够健全，在接收输入后没有进行判断直接写入后台数据库造成的，比如数值数据输成全角数字字符、字符串数据后面有一个回车、日期格式不正确、日期越界等。对于类似于全角字符、数据前后有不可见字符的问题只能写结构化查询语言（SQL）的方式找出来，然后要求客户在业务系统修正之后抽取；日期格式不正确的或者是日期越界的这一类错误会导致 ETL 运行失败，这一类错误需要去业务系统数据库用 SQL 的方式挑出来，交给业务主管部门要求其限期修正，修正之后再抽取。

**3. 数据重复** 特别是维表中比较常见，将重复的数据涉及的所有字段记录导出来，让客户确认并整理。

数据清洗是一个反复的过程，不可能在几天内完成，需要不断发现问题、解决问题。对于是否过滤、是否修正一般要求客户确认。对于过滤掉的数据，写入 Excel 文件或者将过滤数据写入数据表，在 ETL 开发的初期可以每天向业务单位发送过滤数据的邮件，促使他们尽快地修正错误，同时也可以作为将来验证数据的依据。数据清洗需要注意的是对于每个过滤规则要认真进行验证，不要将有用的数据过滤掉，并要用户确认才行。

## （三）数据转换

在传统模式下，数据格式转换与装载入库是同时进行的，因此数据入库只能采用调用特定的存储过程、一次处理一条记录的办法，这样处理时数据库上下文需要不断地切换，严重影响数据入库的效率。而本文数据转换的工作采用的方法是用采集机完成，这样在数据装载时就可以直接进行，通过使用数据库 API 的批量数据导入的方法，只提交一次数据库 SQL 语句，就可以导入大量类似结构的数据，数据库上下文不需要切换，数据装载入库的性能得到很大改善，同时数据入库使用了"连接池"技术节省了建立数据库连接的时间。

数据转换的任务主要是进行不一致数据的转换、数据粒度的转换和一些商务规则的计算。

**1. 不一致数据的转换** 这是一个数据整合的过程，要将不同业务系统的相同类型的数据统一，比如同一个供应商在结算系统的编码是 XX0001，而在 CRM 中编码是 YY0001，这样在抽取过来之后要统一转换成一个编码。

**2. 数据粒度的转换** 业务系统一般存储非常明细的数据，而数据仓库中的数据是用来分析的，不需要非常明细的数据，一般情况下，会将业务系统数据按照数据仓库的粒度进行聚合。

**3. 商务规则的计算** 不同的业务系统有不同的业务规则和不同的数据指标，这些指标有时不是简单地加加减减就能完成，需要在 ETL 中将这些数据指标计算好之后存储在数据仓库中，供分析使用。

## 三、数据存储服务

卫生信息平台承担医疗数据存储中心、数据共享交换中心、居民健康记录索引中心的职能。卫生数据存储中心汇聚全区域的医疗信息数据，并根据数据的不同类别建立医疗信息资源库和九大健康信息专项库（分别是医疗类、居民体检类、免疫接种类、慢性疾病管理类、出生医学证明类、计划生育指导类、居民保健类、居民康复类、死亡医学证明类专项数据库，具体根据实际应用来分建），市级数据存储中心汇聚全市医疗信息数据并建立市级医疗资源库和九大市级健康信息专项库。

根据数据中心和资源共享平台建设要求，经过详细调研分析，可以确定数据采集范围和内容，并且随着区域数据中心的建设发展，采集范围和内容将会不断延伸，要求软件设计具有灵活性和可扩展性。采集内容大致分为两类：一是以建立居民终身连续健康档案为目标的相关内容采集，如病人就诊史、过敏史、病案首页、出院小结、用药记录、检验/检查结果等；二是以卫生信息统计和信息发布为目的的汇总性数据（各种统计报表）、资源性数据（专家资源、医疗仪器资源、重大疫情信息等）的采集。

居民健康档案数据主要包括个人基本资料、健康属性资料和健康专项记录资料以及健康索引记录。

### （一）个人基本资料

个人基本资料主要包含可以辨认个人身份的数据，比如姓名、身份证、地址等。这些数据通常是通过浙江省医疗卫生系统收集。这类数据包括全省统一的健康编码，这样可以跨社会部门跨数据库与某个患者个体建立直接联系。

个人基本资料内容：人员 ID（健康编码）、医疗卡号、姓名、性别、出生日期、出生地、民族、国籍、文化程度、婚姻状况、职业、工作单位、家庭住址、户口地址、户口类型、联系方式（固定电话、移动电话、小灵通）证件类型、证件号、建档单位、建档日期、建档人员。

### （二）健康属性资料

健康属性资料主要包含可能影响个人生长发育及其身心健康的个人健康行为、家庭因素、社区卫生资源等数据。这类数据主要从自城乡社区卫生服务机构中运行的健康档案管理系统中采集。由社区医生定期更新。

健康属性资料内容：目前健康状况、血型、既往病史、手术史、药品过敏史、慢性疾病情况、免疫接种史、出生史、月经史、生育史、个人生活习惯（吸烟情况、饮酒情况、饮食嗜好、体育锻炼情况、作息情况）、家庭情况（居住情况、卫生情况、家庭指导）。

### （三）健康专项记录资料

健康专项记录资料是个人在医院就诊或在社区卫生服务中心（服务站）等公共卫生服务机构接受各种公共卫生服务时，产生的健康活动详细数据。从出生到死亡的全过程中所有的健康活动记录汇总起来，就构成了个人"动态"健康档案。健康专项记录资料根据业务类型分为九大类；省健康档案索引中心可根据业务的细化和扩展，定期补充小类。

数据进入数据中心时，对照其所属九大健康专项类别，分类存储，形成九大健康专项库。同时生成索引信息加入到目录索引库。数据中心提供统一的数据接口标准，相应机构需要按其接口标准进行一定的改造。

## 四、数据交换服务

数据交换服务是卫生信息平台一个非常重要的基础功能。平台需要从医疗机构获取各种基础的业务数据，这些数据的获取都是通过平台提供的数据交换服务来完成的。

数据交换服务至少要提供如下的一些功能：适配器管理功能、数据封装功能、数据传输功能、数据转换功能、数据路由功能、数据推送功能、数据订阅发布功能和传输监控等。

## 五、档案索引服务

建立居民健康记录索引中心，主要存放居民健康索引记录。它记录了每个居民一生健康活动信息的摘要，还提供了记录定位服务，即提供每项健康活动记录的健康专项信息数据存放的位置信息。通过它，访问者可以通过二次定位快速找到该项活动的健康专项信息。当各地医疗机构的医疗数据上传并添入到市级数据存储中心和省级数据存储中心时，同步在省级健康数据索引中心建立或更新索引目录。

健康索引记录是个人从出生到死亡的全过程中涉及的各类各项健康活动信息的索引记录。个人从生到死的所有的健康索引记录汇总起来，就构成了居民个人原始的、完整的、连续性健康历史索引。通过健康索引记录，可迅速了解个体的健康历史，可快速二次定位，查阅到健康专项记录资料，了解更为全面、详尽的健康活动信息，为医生诊疗、社区责任医生提供指导，个人也可查阅、了解自身的健康历史。以此数据集为基础，通过建立相应的应用系统实现健康档案数据索引的检索，为居民、医疗卫生服务机构、卫生行政部门提供相应服务。

（1）健康索引记录：主要包括个人 ID、个人基本信息、记录日期、记录类型、卫生机构、原始资料索引号、记录原因代码（诊断）、总费用、转归、责任医生、备注、电子签章。

（2）索引逻辑组成：由主索引、副索引、健康专项数据摘要和目录 URL 等部分组成。

（3）主索引：生成唯一主索引号，姓名、证件号、证件类型等，姓名、证件号、证件类型三项是副索引生成依据（这里证件是指身份证，军官证等办理其他证件必须出示的证件）。

（4）副索引：主索引号、有效号码、号码类型（这里的号码是指身份证号、医保卡号、市民卡号、一卡通号码等一切医疗机构应用识别号）。

（5）健康专项记录摘要：包括个人基本人口学资料、健康属性资料以及某次居民与卫生服务机构发生互动关系产生的健康专项记录的摘要。

数据定位目录提供了健康专项记录的定位服务功能，它提供了一个居民的健康记录数据存放的位置信息，相当于路由器功能。

## 六、档案调阅服务

卫生信息平台从医疗机构中采集数据，并经过一系列的处理后存入卫生信息平台，这些过程只解决了数据怎么来、怎么存的问题，还没有解决怎么用的问题，这就要求平台提供相应的数据利用方式来为医疗卫生人员提供服务。这些数据利用的方式包括：数据调阅、业务协同、辅助决策等，其中业务协同和辅助决策可以被看成是在平台加载的应用系统，而数据调阅因其通用性和安全性要求则被视为平台的基础功能给予提供。数据调阅服务是为医疗卫生人员提供的一种基于 Web 方式安全的访问健康档案的功能，即健康档案浏览器（HRB）。

健康档案浏览器目标为了建立用户友好的访问环境，被授权的医疗卫生人员或居民本人能方便地访问整合完的健康档案。健康档案包括临床信息、康复保健信息、预防保健等信息组成。健康档案浏览器能按照调阅者的权限提供有权访问的卫生领域相关的档案。目前支持 3 种模式，①直接通过 Web 门户的方式调用；②与相关应用系统（如门诊诊间、电子病历等系统）内嵌集成调用；③根据特定业务领域需要的档案调用，如用药信息、检验/检查信息、既往史信息、过敏史信息等。

由于健康档案的调阅必须确保安全，所以任何调阅者的调阅记录都需要记录，包括谁在什么时间点调阅了谁的档案，调了哪些档案；一个人的健康档案被哪些人、哪些机构在什么时间点调阅过，确保非授权者进不来、拿不走、看不懂、改不了、跑不了；确保被授权者不可越权，可监督、可审计、可控制。

## 七、业务协同服务

业务协同需求是指基于本平台实现医疗机构之间的业务协同，实现医疗机构、社区及纵向业务联动等。在这里医疗机构之间（含医院与社区卫生服务机构之间）在医疗业务上的协同，称之为医疗业务协同；协同的范围包括医院、社区，还有公共卫生机构，协同的内容包括临床和预防保健，称之为卫生业务联动。这类应用也是本文的亮点所在。它集中体现了卫生信息平台的价值，以及建设的必要性。

（一）医疗业务协同

医疗业务协同是指医疗机构与医疗机构之间通过平台实现业务的协同。通过医疗业务协同，可以有效利用医疗资源，降低医疗成本，提高医疗质量，具体包括专家门诊预约、专家远程咨询会诊、跨医院转诊转检、双向转诊、治疗安全警示、药物过敏警示、重复检验/检查提示等。

（二）卫生业务联动

卫生业务联动主要体现为区域范围内各医院、社区卫生服务中心与疾控、妇幼保健等业务条线的业务联动。由于许多卫生服务的信息源头是二、三级医院，如产妇在产科医院分娩，病人在二、三级医院手术，产妇出院后，社区可以开展后续的产妇保健工作；同样，病人手术出院后，需要康复指导。目前由于信息不通，社区卫生服务人员不能及时获得二、三级医院的信息，无法开展高效的卫生服务。

# 八、系统信息安全服务

为了确保医疗机构的接入安全，医疗机构通过通用接口与外部的数据联系，发起方只能是医疗机构，而不支持外部发起的对医疗机构内部的信息访问，从根本上杜绝外部黑客利用专网进行大范围攻击的行为。卫生信息平台系统安全服务定位包括确保信息的保密性、身份正确识别、用户权限合理分配、确保业务连续运转、物理层安全、网络系统安全等。

## （一）确保信息的保密性

区域数据中心生成、传输、处理、保存大量的区域医疗信息，这些信息中包括大量的不同密级的信息，因此，"确保信息的保密性"是系统首要的安全目标。

## （二）确保身份正确识别和用户权限合理分配

区域数据中心存储、共享、交换的是具有很强隐私保密要求的居民健康数据，不同的访问者具有不同的访问权限。因此，需要对数据访问者进行用户身份识别，防止非法查看和泄露私密数据。另外系统的正常运行很大程度上依赖于建立一套行之有效的"权限"划分和访问机制，系统必须保证"权限"分配和管理得到了良好的实现。事实上，绕过"权限"控制和管理是许多攻击者攻击成功的关键一步。

## （三）确保业务连续运转

省级数据中心是全省医疗数据共享和交换的核心，伴随其建设的进一步展开，所有和医疗卫生相关的业务都围绕它展开。省级数据中心的安全正常运行是全省医疗卫生业务连续运行的保障。但省级数据中心也像其他所有的复杂系统一样，难免发生故障，将影响全省医疗卫生业务的正常连续运行。为此，省级数据中心必须对"连续性"保障体系进行设计，确保 $7 \times 24$ 小时连续运行。

## （四）确保物理层安全

保证计算机信息系统各种设备的物理安全是整个计算机信息系统安全的前提。物理安全是保护系统内的计算机网络设备、设施以及其他媒体免遭地震、水灾、火灾等环境事故以及人为操作失误或错误及各种计算机犯罪行为导致的破坏过程，特别是关键设备，像数据库服务器、应用服务器、核心交换机等。它主要包括三个方面：环境、设备及介质。

主要措施为考虑采取完善的防护措施、保安系统与安全管理制度。此外，考虑建立同城异地容灾数据中心。

### （五）确保网络系统安全

对于信息网络，采用防火墙技术、信息过滤、内容审计以及入侵防护等技术保证网络安全。具体措施如下。

**1. 防火墙系统**　根据数据中心网络结构，考虑在互联网出口处和政务专网入口处均配置一台千兆的防火墙，其防火墙功能主要进行 IP 包过滤和特定路由限制，保护内部网络主体的安全。防火墙通过监测、限制、更改通过防火墙的数据流，可以保护内部系统不受来自外部的攻击。

建议配置要求为 4 个 10/100/1000BASE-T 端口、6 个千兆 SFP 扩展接口；并发连接数大于 2 000 000。

**2. 入侵防护系统**　把基于主机的入侵防护扩展成为位于应用服务器之前的网络设备。配置在应用数据的网络链路上，以确保用户遵守设定好的安全策略，保护服务器的安全。

IPS 必须与千兆或者更大容量的网络流量保持同步，故配置要求有 4×10/100/1000M 以太网电口。该设备可以被 "in-line" 地部署到网络当中去，对所有流经的流量进行深度分析与检测，从而具备了实时阻断攻击的能力，同时对正常流量不产生任何影响。IPS 需基于高速和可扩展的硬件平台，具有优秀的检测性能，使其能够达到与交换机同等级别的高吞吐量和低延时，同时可以对所有主要网络应用进行分析，精确鉴别和阻断攻击。

**3. 主机系统安全**　主机安全主要考虑了病毒防范安全。目前网络上病毒猖獗，积极预防和应对可以使数据中心主机免受其害。这里考虑采用 1 台防毒墙设备，通过合理部署，保证其所防护区域的主机设备防毒安全。防毒墙将对所有经过主机的数据进行自动防毒检测，为了网络内数据仍能高速转发，需要配备千兆防毒墙设备，同时要求设备支持很高的并发连接数。考虑采用 1 台千兆防毒墙。它提供了综合性客户端/服务器安全解决方案，保护企业网络免受病毒、特洛伊木马、蠕虫、黑客恶意代码、间谍软件，以及混合型威胁的攻击。

**4. 数据库安全**　数据库安全主要通过数据库防御与审计实现。数据库防御与审计的目的就是确保数据库信息的完整性、审计记录的真实性及攻击防范的及时有效性。为了达到数据完整性的目标，要求数据库防御与审计系统能够 100% 的捕捉数据访问、自动追踪数据库配置变化；同样，为了保持审计记录的真实性，需要对审计记录的存储与管理独立于被审计的数据库本身，而实时有效的防范，则需要依靠灵活的安全策略去实现。

依靠传统的网络防火墙及入侵保护系统（IPS），在网络中检查并实施数据库访问控制策略的安全解决方案因无法实现对特定用户数据库操作的识别，无法实现细粒度的操作审计，致使其在面对运营商切实的数据库权限滥用等安全问题时束手无策。而开启数据库软件自身的审计功能，一方面会大大影响数据库系统的性能，另一方面也无法保证审计信息的真实性。

这里考虑采用技术领先的、能够集 "全方位的风险评估、多视角的访问控制、深层次的审计报告" 于一体的数据库防御与审计设备，即数据库防御与审计系统。它可以实现省数据中心核心数据库的 "系统运行可视化、日常操作可跟踪、安全事件可鉴定" 目标，抵御和审计各类对数据库数据窃取、个人隐私泄密、误操作和恶意操作的风险，为省数据中心核心数据库提供全方位安全防护。

**5. 应用系统安全**　应用系统面临的主要安全威胁是因非授权的数据访问而造成的信息泄密和内部人员滥用权力、有意犯罪。应用系统安全设计的主要目标是保证信息的保密性与完整性，主要依赖认证、加密、访问控制、数字签名等安全服务来完成。应用系统需做如下安全设置：本地认证、登录双向身份认证（包括数字证书验证、私钥签名验证）、权限控制、数据的数字签名与认证等。

**6. 管理安全措施**　管理性和技术性的安全措施是相辅相成的，在对技术性措施进行设计的同时，必须考虑安全管理措施。因为诸多的不安全因素恰恰反映在组织管理和人员使用方面，而这又是计算机网络安全所必须考虑的基本问题，所以应引起各计算机网络应用部门领导的重视。

随着安全工程的规划与实施，必须逐渐建立健全一套自上而下的安全组织机构与有关管理的规章制度。与系统安全工程的层次结构相对应，安全组织结构也应采用分层结构。建议指定专门机构和人员，负责全网所有日常安全管理活动，主要职责有：

（1）监视系统运行和安全告警信息；

（2）系统各个层次审计与日志信息的常规分析；

（3）安全设备的常规设置与维护；

（4）安全策略的规划、制定与实施；

（5）安全事件的处理等。

**7. 区域数据中心容灾备份安全**　省级数据中心是全省医疗卫生信息共享系统的核心，数据中心的系统级故障将可能造成全省卫生信息服务的混乱，数据中心必须保证 7×24 小时不间断提供服务。容灾备份系统的建设能够大幅度提高业务支撑系统的可靠性，使系统对影响数据中心正常运行的严重故障或事故（包括自然灾害、环境故障、人为故障等）具有抗御能力。

从整个数据中心建设的高度出发，提出"逻辑集中，地理分布，互为容灾，负载均担"的数据中心建设思路。通过容灾备份系统把核心业务支持系统分布到两个地理上相隔离的机房，然后相互进行容灾。在平时，两个互为容灾中心的网络、主机、存储的资源被充分利用的，而发生灾难时，备份系统可以最短时间内实现接替。

在远程容灾中心配备和主中心相同功能和数量的设备，实现业务应用级和数据级容灾。即业务分布在两个中心，当一个中心发生故障时，在该中心运行的业务将迅速切换到备份中心，平时两个中心实时实现数据同步。

（1）数据级容灾：采用点对点远程复制（peer to peer remote copy，PPRC）技术。PPRC 是基于 ESS 企业级数据存储服务器，通过企业管理系统连接（enterprise systems connection，ESCON 一种光纤通道）通道建立配对的逻辑卷容灾技术。它的网络结构如图 1-2 所示。

在图中数据中心 A 和数据中心 B 可以是两个相隔几十公里的网络系统。数据中心和灾备中心从网络结构看，其实是一个间隔几十公里的一大一小两个局域网，中间通过一条 4 芯裸光纤和一条光纤网络进行连接。在标准的实时备份方案中，服务器主机通过 SAN 与企业存储服务器 ESS 相连接，两台 ESS 之间通过 ESCON 通道实现同步远程拷贝。受 ESCON 传输距离的限制，当主、备机房的距离超过 2km 时，需要加光

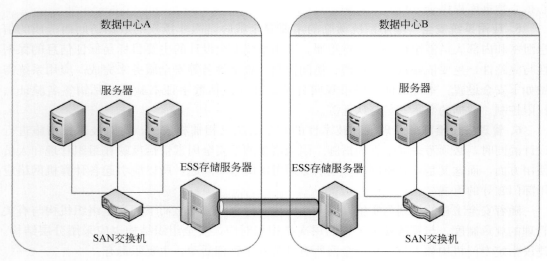

图 1-2　PPRC 复制技术示意图

纤延伸器。

（2）应用级灾备：首先通过集群管理软件管理本地集群——将本地涉及的所有软硬件资源做集中的管理，并为应用容灾提供基础数据接口。当灾难发生后，假定应用中断最长允许在 10 分钟内恢复，即平时主数据中心应用发生更新后，应用备份软件的监控模块通过广域网不断监控服务器发出的"心跳信号"，一旦丢失"心跳信号"，将在数据中心和备份中心之间做自动的或人工发起的应用切换。

# 第三节　省、市、县三级卫生信息平台

## 一、省、市、县三级卫生信息平台功能

卫生部在"3521"工程蓝图中设计了国家、省、地市三级平台架构，目的是有效分解庞大的业务数据和访问量，这种架构出现在国家政务外网、金财工程等系统中，表现出良好的稳定性和业务拓展能力。以下是三级平台的功能定位（图 1-3）。

（一）国家级卫生信息平台

国家级卫生信息平台是信息综合管理平台，通过信息资源库和多主题数据库，服务于国家卫生管理决策、健康评价、绩效考核、行业监管、政策制定等工作，同时实现跨省的卫生信息交换共享，并支持跨省的业务协同。

（二）省级卫生信息平台

省级卫生信息平台是信息综合管理和业务应用平台，主要包括平台基础应用系统、卫

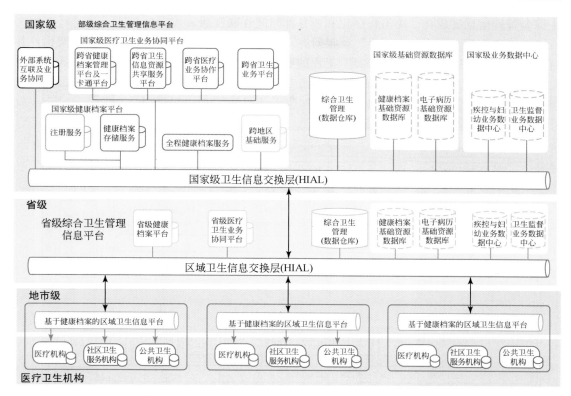

图 1-3　国家、省级、地市级三级卫生信息平台功能架构

生综合管理信息系统、电子健康档案和电子病历资源库、地理信息系统、数据仓库与卫生宏观决策系统，实现信息收集、整理、汇总、分析、上报等一系列工作，提供个案索引、系统整合、服务于管理决策和社会需求，支持跨区域医疗卫生业务协同，实现省级卫生行政部门对全省的卫生综合管理。省级卫生信息平台基础应用系统主要实现注册服务、主索引、数据共享与交换、数据提取、整合与存储等功能。省级卫生综合管理系统通过数据共享交换获取地市级平台的居民健康档案与电子病历信息。地理信息系统用于进行空间定位、图形数据分析，实现对在一定地域内分布的卫生服务进行管理与监控，解决复杂的疫情监控、应急指挥和决策管理问题。建立基于数据仓库技术的卫生宏观决策分析系统，实现多主题的数据分析功能，为卫生决策提供依据。

（三）地市级卫生信息平台

地市级卫生信息平台是基础数据采集平台，以健康档案信息采集、存储为基础，实现自动产生、分发、推送工作任务清单，支持区域范围内不同医疗卫生机构以及相关部门业务应用系统间实现互联互通、数据共享和业务整合的信息平台。支持向居民提供健康档案查询、网上预约挂号、健康咨询等服务，并能够基于居民电子健康档案信息产生统计数据，服务于卫生管理决策需要。平台主要以服务居民为中心，同时满足医疗卫生服务机构间业务协同和卫生管理辅助决策的需要。形成以基于居民电子健康档案的地市级卫生信息平台为基础，连点成面、信息互认共享的区域医疗联动协同服务模式，基本实现地市级卫生综合管理信息集成化、决策程序化和业务部门间互联互通。

浙江省依托"国家数字卫生"项目研究，设计并建立了省、市、县三级平台架构，其目的和架构设计遵循卫生部"3521"工程的要求（图 1-4）。

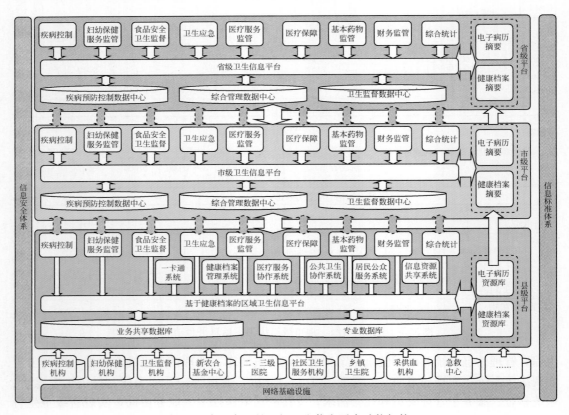

图 1-4　省、市、县三级卫生信息平台功能架构

在省、市、县三级平台中要实现平台之间数据交换与共享的核心设计是数据交换系统，即省、市、县三级区县平台间的数据交换，进而实现多级卫生信息平台的互联。需实现的功能需求包括下级向上级报送数据、上级向下级发送数据和健康档案跨平台访问策略。

**1. 下级向上级报送数据**　下级应定期或实时提取本平台由下级医疗机构采集或下级区域平台报送上来的增量数据，按照传输规范加密压缩，再报送给上一级卫生信息平台。如县级平台向市级平台报送数据，市级平台向省级平台报送数据。

**2. 上级向下级发送数据**　上级应定期或实时提取隶属于下级管辖的，但采集自其他中心或医疗机构的增量数据，按照传输规范加密压缩，再发送给下级平台。如省级平台向市级平台发送数据，市级平台向县级平台发送数据。

**3. 健康档案跨平台访问策略**　各医疗机构首先向本级平台访问个人健康档案数据。若本级平台未找到，则向上级平台转发请求。上级平台查询得到个人健康档案数据后再转回给下级平台的医疗机构。

## 二、省、市、县三级卫生信息平台数据交换协作机制

省、市、县三级平台间数据交换过程主要由每一级平台中数据交换系统和数据采集网关系统共同合作完成（图 1-5）。

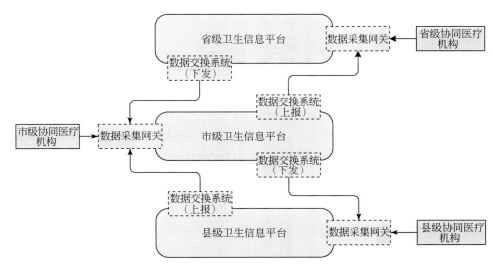

图 1-5 省、市、县三级卫生信息平台数据交换协作机制

县级卫生信息平台提取本平台增量的数据并加密压缩打包，通过县级平台的数据交换系统的上报组件向市级卫生信息平台报送数据。市级平台的数据采集网关接收到县级平台报送上来的数据后，进行数据包的解压解密，存储至市级平台的健康档案专题库。同理，市级平台向省级平台报送数据。

省级卫生信息平台提取隶属于下级管辖的，但采集自其他中心或医疗机构的增量数据并加密压缩打包，通过省级平台的数据交换系统的下发组件向市级卫生信息平台发送数据。市级平台的数据采集网关接收到省级区域平台下发下来的数据后，进行数据包的解压解密，存储至市级平台的健康档案专题库。同理，市级平台向县级平台下发数据。

通过省、市、县三级卫生信息平台架构，全省各医疗卫生机构将居民医疗卫生服务的业务数据汇总到省级平台形成每个居民完整的健康档案信息，保守估计存储容量将达到上百 TB；同时全省上百万的医疗卫生从业人员又要能够方便地共享查询这些资料为居民提供医疗卫生服务，访问压力是巨大的。根据业界对卫生信息平台建设的工程认识，建设一个支持在线人数几万人、存储容量几个 TB 的数据中心，和建设一个在线人数几百万人、存储容量几百个 TB 的数据中心相比，其建设和维护成本不是线性增长，而是呈几何级数的方式增长。

随着云计算技术越来越成熟，将一省的卫生信息平台功能集中在一个物理数据中心下进行部署越来越可实现。毕竟在网络带宽越来越强大的今天，数据中心的物理位置不是重要的考虑因素。采用云计算建立平台的好处是巨大的。一方面可以使用一组标准的组件来

快速部署应用程序。借助此模式，可以迅速满足各级数据中心的业务需要，而不需要对服务器、存储和网络基础设施进行耗时的人工购买、安装、布线和配置工作。另一方面，可以使下级行政部门在财力有限的情况下，得到上级中心的高性能软硬件平台的计算能力、扩展能力和统一安全运维等好处。

本章第四节将重点介绍基于云计算技术建立的卫生信息平台（以下简称云卫生信息平台）总体架构和软硬件实现方式。

# 第四节　基于云计算的卫生信息平台

## 一、云计算概述

云计算的概念从提出到现在已经好几年了，但到底什么是云计算有很多不同的解释。自从美国国家标准技术研究院（National Institute of Standards and Technology，NIST）的云计算规范推出之后，业界的认可度非常高，几乎可认为这是目前最权威的云计算定义。

### （一）云计算的定义

云计算是一个模型，这个模型可以方便地按需访问一个可配置的计算资源（例如，网络、服务器、存储设备、应用程序以及服务）的公共集。这些资源可以被迅速提供并发布，同时最小化管理成本或服务提供商的干涉。图 1-6 提供了一个云计算可视化模型的定义。云模型由 5 个基本特征、3 个服务模型和 4 个发布模型组成，如此使以上成为可能。

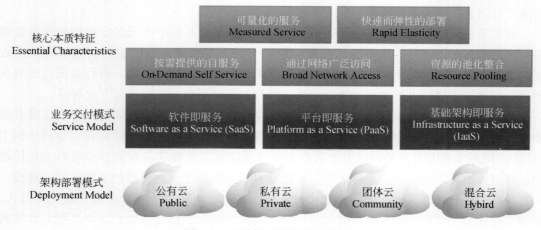

图 1-6　云计算可视化模型的定义

［引自：美国国家标准与技术研究院（NIST）云计算规范：

http：//csrc. nist. gov/publications/nistpubs/800-145/SP800-145. pdf］

（二）基本特征

**1. 按需自助服务** 视客户需要，可以从每个服务提供商那里单方面地向客户提供计算能力，譬如，服务器时间和网络存储，而这些是自动进行无需干涉的。

**2. 广泛的网络访问** 具有通过规范机制网络访问的能力，这种机制可以使用各种各样的"瘦"和"胖"客户端平台（如携带电话、笔记本电脑以及 PDA）。

**3. 资源共享** 提供商提供的计算资源被集中起来通过一个多客户共享模型来为多个客户提供服务，并根据客户的需求，动态地分配或再分配不同的物理和虚拟资源。有一个区域独立的观念，就是客户通常不需要控制或者需要知道被提供的资源的确切的位置，但是可能会在更高一层的抽象（例如，国家、州或者数据中心）上指定资源的位置。资源的例子包括存储设备、数据加工、内存、网络带宽和虚拟机等。

**4. 快速的可伸缩性** 具有快速地可伸缩性地提供服务的能力。在一些场景中，所提供的服务可以自动地、快速地横向扩展，在某种条件下迅速释放以及快速横向收缩。对于客户来讲，这种能力用于使所提供的服务看起来好像是无限的，并且可以在任何时间、购买任何数量。

**5. 可度量的服务** 云系统通过一种可计量的能力杠杆在某些抽象层上自动地控制并优化资源以达到某种服务类型（如存储、处理、带宽以及活动用户账号）。资源的使用可以被监视和控制，通过向供应商和用户提供这些被使用服务报告以达到透明化。

（三）服务模型

**1. 软件即服务（SaaS）** 客户所使用的服务商提供的这些应用程序运行在云基础设施上。这些应用程序可以通过各种各样的客户端设备所访问，通过"瘦"客户端界面像 Web 浏览器（例如，基于 WEB 的电子邮件）。客户不管理或者控制底层的云基础架构，包括网络、服务器、操作系统、存储设备，甚至独立的应用程序机能，在可能异常的情况下，限制用户可配置的应用程序设置。

**2. 平台即服务（PaaS）** 客户使用云供应商支持的开发语言和工具，开发出应用程序，发布到云基础架构上。客户不管理或者控制底层的云基础架构，包括网络、服务器、操作系统或者存储设备，但是能控制发布应用程序和可能的应用程序运行环境配置。

**3. 架构即服务（IaaS）** 向客户提供处理、存储、网络以及其他基础计算资源，客户可以在其上运行任意软件，包括操作系统和应用程序。用户不管理或者控制底层的云基础架构，但是可以控制操作系统、存储、发布应用程序，以及可能限度的控制选择的网络组件（如防火墙）。

（四）发布模型

**1. 私有云** 云基础架构被一个组织独立地操作，可能被这个组织或者第三方机构所管理，可能存在于某种条件下或者无条件存在。

**2. 社区云** 云基础架构被几个组织所共享，并且支持一个互相分享概念（例如，任务、安全需求、策略和切合的决策）的特别的社区。可能被这些组织或者第三方机构所管理，可能存在于某种条件下或者无条件存在。

**3. 公有云** 云基础架构被做成一般公共或者一个大的工业群体所使用，被某个组织所拥有，并出售云服务。

**4. 混合云** 云基础架构是由两个或者两个以上的云组成，这些云保持着唯一的实体但是通过标准或者特有的技术结合在一起。这些技术使得数据或者应用程序具有可移植性〔如在云之间进行负载平衡的云爆发（cloud bursting）技术〕。

## 二、云卫生信息平台特性和原则

基于云计算的卫生信息平台有别于传统的卫生信息平台，在设计中需要把握以下云计算平台的特性和原则。

**1. 先进性** 卫生信息采用目前最先进的云计算技术，使之不仅能够满足卫生信息平台目前业务的需要，还能适应未来新技术发展的趋势和需要，同时也能满足未来平台业务增长的需要。

**2. 可扩展性** 云计算技术具有优秀的扩展能力，在设计上充分考虑到可扩展性需求，提供具有最高可伸缩性的系统，并保护用户现有的投资，可以满足将来所不断增大的应用需求。

**3. 稳定性** 整体系统确保稳定、高效、连续地运营，能够支持全天 24 小时的连续运行需求。

**4. 高可用性** 通过云计算的技术，能够快速恢复故障应用系统，确保业务的连续性。

**5. 可管理性** 在云计算环境下，更需要卫生信息平台提供可靠的管理手段，包括资产及配置管理、运维监控以及相关流程服务。

**6. 灵活性** 根据对计算资源的综合需求，优化系统资源配置比例，提供 IT 资源分配自动化，应用部署及 IT 资源回收自动化能力。动态满足各应用系统，开发系统资源需求，能够快速满足任何突发系统需求，实现最大的应用灵活性。

**7. 开放性** 系统方案采用开放标准，开放结构，开放系统组件和开放用户接口，充分满足投资保护和业务扩展、系统维护等方面的需求。

## 三、基于云计算的卫生信息平台设计思路

首先，进行平台化构建。通过采用云计算技术，构建支撑多种业务类型的强健的卫生信息平台底层，使其具备在平台化底层上构建任意卫生业务应用的能力，具备高度的可扩展和伸缩能力。这有别于原来单纯为业务需要所做的纯粹应用软件和硬件的封装式平台。同时，平台立足于卫生业务应用的全局，可实现多个业务系统间的协同，具备实现卫生综合信息管理和反映能力。

其次，实现高性能、高可靠、高可用性和高安全性的平衡。在设计中，需要对平台整体的业务应用量进行评估，同时充分利用云计算中的虚拟化、负载均衡等技术，实现系统整体的高性能、高可靠和高可用性。在设计之初就需要考虑系统灾难恢复和系统异地灾备

接口，保证平台的高可用性。同时在平台设计之初就要充分考虑各层面的安全性。

再次，在各层面实现弹性资源配置。在基于云计算的卫生信息平台中，设计时要充分利用资源的弹性配置合理分配和充分利用资源。通过网络资源、计算资源、存储资源等各方面的虚拟化和自动化实现动态资源配置。

最后，实现平台的方便管理和可靠运维。基于云计算技术，使平台底层的日常管理从硬件设备管理转变为基于资源（包含网络资源、计算资源、存储资源等）的管理，同时虚拟化、自动化技术得到充分的使用。基于上述原因，在设计之初，需要充分考虑平台的运维管理措施，使平台投入使用后能够有效地对资产及配置管理、运维监控以及相关流程服务的实现。

通过上述设计思路的实现，让基于云计算的卫生信息平台能满足卫生信息现实和长远的业务需求，能够为公共卫生体系的建设、政府决策提供较为长远的技术支撑。

通过基于云计算的卫生信息平台的搭建，可以提供一种新的 IT 资源供应模式。在这种模式下，卫生信息平台可以自动地管理和动态的分配、部署、配置、重新配置以及回收资源，也可以自动安装软件和应用。从而实现快速高效、动态优化的应用系统、开发平台等计算资源分配，在某项卫生业务结束后，卫生信息平台可以自动回收资源，能充分发挥计算能力。利用云计算的特性，卫生信息平台可以集中分散的计算资源，动态的为各种卫生项目提供动态使用的计算平台。各级医院、医疗卫生服务等相关单位可以以多租户形式享受卫生信息平台的私有云（或混合云）服务。整体云服务区具有下列特性：资源共享、灵活调配、自动化、动态扩展、高效、可靠、可信、可控等。在这种结构下，完成相关医疗卫生机构和部门应用部署需要的资源配置（网络、服务器、存储）只需要几分钟的时间即可，而且从内部审计流程上也是合理、高效、安全的，获得云服务带来的高效性与经济性。

## 四、云计算卫生信息平台总体架构

根据上述 NIST 对云计算的定义，发布模型可分为：私有云、社区云、公有云和混合云。在卫生信息平台的规划和建设中，采用私有云发布模型。

对于云计算私有云平台来说，并不在意私有云平台基础架构的物理位置在何处，关键是要能够按需为用户提供相应的服务，可以采用"大集中"和"逻辑集中、物理分散"等多种模式。

对卫生信息平台来说，选择合适的模式对应用运行可靠性、后续的运维模式有着直接的关系，必须综合多种因素，慎重选择。下面分别从多个角度私有云平台基础架构物理位置模式进行论述。

从卫生信息平台云计算的服务可靠性角度来看：单个私有云平台基础架构的物理位置没有灾备点，易受火灾、电源中断、洪水等自然灾害或者人为事故影响，导致卫生信息平台云计算服务中断。而多个私有云平台基础架构的物理位置可避免上述情况导致服务中断。从这个角度来说，"逻辑集中、物理分散"模式更适合于卫生信息平台云计算。

从卫生信息平台云计算的管理模式来看，目前卫生信息平台云计算根据实际的行政管理模式，以省、地市、区县方式形成三级平台，如采用大集中模式，会给实际建设、运维、管理带来一定的困难。从这个角度来说，也是"逻辑集中、物理分散"模式更适合于卫生信息平台云计算。

从业内云计算平台的建设趋势来看，目前大型的公有云服务提供商均采用了"逻辑集中、物理分散"模式建设公有云平台，用于向客户提供云计算服务。从这个角度来说，"逻辑集中、物理分散"模式更适合于卫生信息平台云计算。

基于云计算的卫生信息平台基础设施总体架构如图 1-7。

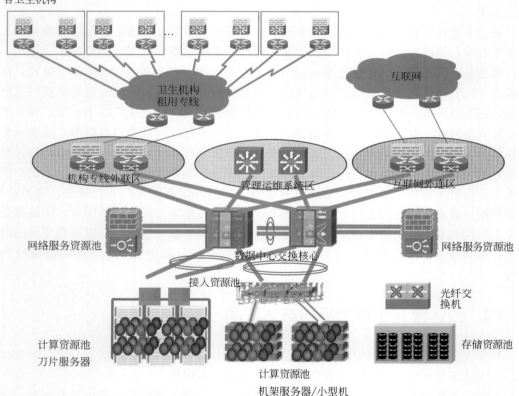

图 1-7　云计算卫生信息平台基础设施总体架构

基于云计算的卫生信息平台基础设施总体上分为以下几个区。

**1. 网络区**　包含核心交换、接入资源池、网络服务资源池等，主要实现整个平台的 2、3 层数据交换、网络服务（如安全、负载均衡等）功能。还包括互联网外联区和卫生机构外联区，实现用户对平台的访问接入。

**2. 主机存储区**　包含计算资源池（刀片、机架、小型机等）、存储资源池等，为卫生信息平台业务提供计算和存储资源。

**3. 管理平台区**　主要为设备管理、业务运维提供管理平台。

# 五、云计算卫生信息平台硬件架构

## （一）云计算网络硬件架构

根据基于云计算的卫生信息平台的需求，结合卫生信息平台的发展趋势，必须在网络架构中充分考虑未来的可扩展性。所以，基于云计算的卫生信息平台核心网络层次结构必须具有严格清晰的划分，即具有清晰的核心层、汇聚层、接入层等分层结构，才能保证网络的稳定性、健壮性和可扩展性，以适应卫生信息平台业务的发展。

卫生信息平台业务应用特点决定了目前整个网络核心层相对于接入的网络模块较少，只有服务器汇聚接入、外联区接入、管理运维平台接入等三块，如果采用单独的大容量物理核心设备将造成浪费，而如果采用低端核心设备则会对业务形成瓶颈，也影响网络整体的稳定性和后续卫生信息平台的扩展性。鉴于此，在设计时我们采用超大规模核心层设备作为核心，但通过虚拟化技术虚拟化为两套交换机，一套用于卫生信息平台全网核心，一套用于服务器汇聚并提供相应的网络服务。这样做的优势如下：

（1）逻辑上仍然是清晰的两套设备，完全保持了前述网络分层结构的优势；

（2）在性能上实现了卫生信息网络核心和服务器汇聚交换机资源的共享和复用，非常好地解决了核心层数据量和服务器数据量可能存在较大差异的问题；

（3）以较低的投入升级了服务器汇聚交换机的能力，适于未来要进行的云计算平台双网融合的资源需求；

（4）减少了设备数量，降低了设备投入成本、功耗开销和维护管理的复杂度。

基于云计算的卫生信息平台整体网络结构如图 1-8 所示。

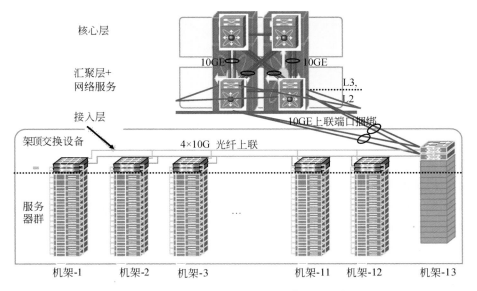

图 1-8　云计算卫生信息平台整体网络结构

**1. 核心层技术设计** 通过选用超大规模核心层设备并结合虚拟化技术将此设备划分为两个虚拟交换机，一个虚拟交换机作为全网核心，另一个虚拟交换机作为服务器汇聚层交换机。

在这台超大规模核心层设备上配置足够多的 10GE 端口，用于核心设备之间的互联。同时在选型时要充分考虑此设备的交换能力，以便于在为 40G/100G 以太网发挥高速性能。

每个虚拟交换机都支持跨交换机的端口捆绑技术，便于实现跨交换机的端口捆绑，这样在下级交换机上连属于不同机箱的虚拟交换机时，可以把分别连向不同机箱的万兆链路用与 IEEE 802.3ad 兼容的技术实现以太网链路捆绑，提高冗余能力和链路互联带宽的同时，大大简化网络维护。

核心层虚拟交换机与其他设备互连都采用路由端口和三层交换方式，因此采用跨交换机的端口捆绑技术进行链路捆绑时使用三层端口链路捆绑技术（图 1-9）。

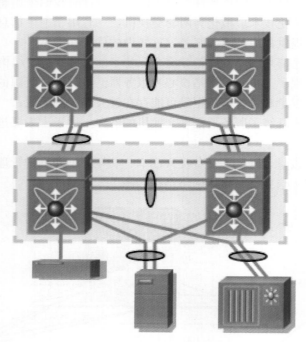

图 1-9　三层端口链路捆绑技术

**2. 汇聚层技术设计** 数据中心的汇聚层交换机是采用上述设备内单独划分处理的虚拟交换机实现。虚拟交换机之间通过外部互连，并同样采用三层端口链路捆绑技术。汇聚层虚拟交换机与下面的接入层采用两层端口的跨机箱捆绑技术互连，如图 1-10 所示。

**3. 智能网络服务技术设计** 基于云计算的卫生信息平台中，智能网络服务由设计在汇聚层的智能服务机箱提供。单独的服务机箱可以不破坏高性能的一体化交换架构形成的数据中心主干，有选择的对三网合一的数据中心流量提供按需的网络智能服务。比如，本地存储流量没有必要在传输过程中经过数据应用类防火墙的检查（存储网内有自己的安全访问控制机制），这样的设计比较容易实现类似的以太网光纤通道（FCoE）流量的无干扰直达。

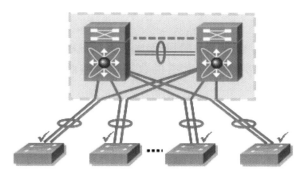

图 1-10　两层端口的跨机箱捆绑技术

智能服务机箱可采用一体化设计，通过内置防火墙模块、应用控制模块、提供应用级安全访问控制和应用优化、负载均衡功能。当然，也可单独部署。

智能服务机箱采用双机冗余结构，利用虚拟化技术，将两个独立的机箱完全可以看成为一个逻辑机箱，再通过共多个万兆上连至汇聚层虚拟交换机上。物理和逻辑的连接示意图如图 1-11 所示。

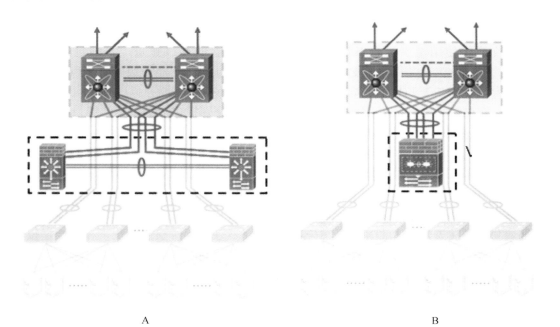

A                                          B

图 1-11　物理/逻辑结构图
A. 物理结构图；B. 逻辑结构图

## （二）云计算及存储资源硬件架构

在基于云计算的卫生信息平台设计中，计算资源部分采用基于 Intel X86 架构的刀片服务器提供，平台采用主流商用虚拟化软件实现整体资源虚拟化；存储资源部分采用

SAN 交换机和相应的存储阵列提供。刀片服务器对存储的访问通过采用 FCoE 技术实现的虚拟化 FC 通道实现。

基于云计算的卫生信息平台在第一阶段至少提供 2 个刀片机箱作为冗余配置。平台实际容量根据第一阶段实际需要的虚拟云主机数量，再按照约 20% 的内存资源预留进行配置。

计算资源采用虚拟化技术，因此在刀片服务器的配置上要求采用双路 CPU＋大容量内存方式，同时在本地不配置硬盘，直接采用磁盘阵列硬盘，存储资源虚拟化。

整个计算部分采用刀片服务器，并通过 FCoE、无状态集中管理、虚拟化等技术简化的服务器架构。采用此架构有如下好处。

**1. 单一管理入口** 所有服务器的配置、更改，以及 VLAN 和虚拟 SAN 的配置和更改都在一个界面内完成，无需登陆多个管理模块或管理服务器。同时，也是在同一个管理界面，可以监视所有刀片服务器和平台的健康状况。

**2. 便于扩展** 添加新服务器时，只需简单地将服务器插入机箱，管理平台会自己发现新设备，并根据策略自动或手动地将服务器的网卡，HBA 或虚拟网卡配置好，并联入相应的 VLAN 和虚拟 SAN。

**3. 加强故障隔离能力** 所有的链接都是冗余的，整个系统不存在单点故障，在保证系统的简洁性的同时，也保证了系统的安全性。

存储交换机使用至少两台 SAN 交换机，配置足够的端口数量，并满足速率要求（8Gbps）。SAN 交换机需提供了支持虚拟服务器环境的灵活性、企业级安全性和可用性。

集中存储使用基于 FC 的存储阵列平台，容量为根据实际需要并提供至少 40% 的存储资源预留。存储阵列必须配置冗余的双存储控制器，分别提供 8Gbps FC 接口连接存储 SAN 交换机，另外两个以太网接口作为 ISCSI 接入。

### （三）云安全硬件架构

**1. 云端安全技术设计**

（1）虚拟化操作系统安全设计：保护虚拟机防范外部的威胁，目的是防止内部设备受到外部威胁。通常需要整体的架构结合安全隔离和防火墙的保护机制实现，在设计虚拟化服务器时一方面需要考虑云计算和虚拟化操作系统具有安全分区和防火墙控制的能力，另一方面还需要考虑网络层面的安全——可以通过虚拟交换机以及分区和网络防火墙来实现。

利用虚拟化操作系统所具有的安全特性和防火墙，以目前业界虚拟化最大的厂商 Vmware 为例，Vmware 操作系统支持一个 vShield Zone 的安全控制能力，可以使用数据中心级别的规则来实施特定防火墙策略，保护虚拟数据中心来自外部威胁、隔离和保护网络资源。Vmware 操作系统的 vShield 与其他任何防火墙一样，也应用内部-外部以及外部-内部通信流量规则，可以限制和阻止来自外部的大部分流量，保护虚拟机系统防范外部的威胁。

在云计算部署服务器虚拟化时，虚拟服务器的管理方式一般与物理服务器不同。为了保障虚拟服务器能与物理服务器使用相同的网络配置、安全策略、工具和运行模式，目前主要采用虚拟接入交换机。虚拟接入交换机是一款智能软件交换机，适用于虚拟化部署类似 VMware ESX 环境。通过虚拟接入交换机提供：①基于策略的虚拟机（VM）连接；②移动 VM 安全保护和网络策略；③对服务器虚拟化和不间断运行的保障；④虚拟接入交换机网络安全包括 A. 访问控制列表和基于角色的访问控制，B. 身份验证、授权和账户服务，C. 风暴控制和端口安全 ARP 检查和 DHCP 探听；D. VLAN 和 PVLAN 的安全保护和隔离。

利用虚拟接入交换机技术可限制不同虚机系统之间进行未授权的交叉通信，保护虚机系统间通信流量，帮助企业数据中心更快地部署服务器虚拟化并从中受益。

在多虚机系统共享服务基础架构中，所有计算存储以及网络资源都汇聚到一个大型资源群集中。然后，云管理员可以通过创建多个资源池作为群集的直接子项来划分群集中的所有资源，并指定这些资源专用于基础架构服务和虚机系统服务。

对于资源池的管理，一方面保障一个资源池内的分配更改不会影响其他无关的资源池，另一方面对资源池的管理采用基于角色的控制，而且还要完善流程制度和授权，具体建议如下。

1）云管理员为虚机系统分配资源池后，虚机系统管理员可根据当前的共享、保留和限制设置，在有权访问的资源池的资源边界内创建和管理所有虚拟机，资源池管理权限的委派可以利用基于角色的管理技术来实现（RBAC 模型——基于角色的管理）。

2）部署 AAA 认证系统，加强认证授权和日志管理。

3）加强和建立云计算数据中心安全规范流程。

（2）云计算下的安全防火墙设计：汇聚层是最为合适的流量过滤点，它为基于云计算的卫生信息平台提供第一级安全防护，在 Layer2/Layer3 提供对称的流量模式以方便在此部署基于状态的包过滤防火墙技术。

基于性能的要求，在汇聚层我们将采用高性能防火墙直接连接汇聚层交换机。该防火墙要至少能够提供 10Gbps 的状态包过滤能力以满足数据中心对于高性能的要求。在设计中，防火墙将被配置为透明模式。这意味着防火墙工作在第二层模式，将桥接接口之间的流。该防火墙将被配置为使用多个虚拟防火墙，这种虚拟化特性允许防火墙被分为多个逻辑防火墙，每个逻辑防火墙有自己的物理接口与安全策略。

防火墙应被设计为 Active/Active 模式，该设计将允许流量基于 Layer2/Layer3 在经过防火墙时经过负载分担。

**2. 云接入安全技术设计**

（1）身份管理：云服务中的所有服务提供都应当是基于身份标识进行授权的，这种身份管理应包括如下特点。

1）一次性的登录（single sign on）和认证。

2）完整的认证、授权和审计相结合。

3）与所使用的云服务资源相结合。

4）身份应当是在云服务的使用全程唯一的。

5）提供各种场景下灵活的身份辨识方法，包括局域网、广域网、SOHO、无线移动、互联网等等。

因此，需要在云计算平台中实现统一身份认证。

（2）用户的访问控制和分权分级管理：用户身份数据信息应建立统一的平台进行管理，设计使用 AD、LDAP 等通用标准的目录数据结构库。基于用户身份的认证是用户身份标识的关键，在网络不同应用区域所发生的认证过程，都应当归口统一的用户信息管理。

用户的维护调整，应与安全智能管理中心和运维管理平台实现自动化联动，相关配置调整发生后，其他与之关联访问控制列表（ACL）、网络管理权限等随之自动调整，并有翔实的审计记录。用户的基本设置，可以实现基于 Web 的自服务。

云服务本身将在应用层设置相应的基于用户身份的访问保护和权限分级，而在基础设施上也应提供相应的访问控制隔离，以降低云服务的安全风险，提供多重保护。

## （四）云平台管理架构

基于云计算的卫生信息平台需要建设一个面向云资源生命周期的管理模型，即在该环境中每项资源均具有一个生命周期，包括服务定义、自助请求、流程管理、自动部署和调度、服务延期、服务终止、资源回收等。

对于管理平台来说，流程如图 1-12 所示。

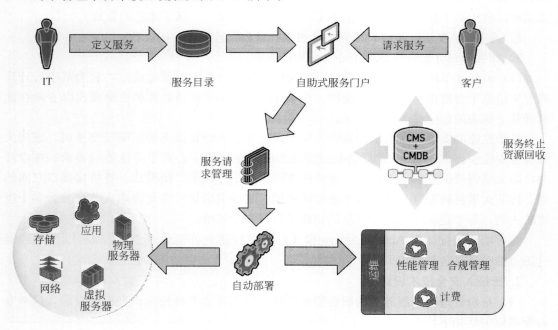

图 1-12　生命周期的管理模型

在这个流程中，其重点包含以下几个方面：

（1）结合卫生业务的流程，将云计算管理纳入管理框架之中；

（2）以 CMDB 为核心追踪记录资源变化，实时反映云环境资源与配置状态，构建计费模型，提供准确计费依据；

（3）以自动化调度和部署为基础，构建标准、快速、灵活的资源自动分配与部署平台，同时构建长效持续合规与安全审计机制；

（4）以智能监控为手段，探测与预警性能与故障事件，确保云计算服务满足平台业务的服务级别。

## 六、云卫生信息平台软件架构

基于云计算的卫生信息平台技术架构主要由三大部分组成，包括系统集成接口平台、数据共享与交换平台和数据存储平台，如图 1-13 所示。

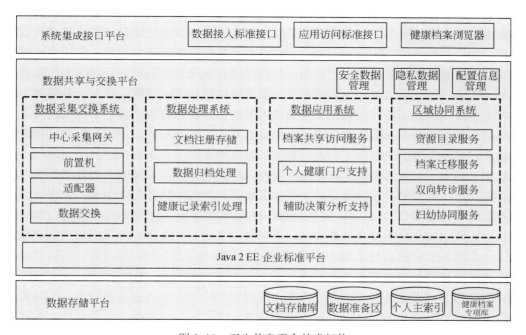

图 1-13　卫生信息平台技术架构

### （一）系统集成接口平台

卫生信息平台对外提供数据采集、数据应用访问、居民健康档案的接口标准。它包括数据接入标准接口、应用访问标准接口、健康档案浏览器接口。

数据接入标准接口，定义外部系统向卫生信息平台进行数据报送时可采用的传输协议，包括同步传输协议和异步传输协议。

数据应用访问标准接口，定义外部系统访问卫生信息平台内个人健康档案或区域资源目录时须遵循的应用访问协议，包括访问身份认证、数据的加密解密。支持 XML 数据包或 HTTP WEB 网页访问两种途径。

健康档案浏览器接口，定义外部系统集成健康档案浏览器的访问接口规范。支持整体集成和按数据主题分别集成两种访问方式。

### （二）数据共享与交换平台

数据共享与交换是卫生信息平台的核心部件，负责信息平台的访问安全、数据隐私保密、系统配置管理；实现数据的采集、归档处理、健康记录索引处理，从而生成居民健康档案数据中心库；通过平台的区域协同服务，实现区域范围内、区域与区域间信息系统的协同与合作；为居民健康档案数据中心库的延伸利用提供支持，如健康门户、辅助决策分析。它包括数据采集交换系统、数据处理系统、数据应用系统、区域协同系统。

数据采集交换系统，即数据采集总线，包括中心采集网关、前置机、适配器和数据交换四部分。中心采集网关系统，负责数据抽取、数据格式转换、数据压缩及批量上传、数据缓冲等功能；系统根据标准数据集传输规范对接收到的上传数据进行语法校验，以确保采集数据的准确性、可用性。支持同步采集和异步采集，应具有灵活的业务扩展性。前置机系统，通过各种方式（Web Service、SFTP 等）连接到数据采集网关，将缓存中的数据从前置机发送到数据采集网关，发送前要对数据进行压缩和加密，并且要求在传输过程中采用加密传输。适配器组件，为了降低接入前置机的复杂性，方便业务系统开发而专门设置的一个组件，屏蔽了访问前置机系统的技术复杂性。数据交换系统，是为了实现上下游平台之间的数据交换，从而需实现多级卫生信息平台的互联互通。需实现的功能需求包括下级向上级报送数据、上级向下级发送数据和健康档案跨平台访问策略。

数据处理系统，包括文档注册存储、数据归档处理、健康记录索引处理三部分。文档注册存储系统，接受外部系统提交的文档注册申请，生成文档注册索引卡，并保存文档至文档存储库，遵循 IHE ITI XDS 规范。数据归档处理系统，软件实现从文档存储库文档缓冲队列中获取已注册上传文档或数据，根据预定义的业务规则，将数据导入到健康档案数据库。健康记录索引处理系统，实现居民健康记录建立主索引（MPI），将局部的、分散的个人健康记录和就诊信息整合起来，确保可以检索到统一的、完整的电子健康档案；同时，研究海量索引记录的快速查找技术，实现详细就诊记录快速定位功能，实现跨医疗机构、卫生信息平台间详细就诊信息的调阅功能。

数据应用系统，即数据访问服务总线，提供基于 SOA 架构的应用服务，包括档案共享访问服务、个人健康门户支持服务和辅助决策分析支持服务三部分。档案共享访问服务，实现个人健康档案的查询服务供外部系统的调阅。个人健康门户支持服务，负责与健康门户之间健康档案的增量同步功能。辅助决策分析支持服务，为辅助决策分析系统提供数据服务，为数据仓库的建立、数据集市的业务建模提供数据基础。

区域协同系统，即业务协同服务总线，提供基于 SOA 架构的协同服务，包括资源目录服务、档案迁移服务、双向转诊服务和妇幼协同服务四部分。资源目录服务，管理区域全局范围内医疗管理资源，如医疗机构信息、责任医师信息、接入系统信息、术语字典信息等，并为外部系统提供注册与访问服务，遵循 IHE ITI PIX/PDQ 规范。档案迁移服务，负责卫生信息平台覆盖范围内居民健康档案的迁入、迁出服务。双向转诊服务，负责卫生信息平台覆盖范围内上下级医疗服务机构间的上转与下转服务，从而为双向转诊业务的开展提供协同保障。妇幼协同服务负责卫生信息平台覆盖范围内社区服务机构与妇幼保健机构间的业务协同，更好地保证孕产妇在产前检查、产时分娩、产后访视全程各阶段的业务跟踪及信息共享。

## （三）数据存储平台

卫生信息平台涉及的存储数据库包括文档存储库、数据准备区、个人主索引库和健康档案专题库四部分。文档存储库是按文档索引卡存储外部信息系统注册提交的医疗数据文档，遵循 HL7 CDA R2 标准。数据准备区是中心采集网关系统与数据归档处理系统之间的数据缓存区。通过数据归档处理系统的运作，准备区的数据经过数据的清洗、整合，最终按各个业务专题分别存储的形成健康档案专题库。个人主索引库，存储了个人健康档案的主索引信息。

# 第五节　小　　结

随着医疗卫生信息化的不断投入和推进，在医疗卫生机构中出现了大量处理业务的信息系统。由于受条块分割的行政体制所限，缺乏标准和顶层设计，导致出现"烟囱林立"的数据孤岛。

为了解决烟囱数据带来的挑战，卫生信息平台的建设呼之欲出，在满足各业务信息系统自身服务与管理需求的基础上，严格按照"统一规划、统一标准、集成开发、共建共用"的原则，实现各业务系统之间的资源整合、互联互通和信息共享，满足区域范围或跨区域医疗卫生服务协同运作和动态监管的需要。

依据卫生部"3521"工程要求，浙江省依托"国家数字卫生"项目研究，设计并建立了省、市、县三级卫生信息平台，进而实现多级卫生信息平台的互联互通，从而实现各级医疗卫生服务系统的信息互通，提高病人信息的安全、降低医疗费用，提高医疗卫生服务质量。

（喻永明　居　斌）

# 第二章 技术实现

数据中心是一个复杂的数据采集和处理系统，业务数据的多样性和环境的复杂性决定了数据中心的采集过程将有多种方式，业务数据的多样性又决定了数据处理的复杂性，数据需要经过多次处理后才能为决策分析所用。

# 第一节 系统建设目标

## 一、长远规划，分步实施

在业务方面，遵循全盘考虑、分阶段实施的原则。即近期目标和长远目标统一考虑，保证在将来可以平稳地进行系统功能增加和规模扩充。对于数据分析应用系统和其他系统的关系，一方面保持数据分析应用系统在使用上的相对独立、完整，同时考虑好与其他系统的连接，包括数据的采集和引用，资源的共享与复用。

## 二、加强业务管理的支持能力

促进业务处理的规范化、科学化，实现生产服务自动化，提高用户服务水平。

提高业务处理系统的灵活性，对业务资源进行全面统一的管理，能对变化做出迅速反映。

扩展现有业务应用，加强业务处理功能。

## 三、适应数据集成的要求

在系统的建设过程中，所面临的将是大量的数据，其中必然会有不一致、重复、冗余的数据。从系统最终的功能需求来看，毫无疑问，很大的工作量在于对这些海量数据的整合和加工。数据的整合和加工也是整个系统成败的重要因素，需要投入较多人力及物力做好数据集成。只有高质量的数据整合才能保证报表、查询、决策支持的准确性及完整性。

# 第二节 系统设计原则

## 一、平台独立性和无关性

数据中心架构的设计与建设独立于底层硬件平台，充分考虑底层平台的多样性，方便数据中心的扩展，降低运营成本，不束缚于单一硬件供应商。支持主流厂商在区域市场主推的硬件和操作系统平台应包括 Windows、Linux、AIX、HP-UX、Solaris 等。

## 二、平台可扩展性

支持应用级负载均衡，能够管理多个应用服务器和组件的调度和运行；当硬件平台或操作系统不是同一产品时，支持异构 Cluster 技术；原业务系统不停机的情况下，支持动态增加服务器或存储阵列，实现计算能力扩展。

## 三、技术先进性

应用系统在设计思想、系统架构、采用技术、选用平台上均具有一定的先进性和前瞻性，要考虑一定时期内业务的增长。在充分考虑技术先进性的同时，采用技术成熟、商家信誉好的产品，保证建成的系统具有良好的稳定性、可扩展性、安全性和可管理性。

根据国内外医疗卫生行业特点及业务发展趋势，支持信息共享的多样性，即通过单一信息架构实现统一门户，流程整合，数据整合，计算能力整合的综合集成。

# 第三节 数据仓库技术

为了确保数据中心进行分析和统计数据的时效性和正确性，数据仓库通过使用数据抽取技术来确保实现。

ETL 即数据抽取（extract）、转换（transform）、装载（load）的过程。它是构建数据仓库的重要环节。数据仓库是面向主题的、集成的、稳定的且随时间不断变化的数据集合，用以支持经营管理中的决策制定过程。但是数据仓库系统中有可能存在着大量的噪声数据，引起噪声数据的主要原因有：滥用缩写词、惯用语、数据输入错误、重复记录、丢失值、拼写变化等。若在一个设计和规划良好的数据库系统中存在着大量的噪声数据，那么这个系统也是没有任何意义的，因为"垃圾进，垃圾出"（garbage in, garbage out），系统根本就不可能为决策分析系统提供任何有效支持。

在数据中心的建设过程中，采用数据清洗的方法可以保证数据中心采集数据的有效性。

首先，在理解源数据的基础上实现数据表属性一致化。为解决源数据的同义异名和同名异义的问题，可通过元数据管理子系统，在理解源数据的同时，对不同表的属性名根据其含义重新定义其在数据挖掘库中的名字，并以转换规则的形式存放在元数据库中，在数据集成的时候，系统自动根据这些转换规则将源数据中的字段名转换成新定义的字段名，从而实现数据挖掘库中的同名同义。

其次，通过数据缩减，大幅度缩小数据量。由于源数据量很大，处理起来非常耗时，所以可以优先进行数据缩减，以提高后续数据处理分析效率。

最后，通过预先设定数据处理的可视化功能节点，达到可视化的进行数据清洗和数据转换的目的。针对缩减并集成后的数据，通过组合预处理子系统提供各种数据处理功能节点，能够以可视化的方式快速有效完成数据清洗和数据转换过程。

# 第四节　系统架构设计

图 2-1 描述了省级卫生数据中心系统中运行库的架构设计，数据是从各专项库提取，通过 ETL 处理过程，形成多维数据库，并通过 OLAP 服务器提供给各分析展现工具使用。

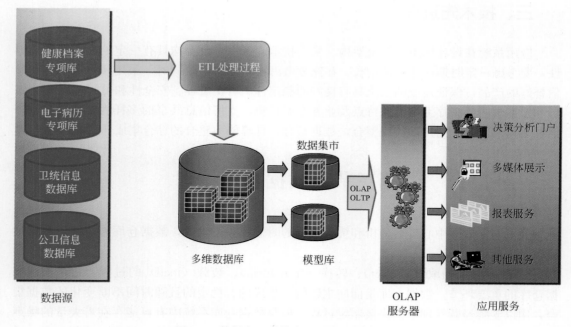

图 2-1　数据中心系统中运行库的架构设计

从数据的使用与划分上，可以分为下面 3 个层次。

## 一、操作数据存储层

操作数据存储层（ODS）介于 OLTP 和数据仓库主题之间，存储较为详细的企业运营数据，基本结构为较低的范式数据，与 OLTP 的差异是 ODS 经过了清理和初步整合，与主题数据的差异是 ODS 更为详细全面。ODS 将直接面对数据仓库的主题组织和详尽的数据挖掘应用，该层目前为各主题的业务表。可采用的 3 种方案包括物化视图（MV）、读取（Log）、数据库（Trigger）的方式。

## 二、基础数据存储层

存储层（baseline）的数据直接来源于对 ODS 数据的抽取，但数据结构完全按照决策支持的需求而设计成星形结构（或雪花结构），在设计中兼顾系统未来的发展变化和数据查询、访问的效率。在抽取过程中，对数据进行了完整性和有效性的检查，对冗余和不一致的数据进行了清洗和转换。在数据仓库中，存储着相对 ODS 较为汇总的业务数据。对卫生厅来讲，这些数据可能来源于健康档案和就诊等各个系统，所以数据仓库中的数据量将非常庞大。该层通过 ETL 工具实现完成，调优方式可以加入索引。

## 三、数据集市层

数据集市（data mart）将详细数据聚合为汇总数据，其主要目的是支持各种不同的前端决策支持应用和其他业务系统的信息需求。数据集市的数据通过对基础数据仓库中数据的复制、分布或聚合而得到，数据结构设计为一种星形结构，直接支持通过 ROLAP 服务器的多维分析。

## 四、逻辑数据模型

通过对复杂的后台表结构进行逻辑映射，最终提供给用户一个业务语义模型。若要完成这个工作则需要通过工具进行业务逻辑模型建设。

在这个逻辑数据模型（logical data model）中，会涉及 3 个层次的描述设计。第一层是物理层，其中设计描述了所连接的后台数据量的表结构。第二层是语义对象层，其中针对物理层的数据结构进行 BI 的结构描述，包括 BI 分析会使用到的维度、层次结构、度量、计算方式、聚合规则等。第三层是展现层，在这层中定义来自语义对象层的对象最终展现给用户的命名，以及和用户查看相关的安全规则。

## 五、宏观决策展示

宏观决策展示（BIEE presentation catalog）在完成逻辑模型后，平台就能基于这个模型将数据展现到前端 Web 系统中，对于展现中分析内容的格式，使用的展现功能、配置等界面描述内容都会直接在 Web 中进行开发和维护。

# 第五节　数据仓库主题设计

## 一、健康档案主题

健康档案主题分析中个人基本情况、家庭基本情况、个人既往史信息这三项是基础。在浙江省通过建立"区域概况"、"个人健康行为"、"建档家庭情况"、"既往史"四个部分的分析模型，采用表格、图形等手段充分展现浙江省健康档案的建档情况。通过建立关键的浙江省组织结构维度，可以将以上信息关联起来，实现区域概况分析联动；并且设定分析的最小组织粒度为"区"，实现了表格及图形由"省"至"县"的三级下钻。

首先，在"区域概况"分析中设计包括了居民电子健康档案累计建档情况表、居民电子健康档案累计建档情况堆积图、建档人口职业构成饼图、建档人口年龄构成柱形图、建档文化程度构成饼图和建档人口性别构成柱形图等。

其次，在"个人健康行为"分析中设计包括了建档居民饮食喜好情况饼图、建档居民吸烟情况堆积图、建档居民常饮酒类情况饼图、建档居民酒龄情况堆积图、建档居民体育锻炼时间情况饼图和建档居民体力或锻炼情况堆积图等。

再次，在"建档家庭情况"分析中设计包括了建档家庭属性情况表、建档家庭房屋类型堆积图、建档家庭饮水方式饼图、建档家庭交通工具拥有情况柱形图和建档家庭厨房排风设施使用情况饼图等。

最后，在"既往史"分析中设计包括了既往史建档情况表、建档住院情况堆积图、建档预防免疫情况 Top5 排行柱形图、建档残疾情况柱形图和建档疾病史饼图等。

## 二、慢性病主题

慢性病主题分析主要通过对个人糖尿病及高血压建档数据的分析，建立"高血压基本情况"、"高血压分级管理"、"糖尿病评估"分析模型。在浙江省采用表格、图形等手段从慢性病的分布情况、建档情况、年龄结构、患病率等方面来展示全省实施慢性病跟踪的情况。通过建立关键的浙江省组织结构维度，可以将以上信息关联起来，实现各分析模型的分析联动，并且设定分析的最小组织粒度为"区"，实现了表格及图形由"省"至"县"的三级下钻。

首先，在"高血压基本情况"分析中设计包括了各地区建档高血压患病率表、高血压患病率柱形图、建档高血压患者生活自理能力饼图和高血压年龄柱形图等。

其次，在"高血压分级管理"分析中设计包括了高血压患者分级情况表、高血压患者分级管理柱形图、建档高血压患者发现方式饼图、建档高血压服药率饼图和建档高血压患者分级管理情况堆积图等。

再次，在"糖尿病评估"分析中设计包括了糖尿病男女情况表、糖尿病各项评估情况堆积图、糖尿病年龄段情况柱形图、糖尿病各项评估1堆积图和糖尿病各项评估2堆积图等。

## 三、传染病主题

传染病主题分析通过对浙江省传染病信息中乙肝信息的分析，建立"乙肝"分析模型，采用各种图形展示手段从乙肝的检测人数，对各示范区分布情况、年龄结构、性别等方面来展示浙江省实施传染病监测的情况。该主题设计包括了HBsAg携带年龄分布柱形图、HBsAg携带性别分布柱形图、各示范区HBsAg阳性人数及检测人数柱形图和各示范区HBsAg阳性率柱形图等。

## 四、医院资源概况主题

医院资源概况主题分析以浙江省各级医院上传的标准信息为基础，建立"医院资源概况"分析模型，采用表格、各种图形等手段从医院等级、主办单位、隶属关系等方面来充分展示浙江省医院资源的分布情况。在主题设计中通过建立关键的浙江省组织结构维度，将以上信息关联起来，实现各分析模型的分析联动，并且设定分析的最小组织粒度为"区"，实现了表格及图形由"省"至"县"的三级下钻。设计包括了不同分类管理类型医院数表、不同等级医院数饼图、不同主办单位医院数柱形图、不同经济类型医院数饼图和不同隶属关系医院数柱形图等。

## 五、住院病人情况主题

住院病人情况主题分析主要以电子病历专项库中提取浙江省各医院上传的病案首页信息以及病患出院结账费用信息为基础，建立"住院病人信息"和"住院病人药品费用"分析模型，从病患的建档情况、治疗结果、血型以及各项费用走势的角度来展示浙江省医院住院病患的情况。该主题设计了包括浙江省组织机构维度，并将各信息关联起来，实现各分析模型的分析联动以及由"省"至"县"的三级下钻。

首先，在"住院病人信息"分析中，设计包括了住院病人情况表、住院病人费用情况堆积图、住院病人性别情况饼图、住院病人治疗结果柱形图和住院病人血型饼图等。

其次，在"住院病人药品费用"分析中，设计包括了住院病人药费占比表、住院病人用药类型占比柱形图、住院病人药费走势线形图和住院病人药占比饼图等。

## 六、婴儿出生情况主题

婴儿出生情况主题分析主要以浙江省婴儿出生数据为基础，建立"婴儿出生情况"分析模型，从出生婴儿的性别、身长、分娩方式以及出生人数增长趋势等方面全面展现全省婴儿出生情况。该主题设计了包括浙江省组织机构维度，并将各信息关联起来，实现各分析模型的分析联动以及由"省"至"区"的三级下钻。在"婴儿出生情况主题"分析中设计包括了出生婴儿男女性别比表、出生婴儿体重情况柱形图、出生婴儿人数走势线形图、出生婴儿分娩方式线形图和出生婴儿身长情况饼图等。

## 七、预约挂号主题

预约挂号主题分析主要通过提取浙江省网上预约系统中业务数据，建立"预约挂号"分析模型，从预约服务商、网上预约注册、预约量走势等方面来展现全省网上预约资源的操作及分配情况，并且设计实时数据提取方式，实现预约监管的实效性。在"预约挂号主题"分析中设计包括了医院挂号累积表、服务商预约挂号累积表、服务商预约挂号累积柱形图和服务商用户注册累积折线图等。

# 第六节　面向主题的度量值及维度设计

## 一、健康档案度量值及维度设计

健康档案度量值及维度的设计见表 2-1 和表 2-2。

表 2-1　健康档案主题的度量值及维度设计（1）

| 序号 | 度量值组名称 | 度量值名称 |
| --- | --- | --- |
| 1 | 个人基本信息 | 档案人数 |
| 2 | 地区人口面积 | 人口数量 |
| 3 | 高血压专项档案 | 高血压人数 |
| 4 | 个人健康行为1 | 个人健康行为1人数 |
| 5 | 个人健康行为2 | 个人健康行为2人数 |
| 6 | 家庭基本信息 | 家庭信息计数 |
| 7 | 家庭基本行为 | 家庭其他信息计数 |
| 8 | 既往史 | 子女人数 |
| | | 人流次数 |
| | | 引产次数 |
| | | 建档人数 |
| 9 | 残疾情况 | 建档人数 |
| 10 | 免疫预防治疗 | 建档人数 |

表 2-2 健康档案度量值及维度设计 (2)

| 序号 | 度量值组名称 | 建立相关联维度 |
| --- | --- | --- |
| 1 | 个人基本信息 | 地区 |
| | | 户口属性 |
| | | 居住类型 |
| | | 文化程度 |
| | | 血型 |
| | | 职业 |
| | | 地区-区 |
| | | 性别 |
| | | 民族 |
| | | 婚姻状况 |
| | | 年龄 |
| | | 日期 |
| 2 | 地区人口面积 | 地区-区 |
| 3 | 高血压专项档案 | 动脉壁增厚或动脉粥样硬化性斑块 |
| | | 发现方式 |
| | | 分级管理结果 |
| | | 高血压类型 |
| | | 近期是否使用降压药 |
| | | 生活自理能力 |
| | | 是否接受社区管理 |
| | | 危险分层 |
| | | 血压分层结果 |
| | | 早发心血管病家族史 |
| | | 左心室肥厚 |
| | | 地区 |
| | | 地区-区 |
| | | 性别 |
| | | 日期 |
| 4 | 个人健康行为1 | 文化程度 |
| | | 职业 |
| | | 地区-区 |
| | | 性别 |
| | | 民族 |
| | | 婚姻状况 |

续表

| 序号 | 度量值组名称 | 建立相关联维度 |
|---|---|---|
| 4 | 个人健康行为1 | 年龄 |
| | | 目前是否吸烟 |
| | | 刷牙次数 |
| | | 目前是否饮酒 |
| | | 定时用餐 |
| | | 每天活动时间 |
| | | 体育锻炼 |
| 5 | 个人健康行为2 | 文化程度 |
| | | 职业 |
| | | 地区-区 |
| | | 年龄 |
| | | 活动类型 |
| | | 饮食习惯 |
| | | 常饮酒类 |
| 6 | 家庭基本信息 | 地区-区 |
| | | 家庭卫生厕所 |
| | | 厨房 |
| | | 厨房排风设施 |
| | | 房屋类型 |
| | | 禽畜栏 |
| | | 家庭类型 |
| 7 | 家庭基本行为 | 地区-区 |
| | | 交通工具 |
| | | 户属性 |
| | | 垃圾处理 |
| | | 燃料 |
| | | 饮水 |
| 8 | 既往史 | 户口属性 |
| | | 文化程度 |
| | | 职业 |
| | | 地区-区 |
| | | 性别 |
| | | 婚姻状况 |
| | | 年龄 |
| | | 残疾标识 |
| | | 既往疾病史 |

续表

| 序号 | 度量值组名称 | 建立相关联维度 |
|---|---|---|
| 8 | 既往史 | 住院标识 |
| | | 痛经 |
| | | 伤残等级 |
| | | 既往输血史 |
| | | 月经量 |
| 9 | 残疾情况 | 户口属性 |
| | | 文化程度 |
| | | 职业 |
| | | 地区-区 |
| | | 性别 |
| | | 婚姻状况 |
| | | 年龄 |
| | | 残疾情况 |
| 10 | 免疫预防种类 | 户口属性 |
| | | 文化程度 |
| | | 职业 |
| | | 地区-区 |
| | | 性别 |
| | | 婚姻状况 |
| | | 年龄 |
| | | 免疫预防种类 |

## 二、出生证明度量值及维度设计

关于出生证明度量值及维度的设计见表 2-3 和表 2-4。

**表 2-3　出生证明度量值及维度设计（1）**

| 序号 | 度量值组名称 | 度量值名称 |
|---|---|---|
| 1 | 出生证明信息 | 出生数 |

**表 2-4　出生证明度量值及维度设计（2）**

| 序号 | 度量值组名称 | 建立相关联维度 |
|---|---|---|
| 1 | 出生证明信息 | 性别 |
| | | 出生证明-户口类型 |
| | | 出生证明-分娩方式 |

续表

| 序号 | 度量值组名称 | 建立相关联维度 |
|---|---|---|
| 1 | 出生证明信息 | 出生证明-证明状态 |
| | | 出生证明-出生地 |
| | | 地区-区 |
| | | 出生证明-体重 |
| | | 出生证明-身高 |
| | | 出生证明-健康状况 |
| | | 日期 |

## 三、慢性病信息度量值及维度设计

慢性病信息度量值及维度设计见表 2-5 和表 2-6。

**表 2-5　慢性病信息度量值及维度设计（1）**

| 序号 | 度量值组名称 | 度量值名称 |
|---|---|---|
| 1 | 糖尿病管理效果评估 | 糖尿病建档数 |
| 2 | 高血压专项档案 | 高血压建档数 |

**表 2-6　慢性病信息度量值及维度设计（2）**

| 序号 | 度量值组名称 | 建立相关联维度 |
|---|---|---|
| 1 | 糖尿病管理效果评估 | 地区-区 |
| | | 年龄 |
| | | 性别 |
| | | 文化程度 |
| | | 职业 |
| | | 婚姻状况 |
| | | BMI 评估 |
| | | 餐后血糖评估 |
| | | 吸烟评估 |
| | | 高密度脂蛋白胆固醇评估 |
| | | 低密度脂蛋白胆固醇评估 |
| | | 空腹血糖评估 |
| | | 食盐摄入量评估 |
| | | 糖化血红蛋白评估 |

续表

| 序号 | 度量值组名称 | 建立相关联维度 |
| --- | --- | --- |
| 1 | 糖尿病管理效果评估 | 体育锻炼评估 |
| | | 血浆总胆固醇评估 |
| | | 血压评估 |
| | | 饮酒评估 |
| | | 饮食评估 |
| | | 总体评估 |
| | | 遵医行为 |
| | | 心理状态评估 |
| | | 日期 |
| 2 | 高血压专项档案 | 动脉壁增厚或动脉粥样硬化性斑块 |
| | | 发现方式 |
| | | 分级管理结果 |
| | | 高血压类型 |
| | | 近期是否使用降压药 |
| | | 生活自理能力 |
| | | 是否接受社区管理 |
| | | 危险分层 |
| | | 血压分层结果 |
| | | 早发心血管病家族史 |
| | | 左心室肥厚 |
| | | 地区 |
| | | 地区-区 |
| | | 性别 |
| | | 日期 |

## 四、医院资源度量值及维度设计

关于医院资源度量值及维度设计见表 2-7 和表 2-8。

表 2-7 医院资源度量值及维度设计（1）

| 序号 | 度量值组名称 | 度量值名称 |
| --- | --- | --- |
| 1 | 医院资源信息 | 医院计数 |

表 2-8　医院资源度量值及维度设计（2）

| 序号 | 度量值组名称 | 建立相关联维度 |
|---|---|---|
| 1 | 医院资源信息 | 机构分类管理代码 |
| | | 地区-区 |
| | | 医院等级代码 |
| | | 主办单位代码 |
| | | 经济类型代码 |
| | | 隶属关系代码 |
| | | 卫生机构类别代码 |
| | | 日期 |

## 五、住院病人情况度量值及维度设计

关于住院病人情况度量值及维度设计见表 2-9 和表 2-10。

表 2-9　住院病人情况度量值及维度设计（1）

| 序号 | 度量值组名称 | 度量值名称 |
|---|---|---|
| 1 | 病案首页 | 总费用 |
| | | 药费 |
| | | 检查费 |
| | | 手术费 |
| | | 建档人数 |
| 2 | 药品分析 | 费用总额 |
| | | 总药费 |
| | | 西药费 |
| | | 中成药费 |
| | | 中草药费 |

表 2-10　住院病人情况度量值及维度设计（2）

| 序号 | 度量值组名称 | 建立相关联维度 |
|---|---|---|
| 1 | 病案首页 | 年龄 |
| | | 地区 |
| | | 性别 |
| | | 治疗结果 |
| | | ABO 血型 |
| | | 日期（年） |
| | | 日期（日） |
| 2 | 药品分析 | 地区 |
| | | 日期（年） |
| | | 日期（日） |

# 第七节  各主题报表仓库展现设计

## 一、报表仓库清单

关于报表仓库清单式样详见表 2-11。

表 2-11  报表仓库清单

| 编号 | 分类 | 报表名称 | 说明 |
|---|---|---|---|
| 1 | 区域概况 | 按地区和年份的健康档案建档数 | |
| 2 | 区域概况 | 按地区的健康档案建档率 | |
| 3 | 区域概况 | 个人建档人数环比增长率 | |
| 4 | 区域概况 | 区域建档情况统计 | |
| 5 | 区域概况 | 社区人口数量统计表 | |
| 6 | 区域概况 | 生命周期人口分布 | |
| 7 | 区域概况 | 出生人口性别比 | |
| 8 | 区域概况 | 年龄结构金字塔（××地区人群按年龄分布情况） | |
| 9 | 区域概况 | 每家庭人口数 | |
| 10 | 区域概况 | 按地区类别的文化程度 | |
| 11 | 区域概况 | 社区人口职业构成统计 | |
| 12 | 区域概况 | 社区人口婚姻状况构成统计 | |
| 13 | 区域概况 | 社区人口民族构成统计 | |
| 14 | 区域概况 | 人口密度 | |
| 15 | 区域概况 | 人口自然增长率（出生率－死亡率），也可以按地区分类 | |
| 16 | 区域概况 | 社区人口比例构成统计 | |
| 17 | 区域概况 | 疾病谱 | |
| 18 | 区域概况 | 新生儿死亡率、婴幼儿死亡率、5 岁以下儿童死亡率 | |
| 19 | 区域概况 | 主要死亡原因顺位（前十位） | |
| 20 | 区域概况 | 医疗保障方式构成 | |
| 21 | 区域概况 | 计划免疫信息 | |
| 22 | 区域概况 | 妇幼保健 | |
| 23 | 区域概况 | 15 岁以上人口吸烟率 | |
| 24 | 区域概况 | 社区居民体重指数统计 | |
| 25 | 区域概况 | 社区人口就诊症状统计 | |
| 26 | 区域概况 | 个人健康问题统计 | |
| 27 | 区域概况 | 家庭健康问题统计 | |
| 28 | 区域概况 | 吸烟情况统计 | |

| 编号 | 分类 | 报表名称 | 说明 |
|---|---|---|---|
| 29 | 区域概况 | 城镇职工医疗保险参保人数 | |
| 30 | 区域概况 | 人均筹资标准 | |
| 31 | 区域概况 | 筹资标准中的负担比 | |
| 32 | 区域概况 | 参合率 | |
| 33 | 区域概况 | 医疗费用负担比 | |
| 34 | 家庭档案 | ××年浙江省各地市建档家庭房屋类型 | |
| 35 | 家庭档案 | ××年浙江省各地市建档家庭厨房类型 | |
| 36 | 家庭档案 | ××年浙江省各地市建档家庭排风设施使用情况 | |
| 37 | 家庭档案 | ××年浙江省各地市建档家庭属性情况 | |
| 38 | 家庭档案 | ××年浙江省各地市建档家庭饮水方式 | |
| 39 | 家庭档案 | ××年浙江省各地市建档家庭燃料使用情况 | |
| 40 | 家庭档案 | ××年浙江省各地市家庭卫生厕所类型 | |
| 41 | 家庭档案 | ××年浙江省各地市农村家庭禽畜栏设置类型 | |
| 42 | 家庭档案 | ××年浙江省建档家庭家用电器拥有情况 | |
| 43 | 家庭档案 | ××年浙江省建档家庭交通工具拥有情况 | |
| 44 | 家庭档案 | ××年浙江省各地市家庭人均年收入情况 | |
| 45 | 家庭档案 | ××年浙江省各地市建档家庭恩格尔系数统计 | |
| 46 | 家庭档案 | ××年浙江省各地市家庭垃圾处理方式 | |
| 47 | 家庭档案 | ××年浙江省各地市家庭污水处理方式 | |
| 48 | 家庭档案 | ××年浙江省建档家庭每百户文体设备拥有量情况（考虑放入"健康教育"模块） | |
| 49 | 既往史 | ××年浙江省各地市建档居民残疾状况 | |
| 50 | 既往史 | ××年浙江省各地市建档居民住院状况 | |
| 51 | 既往史 | ××年浙江省各地市建档居民生活事件状况 | |
| 52 | 既往史 | ××年浙江省各地市建档居民结婚年龄状况 | |
| 53 | 既往史 | ××年浙江省各地市建档居民子女数状况 | |
| 54 | 既往史 | ××年浙江省各地市建档女性居民胎次状况 | |
| 55 | 既往史 | ××年浙江省各地市建档女性居民产次状况 | |
| 56 | 既往史 | ××年浙江省各地市建档女性居民人流次数状况 | |
| 57 | 既往史 | ××年浙江省各地市建档女性居民引产次数状况 | |
| 58 | 既往史 | ××年浙江省各地市建档女性居民初潮年龄状况 | |
| 59 | 既往史 | ××年浙江省各地市建档女性居民绝经年龄状况 | |
| 60 | 既往史 | ××年浙江省各地市建档女性居民月经持续时间状况 | |
| 61 | 既往史 | ××年浙江省各地市建档女性居民月经周期状况 | |
| 62 | 既往史 | ××年浙江省各地市建档女性居民痛经情况 | |

续表

| 编号 | 分类 | 报表名称 | 说明 |
|---|---|---|---|
| 63 | 既往史 | ××年浙江省各地市建档女性居民月经量状况 | |
| 64 | 既往史 | ××年浙江省各地市建档居民避孕措施情况 | |
| 65 | 既往史 | ××年浙江省各地市建档居民免疫预防情况 | |
| 66 | 健康行为 | ××年浙江省各地市建档居民吸烟状况 | |
| 67 | 健康行为 | ××年浙江省各地市建档居民烟龄状况 | |
| 68 | 健康行为 | ××年浙江省各地市建档居民戒烟时间状况 | |
| 69 | 健康行为 | ××年浙江省各地市建档居民个人以往日吸烟状况（支/日） | |
| 70 | 健康行为 | ××年浙江省各地市建档居民目前饮酒状况 | |
| 71 | 健康行为 | ××年浙江省各地市建档居民酒龄状况 | |
| 72 | 健康行为 | ××年浙江省各地市建档居民戒酒时间状况 | |
| 73 | 健康行为 | ××年浙江省各地市建档居民月饮酒次数状况 | |
| 74 | 健康行为 | ××年浙江省各地市建档居民每次饮酒量状况 | |
| 75 | 健康行为 | ××年浙江省各地市建档居民常饮酒类型情况 | |
| 76 | 健康行为 | ××年浙江省各地市建档居民饮食习惯状况 | |
| 77 | 健康行为 | ××年浙江省各地市建档居民饮食喜好情况 | |
| 78 | 健康行为 | ××年浙江省各地市建档居民定时用餐状况 | |
| 79 | 健康行为 | ××年浙江省各地市建档居民每日刷牙次数状况 | |
| 80 | 健康行为 | ××年浙江省各地市建档居民体力或锻炼情况 | |
| 81 | 健康行为 | ××年浙江省各地市建档居民活动时间状况 | |
| 82 | 健康行为 | ××年浙江省各地市建档居民吸毒情况 | |
| 83 | 健康行为 | ××年浙江省各地市建档居民献血史情况 | |
| 84 | 健康行为 | ××年浙江省各地市建档居民冶游史情况 | |
| 85 | 健康行为 | ××年浙江省各地市建档居民夫妻是否在同一居住地情况 | |
| 86 | 健康行为 | ××年浙江省各地市建档居民是否从事过美容足浴业情况 | |
| 87 | 健康行为 | ××年浙江省各地市建档居民输血史情况 | |
| 88 | 高血压 | ××年浙江省各地市建档高血压患者确诊时间 | |
| 89 | 高血压 | ××年浙江省各地市建档高血压患者发现方式 | |
| 90 | 高血压 | ××年浙江省各地市建档高血压患者确诊医院 | |
| 91 | 高血压 | ××年浙江省各地市建档高血压患者高血压类型 | |
| 92 | 高血压 | ××年浙江省各地市高血压患患病率和发病率 | |
| 93 | 高血压 | ××年浙江省不同性别建档高血压患者血压水平 | |
| 94 | 高血压 | ××年浙江省各地市建档高血压患者早发心血管病家族史 | |
| 95 | 高血压 | ××年浙江省高血压并发症构成情况 | |
| 96 | 高血压 | ××年浙江省各地市建档高血压患者生活自理能力 | |
| 97 | 高血压 | ××年浙江省各地市高血压危险分层状况 | |
| 98 | 高血压 | ××年浙江省各地市建档高血压患者分级管理情况 | |
| 99 | 高血压 | ××年浙江省各地市建档高血压患者社区规范管理率 | |
| 100 | 高血压 | ××年浙江省各地市建档高血压患者服药率 | |
| 101 | 高血压 | ××年浙江省各地市建档高血压患者血压分层 | |

## 二、报表样式

表 2-12 列举其中一张报表样式。

表 2-12　报表样式

××年浙江省各地区健康档案建档率

| 地　区 | 建档数（万） | 地区人口数 | 建档率（％） |
|---|---|---|---|
| 杭州 | 32 | 86 | 37.21 |
| 湖州 | 23 | 56 | 41.07 |
| 嘉兴 | 43 | 87 | 49.43 |
| 绍兴 | 12 | 57 | 21.05 |
| 金华 | 17 | 48 | 35.42 |
| 台州 | 24 | 96 | 25.00 |
| 温州 | 25 | 42 | 59.52 |
| 丽水 | 17 | 32 | 53.13 |
| 舟山 | 18 | 85 | 21.18 |
| 衢州 | 53 | 95 | 55.79 |
| 宁波 | 65 | 78 | 83.33 |
| 合计 | 329.00 | 762.00 | 43.18 |

注：地区人口数来自公安年鉴。

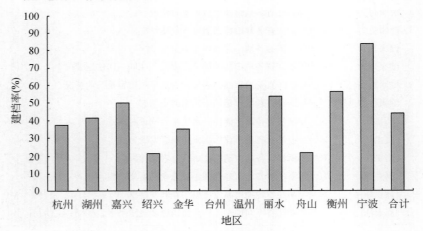

××年浙江省各地区健康档案建档率

注：地区总人口来自公安年鉴

# 第八节　数据仓库建设步骤

建立数据仓库是一个解决企业问题的过程，业务人员往往不懂如何建立和使用数据仓库，并使其发挥决策支持的作用；信息部门的人员往往又不懂业务，不知道应该建立哪些决策主题,从数据源中抽取哪些数据。因此数据仓库的项目小组应该由业务人员和信息部门的人员共同组成,双方需要相互沟通,协作开发数据仓库。

开发数据仓库的过程包括以下几个步骤。

**1. 系统分析,确定主题** 建立数据仓库的第一个步骤就是通过与业务部门的充分交流,了解建立数据仓库所要解决的问题的真正含义,确定各个主题下的查询分析要求。

**2. 选择满足数据仓库系统要求的软件平台** 当数据仓库所要解决的问题确定后,第二个步骤就是选择合适的软件平台,包括数据库、建模工具、分析工具等。这里有许多因素要考虑,如系统对数据量、响应时间、分析功能的要求等。

**3. 建立数据仓库的逻辑模型** 逻辑数据模型应该包括企业的主要主题、主题之间的关系、主题的关键指标、主题的属性等。

**4. 模型转化** 逻辑数据模型转化为数据仓库数据模型。

**5. 数据仓库数据模型优化** 数据仓库设计时,性能是一项主要考虑因素。在数据仓库建成后,也需要经常对其性能进行监控,并随着需求和数据量的变更进行调整。

**6. 数据清洗、转换和传输** 由于业务系统所使用的软硬件平台不同,编码方法不同,业务系统中的数据在加载到数据仓库之前,必须进行数据的清洗和转换,保证数据仓库中数据的一致性。

**7. 最终目的** 开发数据仓库的分析应用及建立数据仓库的最终目的是为业务部门提供决策支持能力,必须为业务部门选择合适的工具实现其对数据仓库中的数据进行分析的要求。

**8. 数据仓库的管理** 只重视数据仓库的建立,而忽视数据仓库的管理必然导致数据仓库项目的失败。数据仓库管理主要包括数据库管理和元数据管理。

# 第九节 数据仓库团队角色构成

一个完整的数据仓库的项目应该至少包含下列各种角色的人员。

**1. 数据仓库项目经理** 拥有数年数据仓库/商务智能实施经验,熟悉数据仓库实施流程及方法论,精通商务智能/数据仓库产品。对 IT 知识的完备了解及快速学习新事物的能力,该角色可以帮助客户更有效地提高工作效率和控制项目预算。

**2. 业务分析师** 对该行业拥有数年的知识积累,非常清楚如何将数据转换成有用的信息,该人员精通该行业的各类需求,并且有能力帮助客户从数据中提取出有价值的信息。一旦解决方案完成,该分析人员将知晓如何开展合适测试及清楚用户的业务期望将一定会被满足。

**3. 商务智能解决方案架构师** 拥有数年实施经验,能深刻洞悉各种复杂 BI/DW 问题,并且能结合数据仓库技术提出合适的组合方案。该角色熟练掌握及了解处理各种数据源及数据抽取的方法,能帮助用户从快速发展的技术中挑选最适合的解决方案并保证项目的成功。

**4. 前端报表开发员/ETL 程序员** 该团队将创建一个可扩展、可信任并且安全的报表平台,使用户对所拥有的报表一目了然。不管用户是需要仪表盘,还是即席报表,这些报表专家都能够保证采用合适的数据仓库技术,以满足用户需要。

# 第十节　省级数据中心 BI 开发流程

关于省级数据中心 BI 开发流程详见图 2-2。

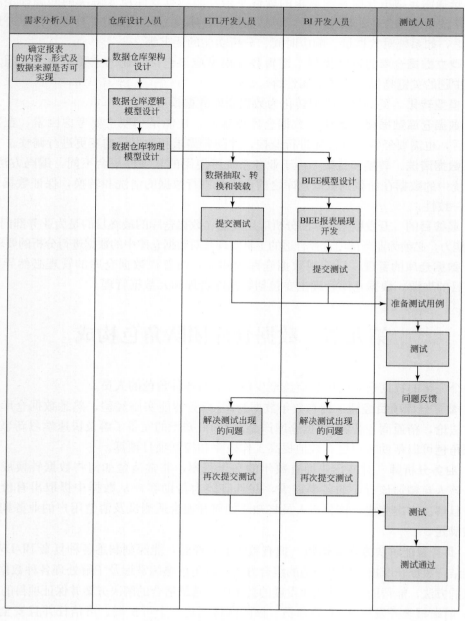

图 2-2　省级数据中心 BI 开发流程

# 第十一节 小 结

数据中心的技术设计和实现应该遵循着数据仓库的稳定性和数据集市的灵活性原则；数据仓库面向信息主题、数据集市面向分析业务的原则；数据集市的数据来自数据仓库的原则。根据需求特点我们制定和明确了系统的建设目标与建设原则，提出了统一规范、单点登录、多维查询等七大目标以及灵活易用、高效快速、多手段发布等 7 大原则。

按照建设目标我们以微软商务智能产品为基础设计和建设了浙江省卫生厅综合管理系统的基础架构。通过集成服务（integeration services）实现系统的数据集成；通过 Sqlserver 实现系统的数据仓库设计与存储；通过数据分析服务（analysis services）实现数据集市与数据挖掘模型；通过报表服务（reporting services）实现系统的最终展现。在系统基础架构完成后我们按项目计划陆续完成了数据统一门户、管理决策分析平台、分析支持平台的开发工作。并为浙江省卫生厅管理层与各处、室提供了各类业务数据报表、各类主题分析、各类多维自定义分析与管理驾驶舱等数据业务。建设浙江省卫生厅综合管理系统的关键意义是以决策支持系统（DSS）为核心，基于数据整合，数据分析与建模技术，建设具备高可用、高性能、高安全、高可扩展性的省级数据分析基础架构和平台；结合 Web 门户以及软硬件一体的互动分析仪表盘设备，为省级区域医疗管理提供先进的数据分析和信息展示。

（赵 艳 俞 静）

# 第三章　健康信息分析

　　居民健康档案是一个连续的、综合的、个体化的记录健康信息的资料库。"国家数字卫生关键技术和区域示范运用研究"项目建立的"居民电子健康档案系统"，是动态地记录一个居民从孕育到死亡整个过程中，健康状况的发展变化情况以及所接受的各项卫生服务信息记录的总和。其中，居民健康相关的基本信息的收集和统计分析是保障整个居民健康档案系统信息量的基础，为充分整合利用卫生资源、提供全人全程健康服务提供了信息支持平台。

　　"居民电子健康档案系统"中与健康相关的基本信息包括家庭基本信息、家庭主要问题信息、个人基本信息、个人健康行为信息、个人既往史信息、个人主要问题信息等。根据系统提供的这些信息可以进行个人、家庭和社区健康相关信息的统计分析。通过统计分析这些健康相关的基本信息的相关数据，如个人信息、家庭信息和社区信息。其中居民个人信息包括个人基本信息、体检及就诊等信息；家庭信息包括家庭成员的构成、主要的健康问题、家庭经济状况、卫生状况等信息；社区信息包括社区基本信息、社区人口特征、社区环境等信息。一个人的健康与其本人、家庭和他所在社区密切相关，对健康相关信息进行统计分析，了解居民健康状况，针对某地区不同阶段人群健康教育需求，明确不同人群的健康教育核心信息和适宜载体，开发有针对性的电子健康处方，也为规范健康传播材料制作流程，建立相应的健康传播材料制作模式奠定基础。

# 第一节　个人健康信息

## 一、个人基本信息

　　人群的一些固有特性或社会特性均可构成疾病或健康状态的人群特征，有时它们可成为致病的危险因素，与疾病有关的一些人群特征可成为疾病的危险因素，年龄、性别、文化程度、职业、婚姻、民族等基本信息构成了人群疾病或健康的相关特征。

### （一）年龄分布

　　年龄与疾病之间的关联程度相比起其他因素来似乎都要强，几乎所有的发病率与死亡率均显示与年龄这个变量有关。由于年龄不同，绝大部分疾病的发生频率都有变化。一般来说，慢性病有随年龄增长发病率随之增加的趋势。相反，对急性传染病来说，随年龄的增加发病率有减少的趋势。年龄不仅与传染病发病频率有关，而且与疾病的严重程度也密切相关。研究疾病的年龄分布，一方面有助于深入探索致病因素，为病因研究提供线索；另一方面可帮助提供重点保护对象及发现高危人群，为今后有针对性地开展防治工作提供依据；还可以有助于观察人群免疫状况的变化、确定预防接种对象和预防接种措施的实施，以保证预防接种的效果。因此，年龄信息对人群健康非常重要。

现用居民电子健康档案系统中 2009 年某地区建档居民作为例子。经统计分析年龄＜10 岁的占总人数 4.13%，10～19 岁的占 6.00%，20～29 岁的占 9.03%，30～39 岁的占 15.28%，40～49 岁的占 19.01%，50～59 岁的占 21.63%，60 岁及以上的占 24.92%。表 3-1 和图 3-1 为 2009 年该地区各地建档居民的年龄分布统计分析信息。

表 3-1　2009 年某地区各地建档居民的年龄分布

| 地区 | ＜10 岁 人数 | ＜10 岁 比例(%) | 10～19 岁 人数 | 10～19 岁 比例(%) | 20～29 岁 人数 | 20～29 岁 比例(%) | 30～39 岁 人数 | 30～39 岁 比例(%) | 40～49 岁 人数 | 40～49 岁 比例(%) | 50～59 岁 人数 | 50～59 岁 比例(%) | ≥60 岁 人数 | ≥60 岁 比例(%) | 合计 |
|---|---|---|---|---|---|---|---|---|---|---|---|---|---|---|---|
| 1 | 245 | 5.01 | 324 | 6.62 | 569 | 11.63 | 786 | 16.06 | 901 | 18.41 | 1 046 | 21.37 | 1 023 | 20.90 | 4 894 |
| 2 | 154 | 4.44 | 231 | 6.67 | 304 | 8.77 | 550 | 15.87 | 698 | 20.14 | 758 | 21.88 | 770 | 22.22 | 3 465 |
| 3 | 114 | 3.49 | 211 | 6.46 | 301 | 9.21 | 543 | 16.62 | 601 | 18.40 | 667 | 20.42 | 830 | 25.41 | 3 267 |
| 4 | 100 | 3.59 | 189 | 6.78 | 244 | 8.76 | 487 | 17.48 | 490 | 17.59 | 589 | 21.14 | 687 | 24.66 | 2 786 |
| 5 | 87 | 3.71 | 135 | 5.76 | 199 | 8.49 | 334 | 14.24 | 478 | 20.38 | 510 | 21.75 | 602 | 25.67 | 2 345 |
| 6 | 165 | 4.77 | 225 | 6.51 | 300 | 8.68 | 570 | 16.49 | 640 | 18.52 | 720 | 20.83 | 836 | 24.19 | 3 456 |
| 7 | 86 | 3.49 | 123 | 4.99 | 200 | 8.11 | 328 | 13.30 | 490 | 19.86 | 501 | 20.31 | 739 | 29.96 | 2 467 |
| 8 | 88 | 3.78 | 110 | 4.73 | 203 | 8.73 | 319 | 13.71 | 486 | 20.89 | 579 | 24.89 | 541 | 23.26 | 2 326 |
| 9 | 69 | 3.47 | 104 | 5.23 | 177 | 8.90 | 275 | 13.83 | 389 | 19.57 | 434 | 21.83 | 540 | 27.16 | 1 988 |
| 10 | 98 | 4.45 | 110 | 5.00 | 168 | 7.64 | 299 | 13.59 | 401 | 18.23 | 433 | 19.68 | 691 | 31.41 | 2 200 |
| 11 | 68 | 4.16 | 89 | 5.45 | 120 | 7.34 | 218 | 13.34 | 285 | 17.44 | 431 | 26.38 | 423 | 25.89 | 1 634 |
| 合计 | 1 274 | 4.13 | 1 851 | 6.00 | 2 785 | 9.03 | 4 709 | 15.28 | 5 859 | 19.01 | 6 668 | 21.63 | 7 682 | 24.92 | 30 828 |

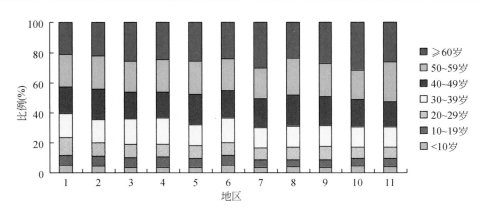

图 3-1　2009 年某地区各地建档居民的年龄分布

## （二）性别分布

疾病在男女间存在差异，其原因可能有：①男女两性暴露或接触致病因素的机会不同；②两性的解剖、生理特点及内分泌等生物性因素有差异；③两性生活方式、嗜好不同。男女职业中毒发病率不同主要是因为女性较男性有更少的机会从事一些危险性很大的职业。这些差异对男女健康状况分析必不可少。从居民电子健康档案系统中可以获取建档各地居民性别信息，例如 2009 年某地区建档居民 30 818 人，其中男性 14 734 人，占 47.79%，女性 16 094 人，占 52.21%。该地区各地建档居民的性别分布详见表 3-2 和图 3-2。

表 3-2　2009 年某地区各地建档居民的性别分布

| 地　区 | 男　性 | | 女　性 | | 合计 |
| --- | --- | --- | --- | --- | --- |
| | 人数 | 比例（%） | 人数 | 比例（%） | |
| 1 | 2 483 | 50.73 | 2 411 | 49.27 | 4 894 |
| 2 | 1 397 | 40.32 | 2 068 | 59.68 | 3 465 |
| 3 | 1 050 | 32.13 | 2 217 | 67.87 | 3 267 |
| 4 | 1 303 | 46.74 | 1 483 | 53.26 | 2 786 |
| 5 | 1 053 | 44.87 | 1 292 | 55.13 | 2 345 |
| 6 | 1 812 | 52.43 | 1 644 | 47.57 | 3 456 |
| 7 | 1 133 | 45.89 | 1 334 | 54.11 | 2 467 |
| 8 | 1 494 | 64.22 | 832 | 35.78 | 2 326 |
| 9 | 1 142 | 57.43 | 846 | 42.57 | 1 988 |
| 10 | 1 095 | 49.73 | 1 105 | 50.27 | 2 200 |
| 11 | 772 | 47.28 | 862 | 52.72 | 1 634 |
| 合　计 | 14 734 | 47.79 | 16 094 | 52.21 | 30 828 |

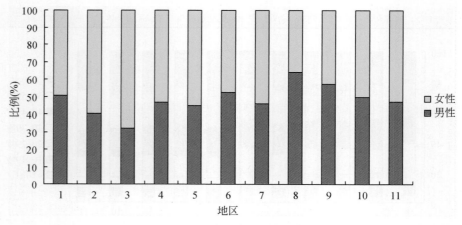

图 3-2　2009 年某地区各地建档居民的性别分布

### （三）文化程度分布

文化程度是表示一个国家和地区、一个民族人口素质的重要指标，它不但标志着一个国家和地区的文化教育普及和发展程度，而且与疾病发生和健康状况相关密切，这可能由于不同文化程度的人们对健康的理解不同，从而表现在不同的健康生活方式上，还由于对疾病的认识不同，防病的知识点掌握程度不同。一般来说，学历越高，掌握防病知识越多，自身防病能力也就越强，得病也就越少。相反学历越低，掌握防病知识越少，自身防病能力也就越弱，得病也就越多。

文化程度可分为博士、硕士、本科、大专、中专和高中、初中、小学、文盲和半文盲。由于儿童还未到读书年龄，一般将其归在学龄前儿童。例如在 2009 年某地区建档的居民中，文盲占总建档人数的 1.12%，学龄前儿童占 6.58%，小学占 5.29%，初中占 8.79%，高中和中专占 24.97%，大专占 27.82%，大学本科占 18.78%，本科以上占 6.02%，另外尚有 0.62% 的人文化程度显示不详。该地区各地建档居民的文化程度分布详见图 3-3 和表 3-3。

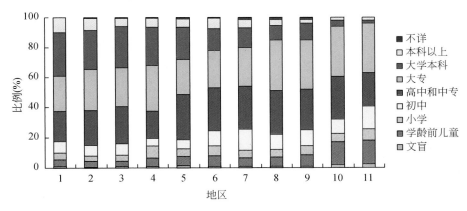

图 3-3　2009 年某地区各地建档居民文化程度分布

## (四) 婚姻状况分布

虽然婚姻状况属个人隐私，但是婚姻状况却对人的健康有着明显的影响。美国曾经发表一份卫生统计报告说，好的婚姻让人更健康，不幸的婚姻对健康负面影响非常大。婚姻不幸福的人比婚姻幸福的人容易有牙龈问题和龋齿，夫妻关系紧张与胃肠溃疡有关。有研究表明，感觉婚姻不幸福的女性只要想到和丈夫吵架血压就会升高，且心跳加速。幸福的婚姻生活，不但可以消除不良的精神状态，恢复失调的肾上腺功能，还能大量释放出一种使人愉快的内啡肽。而且机体免疫力会始终保持在较高水平，体内 T 细胞的含量处于最佳状态，这种 T 细胞对巩固人体免疫屏障、抵御疾病有着重要作用。另外生活在和睦美满家庭中的人，患癌症的危险比生活在暴力家庭中的人至少要少一半，即使患上癌症，其存活期也相对较长。

近亲婚配也影响疾病的人群分布，近亲婚姻子女中血友病、半乳糖血症等先天性或遗传性疾病发病率远远高于同地区近亲婚姻子女。除婚姻外，家庭成员中数量、年龄、性别、免疫水平、文化水平、嗜好等均对疾病分布频率产生影响。

**表 3-3 2009 年某地区各地建档居民文化程度分布**

| 地区 | 文盲 人数 | 文盲 比例(%) | 学龄前儿童 人数 | 学龄前儿童 比例(%) | 小学 人数 | 小学 比例(%) | 初中 人数 | 初中 比例(%) | 高中和中专 人数 | 高中和中专 比例(%) | 大专 人数 | 大专 比例(%) | 大学本科 人数 | 大学本科 比例(%) | 本科以上 人数 | 本科以上 比例(%) | 不详 人数 | 不详 比例(%) | 合计 |
|---|---|---|---|---|---|---|---|---|---|---|---|---|---|---|---|---|---|---|---|
| 1 | 56 | 1.14 | 225 | 4.60 | 220 | 4.50 | 345 | 7.04 | 1 000 | 20.43 | 1150 | 23.50 | 1400 | 28.61 | 488 | 9.97 | 10 | 0.20 | 4 894 |
| 2 | 26 | 0.75 | 125 | 3.61 | 120 | 3.46 | 245 | 7.07 | 800 | 23.09 | 950 | 27.42 | 900 | 25.97 | 288 | 8.31 | 11 | 0.32 | 3 465 |
| 3 | 28 | 0.86 | 125 | 3.83 | 120 | 3.67 | 245 | 7.50 | 800 | 24.49 | 850 | 26.02 | 900 | 27.55 | 188 | 5.75 | 11 | 0.34 | 3 267 |
| 4 | 30 | 1.08 | 155 | 5.56 | 220 | 7.90 | 145 | 5.20 | 500 | 17.95 | 850 | 30.51 | 700 | 25.13 | 168 | 6.03 | 18 | 0.65 | 2 786 |
| 5 | 30 | 1.30 | 144 | 6.14 | 120 | 5.12 | 145 | 6.18 | 700 | 29.85 | 550 | 23.45 | 500 | 21.32 | 138 | 5.88 | 18 | 0.77 | 2 345 |
| 6 | 30 | 0.87 | 244 | 7.06 | 220 | 6.37 | 345 | 9.98 | 1000 | 28.94 | 850 | 24.59 | 511 | 14.79 | 238 | 6.89 | 18 | 0.52 | 3 456 |
| 7 | 20 | 0.81 | 144 | 5.84 | 120 | 4.86 | 345 | 13.98 | 700 | 28.37 | 650 | 26.35 | 320 | 12.97 | 128 | 5.19 | 40 | 1.62 | 2 467 |
| 8 | 21 | 0.90 | 144 | 6.19 | 120 | 5.16 | 225 | 9.67 | 673 | 28.93 | 795 | 34.18 | 220 | 9.46 | 98 | 4.21 | 30 | 1.29 | 2 326 |
| 9 | 21 | 1.06 | 144 | 7.24 | 124 | 6.24 | 213 | 10.71 | 533 | 26.81 | 655 | 32.95 | 220 | 11.07 | 48 | 2.41 | 30 | 1.51 | 1 988 |
| 10 | 42 | 1.91 | 330 | 15.00 | 124 | 5.64 | 213 | 9.68 | 624 | 28.36 | 734 | 33.36 | 88 | 4.00 | 43 | 1.95 | 2 | 0.09 | 2 200 |
| 11 | 42 | 2.57 | 250 | 15.30 | 122 | 7.47 | 245 | 15.00 | 367 | 22.46 | 543 | 33.23 | 32 | 1.96 | 31 | 1.90 | 2 | 0.12 | 1 634 |
| 合计 | 346 | 1.12 | 2 030 | 6.58 | 1 630 | 5.29 | 2 711 | 8.79 | 7 697 | 24.97 | 8 577 | 27.82 | 5 791 | 18.78 | 1 856 | 6.02 | 190 | 0.62 | 30 828 |

　　根据居民电子健康档案系统中2009年某地区所有建档居民中婚姻信息可以统计分析出，其中未婚的占28.41%，已婚的占47.77%，丧偶的占6.43%，离异的占12.66%，拒绝回答的占3.80%，不详的占0.92%。该地区各地建档居民的婚姻状况分布见表3-4和图3-4。

表3-4　2009年某地区各地建档居民婚姻状况

| 地 区 | 未婚 | | 已婚 | | 丧偶 | | 离异 | | 拒绝回答 | | 不详 | | 合 计 |
| --- | --- | --- | --- | --- | --- | --- | --- | --- | --- | --- | --- | --- | --- |
| | 人数 | 比例(%) | 人数 | 比例(%) | 人数 | 比例(%) | 人数 | 比例(%) | 人数 | 比例(%) | 人数 | 比例(%) | |
| 1 | 2 480 | 50.67 | 1 780 | 36.37 | 220 | 4.50 | 159 | 3.25 | 230 | 4.70 | 25 | 0.51 | 4 894 |
| 2 | 1 380 | 39.83 | 1 280 | 36.94 | 220 | 6.35 | 345 | 9.96 | 215 | 6.20 | 25 | 0.72 | 3 465 |
| 3 | 634 | 19.41 | 1 890 | 57.85 | 134 | 4.10 | 455 | 13.93 | 100 | 3.06 | 54 | 1.65 | 3 267 |
| 4 | 434 | 15.58 | 1 562 | 56.07 | 134 | 4.81 | 520 | 18.66 | 102 | 3.66 | 34 | 1.22 | 2 786 |
| 5 | 230 | 9.81 | 1 298 | 55.35 | 134 | 5.71 | 550 | 23.45 | 102 | 4.35 | 31 | 1.32 | 2 345 |
| 6 | 880 | 25.46 | 1 600 | 46.30 | 227 | 6.57 | 560 | 16.20 | 160 | 4.63 | 29 | 0.84 | 3 456 |
| 7 | 466 | 18.89 | 1 233 | 49.98 | 250 | 10.13 | 440 | 17.84 | 57 | 2.31 | 21 | 0.85 | 2 467 |
| 8 | 436 | 18.74 | 1 122 | 48.24 | 240 | 10.32 | 440 | 18.92 | 67 | 2.88 | 21 | 0.90 | 2 326 |
| 9 | 536 | 26.96 | 900 | 45.27 | 223 | 11.22 | 240 | 12.07 | 68 | 3.42 | 21 | 1.06 | 1 988 |
| 10 | 735 | 33.41 | 1 200 | 54.55 | 115 | 5.23 | 102 | 4.64 | 36 | 1.64 | 12 | 0.55 | 2 200 |
| 11 | 548 | 33.54 | 860 | 52.63 | 86 | 5.26 | 92 | 5.63 | 36 | 2.20 | 12 | 0.73 | 1 634 |
| 合 计 | 8 759 | 28.41 | 14 725 | 47.77 | 1 983 | 6.43 | 3903 | 12.66 | 1 173 | 3.80 | 285 | 0.92 | 30 828 |

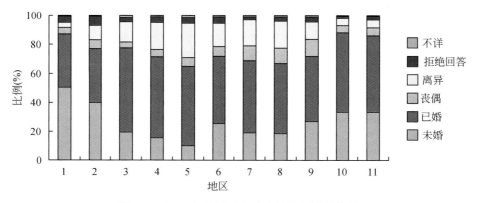

图3-4　2009年某地区各地建档居民婚姻状况

## （五）职业分布

　　职业是人们参与社会分工，利用专门的知识技能，为社会创造物质财富和精神财富，获取合理报酬，作为自身物质生活来源，并满足精神需求的工作。《中华人民共和国职业分类大典》将我国职业分为8个大类、66个中类、413个小类和1838个细类，目前劳动和社会保障部根据《中华人民共和国职业分类大典》确定了实行就业准入的87个职业目录，可见职业分类是比较复杂的。某些疾病及健康状态在不同职业间存在差别。在研究职业与疾病的关系时应考虑以下几方面：①疾病的职业分布不同与感染机会或暴露于致病因素的机会不同有关；②暴露机会的多少与劳动条件有关；③职业反映了劳动者所处的社会经济地位和卫生文化水平；④不同职业的体力劳动强度和精神紧张程度不同，在疾病的种类上也有不同的反映。有专家预言，与工作环境相关的疾病数量在今后 10 年内可能呈多发趋势。工作环境密封、新鲜空气补充不足、办公室台面没有达到规范标准、人际关系及心理不适等是产生疾患的因素。有研究表明，过度的脑力负荷、心理压力和精神紧张可引发高血压、冠心病，另外，高新技术产业中新的职业危害所致职业损害，如感光液中溶纤剂可引起男性精子减少和精子畸形。所以职业对健康的影响将越来越受到人们的关注。

　　由于职业分类的复杂性，居民健康档案中涉及的职业分类大体参照卫生部传染病报告卡上分类，例如 2009 年某地区建档居民中工人最多，占 23.49%；依次为农民占 21.17%，学生占 14.86%，离退人员占 6.33%，个体占 5.73%，渔（船）民占 5.73%，自由职业占 5.05%，其他职业占的比例较少，均在 5% 以下。各地建档居民职业分布不一致，见图 3-5 和表 3-5。

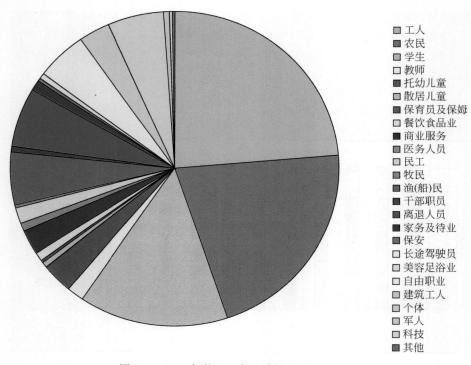

图 3-5　2009 年某地区各地建档居民职业状况

（六）民族分布

　　不同民族和种族之间的疾病发病频率和死亡频率可有明显差异。分布差异的主要原因可能是：与不同民族、种族的遗传因素有关；与不同民族间的社会经济状况不同有关；与风俗习惯、生活习惯和饮食习惯有关；与各民族所处定居点的地理环境、自然条件及社会条件的影响有关；与医疗卫生质量和水平不同有关。在分析疾病患病的民族与种族差异时，不能单纯地从一方面去找原因，应综合起来分析，特别是存在种族差异的同时并伴有

表3-5  2009年某地区各地建档居民职业状况

| 地区 | 工人 | 农民 | 学生 | 教师 | 托幼儿童 | 散居儿童 | 保育员及保姆 | 餐饮食品业 | 商业服务业 | 医务人员 | 民工 | 牧民 | 渔(船)民 | 干部职员 | 离退人员 | 家务及待业 | 保安 | 长途驾驶员 | 美容足浴业 | 自由职业 | 建筑工人 | 个体 | 军人 | 科技 | 其他 | 合计 |
|---|---|---|---|---|---|---|---|---|---|---|---|---|---|---|---|---|---|---|---|---|---|---|---|---|---|---|
| | | | | | | | | | | | | | | | | 人 数 | | | | | | | | | | |
| 1 | 1 154 | 967 | 765 | 78 | 173 | 34 | 12 | 56 | 179 | 69 | 23 | 2 | 12 | 24 | 534 | 53 | 9 | 15 | 23 | 287 | 102 | 263 | 27 | 25 | 8 | 4 894 |
| 2 | 877 | 748 | 538 | 79 | 115 | 23 | 14 | 35 | 129 | 23 | 34 | 5 | 102 | 12 | 304 | 12 | 3 | 2 | 12 | 142 | 28 | 184 | 21 | 18 | 5 | 3 465 |
| 3 | 831 | 613 | 498 | 63 | 81 | 11 | 17 | 33 | 107 | 19 | 31 | 3 | 151 | 8 | 297 | 17 | 9 | 4 | 23 | 201 | 34 | 178 | 13 | 11 | 14 | 3 267 |
| 4 | 611 | 607 | 436 | 68 | 87 | 6 | 8 | 45 | 78 | 8 | 86 | 0 | 23 | 15 | 156 | 14 | 2 | 11 | 35 | 151 | 138 | 171 | 10 | 13 | 7 | 2 786 |
| 5 | 579 | 593 | 413 | 44 | 66 | 13 | 9 | 12 | 27 | 12 | 78 | 2 | 98 | 5 | 76 | 33 | 1 | 2 | 9 | 67 | 73 | 104 | 8 | 12 | 7 | 2 345 |
| 6 | 824 | 912 | 501 | 68 | 67 | 9 | 11 | 36 | 97 | 29 | 53 | 9 | 79 | 14 | 188 | 29 | 3 | 7 | 17 | 112 | 170 | 178 | 18 | 17 | 9 | 3 456 |
| 7 | 599 | 701 | 421 | 23 | 75 | 4 | 2 | 13 | 16 | 9 | 98 | 2 | 7 | 11 | 67 | 49 | 2 | 6 | 6 | 86 | 137 | 115 | 7 | 4 | 7 | 2 467 |
| 8 | 560 | 672 | 423 | 33 | 76 | 6 | 8 | 15 | 35 | 10 | 86 | 5 | 5 | 11 | 86 | 35 | 3 | 2 | 11 | 77 | 47 | 105 | 4 | 7 | 4 | 2 326 |
| 9 | 342 | 145 | 232 | 11 | 51 | 13 | 2 | 4 | 33 | 6 | 22 | 0 | 870 | 5 | 22 | 45 | 2 | 1 | 2 | 22 | 65 | 78 | 7 | 2 | 6 | 1 988 |
| 10 | 422 | 225 | 201 | 43 | 81 | 12 | 5 | 21 | 34 | 25 | 44 | 1 | 344 | 9 | 134 | 13 | 4 | 3 | 14 | 267 | 78 | 210 | 6 | 1 | 3 | 2 200 |
| 11 | 443 | 344 | 154 | 12 | 76 | 3 | 3 | 8 | 11 | 6 | 12 | 9 | 76 | 6 | 86 | 11 | 1 | 3 | 7 | 146 | 24 | 183 | 1 | 2 | 7 | 1 634 |
| 合计 | 7 242 | 6 527 | 4 582 | 522 | 948 | 134 | 91 | 278 | 746 | 216 | 567 | 38 | 1 767 | 120 | 1 950 | 311 | 39 | 56 | 159 | 1 558 | 896 | 1 769 | 122 | 112 | 78 | 30 828 |

社会经济状况的差别时。例如 2009 年某地区各地建档居民的民族状况分布见图 3-6 和表 3-6。

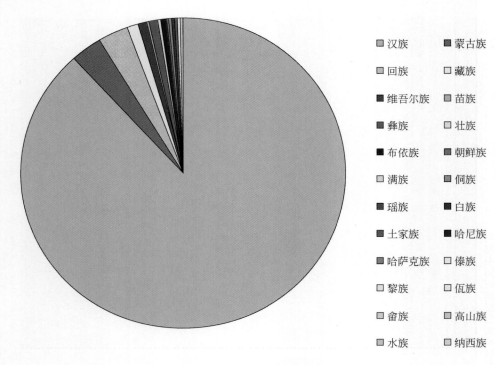

图例：
汉族　蒙古族
回族　藏族
维吾尔族　苗族
彝族　壮族
布依族　朝鲜族
满族　侗族
瑶族　白族
土家族　哈尼族
哈萨克族　傣族
黎族　佤族
畲族　高山族
水族　纳西族

图 3-6　2009 年某地区各地建档居民民族状况

## （七）宗教信仰

宗教是人类社会发展到一定历史阶段出现的一种文化现象，信仰宗教的人们相信现实世界之外存在着超自然的神秘力量或实体，该神秘力量统领万物而拥有绝对的权威、主宰自然进化、决定人世命运，从而使人产生敬畏和崇拜，并引出信仰认知和仪式活动。人类社会早期，宗教承担了对世界的解释、司法审判、道德培养和心理安慰等功能。现代社会尽管科学和司法已经分离，但宗教构成的信仰体系和社会群组的道德培养和心理安慰功能还将继续存在，并且是人类思想文化和社会形态的重要组成部分。宗教有基督教、伊斯兰教、佛教、犹太教、道教、儒教等，不同的教派有其各自独立的教义、教规，对其生活方式也产生一定影响。不同人群因宗教信仰不同，其生活方式有明显差异，使疾病的分布频率也出现显著差别。讨论宗教对疾病的影响时还应兼顾到不同民族的生活条件、居住环境、饮食卫生习惯、风俗习惯及心理状态等因素的影响。例如 2009 年某地区建档居民中大部分无宗教信仰，占 71.44%。信仰基督教占 9.28%，信仰天主教占 5.29%，信仰佛教占 11.22%，信仰道教占 2.42%，信仰伊斯兰教占 0.29%，其他宗教信仰占 0.14%。该地区各地建档居民宗教分布详见表 3-7 和图 3-7。

表 3-6  2009 年某地区各地建档居民民族状况

人数

| 地区 | 汉族 | 蒙古族 | 回族 | 藏族 | 维吾尔族 | 苗族 | 彝族 | 壮族 | 布依族 | 朝鲜族 | 满族 | 侗族 | 瑶族 | 白族 | 土家族 | 哈尼族 | 哈萨克族 | 傣族 | 黎族 | 佤族 | 畲族 | 高山族 | 水族 | 纳西族…… | 合计 |
|---|---|---|---|---|---|---|---|---|---|---|---|---|---|---|---|---|---|---|---|---|---|---|---|---|---|
| 1 | 4 400 | 160 | 120 | 30 | 50 | 22 | 10 | 15 | 23 | 5 | 4 | 23 | 2 | 5 | 1 | 5 | 5 | 1 | 3 | 1 | 4 | 2 | 2 | 1 | 4 894 |
| 2 | 3 000 | 120 | 200 | 20 | 40 | 12 | 10 | 15 | 2 | 5 | 4 | 4 | 2 | 5 | 1 | 5 | 5 | 2 | 3 | 1 | 4 | 2 | 2 | 1 | 3 465 |
| 3 | 2 800 | 118 | 99 | 32 | 1 | 2 | 55 | 26 | 27 | 4 | 3 | 30 | 2 | 23 | 2 | 1 | 1 | 10 | 2 | 17 | 6 | 2 | 2 | 2 | 3 267 |
| 4 | 2 500 | 134 | 33 | 26 | 20 | 6 | 12 | 2 | 5 | 5 | 6 | 3 | 2 | 2 | 2 | 1 | 6 | 6 | 2 | 2 | 2 | 5 | 2 | 2 | 2 786 |
| 5 | 1 988 | 23 | 90 | 16 | 20 | 25 | 25 | 15 | 23 | 11 | 10 | 6 | 13 | 30 | 22 | 2 | 14 | 3 | 2 | 3 | 1 | 1 | 0 | 2 | 2 345 |
| 6 | 3 256 | 50 | 65 | 34 | 2 | 7 | 5 | 1 | 4 | 4 | 4 | 2 | 3 | 1 | 4 | 3 | 4 | 1 | 1 | 1 | 1 | 1 | 1 | 1 | 3 456 |
| 7 | 2 300 | 60 | 40 | 7 | 15 | 2 | 5 | 2 | 10 | 5 | 1 | 1 | 1 | 1 | 1 | 3 | 3 | 4 | 1 | 1 | 1 | 1 | 1 | 1 | 2 467 |
| 8 | 1 800 | 100 | 100 | 46 | 40 | 27 | 45 | 23 | 45 | 42 | 21 | 11 | 4 | 4 | 1 | 3 | 2 | 4 | 2 | 1 | 4 | 0 | 0 | 1 | 2 326 |
| 9 | 1 700 | 122 | 76 | 51 | 34 | 5 | 0 | 0 | 0 | 0 | 0 | 0 | 0 | 0 | 0 | 0 | 0 | 0 | 0 | 0 | 0 | 0 | 0 | 0 | 1 988 |
| 10 | 2 000 | 58 | 50 | 0 | 50 | 0 | 42 | 0 | 0 | 0 | 0 | 0 | 0 | 0 | 0 | 0 | 0 | 0 | 0 | 0 | 0 | 0 | 0 | 0 | 2 200 |
| 11 | 1 500 | 24 | 40 | 40 | 0 | 14 | 16 | 0 | 0 | 0 | 0 | 0 | 0 | 0 | 0 | 0 | 0 | 0 | 0 | 0 | 0 | 0 | 0 | 0 | 1 634 |
| 合计 | 27 244 | 969 | 913 | 302 | 272 | 122 | 225 | 99 | 139 | 81 | 53 | 80 | 29 | 71 | 34 | 23 | 40 | 31 | 16 | 27 | 23 | 14 | 10 | 11 | 30 828 |

表 3-7  2009 年某地区各地建档居民宗教分布状况

| 地区 | 无宗教信仰 | | 基督教 | | 天主教 | | 佛教 | | 道教 | | 伊斯兰教 | | 其他宗教 | | 合计 |
|---|---|---|---|---|---|---|---|---|---|---|---|---|---|---|---|
| | 人数 | 比例(%) | 人数 | 比例(%) | 人数 | 比例(%) | 人数 | 比例(%) | 人数 | 比例(%) | 人数 | 比例(%) | 人数 | 比例(%) | |
| 1 | 3 400 | 69.50 | 368 | 7.52 | 230 | 4.70 | 820 | 16.80 | 21 | 0.43 | 33 | 0.67 | 22 | 0.45 | 4 894 |
| 2 | 3 000 | 86.60 | 200 | 5.77 | 23 | 0.66 | 227 | 6.55 | 1 | 0.03 | 12 | 0.35 | 2 | 0.06 | 3 465 |
| 3 | 2 487 | 76.10 | 390 | 11.90 | 45 | 1.38 | 330 | 10.10 | 1 | 0.03 | 12 | 0.37 | 2 | 0.06 | 3 267 |
| 4 | 2 000 | 71.80 | 300 | 10.80 | 245 | 8.79 | 220 | 7.90 | 7 | 0.25 | 12 | 0.43 | 2 | 0.07 | 2 786 |
| 5 | 2 000 | 85.30 | 100 | 4.26 | 145 | 6.18 | 96 | 4.09 | 0 | 0.00 | 2 | 0.09 | 2 | 0.09 | 2 345 |
| 6 | 2 346 | 67.90 | 320 | 9.26 | 180 | 5.21 | 298 | 8.62 | 302 | 8.74 | 8 | 0.23 | 2 | 0.06 | 3 456 |
| 7 | 1 400 | 56.70 | 400 | 16.20 | 306 | 12.40 | 124 | 5.03 | 233 | 9.44 | 2 | 0.08 | 2 | 0.08 | 2 467 |
| 8 | 1 200 | 51.60 | 402 | 17.20 | 306 | 13.10 | 324 | 13.90 | 100 | 4.28 | 2 | 0.09 | 2 | 0.09 | 2 326 |
| 9 | 1 090 | 54.60 | 323 | 16.20 | 50 | 2.50 | 496 | 24.80 | 35 | 1.75 | 2 | 0.10 | 2 | 0.10 | 1 988 |
| 10 | 1 800 | 81.80 | 23 | 1.05 | 50 | 2.27 | 300 | 13.60 | 23 | 1.05 | 2 | 0.09 | 2 | 0.09 | 2 200 |
| 11 | 1 300 | 79.60 | 34 | 2.08 | 50 | 3.06 | 224 | 13.70 | 22 | 1.35 | 2 | 0.12 | 2 | 0.12 | 1 634 |
| 合计 | 22 023 | 71.44 | 2 860 | 9.28 | 1 630 | 5.29 | 3 459 | 11.22 | 745 | 2.42 | 89 | 0.29 | 42 | 0.14 | 30 828 |

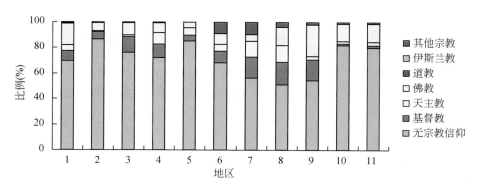

图 3-7 2009 年某地区各地建档居民宗教分布状况

## （八）医疗待遇

医疗待遇是指企事业、国家机关等单位的工作人员患病或负伤后在医疗机构诊治时按规定所享有的待遇。医改后，我国农村居民也享有医疗待遇，主要是医疗费用由国家、单位与个人分担。单位职工与农村居民医疗费用中国家、单位和个人分担比例不同，有些没有参保的农民所有的医疗费用都要自己承担，这样就容易造成小病不治，大病难治的状况。由于医疗待遇不同，某些疾病及健康状态的分布也就存在差别。例如 2009 年某地区各地建档居民的医疗待遇状况分布见图 3-8 和表 3-8。

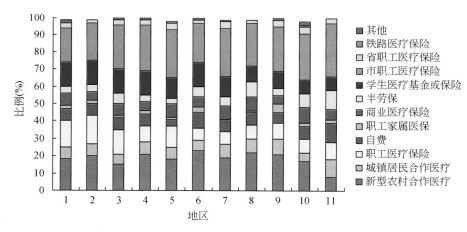

图 3-8 2009 年某地区各地建档居民医疗待遇分布状况

## （九）血型

人类血型主要分为 4 种，即 A 型、B 型、O 型和 AB 型，血型是人体最稳定的遗传性状之一，由于人体免疫受遗传因素的影响，所以是否患病、患什么疾病与遗传因素有着密切关系。关于血型和疾病的关系研究很多，也证实了不同血型的人患各种疾病的发生率有所不同。俄罗斯医学家们研究发现，O 型血的人普遍长寿，但易患胃溃疡和十二指肠溃疡、肝硬化、胆囊炎等疾病；A 型血的人几乎没有对天花的免疫力，蚊子也更喜欢叮咬他们，并

表 3-8　2009 年某地区各地建档居民医疗待遇分布状况

| 地区 | 新型农村合作医疗 | | 城镇居民合作医疗 | | 职工医疗保险 | | 自费 | | 职工家属医保 | | 商业医疗保险 | | 半劳保 | | 学生医疗基金或医保 | | 市职工医疗保险 | | 省职工医疗保险 | | 铁路医疗保险 | | 其他 | | 合计 |
|---|---|---|---|---|---|---|---|---|---|---|---|---|---|---|---|---|---|---|---|---|---|---|---|---|
| | 人数 | 比例(%) | 人数 | 比例(%) | 人数 | 比例(%) | 人数 | 比例(%) | 人数 | 比例(%) | 人数 | 比例(%) | 人数 | 比例(%) | 人数 | 比例(%) | 人数 | 比例(%) | 人数 | 比例(%) | 人数 | 比例(%) | 人数 | 比例(%) | |
| 1 | 892 | 18 | 365 | 7 | 734 | 15 | 338 | 7 | 104 | 2 | 343 | 7 | 198 | 4 | 701 | 14 | 984 | 20 | 139 | 3 | 27 | 1 | 69 | 1 | 4 894 |
| 2 | 678 | 20 | 243 | 7 | 570 | 16 | 234 | 7 | 64 | 2 | 179 | 5 | 128 | 4 | 489 | 14 | 779 | 22 | 78 | 2 | 13 | 0 | 10 | 0 | 3 465 |
| 3 | 494 | 15 | 211 | 6 | 443 | 14 | 221 | 7 | 46 | 1 | 222 | 7 | 201 | 6 | 457 | 14 | 855 | 26 | 89 | 3 | 11 | 0 | 17 | 1 | 3 267 |
| 4 | 577 | 21 | 198 | 7 | 261 | 9 | 199 | 7 | 65 | 2 | 135 | 5 | 102 | 4 | 389 | 14 | 759 | 27 | 78 | 3 | 9 | 0 | 14 | 1 | 2 786 |
| 5 | 423 | 18 | 175 | 7 | 281 | 12 | 101 | 4 | 30 | 1 | 199 | 8 | 79 | 3 | 291 | 12 | 654 | 28 | 93 | 4 | 12 | 1 | 7 | 0 | 2 345 |
| 6 | 791 | 23 | 217 | 6 | 254 | 7 | 328 | 9 | 102 | 3 | 198 | 6 | 199 | 6 | 478 | 14 | 792 | 23 | 70 | 2 | 8 | 0 | 19 | 1 | 3 456 |
| 7 | 478 | 19 | 198 | 8 | 182 | 7 | 151 | 6 | 33 | 1 | 198 | 8 | 127 | 5 | 298 | 12 | 687 | 28 | 87 | 4 | 9 | 0 | 19 | 1 | 2 467 |
| 8 | 513 | 22 | 187 | 8 | 197 | 8 | 163 | 7 | 32 | 1 | 183 | 8 | 201 | 9 | 201 | 9 | 592 | 25 | 38 | 2 | 10 | 0 | 9 | 0 | 2 326 |
| 9 | 421 | 21 | 178 | 9 | 183 | 9 | 116 | 6 | 100 | 5 | 102 | 5 | 76 | 4 | 198 | 10 | 510 | 26 | 75 | 4 | 9 | 0 | 20 | 1 | 1 988 |
| 10 | 381 | 17 | 115 | 5 | 185 | 8 | 162 | 7 | 54 | 2 | 204 | 9 | 175 | 8 | 179 | 8 | 598 | 27 | 81 | 4 | 12 | 1 | 54 | 2 | 2 200 |
| 11 | 124 | 8 | 159 | 10 | 169 | 10 | 184 | 11 | 40 | 2 | 92 | 6 | 183 | 11 | 124 | 8 | 502 | 31 | 46 | 3 | 7 | 0 | 4 | 0 | 1 634 |
| 合计 | 5 772 | 19 | 2 246 | 7 | 3 459 | 11 | 2 197 | 7 | 670 | 2 | 2 055 | 7 | 1 669 | 5 | 3 805 | 12 | 7 712 | 25 | 874 | 3 | 127 | 0 | 242 | 1 | 30 828 |

且他们容易患结核病、白喉、痢疾、流感、风湿病、心肌梗死等疾病；B 型血的人很少患癌症，但容易患痢疾、神经根炎、关节炎等疾病；AB 型血的人有很高的机体免疫力，但容易患脓毒性感染、急性呼吸道疾病、病毒性肝炎等疾病，而且患精神分裂症的概率比其他血型高 3 倍多。

2009 年某地区建档居民的血型为 A 型的占 25.63%，B 型的占 25.56%，AB 型的占 26.54%，O 型的占 21.72%，还有 0.54% 的居民不知道自己的血型。该地区各地建档居民医疗血型分布详见表 3-9 和图 3-9。

表 3-9　2009 年某地区各地建档居民医疗血型分布状况

| 地区 | A 型 | | B 型 | | AB 型 | | O 型 | | 未查 | | 合计 |
| | 人数 | 比例(%) | 人数 | 比例(%) | 人数 | 比例(%) | 人数 | 比例(%) | 人数 | 比例(%) | |
| --- | --- | --- | --- | --- | --- | --- | --- | --- | --- | --- | --- |
| 1 | 1 332 | 27.22 | 1 253 | 25.60 | 1 310 | 26.77 | 986 | 20.15 | 13 | 0.27 | 4 894 |
| 2 | 902 | 26.03 | 879 | 25.37 | 901 | 26.00 | 764 | 22.05 | 19 | 0.55 | 3 465 |
| 3 | 734 | 22.47 | 820 | 25.10 | 793 | 24.27 | 901 | 27.58 | 19 | 0.58 | 3 267 |
| 4 | 756 | 27.14 | 723 | 25.95 | 687 | 24.66 | 599 | 21.50 | 21 | 0.75 | 2 786 |
| 5 | 523 | 22.30 | 698 | 29.77 | 703 | 29.98 | 404 | 17.23 | 17 | 0.72 | 2 345 |
| 6 | 905 | 26.19 | 856 | 24.77 | 1 023 | 29.60 | 647 | 18.72 | 25 | 0.72 | 3 456 |
| 7 | 567 | 22.98 | 579 | 23.47 | 608 | 24.65 | 701 | 28.42 | 12 | 0.49 | 2 467 |
| 8 | 591 | 25.41 | 667 | 28.68 | 650 | 27.94 | 401 | 17.24 | 17 | 0.73 | 2 326 |
| 9 | 587 | 29.53 | 450 | 22.64 | 512 | 25.75 | 428 | 21.53 | 11 | 0.55 | 1 988 |
| 10 | 510 | 23.18 | 608 | 27.64 | 593 | 26.95 | 479 | 21.77 | 10 | 0.45 | 2 200 |
| 11 | 495 | 30.29 | 347 | 21.24 | 403 | 24.66 | 387 | 23.68 | 2 | 0.12 | 1 634 |
| 合计 | 7 902 | 25.63 | 7 880 | 25.56 | 8 183 | 26.54 | 6 697 | 21.72 | 166 | 0.54 | 30 828 |

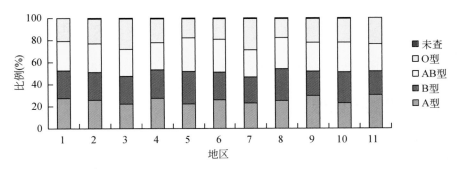

图 3-9　2009 年某地区各地建档居民医疗血型分布状况

（十）户口属性

针对中国户籍制度，将每个人的户籍分为城镇户口和农村户口两类。2009 年某地区建档居民中城镇户口占 49.33%，农村户口占 50.39%，不详者占 0.28%。该地区内各地建档居民医疗户口属性分布见表 3-10 和图 3-10。

**表 3-10　2009 年某地区各地建档居民户口属性分布状况**

| 地区 | 城镇 | | 农村 | | 不详 | | 合计 |
| --- | --- | --- | --- | --- | --- | --- | --- |
| | 人数 | 比例（%） | 人数 | 比例（%） | 人数 | 比例（%） | |
| 1 | 2 400 | 49.04 | 2 484 | 50.76 | 10 | 0.20 | 4 894 |
| 2 | 1 200 | 34.63 | 2 260 | 65.22 | 5 | 0.14 | 3 465 |
| 3 | 2 200 | 67.35 | 1 060 | 32.45 | 7 | 0.21 | 3 267 |
| 4 | 980 | 35.18 | 1 800 | 64.61 | 6 | 0.22 | 2 786 |
| 5 | 1 020 | 43.50 | 1 300 | 55.44 | 25 | 1.07 | 2 345 |
| 6 | 2 267 | 65.60 | 1 180 | 34.14 | 9 | 0.26 | 3 456 |
| 7 | 1 080 | 43.78 | 1 380 | 55.94 | 7 | 0.28 | 2 467 |
| 8 | 980 | 42.13 | 1 340 | 57.61 | 6 | 0.26 | 2 326 |
| 9 | 988 | 49.70 | 990 | 49.80 | 10 | 0.50 | 1 988 |
| 10 | 1 459 | 66.32 | 740 | 33.64 | 1 | 0.04 | 2 200 |
| 11 | 634 | 38.80 | 999 | 61.14 | 1 | 0.06 | 1 634 |
| 合计 | 15 208 | 49.33 | 15 533 | 50.39 | 87 | 0.28 | 30 828 |

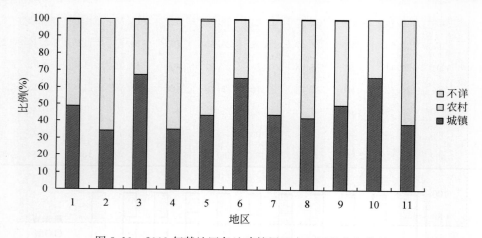

图 3-10　2009 年某地区各地建档居民户口属性分布状况

# 二、体检和就诊信息

该系统能够电子化地存储个人体检和就诊信息，能够对体检数据进行分析并提供报表，能够对人进行健康危险因素评价、慢性病风险评估和健康质量评价，并且还能够提供功能齐全的健康教育知识，如日常保健、常见病防治等信息。

## （一）体检

体检是体格检查的简称，指通过医学手段和方法对受检者的身体检查。一般是在身体健康时主动到医疗机构或专门的体检中心对整个身体进行检查，主要目的是通过检查发现是否有潜在的疾病，以便及时采取预防和治疗措施。体检是医疗的诊断环节，是医疗行为的第一步，是针对症状或疾病及其相关因素的诊察手段。根据电子健康档案中详细记录的各项身体健康指标、各化验项目检验结果、预防性疾病检查结果及心脏、大脑等器官的健康检查结果等进行数据统计分析，提供统计图表和数值变化趋势曲线，直观形象地反映用户在一定的时间段内身体的各项指标变化情况。

### （二）就诊

就诊也叫就医，是指到医生那里接受治疗，相对体检而言，它是自觉不适或是发病后被动去医院的一种行为。医生在做一般的诊疗过程中，通过健康档案掌握居民的一般健康状况、患病史、过敏史和遗传史等情况，有助于分析病情，采取正确的治疗措施，有效地提高医疗服务质量。医生只有了解、掌握了居民的身体健康状况，才能在出现紧急情况下迅速做出准确的诊断并给予及时的抢救治疗。特别是对一些患有慢性疾病的老人尤为重要。

### （三）转诊

转诊指的是医疗预防机构根据病情需要，将本单位诊疗的病人转到另一个医疗预防机构诊疗或处理的一种制度。我国现有社区卫生服务中心实行双向转诊制度，即每个社区服务中心要与至少一所大型医院建立双向转诊制度，社区医生及时将符合转诊条件的病人转送至上级医院，同时做好转诊病人的追踪服务工作；对转回社区的、诊断明确的、病情稳定或康复的病人及时提供连续性的健康管理和医疗服务。居民健康档案详细记录了个人和家庭的健康问题及相关的危险因素，为社区医生及转诊医院医生的临床诊断、治疗提供了重要参考依据。

## 第二节　家庭健康信息

美国最著名的家庭健康管理系统是 PAMF（Palo Alto Medical Foundation）推出的 PAMF online 健康服务（PAMF 在线健康服务），这个系统主要为注册会员提供基于电子病历（electrol medical record，EMR）的个人健康档案查询、医疗处方更新、药品自动预订、就诊预约以及健康咨询等全面的健康管理服务。然而国内针对普通家庭及个人使用的健康管理系统屈指可数，其中比较有名的是深圳市天方达软件有限公司开发的"向日葵自助健康管理专家 V2.1"，该软件提供的主要功能是对健康信息的一般管理及相对较少的健康教育支持，由于缺少对疾病的分析和预测，无法满足普通大众对健康管理的多方面需求，仅相当于一个电子病历。综合国内外健康管理发展现状，本系统针对家庭成员提供一定时期的、连续持久的个人健康管理。本系统可以电子化地保存个人健康档案，方便家庭成员对自己的健康信息进行录入、存储和共享。这种电子化的健康档案可以方便地用于健康数据的统计分析和疾病预防，对家庭及个人有针对性地进行预防保健和给予营养卫生知识的指导。家庭健康信息分析主要包括：家庭成员的构成分析、家庭经济状况分析和家庭卫生状况分析。

该系统能够建立和管理家庭成员的健康信息档案，并提供健康现状分析及预测、健康知识教育等服务。通过电子健康档案系统，可以测量及观察与慢性病的发生、发展有密切关系的生物医学指标的变化情况，评价个体的健康状况，加强健康管理，控制疾病危险因素，及早开始预防，以低廉的预防费用投入获得超值的健康回报、个人的健康改善、提高家庭成员的生活质量，减轻社会、政府的医疗卫生管理负担。

# 一、家庭成员构成

## （一）家庭人口数

家庭人口数是某些疾病的影响因素，很多疾病也表现为明显的家庭聚集性，有研究表明肠道寄生虫的感染户数与家庭人口数呈正相关，随家庭人口数的增加而增加。2009 年某地区建档家庭中一人家庭的占 13.25%，二人家庭的占 32.53%，三人家庭的占 34.86%，四人家庭的占 13.56%，五人及以上家庭占 5.78%。该地区各地市建档家庭的家庭人口数分布状况见表 3-11 和图 3-11。

表 3-11　2009 年某地区各地市建档家庭的家庭人口数分布状况

| 地区 | 一人家庭 | | 二人家庭 | | 三人家庭 | | 四人家庭 | | 五人及以上家庭 | | 合计 |
| --- | --- | --- | --- | --- | --- | --- | --- | --- | --- | --- | --- |
| | 户数 | 比例（%） | 户数 | 比例（%） | 户数 | 比例（%） | 户数 | 比例（%） | 户数 | 比例（%） | |
| 1 | 789 | 3.80 | 7 456 | 35.95 | 7 897 | 38.07 | 3 715 | 17.91 | 885 | 4.27 | 20 742 |
| 2 | 2 355 | 11.15 | 6 847 | 32.42 | 7 332 | 34.72 | 3 850 | 18.23 | 733 | 3.47 | 21 117 |
| 3 | 2 917 | 13.31 | 6 907 | 31.52 | 6 879 | 31.39 | 4 310 | 19.67 | 903 | 4.12 | 21 916 |
| 4 | 2 800 | 17.86 | 5 409 | 34.51 | 5 369 | 34.25 | 675 | 4.31 | 1 421 | 9.07 | 15 674 |
| 5 | 1 027 | 10.16 | 4 239 | 41.95 | 4 289 | 42.44 | 350 | 3.46 | 200 | 1.98 | 10 105 |
| 6 | 1 345 | 16.27 | 3 169 | 38.32 | 3 300 | 39.91 | 288 | 3.48 | 167 | 2.02 | 8 269 |
| 7 | 2 275 | 13.43 | 4 645 | 27.41 | 5 754 | 33.96 | 2 811 | 16.59 | 1 460 | 8.62 | 16 945 |
| 8 | 2 020 | 25.10 | 2 295 | 28.52 | 1 977 | 24.57 | 1 280 | 15.91 | 475 | 5.90 | 8 047 |
| 9 | 697 | 19.40 | 1 056 | 29.40 | 1 489 | 41.45 | 200 | 5.57 | 150 | 4.18 | 3 592 |
| 10 | 2 561 | 13.71 | 5 790 | 30.99 | 6 492 | 34.75 | 2 560 | 13.70 | 1 280 | 6.85 | 18 683 |
| 11 | 1 545 | 18.56 | 2 100 | 25.23 | 2 710 | 32.55 | 770 | 9.25 | 1 200 | 14.40 | 8 325 |
| 合计 | 20 331 | 13.25 | 49 913 | 32.53 | 53 488 | 34.86 | 20 809 | 13.56 | 8 874 | 5.78 | 153 415 |

## （二）户属性

对一个家庭而言，户属性主要分为低保户、五保户、贫困户、特困户、烈军属等，根据国家有关规定，这些户属性家庭享有一定的政府补助。2009 年某地区建档家庭中低保户占 22.73%，五保户占 29.39%，贫困户占 13.83%，特困户占 14.21%，烈军属占 11.58%，其他占 8.27%。该地区各地市建档家庭的户属性分布状况见表 3-12 和图 3-12。

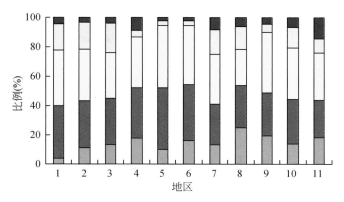

图 3-11　2009 年某地区各地市建档家庭的家庭人口数分布状况

表 3-12　2009 年某地区各地市建档家庭的户属性分布状况

| 地区 | 低保户 | | 五保户 | | 贫困户 | | 特困户 | | 烈军属 | | 其他 | | 合计 |
|---|---|---|---|---|---|---|---|---|---|---|---|---|---|
| | 户数 | 比例(%) | 户数 | 比例(%) | 户数 | 比例(%) | 户数 | 比例(%) | 户数 | 比例(%) | 户数 | 比例(%) | |
| 1 | 3 789 | 18.27 | 8 456 | 40.77 | 3 897 | 18.79 | 1 015 | 4.89 | 897 | 4.32 | 2 688 | 13.00 | 20 742 |
| 2 | 3 355 | 15.89 | 5 830 | 27.61 | 3 332 | 15.78 | 3 450 | 16.34 | 2 433 | 11.50 | 2 717 | 12.90 | 21 117 |
| 3 | 2 910 | 13.28 | 6 907 | 31.52 | 3 979 | 18.16 | 3 310 | 15.10 | 3 403 | 15.50 | 1 407 | 6.42 | 21 916 |
| 4 | 3 800 | 24.24 | 5 309 | 33.87 | 1 369 | 8.73 | 650 | 4.15 | 3 421 | 21.80 | 1 125 | 7.18 | 15 674 |
| 5 | 1 527 | 15.11 | 3 439 | 34.03 | 789 | 7.81 | 2 350 | 23.26 | 1 200 | 11.90 | 800 | 7.92 | 10 105 |
| 6 | 1 541 | 18.64 | 1 169 | 14.14 | 600 | 7.26 | 1 588 | 19.20 | 2 567 | 31.00 | 804 | 9.72 | 8 269 |
| 7 | 4 950 | 29.21 | 4 645 | 27.41 | 1 750 | 10.33 | 4 811 | 28.39 | 460 | 2.71 | 329 | 1.94 | 16 945 |
| 8 | 3 420 | 42.50 | 1 395 | 17.34 | 1 277 | 15.87 | 780 | 9.69 | 450 | 5.59 | 725 | 9.01 | 8 047 |
| 9 | 867 | 24.14 | 956 | 26.61 | 789 | 21.97 | 200 | 5.57 | 450 | 12.50 | 330 | 9.19 | 3 592 |
| 10 | 7 461 | 39.93 | 4 790 | 25.64 | 2 432 | 13.02 | 1 560 | 8.35 | 1 280 | 6.85 | 1 160 | 6.21 | 18 683 |
| 11 | 1 245 | 14.95 | 2 200 | 26.43 | 1 000 | 12.01 | 2 080 | 24.98 | 1 200 | 14.40 | 600 | 7.21 | 8 325 |
| 合计 | 34 865 | 22.73 | 45 096 | 29.39 | 21 214 | 13.83 | 21 794 | 14.21 | 17 761 | 11.58 | 12 685 | 8.27 | 153 415 |

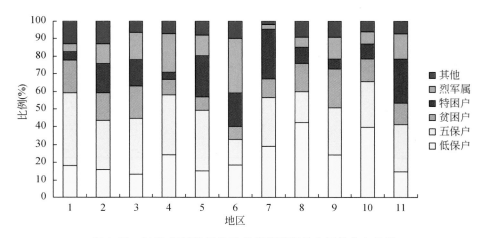

图 3-12　2009 年某地区各地市建档家庭的户属性分布状况

## 二、家庭经济状况

### （一）经济状况

疾病的流行状况和生命质量与疾病经济负担密不可分，一个家庭和社会的经济状况直接影响疾病的流行，美国学者研究发现，Barrett 食管的发病率与社会经济状况密切相关，在生活水平较高的发达国家中，与 Barrett 食管相关的食管腺癌发病率迅速增长。上海市奉贤区疾病预防控制精神卫生分中心对 373 例精神疾病患者生活现状及经济状况进行调查发现，83.11％的被调查者处于失业状态、经济拮据、无力承受基本医疗费用，10.08％的被调查者有自杀经历，反映出精神疾病与患者家庭经济状况的窘迫和生活质量的低下有关。"因病致贫，因贫致病"正是疾病与经济相关的经典词句。所以，分析一种疾病的流行状况离不开分析病例家庭甚至整个社会的经济状况，在居民健康档案中，将经济状况简单分为"好"、"一般"和"差"三个档次。

2009 年某地区建档家庭中的经济状况"好"的占 26.49％，经济状况"一般"的占 41.19％，经济状况"差"的占 29.32％。该地区各地市建档家庭的经济状况分布见表 3-13 和图 3-13。

表 3-13　2009 年某地区各地市建档家庭的经济状况分布

| 地区 | 好 | | 一般 | | 差 | | 合计 |
|---|---|---|---|---|---|---|---|
| | 户数 | 比例（%） | 户数 | 比例（%） | 户数 | 比例（%） | |
| 1 | 5 789 | 27.91 | 12 056 | 58.12 | 2 897 | 13.97 | 20 742 |
| 2 | 6 805 | 32.23 | 11 000 | 52.09 | 3 312 | 15.68 | 21 117 |
| 3 | 6 400 | 29.20 | 10 637 | 48.54 | 4 879 | 22.26 | 21 916 |
| 4 | 2 500 | 15.95 | 6 709 | 42.80 | 6 465 | 41.25 | 15 674 |
| 5 | 2 727 | 26.99 | 4 439 | 43.93 | 2 939 | 29.08 | 10 105 |
| 6 | 1 512 | 18.29 | 3 109 | 37.60 | 3 648 | 44.12 | 8 269 |
| 7 | 6 550 | 38.65 | 4 645 | 27.41 | 5 750 | 33.93 | 16 945 |
| 8 | 3 020 | 37.53 | 2 070 | 25.72 | 2 957 | 36.75 | 8 047 |
| 9 | 967 | 26.92 | 1 036 | 28.84 | 1 589 | 44.24 | 3 592 |
| 10 | 4 461 | 23.88 | 6 390 | 34.20 | 7 832 | 41.92 | 18 683 |
| 11 | 4 515 | 54.23 | 1 100 | 13.21 | 2 710 | 32.55 | 8 325 |
| 合计 | 45 246 | 29.49 | 63 191 | 41.19 | 44 978 | 29.32 | 153 415 |

### （二）人均月收入

人均月收入是衡量经济状况的一个指标，本居民健康档案中将其分为五个档次，即"小于 500 元"、"500～1500 元"、"1500～3000 元"、"3000～5000 元"、"5000 元以上"。

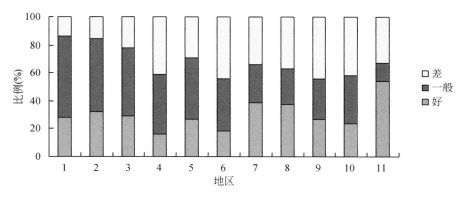

图 3-13 2009 年某地区各地市建档家庭的经济状况分布

由于收入是隐私，有人不愿意填报，也有人由于收入不稳定等各种因素没有填写，所以该信息中有"拒绝回答"和"不详"。例如 2009 年某地区各地市建档家庭中人均月收入"小于 500 元"的占 4.44%，"500 元以上"的占 19.11%，"1500 元以上"的占 22.37%，"3000 元以上"的占 22.48%，"5000 元以上"的占 19.84%，"拒绝回答"者占 7.54%，"不详"者占 4.22%。该地区各地市建档家庭的人均月收入分布状况见表 3-14 和图 3-14。

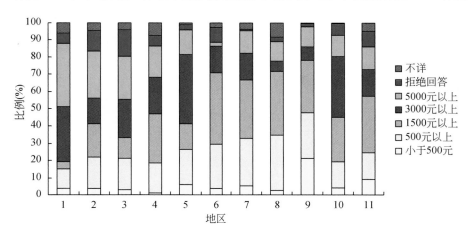

图 3-14 2009 年某地区各地市建档家庭的人均月收入分布状况

## (三) 交通工具

交通工具是指一切人造的用于人类代步或运输的装置，是现代人生活中不可缺少的一部分。随着时代的发展、科技的进步，我们周围的交通工具越来越多，给每一个人的生活带来极大的方便。陆地上的汽车，海洋里的轮船，天空中的飞机，大大缩短了人们交往的距离。然而 2003 年首先发生在广东的 SARS 在短短几个月时间传播至全球，给人类带来巨大的恐惧，这里飞机这个交通工具"功不可没"。卫生部还专门就如何防止非典病毒通过交通工具造成远距离传播发布了《预防传染性非典型肺炎通过交通工具传播指导原则》。

表 3-14　2009 年某地区各地市建档家庭的人均月收入分布状况

| 地区 | 小于 500 元 | | 500 元以上 | | 1500 元以上 | | 3000 元以上 | | 5000 元以上 | | 拒绝回答 | | 不详 | | 合计 |
|---|---|---|---|---|---|---|---|---|---|---|---|---|---|---|---|
| | 户数 | 比例 (%) | 户数 | 比例 (%) | 户数 | 比例 (%) | 户数 | 比例 (%) | 户数 | 比例 (%) | 户数 | 比例 (%) | 户数 | 比例 (%) | |
| 1 | 789 | 3.80 | 2 356 | 11.36 | 880 | 4.24 | 6 600 | 31.82 | 7 600 | 36.64 | 1 239 | 5.97 | 1 278 | 6.16 | 20 742 |
| 2 | 818 | 3.87 | 3 830 | 18.14 | 4 032 | 19.09 | 3 150 | 14.92 | 5 790 | 27.42 | 2 560 | 12.10 | 937 | 4.44 | 21 117 |
| 3 | 632 | 2.88 | 3 987 | 18.19 | 2 679 | 12.22 | 4 818 | 21.98 | 5 500 | 25.10 | 3 420 | 15.60 | 880 | 4.02 | 21 916 |
| 4 | 200 | 1.28 | 2 709 | 17.28 | 4 465 | 28.49 | 3 300 | 21.05 | 2 888 | 18.43 | 912 | 5.82 | 1 200 | 7.66 | 15 674 |
| 5 | 623 | 6.17 | 2 039 | 20.18 | 1 500 | 14.84 | 4 050 | 40.08 | 1 466 | 14.51 | 300 | 2.97 | 127 | 1.26 | 10 105 |
| 6 | 312 | 3.77 | 2 139 | 25.87 | 3 400 | 41.12 | 1 288 | 15.58 | 200 | 2.42 | 700 | 8.47 | 230 | 2.78 | 8 269 |
| 7 | 926 | 5.46 | 4 645 | 27.41 | 5 750 | 33.93 | 2 611 | 15.41 | 2 245 | 13.25 | 123 | 0.73 | 645 | 3.81 | 16 945 |
| 8 | 220 | 2.73 | 2 570 | 31.94 | 2 977 | 37.00 | 480 | 5.96 | 920 | 11.43 | 220 | 2.73 | 660 | 8.20 | 8 047 |
| 9 | 757 | 21.10 | 956 | 26.61 | 1 089 | 30.32 | 280 | 7.80 | 430 | 11.97 | 60 | 1.67 | 20 | 0.56 | 3 592 |
| 10 | 793 | 4.24 | 2 790 | 14.93 | 4 832 | 25.86 | 6 600 | 35.33 | 2 300 | 12.31 | 1 278 | 6.84 | 90 | 0.48 | 18 683 |
| 11 | 745 | 8.95 | 1 300 | 15.62 | 2 710 | 32.55 | 1 310 | 15.74 | 1 100 | 13.21 | 760 | 9.13 | 400 | 4.80 | 8 325 |
| 合计 | 6 815 | 4.44 | 29 321 | 19.11 | 34 314 | 22.37 | 34 487 | 22.48 | 30 439 | 19.84 | 11 572 | 7.54 | 6 467 | 4.22 | 153 415 |

交通工具的迅猛发展，致使交通事故此起彼伏，全球每年死于交通事故的人数节节攀升。由于交通事故造成人员伤亡的多为年轻人，对人群健康影响比较大。通过对居民家庭主要交通工具进行统计分析，针对不同人群采取有针对性的健康教育方式和手段，避免交通伤害的发生非常重要。

2009 年某地区建档家庭中交通工具为"汽车"的占 19.53％，"摩托车"的占 17.57％，"助动车"的占 34.07％，"自行车"的占 18.57％，"无"交通工具的占 10.27％。该地区各地市建档家庭的交通工具分布状况见表 3-15 和图 3-15。

表 3-15　2009 年某地区各地市建档家庭的交通工具分布状况

| 地区 | 汽车 | | 摩托车 | | 助动车 | | 自行车 | | 无 | | 合计 |
|---|---|---|---|---|---|---|---|---|---|---|---|
| | 户数 | 比例（％） | 户数 | 比例（％） | 户数 | 比例（％） | 户数 | 比例（％） | 户数 | 比例（％） | |
| 1 | 4 789 | 23.09 | 3 656 | 17.63 | 6 897 | 33.25 | 3 515 | 16.95 | 1 885 | 9.09 | 20 742 |
| 2 | 3 055 | 14.47 | 4 847 | 22.95 | 7 332 | 34.72 | 4 450 | 21.07 | 1 433 | 6.79 | 21 117 |
| 3 | 4 017 | 18.33 | 4 907 | 22.39 | 6 279 | 28.65 | 5 310 | 24.23 | 1 403 | 6.40 | 21 916 |
| 4 | 3 900 | 24.88 | 1 349 | 8.61 | 5 354 | 34.16 | 2 650 | 16.91 | 2 421 | 15.45 | 15 674 |
| 5 | 2 027 | 20.06 | 1 239 | 12.26 | 4 289 | 42.44 | 1 350 | 13.36 | 1 200 | 11.88 | 10 105 |
| 6 | 1 645 | 19.89 | 2 169 | 26.23 | 3 300 | 39.91 | 588 | 7.11 | 567 | 6.86 | 8 269 |
| 7 | 2 279 | 13.45 | 2 645 | 15.61 | 5 750 | 33.93 | 3 811 | 22.49 | 2 460 | 14.52 | 16 945 |
| 8 | 1 145 | 14.23 | 795 | 9.88 | 2 377 | 29.54 | 2 280 | 28.33 | 1 450 | 18.02 | 8 047 |
| 9 | 997 | 27.76 | 456 | 12.69 | 1 489 | 41.45 | 200 | 5.57 | 450 | 12.53 | 3 592 |
| 10 | 3 561 | 19.06 | 3 790 | 20.29 | 6 492 | 34.75 | 3 560 | 19.05 | 1 280 | 6.85 | 18 683 |
| 11 | 2 545 | 30.57 | 1 100 | 13.21 | 2 710 | 32.55 | 770 | 9.25 | 1 200 | 14.41 | 8 325 |
| 合计 | 29 960 | 19.53 | 26 953 | 17.57 | 52 269 | 34.07 | 28 484 | 18.57 | 15 749 | 10.27 | 153 415 |

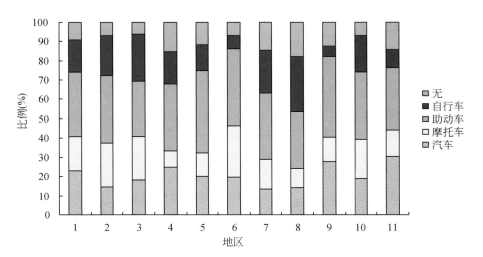

图 3-15　2009 年某地区各地市建档家庭的交通工具分布状况

### （四）文体设备

文体设备是人们进行文化活动和体育健身活动的一个载体，随着社会的发展，文体设备品种也不断增多，一个家庭拥有文体设备的数量和种类也越来越多。有统计显示，随着电脑的普及，给人们的工作、学习和生活带来很大的方便，同时由此引发的疾病种类也越来越多。长期操作电脑除了眼睛受到侵害引发干眼病外还会引起颈背肌肉酸痛、脊柱病变等，还有电脑辐射对身体的危害也不容忽视。2009 年某地区各地市建档家庭的文体设备分布状况见表 3-16 和图 3-16。2009 年该地区建档家庭文体设备网络宽带占 22.73%，电视机的占 22.62%，电脑占 18.92%，收录机占 5.23%，收音机占 8.05%，卫生报刊占 6.35%，其他报刊杂志占 8.09%，体育锻炼用品占 6.59%，其他占 1.43%。

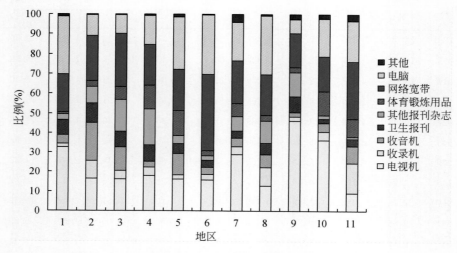

图 3-16　2009 年某地区各地市建档家庭的文体设备分布状况

## 三、家庭卫生状况

### （一）人均居住面积

人均居住面积是全面建设小康社会的重要指标，小康社会居住的目标包括住宅数量、质量与品质、配套设施、环境与服务、消费支出等，我国到 2020 年，城乡居民的居住条件得到全面提升，城镇人均住宅建筑面积达到 35m²，农村人均住宅建筑面积达到 40m²。人均居住面积简单说就是住房问题，它涉及的领域很多。早在 1997 年，北京卢淑华就住房问题与社会学进行研究，提出住房问题关系到城市的总体规划，关系到国家的房屋政策以及由此引发的一系列人口分布、就业机会和交通管理等。人均居住面积与健康关系密切，拥挤的住房条件，呼吸道传染病易传播。

2009 年某地区建档家庭中人均居住面积＜10m² 的占 7.86%，10～20m² 的占 28.81%，20～30m² 的占 32.07%，30～40m² 的占 18.90%，＞40m² 的占 12.36%。该地区各地市建档家庭的人均居住面积分布见表 3-17 和图 3-17。

表3-16　2009年某地区各地市建档家庭的文体设备分布状况

| 地区 | 电视机 户数 | 电视机 比例(%) | 收录机 户数 | 收录机 比例(%) | 收音机 户数 | 收音机 比例(%) | 卫生报刊 户数 | 卫生报刊 比例(%) | 其他报刊杂志 户数 | 其他报刊杂志 比例(%) | 体育锻炼用品 户数 | 体育锻炼用品 比例(%) | 网络宽带 户数 | 网络宽带 比例(%) | 电脑 户数 | 电脑 比例(%) | 其他 户数 | 其他 比例(%) | 合计 |
|---|---|---|---|---|---|---|---|---|---|---|---|---|---|---|---|---|---|---|---|
| 1 | 6 789 | 32.73 | 356 | 1.72 | 880 | 4.24 | 1 600 | 7.71 | 600 | 2.89 | 239 | 1.15 | 3 976 | 19.17 | 6 112 | 29.47 | 190 | 0.92 | 20 742 |
| 2 | 3 518 | 16.66 | 1 930 | 9.14 | 4 032 | 19.09 | 2 150 | 10.18 | 1 790 | 8.48 | 560 | 2.65 | 4 837 | 22.91 | 2 200 | 10.42 | 100 | 0.47 | 21 117 |
| 3 | 3 500 | 15.97 | 964 | 4.40 | 2 657 | 12.12 | 1 818 | 8.30 | 3 500 | 16.00 | 1 420 | 6.48 | 5 880 | 26.83 | 2 123 | 9.69 | 54 | 0.25 | 21 916 |
| 4 | 2 800 | 17.86 | 709 | 4.52 | 465 | 2.97 | 1 300 | 8.29 | 2 878 | 18.40 | 1 912 | 12.20 | 3 200 | 20.42 | 2 289 | 14.60 | 121 | 0.77 | 15 674 |
| 5 | 1 623 | 16.06 | 239 | 2.37 | 1 100 | 10.89 | 500 | 4.95 | 411 | 4.07 | 1 300 | 12.86 | 2 127 | 21.05 | 2 650 | 26.22 | 155 | 1.53 | 10 105 |
| 6 | 1 313 | 15.88 | 239 | 2.89 | 300 | 3.63 | 288 | 3.48 | 200 | 2.42 | 200 | 2.42 | 3 230 | 39.06 | 2 455 | 29.69 | 44 | 0.53 | 8 269 |
| 7 | 4 926 | 29.07 | 645 | 3.81 | 750 | 4.43 | 611 | 3.61 | 1 245 | 7.35 | 1 123 | 6.63 | 3 645 | 21.51 | 3 290 | 19.42 | 710 | 4.19 | 16 945 |
| 8 | 1 020 | 12.68 | 770 | 9.57 | 541 | 6.72 | 480 | 5.96 | 920 | 11.40 | 220 | 2.73 | 1 660 | 20.63 | 2 380 | 29.58 | 56 | 0.70 | 8 047 |
| 9 | 1 657 | 46.13 | 76 | 2.12 | 89 | 2.48 | 280 | 7.80 | 430 | 12.00 | 95 | 2.64 | 620 | 17.26 | 255 | 7.10 | 90 | 2.51 | 3 592 |
| 10 | 6 793 | 36.36 | 799 | 4.28 | 830 | 4.44 | 400 | 2.14 | 330 | 1.77 | 2 278 | 12.19 | 3 290 | 17.61 | 3 565 | 19.08 | 398 | 2.13 | 18 683 |
| 11 | 758 | 9.11 | 1 300 | 15.60 | 710 | 8.53 | 310 | 3.72 | 100 | 1.20 | 760 | 9.13 | 2 400 | 28.83 | 1 707 | 20.50 | 280 | 3.36 | 8 325 |
| 合计 | 34 697 | 22.62 | 8 027 | 5.23 | 12 354 | 8.05 | 9 737 | 6.35 | 12 404 | 8.09 | 10 107 | 6.59 | 34 865 | 22.73 | 29 026 | 18.92 | 2 198 | 1.43 | 153 415 |

表 3-17    2009 年某地区各地市建档家庭的人均居住面积分布状况

| 地区 | <10 m² | | 10~20m² | | 20~30m² | | 30~40 m² | | >40 m² | | 合计 |
|---|---|---|---|---|---|---|---|---|---|---|---|
| | 户数 | 比例 (%) | 户数 | 比例 (%) | 户数 | 比例 (%) | 户数 | 比例 (%) | 户数 | 比例 (%) | |
| 1 | 1 742 | 8.40 | 5 644 | 27.21 | 5 690 | 27.4 | 4 988 | 24.05 | 2 678 | 12.91 | 20 742 |
| 2 | 1 322 | 6.26 | 5 965 | 28.25 | 5 433 | 25.7 | 5 721 | 27.09 | 2 676 | 12.67 | 21 117 |
| 3 | 1 568 | 7.15 | 6 160 | 28.11 | 5 633 | 25.7 | 5 879 | 26.83 | 2 676 | 12.21 | 21 916 |
| 4 | 1 626 | 10.40 | 4 260 | 27.18 | 3 233 | 20.6 | 3 879 | 24.75 | 2 676 | 17.07 | 15 674 |
| 5 | 1 025 | 10.10 | 1 340 | 13.26 | 3 000 | 29.9 | 2 140 | 21.18 | 2 600 | 25.73 | 10 105 |
| 6 | 877 | 10.60 | 1 222 | 14.78 | 3 000 | 36.3 | 1 567 | 18.95 | 1 603 | 19.39 | 8 269 |
| 7 | 1 877 | 11.10 | 3 590 | 21.19 | 5 967 | 35.2 | 2 908 | 17.16 | 2 603 | 15.36 | 16 945 |
| 8 | 1 192 | 14.80 | 2 400 | 29.82 | 2 890 | 35.9 | 908 | 11.28 | 657 | 8.16 | 8 047 |
| 9 | 180 | 5.01 | 1 207 | 33.60 | 2 050 | 57.1 | 98 | 2.73 | 57 | 1.59 | 3 592 |
| 10 | 350 | 1.87 | 11 207 | 59.99 | 6 159 | 33.0 | 600 | 3.21 | 367 | 1.96 | 18 683 |
| 11 | 300 | 3.60 | 1 207 | 14.50 | 6 151 | 73.9 | 300 | 3.60 | 367 | 4.41 | 8 325 |
| 合计 | 12 059 | 7.86 | 44 202 | 28.81 | 49 206 | 32.07 | 28 988 | 18.90 | 18 960 | 12.36 | 153 415 |

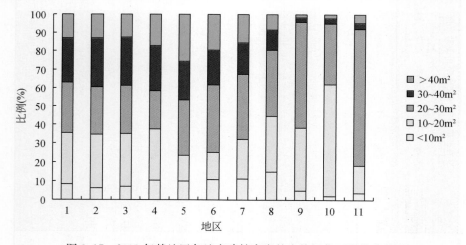

图 3-17    2009 年某地区各地市建档家庭的人均居住面积分布状况

## (二) 饮水情况

水是生命不可缺少的物质，水在人体所有生命活动中起着重要作用，包括营养物质的消化、吸收，代谢产物的排泄，酸碱平衡的维持以及体温的调节等过程，人们及时补充水分，对促进健康有益。国外专家研究认为，每日饮水 2.5L 可以减少致癌物与膀胱内壁接触的数量和时间，使膀胱癌的发病率减少一半。每日清晨喝一杯水可清洗胃肠道，清除残留于消化道黏膜皱襞之间的食糜，促进肠蠕动，软化粪便，加速排泄，减少食糜和粪便中有害物质及致癌物对胃肠道黏膜的刺激，既可通便，防止习惯性便秘，又可预防和减少消化道癌症。有人把水比作是"最佳最廉的保健饮品"，说明水对健康的重要性。

由于水资源的过度开发滥用，优质水资源日益严重缺乏，按照水质、水量、用水方便程度等指标衡量，全国尚有 3 亿多人口的饮水存在未达到安全标准，长期饮用高氟水、高砷水、苦咸水、污染水和微生物超标等水质以及局部地区严重缺水等问题。由于饮用水污染，引起霍乱、痢疾等肠道传染病暴发流行的案例比比皆是。

2009 年某地区的建档家庭中饮用水厂自来水占 40.94%，饮用井水占 15.59%，饮用溪水占 9.80%，饮用消毒井水占 11.99%，饮用水站自来水占 16.67%，饮用其他水占 5.02%。该地区各地市建档家庭的饮水分布状况见表 3-18 和图 3-18。

表 3-18　2009 年某地区各地市建档家庭的饮水分布状况

| 地区 | 水厂自来水 | | 井水 | | 溪水 | | 消毒井水 | | 水站自来水 | | 其他 | | 合计 |
| --- | --- | --- | --- | --- | --- | --- | --- | --- | --- | --- | --- | --- | --- |
| | 户数 | 比例(%) | 户数 | 比例(%) | 户数 | 比例(%) | 户数 | 比例(%) | 户数 | 比例(%) | 户数 | 比例(%) | |
| 1 | 8 789 | 42.37 | 3 456 | 16.66 | 1 897 | 9.15 | 3 015 | 14.54 | 2 897 | 13.97 | 688 | 3.32 | 20 742 |
| 2 | 9 355 | 44.3 | 3 830 | 18.14 | 2 332 | 11.00 | 2 450 | 11.60 | 2 433 | 11.52 | 717 | 3.40 | 21 117 |
| 3 | 7 910 | 36.09 | 3 907 | 17.83 | 1 979 | 9.03 | 3 310 | 15.10 | 3 403 | 15.53 | 1 407 | 6.42 | 21 916 |
| 4 | 8 800 | 56.14 | 1 309 | 8.35 | 1 369 | 8.73 | 650 | 4.147 | 2 421 | 15.45 | 1 125 | 7.18 | 15 674 |
| 5 | 4 027 | 39.85 | 1 439 | 14.24 | 289 | 2.86 | 1 350 | 13.36 | 2 200 | 21.77 | 800 | 7.92 | 10 105 |
| 6 | 3 541 | 42.82 | 1 169 | 14.14 | 300 | 3.63 | 588 | 7.11 | 2 567 | 31.04 | 104 | 1.26 | 8 269 |
| 7 | 6 950 | 41.02 | 2 645 | 15.61 | 1 750 | 10.3 | 2 811 | 16.59 | 2 460 | 14.52 | 329 | 1.94 | 16 945 |
| 8 | 2 920 | 36.29 | 695 | 8.64 | 977 | 12.10 | 1 280 | 15.91 | 1 450 | 18.02 | 725 | 9.01 | 8 047 |
| 9 | 1 867 | 51.98 | 456 | 12.69 | 489 | 13.60 | 200 | 5.57 | 450 | 12.53 | 130 | 3.62 | 3 592 |
| 10 | 5 461 | 29.23 | 3 790 | 20.29 | 2 432 | 13.00 | 1 560 | 8.35 | 4 280 | 22.91 | 1 160 | 6.21 | 18 683 |
| 11 | 3 345 | 40.18 | 1 100 | 13.21 | 710 | 8.53 | 770 | 9.25 | 2 200 | 26.43 | 200 | 2.40 | 8 325 |
| 合计 | 59 424 | 40.94 | 22 627 | 15.59 | 14 224 | 9.80 | 17 396 | 11.99 | 24 194 | 16.67 | 7 281 | 5.02 | 145 146 |

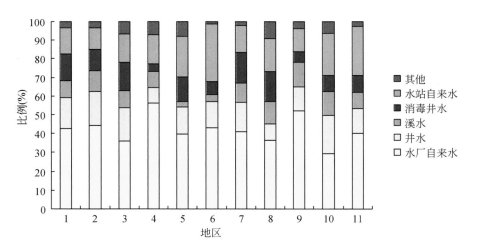

图 3-18　2009 年某地区各地市建档家庭的饮水分布状况

### （三）住房性质

住房性质是按照居住人所住房屋的产权归属划分单位产权、公有产权和私人产权。本居民健康档案中仅将其分为居住人自己拥有产权的叫自有，租住在属于别人产权的房子里叫租房。相对来说，选择租房的贫困者较多，租房者往往居住面积较小，居住条件较差，与其对应的贫穷性疾病就多一些。如 2009 年某地区建档家庭中自有住房的占 60.87％，租房的占 39.13％。该地区各地市建档家庭的住房性质分布状况见表 3-19 和图 3-19。

**表 3-19　2009 年某地区各地市建档家庭的住房性质分布状况**

| 地区 | 自有 | | 租房 | | 合计 |
| --- | --- | --- | --- | --- | --- |
| | 户数 | 比例（％） | 户数 | 比例（％） | |
| 1 | 12 000 | 57.85 | 8 742 | 42.15 | 20 742 |
| 2 | 15 690 | 74.30 | 5 427 | 25.70 | 21 117 |
| 3 | 11 230 | 51.24 | 10 686 | 48.76 | 21 916 |
| 4 | 11 459 | 73.11 | 4 215 | 26.89 | 15 674 |
| 5 | 9 355 | 92.58 | 750 | 7.42 | 10 105 |
| 6 | 6 333 | 76.59 | 1 936 | 23.41 | 8 269 |
| 7 | 8 920 | 52.64 | 8 025 | 47.36 | 16 945 |
| 8 | 4 800 | 59.65 | 3 247 | 40.35 | 8 047 |
| 9 | 6 398 | 64.04 | 3 592 | 35.96 | 9 990 |
| 10 | 8 990 | 48.12 | 9 693 | 51.88 | 18 683 |
| 11 | 2 100 | 25.23 | 6 225 | 74.77 | 8 325 |
| 合计 | 97 275 | 60.87 | 62 538 | 39.13 | 159 813 |

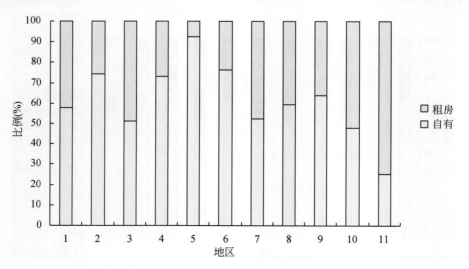

图 3-19　2009 年某地区各地市建档家庭的住房性质分布状况

（四）住房采光

良好的住房条件应该有良好的通风和充足的采光，国家对住房采光有一定的规定，房子最底层冬至日照时间不得低于 1 小时为标准，说明采光对住房的重要性。良好的采光不但保证住房的明亮度，而且阳光中紫外线可以杀死各种细菌病毒，对人体健康有益。2009年某地区建档家庭的住房采光状况好的占 55.87%，住房采光一般的占 27.85%，住房采光差的占 16.30%。该地区各地市建档家庭的住房分布状况见表 3-20 和图 3-20。

表 3-20　2009 年某地区各地市建档家庭的住房采光分布状况

| 地区 | 好 | | 一般 | | 差 | | 合计 |
|---|---|---|---|---|---|---|---|
| | 户数 | 比例（%） | 户数 | 比例（%） | 户数 | 比例（%） | |
| 1 | 11 389 | 54.91 | 5 456 | 26.30 | 3 897 | 18.79 | 20 742 |
| 2 | 11 355 | 53.77 | 5 830 | 27.61 | 3 932 | 18.62 | 21 117 |
| 3 | 10 960 | 50.01 | 6 977 | 31.83 | 3 979 | 18.16 | 21 916 |
| 4 | 8 896 | 56.76 | 5 309 | 33.87 | 1 469 | 9.37 | 15 674 |
| 5 | 5 827 | 57.66 | 3 489 | 34.53 | 789 | 7.81 | 10 105 |
| 6 | 6 500 | 78.61 | 1 169 | 14.14 | 600 | 7.26 | 8 269 |
| 7 | 10 950 | 64.62 | 4 245 | 25.05 | 1 750 | 10.33 | 16 945 |
| 8 | 4 500 | 55.71 | 2 300 | 28.48 | 1 277 | 15.81 | 8 047 |
| 9 | 1 847 | 51.42 | 956 | 26.61 | 789 | 21.97 | 3 592 |
| 10 | 8 461 | 45.29 | 4 790 | 25.64 | 5 432 | 29.07 | 18 683 |
| 11 | 5 025 | 60.36 | 2 200 | 26.43 | 1 100 | 13.21 | 8 325 |
| 合计 | 85 710 | 55.87 | 42 721 | 27.85 | 25 014 | 16.30 | 153 415 |

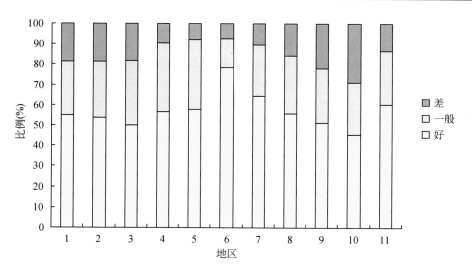

图 3-20　2009 年某地区各地市建档家庭的住房采光分布状况

### （五）房屋类型

按产权性质将住宅房屋分为商品房、房改房、动迁房、经济适用房、安居房、集资房等；按房屋结构将房屋类型分为钢结构、钢和钢筋混凝土结构、钢筋混凝土结构、混合结构、砖木结构、土木结构等；按房屋用途将房屋类型分为住宅（包括成套住宅、非成套住宅、集体宿舍、跃层住宅）、公用设施用房、商业用房、经营用房等。其中与人类健康相关的房屋以住宅为主，在居民健康档案系统中专门记录了居民居住房屋的结构信息。例如2009 年某地区建档家庭的房屋类型为砖混结构的占 51.17%，框架结构的占 19.27%，砖木结构的占 15.13%，土木结构占 14.42%。该地区各地市建档家庭的房屋类型分布状况见表 3-21 和图 3-21。

表 3-21　2009 年某地区各地市建档家庭的房屋类型分布状况

| 地区 | 砖混结构 | | 框架结构 | | 砖木结构 | | 土木结构 | | 合计 |
| --- | --- | --- | --- | --- | --- | --- | --- | --- | --- |
| | 户数 | 比例（%） | 户数 | 比例（%） | 户数 | 比例（%） | 户数 | 比例（%） | |
| 1 | 12 984 | 62.60 | 4 782 | 23.05 | 1 265 | 6.10 | 1 711 | 8.25 | 20 742 |
| 2 | 11 649 | 55.16 | 5 461 | 25.86 | 2 891 | 13.69 | 1 116 | 5.28 | 21 117 |
| 3 | 10 332 | 47.14 | 4 385 | 20.01 | 2 571 | 11.73 | 4 628 | 21.12 | 21 916 |
| 4 | 7 127 | 45.47 | 2 459 | 15.69 | 2 648 | 16.89 | 3 440 | 21.95 | 15 674 |
| 5 | 6 002 | 59.40 | 1 173 | 11.61 | 1 204 | 11.91 | 1 726 | 17.08 | 10 105 |
| 6 | 3 225 | 39.00 | 1 248 | 15.09 | 2 735 | 33.08 | 1 061 | 12.83 | 8 269 |
| 7 | 8 730 | 51.52 | 2 011 | 11.87 | 3 691 | 21.78 | 2 513 | 14.83 | 16 945 |
| 8 | 3 928 | 48.81 | 1 826 | 22.69 | 1 677 | 20.84 | 616 | 7.66 | 8 047 |
| 9 | 1 263 | 35.16 | 788 | 21.94 | 1 237 | 34.44 | 304 | 8.46 | 3 592 |
| 10 | 10 002 | 53.54 | 3 217 | 17.22 | 2 182 | 11.68 | 3 282 | 17.57 | 18 683 |
| 11 | 3 268 | 39.26 | 2 212 | 26.57 | 1 113 | 13.37 | 1 732 | 20.80 | 8 325 |
| 合计 | 78 510 | 51.17 | 29 562 | 19.27 | 23 214 | 15.13 | 22 129 | 14.42 | 153 415 |

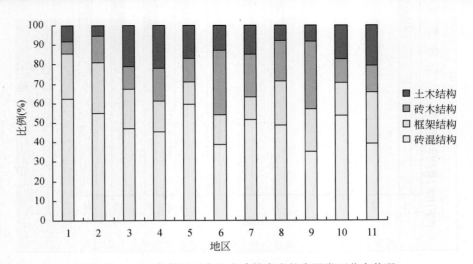

图 3-21　2009 年某地区各地市建档家庭的房屋类型分布状况

## （六）燃料情况

石油、燃气等燃料所产生的温室气体是引起气候变化的主要因素，所造成的空气污染更是一项威胁全球的重要公共卫生问题。很多研究表明，生物燃料烟雾与慢性阻塞性肺疾病有相关性。2009 年某地区建档家庭中使用液化气的占 16.63％，使用煤的占 12.40％，使用天然气的占 17.61％，使用沼气的占 8.01％，使用柴火的占 6.80％，使用管道天然气的占 15.63％，使用管道煤气的占 22.92％，其他的占 1.12％。该地区各地市建档家庭的燃料分布状况见表 3-22 和图 3-22。

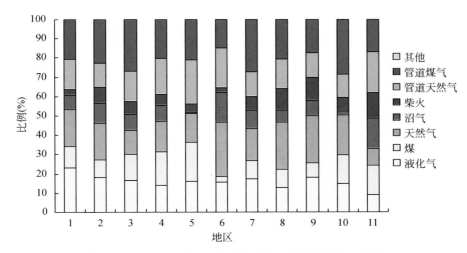

图 3-22　2009 年某地区各地市建档家庭的燃料分布状况

## （七）家用卫生厕所

2009 年某地区各地市建档家庭的家用卫生厕所类型分布状况见表 3-23 和图 3-23。2009 年某地区建档家庭家用卫生厕所是三格式无害化厕所占 8.41％，非卫生厕所占 15.62％，卫生厕所占 8.44％，套内卫生间占 3.72％，公共厕所占 1.20％，马桶占 9.13％，

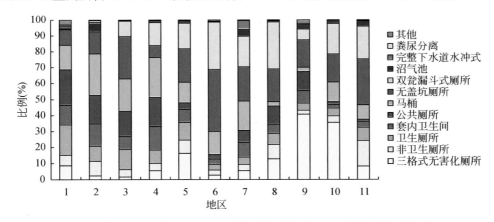

图 3-23　2009 年某地区各地市建档家庭的家用卫生厕所类型分布状况

表 3-22　2009 年某地区各地市建档家庭的燃料分布状况

| 地区 | 液化气 户数 | 液化气 比例(%) | 煤 户数 | 煤 比例(%) | 天然气 户数 | 天然气 比例(%) | 沼气 户数 | 沼气 比例(%) | 柴火 户数 | 柴火 比例(%) | 管道天然气 户数 | 管道天然气 比例(%) | 管道煤气 户数 | 管道煤气 比例(%) | 其他 户数 | 其他 比例(%) | 合计 |
|---|---|---|---|---|---|---|---|---|---|---|---|---|---|---|---|---|---|
| 1 | 4 789 | 23.09 | 2 356 | 11.36 | 3 880 | 18.71 | 1 600 | 7.71 | 600 | 2.89 | 3 239 | 15.62 | 4 278 | 20.62 | 112 | 0.54 | 20 742 |
| 2 | 3 818 | 18.08 | 1 930 | 9.14 | 4 032 | 19.09 | 2 150 | 10.18 | 1 790 | 8.48 | 2 560 | 12.12 | 4 837 | 22.91 | 200 | 0.95 | 21 117 |
| 3 | 3 632 | 16.57 | 2 987 | 13.63 | 2 679 | 12.22 | 1 818 | 8.30 | 1 500 | 6.84 | 3 420 | 15.61 | 5 880 | 26.83 | 123 | 0.56 | 21 916 |
| 4 | 2 200 | 14.04 | 2 709 | 17.28 | 2 465 | 15.73 | 1 300 | 8.29 | 888 | 5.67 | 2 912 | 18.58 | 3 200 | 20.42 | 89 | 0.57 | 15 674 |
| 5 | 1 623 | 16.06 | 2 039 | 20.18 | 1 500 | 14.84 | 50 | 0.49 | 466 | 4.61 | 2 300 | 22.76 | 2 127 | 21.05 | 50 | 0.49 | 10 105 |
| 6 | 1 312 | 15.87 | 239 | 2.89 | 2 300 | 27.81 | 1 288 | 15.58 | 200 | 2.42 | 1 700 | 20.56 | 1 230 | 14.87 | 455 | 5.50 | 8 269 |
| 7 | 2 926 | 17.27 | 1 645 | 9.71 | 2 750 | 16.23 | 1 611 | 9.51 | 1 245 | 7.35 | 2 123 | 12.53 | 4 645 | 27.41 | 90 | 0.53 | 16 945 |
| 8 | 1 020 | 12.68 | 770 | 9.57 | 1 977 | 24.57 | 480 | 5.96 | 920 | 11.43 | 1 220 | 15.16 | 1 660 | 20.63 | 80 | 0.99 | 8 047 |
| 9 | 657 | 18.29 | 256 | 7.13 | 889 | 24.75 | 280 | 7.80 | 430 | 11.97 | 460 | 12.81 | 620 | 17.26 | 8 | 0.22 | 3 592 |
| 10 | 2 793 | 14.95 | 2 790 | 14.93 | 3 832 | 20.51 | 400 | 2.14 | 1 300 | 6.96 | 2 278 | 12.19 | 5 290 | 28.31 | 565 | 3.02 | 18 683 |
| 11 | 745 | 8.95 | 1 300 | 15.62 | 710 | 8.53 | 1 310 | 15.74 | 1 100 | 13.21 | 1 760 | 21.14 | 1 400 | 16.82 | 77 | 0.92 | 8 325 |
| 合计 | 25 515 | 16.63 | 19 021 | 12.40 | 27 014 | 17.61 | 12 287 | 8.01 | 10 439 | 6.80 | 23 972 | 15.63 | 35 167 | 22.92 | 1 849 | 1.21 | 153 415 |

表 3-23　2009 年某地区各地市建档家庭的家用卫生厕所类型分布状况

| 地区 | 三格式无害化厕所 户数 | 比例(%) | 非卫生厕所 户数 | 比例(%) | 卫生厕所 户数 | 比例(%) | 套内卫生间 户数 | 比例(%) | 公共厕所 户数 | 比例(%) | 马桶 户数 | 比例(%) | 无盖坑厕 户数 | 比例(%) | 双瓮漏斗式厕所 户数 | 比例(%) | 沼气池 数 | 比例(%) | 完整下水道水冲式 户数 | 比例(%) | 粪尿分离 户数 | 比例(%) | 其他 户数 | 比例(%) | 合计 |
|---|---|---|---|---|---|---|---|---|---|---|---|---|---|---|---|---|---|---|---|---|---|---|---|---|---|
| 1 | 1 789 | 8.63 | 1 358 | 6.55 | 3 880 | 18.71 | 2 600 | 12.50 | 4 600 | 22.18 | 3 239 | 15.62 | 1 976 | 9.53 | 112 | 0.54 | 190 | 0.92 | 233 | 1.12 | 120 | 0.58 | 645 | 3.11 | 20 742 |
| 2 | 518 | 2.45 | 1 900 | 9.00 | 1 932 | 9.15 | 3 000 | 14.20 | 3 744 | 17.73 | 5 560 | 26.33 | 2 837 | 13.43 | 200 | 0.95 | 900 | 4.26 | 256 | 1.21 | 190 | 0.90 | 80 | 0.38 | 21 117 |
| 3 | 413 | 1.88 | 964 | 4.40 | 2 657 | 12.12 | 1 818 | 8.30 | 3 500 | 15.97 | 4 420 | 20.17 | 5 880 | 26.83 | 2 123 | 9.69 | 54 | 0.25 | 43 | 0.20 | 32 | 0.15 | 12 | 0.05 | 21 916 |
| 4 | 837 | 5.34 | 739 | 4.71 | 1 265 | 8.07 | 2 300 | 14.70 | 2 878 | 18.36 | 3 912 | 24.96 | 1 200 | 7.66 | 2 289 | 14.60 | 221 | 1.41 | 12 | 0.08 | 11 | 0.07 | 10 | 0.06 | 15 674 |
| 5 | 1 623 | 16.06 | 839 | 8.30 | 1 100 | 10.89 | 858 | 8.49 | 411 | 4.07 | 1 300 | 12.86 | 2 127 | 21.05 | 1 650 | 16.30 | 155 | 1.53 | 24 | 0.24 | 10 | 0.10 | 8 | 0.08 | 10 105 |
| 6 | 238 | 2.88 | 239 | 2.89 | 300 | 3.63 | 288 | 3.48 | 200 | 2.42 | 1 200 | 14.51 | 3 230 | 39.06 | 2 455 | 29.70 | 44 | 0.53 | 12 | 0.15 | 56 | 0.68 | 7 | 0.08 | 8 269 |
| 7 | 908 | 5.36 | 645 | 3.81 | 750 | 4.43 | 1 611 | 9.51 | 1 245 | 7.35 | 3 123 | 18.43 | 3 645 | 21.51 | 3 290 | 19.40 | 710 | 4.19 | 943 | 5.57 | 66 | 0.39 | 9 | 0.05 | 16 945 |
| 8 | 1 020 | 12.68 | 723 | 8.98 | 541 | 6.72 | 480 | 5.96 | 920 | 11.43 | 220 | 2.73 | 1 660 | 20.63 | 2 380 | 29.60 | 56 | 0.70 | 10 | 0.12 | 3 | 0.04 | 34 | 0.42 | 8 047 |
| 9 | 1 457 | 40.56 | 86 | 2.39 | 165 | 4.59 | 280 | 7.80 | 430 | 11.97 | 95 | 2.64 | 620 | 17.26 | 255 | 7.10 | 90 | 2.51 | 22 | 0.61 | 5 | 0.14 | 87 | 2.42 | 3 592 |
| 10 | 6 593 | 35.29 | 799 | 4.28 | 880 | 4.71 | 468 | 2.50 | 330 | 1.77 | 2 278 | 12.19 | 3 290 | 17.61 | 3 565 | 19.10 | 398 | 2.13 | 11 | 0.06 | 67 | 0.36 | 4 | 0.02 | 18 683 |
| 11 | 700 | 8.41 | 1 300 | 15.62 | 703 | 8.44 | 310 | 3.72 | 100 | 1.20 | 760 | 9.13 | 2 400 | 28.83 | 1 707 | 20.50 | 280 | 3.36 | 8 | 0.10 | 34 | 0.41 | 23 | 0.28 | 8 325 |
| 合计 | 16 096 | 10.49 | 9 592 | 6.25 | 14 173 | 9.24 | 14 013 | 9.13 | 18 355 | 11.97 | 26 107 | 17.02 | 28 865 | 18.81 | 20 026 | 13.05 | 3 098 | 2.02 | 1 574 | 1.03 | 594 | 0.39 | 919 | 0.60 | 153 415 |

无盖坑厕所占 28.83%，双瓮漏斗式厕所占 20.50%，沼气池占 3.36%，完整下水道水冲式占 0.10%，粪尿分离占 0.41%，其他占 0.28%，见图 3-23 和表 3-23。

## （八）厨房排风设施

2009 年某地区建档家庭中厨房排风设施为油烟机的占 51.62%，排风设施为换气扇的占 24.60%，排风设施为烟囱的占 15.69%，无排风设施的占 8.09%。该地区各地市建档家庭的厨房排风设施分布状况见表 3-24 和图 3-24。

表 3-24　2009 年某地区各地市建档家庭的厨房排风设施分布状况

| 地区 | 油烟机 | | 换气扇 | | 烟囱 | | 无排风设施 | | 合计 |
|---|---|---|---|---|---|---|---|---|---|
| | 户数 | 比例（%） | 户数 | 比例（%） | 户数 | 比例（%） | 户数 | 比例（%） | |
| 1 | 10 024 | 48.33 | 5 268 | 25.40 | 4 338 | 20.91 | 1 112 | 5.36 | 20 742 |
| 2 | 10 492 | 49.69 | 5 821 | 27.57 | 3 464 | 16.40 | 1 340 | 6.35 | 21 117 |
| 3 | 11 260 | 51.38 | 4 928 | 22.49 | 2 918 | 13.31 | 2 810 | 12.82 | 21 916 |
| 4 | 9 001 | 57.43 | 3 227 | 20.59 | 2 119 | 13.52 | 1 327 | 8.47 | 15 674 |
| 5 | 5 767 | 57.07 | 2 911 | 28.81 | 1 222 | 12.09 | 205 | 2.03 | 10 105 |
| 6 | 3 872 | 46.83 | 2 994 | 36.21 | 1 128 | 13.64 | 275 | 3.33 | 8 269 |
| 7 | 8 763 | 51.71 | 2 671 | 15.76 | 3 325 | 19.62 | 2 186 | 12.90 | 16 945 |
| 8 | 3 928 | 48.81 | 1 826 | 22.69 | 1 677 | 20.84 | 616 | 7.66 | 8 047 |
| 9 | 1 002 | 27.90 | 1 210 | 33.69 | 548 | 15.26 | 832 | 23.16 | 3 592 |
| 10 | 11 217 | 60.04 | 4 865 | 26.04 | 2 112 | 11.30 | 489 | 2.62 | 18 683 |
| 11 | 3 872 | 46.51 | 2 016 | 24.22 | 1 213 | 14.57 | 1 224 | 14.70 | 8 325 |
| 合计 | 79 198 | 51.62 | 37 737 | 24.60 | 24 064 | 15.69 | 12 416 | 8.09 | 153 415 |

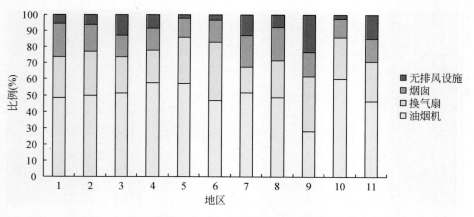

图 3-24　2009 年某地区各地市建档家庭的厨房排风设施分布状况

## （九）垃圾处理

2009 年某地区建档家庭中自行处理垃圾的占 18.44%，垃圾箱处理的占 32.82%，塑料袋处理的占 36.91%，其他占 11.83%。该地区各地市建档家庭的垃圾处理分布状况见表 3-25 和图 3-25。

**表 3-25　2009 年某地区各地市建档家庭的垃圾处理分布状况**

| 地区 | 自行处理 | | 垃圾箱 | | 塑料袋 | | 其他 | | 合计 |
| --- | --- | --- | --- | --- | --- | --- | --- | --- | --- |
| | 户数 | 比例（%） | 户数 | 比例（%） | 户数 | 比例（%） | 户数 | 比例（%） | |
| 1 | 2 789 | 13.45 | 7 456 | 35.95 | 6 897 | 33.25 | 3 600 | 17.36 | 20 742 |
| 2 | 3 805 | 18.02 | 7 830 | 37.08 | 6 332 | 29.99 | 3 150 | 14.92 | 21 117 |
| 3 | 2 932 | 13.38 | 6 687 | 30.51 | 8 879 | 40.51 | 3 418 | 15.60 | 21 916 |
| 4 | 2 800 | 17.86 | 5 709 | 36.42 | 6 465 | 41.25 | 700 | 4.47 | 15 674 |
| 5 | 727 | 7.19 | 4 439 | 43.93 | 3 589 | 35.52 | 1 350 | 13.36 | 10 105 |
| 6 | 1 312 | 15.87 | 3 169 | 38.32 | 3 600 | 43.54 | 188 | 2.27 | 8 269 |
| 7 | 3 939 | 23.25 | 4 645 | 27.41 | 5 750 | 33.93 | 2 611 | 15.41 | 16 945 |
| 8 | 2 020 | 25.10 | 2 570 | 31.94 | 2 977 | 37.00 | 480 | 5.96 | 8 047 |
| 9 | 767 | 21.35 | 956 | 26.61 | 1 589 | 44.24 | 280 | 7.80 | 3 592 |
| 10 | 3 461 | 18.52 | 5 790 | 30.99 | 7 832 | 41.92 | 1 600 | 8.56 | 18 683 |
| 11 | 3 745 | 44.98 | 1 100 | 13.21 | 2 710 | 32.55 | 770 | 9.25 | 8 325 |
| 合计 | 28 297 | 18.44 | 50 351 | 32.82 | 56 620 | 36.91 | 18 147 | 11.83 | 153 415 |

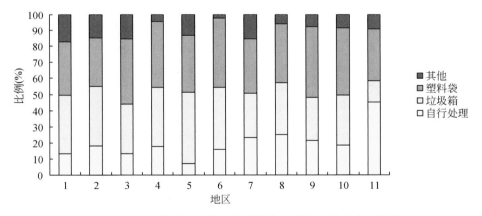

图 3-25　2009 年某地区各地市建档家庭的垃圾处理分布状况

## （十）污水处理

污水处理是为使污水达到排放标准或再次使用的水质达到使用要求而采取各种物理的、化学的或生物的方法进行净化的措施。如果污水处理不当，会造成严重后果，轻则污染周围环境，重者可能造成人群疾病发生流行，危害人类健康。2009 年某地区建档家庭中污水无处理的占 14.57%，下水道处理的占 53.57%，深水坑处理的占 32.51%。该地区各地市建档家庭的污水处理分布状况见表 3-26 和图 3-26。

表 3-26    2009 年某地区各地市建档家庭的污水处理分布状况

| 地区 | 无处理 | | 下水道 | | 深水坑 | | 合计 |
|---|---|---|---|---|---|---|---|
| | 户数 | 比例（%） | 户数 | 比例（%） | 户数 | 比例（%） | |
| 1 | 2 789 | 13.45 | 13 056 | 62.94 | 4 897 | 23.61 | 20 742 |
| 2 | 5 205 | 24.65 | 11 500 | 54.46 | 4 412 | 20.89 | 21 117 |
| 3 | 2 400 | 10.95 | 10 637 | 48.54 | 8 879 | 40.51 | 21 916 |
| 4 | 2 500 | 15.95 | 8 709 | 55.56 | 4 465 | 28.49 | 15 674 |
| 5 | 727 | 7.20 | 6 439 | 63.72 | 3 939 | 38.98 | 10 105 |
| 6 | 912 | 11.03 | 4 109 | 49.69 | 3 248 | 39.28 | 8 269 |
| 7 | 2 550 | 15.05 | 7 645 | 45.12 | 6 750 | 39.83 | 16 945 |
| 8 | 920 | 11.43 | 2 970 | 36.91 | 4 157 | 51.66 | 8 047 |
| 9 | 367 | 10.22 | 2 036 | 56.68 | 1 189 | 33.10 | 3 592 |
| 10 | 2 461 | 13.17 | 8 390 | 44.91 | 7 832 | 41.92 | 18 683 |
| 11 | 1 515 | 18.20 | 6 700 | 80.48 | 110 | 1.32 | 8 325 |
| 合计 | 22 346 | 14.57 | 82 191 | 53.57 | 49 878 | 32.51 | 153 415 |

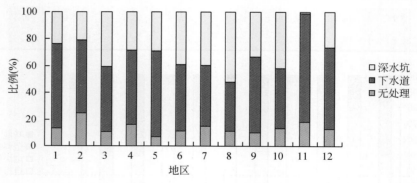

图 3-26    2009 年某地区各地市建档家庭的污水处理分布状况

# 第三节    社区健康相关信息

社区健康是指社区居民这一特定群体的健康状况及围绕这一群体健康所创造的综合健康环境状况。社区健康已成为社区发展的一个重要目标和社会综合实力的重要标志。建立规范化的居民健康档案，形成一套完整的健康信息系统，并运用先进技术进行资料分析和预测，不仅可以研究社区人群的基本健康状况，了解人们对卫生服务的需要，有助于实施区域卫生规划，优化资源配置，避免低水平的重复建设，探索适合本地区实际的社区卫生服务可持续发展模式，而且还可以逐步拓展服务内涵，扩大社区卫生服务覆盖面，使更多群众受益，为卫生行政部门确定卫生工作方针政策和制定工作计划提供科学依据。"国家数字卫生关键技术和区域示范运用研究"项目建立的"居民健康档案系统"中社区健康信息统计分析包括：社区基本信息分析、社区人口特征分析、社区环境分析。

# 一、社区基本信息

社区是我们生活中不可缺少的一个综合的群众基础机构，它为居住在一个固定区域的居民群体，起着一种媒介桥梁作用，在日常生活中使广大居民与所需的社会团体进行连贯的沟通。它是一个居民自治的组织机构，是一个最底层的政府机关，主要承担联系居民衣食住行，了解民情民意，解决困难等工作职责，是目前大多数社区普遍的工作模式。

一个国家为了政治和行政管理的需要，根据有关法律规定，充分考虑经济联系、地理条件、民族分布、历史传统、风俗习惯、地区差异、人口密度等客观因素，将全国的地域划分为若干个行政区域。我国目前行政区域划分为省（直辖市）、县（市、区）、乡镇（街道）、村（居民委员会），而社区又是指固定的地理区域范围内的社会成员以居住环境为主体，行使社会功能、创造社会规范，与行政村为同一等级的行政区域。所以说，整个社会就是由一个个或大或小的社区组成，任何一个社区就是一个规模不等的具体的小社会，是整个大社会不同程度的缩影。社区中不可避免的存在着这样或那样的社会问题和人群健康问题，如住房紧张、教育资源缺乏、犯罪率高、交通拥挤、老年人问题、高血压等慢性病高发等等。研究社区的基本信息并加以分析利用，可以有助于解决社区的一些突出问题。

## （一）社区总面积

社区有大有小，社区的面积是衡量社区地域大小的主要指标。2009 年某地区建档家庭社区总面积＜10km² 的占 7.86％，10～20km² 的占 28.81％，20～30km² 的占 32.07％，30～40km² 的占 18.90％，＞40km² 的占 12.36％，该地区各地市建档家庭的社区总面积状况详见表 3-27 和图 3-27。

表 3-27　2009 年某地区各社区总面积状况

| 地区 | ＜10 km² | | 10～20km² | | 20～30km² | | 30～40km² | | ＞40km² | | 合计 |
| | 个数 | 比例（%） | 个数 | 比例（%） | 个数 | 比例（%） | 个数 | 比例（%） | 个数 | 比例（%） | |
| --- | --- | --- | --- | --- | --- | --- | --- | --- | --- | --- | --- |
| 1 | 1 742 | 8.40 | 5 644 | 27.21 | 5 690 | 27.43 | 4 988 | 24.05 | 2 678 | 12.91 | 20 742 |
| 2 | 1 192 | 14.81 | 2 400 | 29.82 | 2 890 | 35.91 | 908 | 11.28 | 657 | 8.16 | 8 047 |
| 3 | 1 568 | 7.15 | 6 160 | 28.11 | 5 633 | 25.70 | 5 879 | 26.83 | 2 676 | 12.21 | 21 916 |
| 4 | 877 | 10.61 | 1222 | 14.78 | 3 000 | 36.28 | 1 567 | 18.95 | 1 603 | 19.39 | 8 269 |
| 5 | 1 025 | 10.14 | 1 340 | 13.26 | 3 000 | 29.89 | 2 140 | 21.18 | 2 600 | 25.73 | 10 105 |
| 6 | 1 626 | 10.37 | 4 260 | 27.18 | 3 233 | 20.63 | 3 879 | 24.75 | 2 676 | 17.07 | 15 674 |
| 7 | 1 877 | 11.08 | 3 590 | 21.19 | 5 967 | 35.21 | 2 908 | 17.16 | 2 603 | 15.36 | 16 945 |
| 8 | 1 322 | 6.26 | 5 965 | 28.25 | 5 433 | 25.73 | 5 721 | 27.09 | 2 676 | 12.67 | 21 117 |
| 9 | 180 | 5.01 | 1 207 | 33.60 | 2 050 | 57.07 | 98 | 2.73 | 57 | 1.59 | 3 592 |
| 10 | 350 | 1.87 | 11 207 | 59.99 | 6 159 | 32.97 | 600 | 3.21 | 367 | 1.96 | 18 683 |
| 11 | 300 | 3.60 | 1 207 | 14.50 | 6 151 | 73.89 | 300 | 3.60 | 367 | 4.41 | 8 325 |
| 合计 | 12 059 | 7.86 | 44 202 | 28.81 | 49 206 | 32.07 | 28 988 | 18.90 | 18 960 | 12.36 | 153 415 |

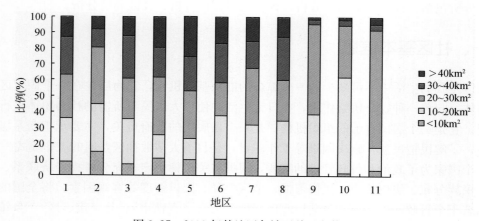

图 3-27 2009 年某地区各社区总面积状况

## （二）教育机构数

广义的教育泛指一切传播和学习人类文明成果，包括知识、技能和社会生活经验，以促进个体社会化和社会个性化的社会实践活动。狭义的教育专指学校教育。教育机构主要包括托儿所、幼儿园、小学、初中、中学、高级职业学校、专科学校、大学、图书馆、培训班、补习班等，一个社区教育机构的数量和构成可以反映该社区人群接受教育的条件。例如 2009 年某地区社区教育机构数统计情况见表 3-28 和图 3-28。

表 3-28　2009 年某地区不同教育机构数的社区统计表

| 地区 | <2个 | | 2~4个 | | 4~6个 | | 6~8个 | | >8个 | | 合计 |
|---|---|---|---|---|---|---|---|---|---|---|---|
| | 个数 | 比例（%） | 个数 | 比例（%） | 个数 | 比例（%） | 个数 | 比例（%） | 个数 | 比例（%） | |
| 1 | 300 | 3.60 | 1 207 | 14.50 | 6 151 | 73.89 | 300 | 3.60 | 367 | 4.41 | 8 325 |
| 2 | 1 322 | 6.26 | 5 965 | 28.25 | 5 433 | 25.73 | 5 721 | 27.09 | 2 676 | 12.67 | 21 117 |
| 3 | 1 877 | 11.08 | 3 590 | 21.19 | 5 967 | 35.21 | 2 908 | 17.16 | 2 603 | 15.36 | 16 945 |
| 4 | 1 626 | 10.37 | 4 260 | 27.18 | 3 233 | 20.63 | 3 879 | 24.75 | 2 676 | 17.07 | 15 674 |
| 5 | 1 025 | 10.14 | 1 340 | 13.26 | 3 000 | 29.89 | 2 140 | 21.18 | 2 600 | 25.73 | 10 105 |
| 6 | 877 | 10.61 | 1 222 | 14.78 | 3 000 | 36.28 | 1 567 | 18.95 | 1 603 | 19.39 | 8 269 |
| 7 | 1 568 | 7.15 | 6 160 | 28.11 | 5 633 | 25.70 | 5 879 | 26.83 | 2 676 | 12.21 | 21 916 |
| 8 | 1 192 | 14.81 | 2 400 | 29.82 | 2 890 | 35.91 | 908 | 11.28 | 657 | 8.16 | 8 047 |
| 9 | 180 | 5.01 | 1 207 | 33.60 | 2 050 | 57.07 | 98 | 2.73 | 57 | 1.59 | 3 592 |
| 10 | 350 | 1.87 | 11 207 | 59.99 | 6 159 | 32.97 | 600 | 3.21 | 367 | 1.96 | 18 683 |
| 11 | 1 742 | 8.40 | 5 644 | 27.21 | 5 690 | 27.43 | 4 988 | 24.05 | 2 678 | 12.91 | 20 742 |
| 合计 | 12 059 | 7.86 | 44 202 | 28.81 | 49 206 | 32.07 | 28 988 | 18.90 | 18 960 | 12.36 | 153 415 |

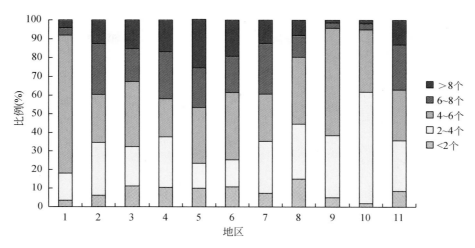

图 3-28　2009 年某地区不同教育机构数的社区统计表

# 二、社区人口特征

社区人口是指社区内以一定的社会关系为基础聚居的人口群体。它既是衡量社区规模的重要标志，又是确定社区层次的重要依据。社区自然条件和人文地理条件的差异性，导致人口特征的差异性。人口特征决定行为特征，这些行为特征从一定程度上成为疾病的危险行为或保护行为。

## （一）社区总人口数

一个社区中总人口数多少直接决定社区职能的分化和有关政策措施的落实。从大的方面看，地球人口呈几何级数增长，而粮食则呈代数级数增长，粮食增长不能与人口的增长同步。从长远看，人口数量与供养能力之间必然会出现巨大裂痕，最终导致饥荒以及争夺资源的战争。除了资源不足以外，对自然环境的破坏、人口老龄化造成的社会负担、贫困和不平等导致的社会动荡等一系列问题会随之而来。从小的方面看，只有社区人口数保持在适当的数量，社区的自我管理或行政管理活动才能充分体现。社区人数过多，将使彼此互动困难；但人数太少又不可能形成利益互惠与生活维持的团体。社区总人口数包括常住人口和流动人口，例如 2009 年某地区不同规模人口数的社区分布统计情况见表 3-29 和图 3-29。

表 3-29　2009 年某地区不同规模人口数的社区分布

| 地区 | <2000 人 | | 2000~4000 人 | | 4000~6000 人 | | 6000~8000 人 | | >8000 人 | | 合计 |
| --- | --- | --- | --- | --- | --- | --- | --- | --- | --- | --- | --- |
| | 个数 | 比例（%） | 个数 | 比例（%） | 个数 | 比例（%） | 个数 | 比例（%） | 个数 | 比例（%） | |
| 1 | 1 742 | 8.40 | 5 644 | 27.21 | 5 690 | 27.43 | 4 988 | 24.05 | 2 678 | 12.91 | 20 742 |
| 2 | 180 | 5.01 | 1 207 | 33.60 | 2 050 | 57.07 | 98 | 2.73 | 57 | 1.59 | 3 592 |
| 3 | 300 | 3.60 | 1 207 | 14.50 | 6 151 | 73.89 | 300 | 3.60 | 367 | 4.41 | 8 325 |

续表

| 地区 | <2000人 | | 2000~4000人 | | 4000~6000人 | | 6000~8000人 | | >8000人 | | 合计 |
|---|---|---|---|---|---|---|---|---|---|---|---|
| | 个数 | 比例（%） | 个数 | 比例（%） | 个数 | 比例（%） | 个数 | 比例（%） | 个数 | 比例（%） | |
| 4 | 1 626 | 10.37 | 4 260 | 27.18 | 3 233 | 20.63 | 3 879 | 24.75 | 2 676 | 17.07 | 15 674 |
| 5 | 1 322 | 6.26 | 5 965 | 28.25 | 5 433 | 25.73 | 5 721 | 27.09 | 2 676 | 12.67 | 21 117 |
| 6 | 877 | 10.61 | 1 222 | 14.78 | 3 000 | 36.28 | 1 567 | 18.95 | 1 603 | 19.39 | 8 269 |
| 7 | 1 877 | 11.08 | 3 590 | 21.19 | 5 967 | 35.21 | 2 908 | 17.16 | 2 603 | 15.36 | 16 945 |
| 8 | 1 192 | 14.81 | 2 400 | 29.82 | 2 890 | 35.91 | 908 | 11.28 | 657 | 8.16 | 8 047 |
| 9 | 1 568 | 7.15 | 6 160 | 28.11 | 5 633 | 25.70 | 5 879 | 26.83 | 2 676 | 12.21 | 21 916 |
| 10 | 350 | 1.87 | 11 207 | 59.99 | 6 159 | 32.97 | 600 | 3.21 | 367 | 1.96 | 18 683 |
| 11 | 1 025 | 10.14 | 1 340 | 13.26 | 3 000 | 29.89 | 2 140 | 21.18 | 2 600 | 25.73 | 10 105 |
| 合计 | 12 059 | 7.86 | 44 202 | 28.81 | 49 206 | 32.07 | 28 988 | 18.90 | 18 960 | 12.36 | 153 415 |

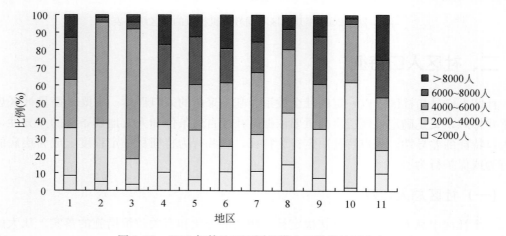

图 3-29　2009 年某地区不同规模人口数的社区分布

## （二）常住人口

在我国实行户籍管理的制度，常住人口是指按照户口登记条例的规定，在经常居住的地方，由户口登记部门注册登记了正式户口的人。但由于城市劳动力需求的急剧增加，长期外出打工等已经成为我国目前人口频繁流动的事实，所以常住人口就指在一定区域内居住一定时间的人口，目前一般将在某地区实际居住半年以上的人口作为常住人口计算。就社区管理而言，常住人口比较容易达成一致协议，管理上比较容易实现，例如 2009 年某地区不同规模常住人口数的社区分布统计情况见表 3-30 和图 3-30。

表 3-30　2009 年某地区不同规模常住人口数的社区分布

| 地区 | <2000人 | | 2000~4000人 | | 4000~6000人 | | 6000~8000人 | | >8000人 | | 合计 |
|---|---|---|---|---|---|---|---|---|---|---|---|
| | 个数 | 比例（%） | 个数 | 比例（%） | 个数 | 比例（%） | 个数 | 比例（%） | 个数 | 比例（%） | |
| 1 | 877 | 10.61 | 1222 | 14.78 | 3000 | 36.28 | 1567 | 18.95 | 1603 | 19.39 | 8 269 |
| 2 | 350 | 1.87 | 11 207 | 59.99 | 6159 | 32.97 | 600 | 3.21 | 367 | 1.96 | 18 683 |

续表

| 地区 | <2000 人 | | 2000~4000 人 | | 4000~6000 人 | | 6000~8000 人 | | >8000 人 | | 合计 |
| --- | --- | --- | --- | --- | --- | --- | --- | --- | --- | --- | --- |
| | 个数 | 比例(%) | 个数 | 比例(%) | 个数 | 比例(%) | 个数 | 比例(%) | 个数 | 比例(%) | |
| 3 | 1 568 | 7.15 | 6 160 | 28.11 | 5 633 | 25.70 | 5 879 | 26.83 | 2 676 | 12.21 | 21 916 |
| 4 | 1 626 | 10.37 | 4 260 | 27.18 | 3 233 | 20.63 | 3 879 | 24.75 | 2 676 | 17.07 | 15 674 |
| 5 | 1 025 | 10.14 | 1 340 | 13.26 | 3 000 | 29.89 | 2 140 | 21.18 | 2 600 | 25.73 | 10 105 |
| 6 | 1 322 | 6.26 | 5 965 | 28.25 | 5 433 | 25.73 | 5 721 | 27.09 | 2 676 | 12.67 | 21 117 |
| 7 | 1 877 | 11.08 | 3 590 | 21.19 | 5 967 | 35.21 | 2 908 | 17.16 | 2 603 | 15.36 | 16 945 |
| 8 | 1 192 | 14.81 | 2 400 | 29.82 | 2 890 | 35.91 | 908 | 11.28 | 657 | 8.16 | 8 047 |
| 9 | 180 | 5.01 | 1207 | 33.60 | 2 050 | 57.07 | 98 | 2.73 | 57 | 1.59 | 3 592 |
| 10 | 1 742 | 8.40 | 5 644 | 27.21 | 5 690 | 27.43 | 4 988 | 24.05 | 2 678 | 12.91 | 20 742 |
| 11 | 300 | 3.60 | 1 207 | 14.50 | 6 151 | 73.89 | 300 | 3.60 | 367 | 4.41 | 8 325 |
| 合计 | 12 059 | 7.86 | 44 202 | 28.81 | 49 206 | 32.07 | 28 988 | 18.90 | 18 960 | 12.36 | 153 415 |

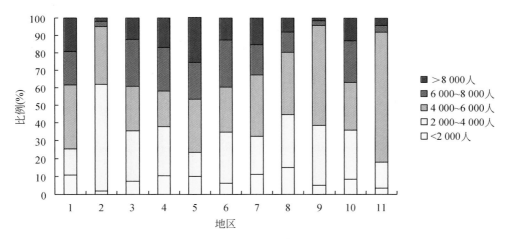

图 3-30 2009 年某地区不同规模常住人口数的社区分布

## (三)流动人口

流动人口是相对常住人口而言的,是在中国户籍制度条件下的一个概念,指离开了户籍地到其他地方居住的人口。由于中国现阶段农村析出数量巨大的剩余劳动力,他们为了生存和发展的需要,造成了城乡流动和地区流动频繁。现阶段中国已经进入了人口流动迁移最为活跃的时期。据有关部门统计,2009 年中国流动人口已达 2.11 亿,平均年龄 27.3 岁,这对国家战略规划、政府社会管理和公共卫生服务提出严峻挑战。流动人口往往缺乏社会保障,而且绝大多数流动人口文化层次较低,不利于社区管理。所以对流动人口的统计分析非常必要,是深入分析研究流动人口社会问题的重要基础,例如 2009 年某地区各地市建档家庭社区流动人口数统计情况见表 3-31 和图 3-31。

表 3-31　2009 年某地区各地市建档家庭社区流动人口数

| 地区 | <50 人 | | 50~100 人 | | 100~150 人 | | 150~200 人 | | >200 人 | | 合计 |
|---|---|---|---|---|---|---|---|---|---|---|---|
| | 个数 | 比例(%) | 个数 | 比例(%) | 个数 | 比例(%) | 个数 | 比例(%) | 个数 | 比例(%) | |
| 1 | 1 877 | 11.08 | 3 590 | 21.19 | 5 967 | 35.21 | 2 908 | 17.16 | 2 603 | 15.36 | 16 945 |
| 2 | 1 322 | 6.26 | 5 965 | 28.25 | 5 433 | 25.73 | 5 721 | 27.09 | 2 676 | 12.67 | 21 117 |
| 3 | 1 568 | 7.15 | 6 160 | 28.11 | 5 633 | 25.70 | 5 879 | 26.83 | 2 676 | 12.21 | 21 916 |
| 4 | 1 192 | 14.81 | 2 400 | 29.82 | 2 890 | 35.91 | 908 | 11.28 | 657 | 8.16 | 8 047 |
| 5 | 1 025 | 10.14 | 1 340 | 13.26 | 3 000 | 29.89 | 2 140 | 21.18 | 2 600 | 25.73 | 10 105 |
| 6 | 877 | 10.61 | 1 222 | 14.78 | 3 000 | 36.28 | 1 567 | 18.95 | 1 603 | 19.39 | 8 269 |
| 7 | 1 742 | 8.40 | 5 644 | 27.21 | 5 690 | 27.43 | 4 988 | 24.05 | 2 678 | 12.91 | 20 742 |
| 8 | 300 | 3.60 | 1 207 | 14.50 | 6 151 | 73.89 | 300 | 3.60 | 367 | 4.41 | 8 325 |
| 9 | 180 | 5.01 | 1 207 | 33.60 | 2 050 | 57.07 | 98 | 2.73 | 57 | 1.59 | 3 592 |
| 10 | 350 | 1.87 | 11 207 | 59.99 | 6 159 | 32.97 | 600 | 3.21 | 367 | 1.96 | 18 683 |
| 11 | 1 626 | 10.37 | 4 260 | 27.18 | 3 233 | 20.63 | 3 879 | 24.75 | 2 676 | 17.07 | 15 674 |
| 合计 | 12 059 | 7.86 | 44 202 | 28.81 | 49 206 | 32.07 | 28 988 | 18.90 | 18 960 | 12.36 | 153 415 |

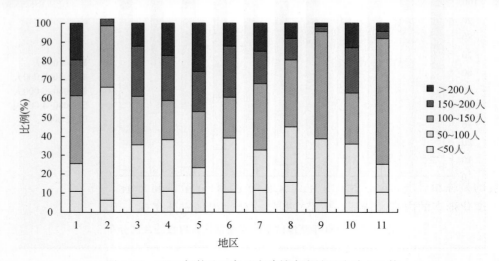

图 3-31　2009 年某地区各地市建档家庭社区流动人口数

## 三、社区环境信息

所谓社区环境是相对于作为社区主体的社区居民而言的，它是社区主体赖以生存及社区活动得以产生的自然条件、社会条件、人文条件和经济条件的总和。它可理解为承载社区主体赖以生存及社会活动得以产生的各种条件的空间场所的总和，属于物质空间的范畴。全人全程电子健康档案记录了社区居民所有健康问题的发生、发展和变化的过程，不仅有利于社区医生分析、掌握社区居民中健康问题的发生、发展规律和变异情况，而且有利于社区医生及时诊断和处理早期发现的问题。通过全社区建档和档案的有效积累与统计，社区医生可以了解所在社区居民健康问题的流行病学特征，以便提供以社区为范围的服务，促进社区的健康发展。

## （一）卫生资源

卫生资源是指卫生部门、医疗单位所拥有的人、财、物、技术以及信息和时间等多种要素的总和。它是医疗劳动生产和再生产的物质基础，是医疗事业持续健康发展的基本条件。社区卫生服务是以人的健康为中心、家庭为单位、社区为范围、需求为导向，以妇女、儿童、老年人、慢性病人、残疾人等为重点，以解决社区主要卫生问题、满足基本卫生服务需求为目的，涵盖了预防、医疗、保健、康复、健康教育、计划生育技术服务等内容，是有效、经济、方便、综合、连续的基层卫生服务。积极发展社区卫生服务，有利于调整城市卫生服务体系的结构、功能与布局，提高效率，降低成本，是实现"用比较低廉的费用，提供比较优质的服务，努力满足广大人民群众基本医疗服务"这一目标的有效手段，也是当前城镇职工基本医疗保险制度改革、城镇医疗卫生体制改革和药品生产流通体制改革的重要内容。

社区卫生服务提供大量的基本医疗服务，是医疗服务体系的网底。在城市预防保健网中，社区卫生服务处于枢纽地位，对于保障广大城市居民的健康具有不可替代的作用。同时社区卫生服务也是公共卫生服务体系的网底。因此，卫生资源配置的合理和优化是充分有效地提供卫生服务，发挥卫生资源的最佳效率，获得最大的社会和经济效益的有效途径。

## （二）文化资源

社区文化是社区建设的灵魂。"社区文化"是一种崭新的文化形态。它是社区居民共同创造的社会物质文化、精神文化和制度文化的总和。社区文化的核心是社区的精神面貌，它是社区精神文明和物质文明的象征，也是社区居民文化创造力的代表，更是社区文化底蕴的凝练和显现。尽管社区文化具有地域性特征，但校园文化、企业文化、家庭文化等诸多文化形态的内容和特征，也都在社区文化中得到充分显现，因此社区文化也是一种综合性文化。对社区文化资源的认识包括：人才资源、历史文化资源和文化设施资源。

**1. 人才资源**　社区的每一个成员，都可以成为社区文化的资源。社区成员各有其文化特长，社区文化活动为他们展示才艺提供了平台，他们是社区文化的现成人才资源；每一个社区成员都可以成为社区文化活动的积极参与者和支持者，教师是资源，学生同样是资源，演员或运动员是资源，观众也是资源；原先的"观众"或"参与者"在活动中接受熏陶和培训，增添了新的情趣爱好，从而变为新的行家里手，也变成了社区新的人才资源。

社区居民中的离退休人员，有很多原本是单位的骨干力量，还有各个行业的专家，他们都希望凭借自己的一技之长，为社会多做贡献，让晚年生活过得更充实。在职人员中，多数已随着社会转型而由"单位人"转变为"社会人"，社区是他们休养生息的地方，情感已逐步融入社区集体，自然乐意为打造社区的人文环境作出努力。暂时处于下岗的人员，在情感上对社区有着更多的期望与依附。在校学生，甚至包括幼儿园的小朋友，为社区文化注入了活力，同时社区也承担着关心下一代健康成长的重任。

**2. 历史文化资源**　社区文化是历史文化的长期积累。一方水土养一方人，社区文化归根结底演绎的是人与社会、人与自然和谐共生的最佳情景。社区文化是历史文化的传承与积淀，也是现代文化的创新与发展，没有传承，就没有创新与发展，没有历史文化，也就没有现代文化。社区文化在认识、发掘、传承、弘扬历史文化的过程中形成自身独特的价值体系。

**3. 文化设施资源**　社区开展文化活动，需要相应的文化设施。现有文化设施资源包括政府提供、社会共享及文化空间的资源。

（1）政府提供的资源：城镇新建居民小区和经济开发区政府规划建设配套的公益性文化设施；对已建住宅小区未配置社区办公、活动用房或配置不足的，由地方人民政府统一协调解决，使社区文体活动用房达到或超过规定标准。

（2）社会共享的资源：驻社区的各企事业单位都拥有不同规模的文化设施，这些资源可协调利用。另外，还有文化馆、图书馆、博物馆、纪念馆、体育馆等公共文化设施、青少年教育基地，这些单位都有着指导和支持发展社区文化的责任和义务，这些馆、所均应面对社区居民开放。

（3）文化空间的资源：社区家家都有电视、固定或移动电话，多数家庭还配有电脑，社区及居民订有各类报刊杂志，住宅小区内还设有宣传橱窗、黑板报，有的社区还不定期地向居民印发宣传材料，这些构成了快捷便利的文化空间。居民们运用文化空间交流情感，社区也可利用文化空间开展文化活动。现代网络、信息技术的发展，给人们开辟了崭新的更为广阔的活动天地。

## （三）经济分析

社区经济指的是为履行社区职能提供经济保障而开展的社区经济活动的总和。在特定的区域范围内，以社区居民为服务主体和组织主体的主要来源，调动社区内外一切可用资源，以灵活多样的运行机制来配置资源，以社区居民福利最大化为目标，可进行成本与效益核算的一切活动；其内涵主要指在社区内开展的一切经济活动；其外延主要包括经济组织的设立，经济实体的创办，以及发展服务型经济、税源经济、自救型经济、社会公益型经济事业。

根据实际与可能，社区经济划分成4种类型。

**1. 服务型经济**　主要指发展便民利民服务为主要形式的社区服务经济，如快餐、早餐、自行车棚、浴池、奶站、报刊零售点、各种中介服务网点等等。

**2. 自救型经济**　主要组织下岗职工在社区内实现再就业，进行生产自救，如家庭工厂、编织、小工艺、为工厂进行来料加工、来件装配等。

**3. 税源经济**　主要指通过对区域经济的服务与协调，从其经济发展的效益中提取一定比例。

**4. 社区公益型经济**　主要指社区内居民为社会公益事业，建设好自己的家园的捐款、赞助，成立各类基金等。

# 第四节　小　　结

全人全程电子健康档案是"以人为本"的数字化健康记录，归属于个人，是真正意义上的个人终身健康档案。目前国内对社区居民的健康档案研究较多，正在探索制定标准化的健康档案，但是在大规模人群的应用上尤其是与社区卫生服务以及医疗、健康保障等有关信息的整合上尚缺乏成功的经验。

健康档案的信息量和收集方法直接关系到个人和家庭健康信息的收集和利用。"国家数字卫生关键技术和区域示范运用研究"项目建立的"居民健康档案系统"将统一标准、数据共享，记录人生中各种有关健康的信息。这些信息既有来自医院的医疗、体检信息，也有来源于公共卫生系统、社区医疗系统和妇幼保健系统的健康信息。因此居民健康档案系统，能实现各级卫生服务系统的信息互通，提高病人的安全、降低医疗费用，提高社区卫生服务质量、促进全人全程健康，是实现国家提出的"小病在社区、大病进医院、康复回社区"的基础。

（林君芬　李连红）

# 第四章　健康影响因素分析

众所周知，通过提高人们对健康的认识，使人们了解基本的卫生保健知识，养成科学、文明、健康的生活习惯，增强健康意识和自我保健能力，可以有效促进全民健康素质的提高。以往有关健康影响因素的信息是通过一次次的横断面流行病学调查及跟踪随访获得的，但这些信息基本只能被一两次研究所利用，造成人力、物力和财力的浪费。"区域卫生信息平台"则通过全人全程健康信息系统、电子病历等软件收集海量信息，对这些信息进行即时分析和回顾性分析，可以弥补以往多次调查的不足。利用好这些数据，能帮助社区和卫生行政部门针对辖区内居民的具体情况采取相应的健康干预措施。

本章主要介绍健康和健康影响因素的概念，以及基于区域卫生信息平台的健康影响因素分析。

# 第一节　健康及健康影响因素

随着社会的进步和生活水平的提高，人们越来越意识到健康的重要性。不同的人或同一个人在不同时期对健康的体验是不同的，但大多数明智的人对健康重要性的认识是一致的，即健康是事业发展的本钱，健康是享受生活的条件，健康是人类最大的财富。居里夫人说："幸福的基础是健康的身体。"培根则说："健康犹如真正的朋友，不到失去的时候不知道它的珍贵。"何谓健康？健康影响因素有哪些？这些已成为医学研究和卫生决策的热点。

## 一、"健康"的概念

健康是人类进行一切社会活动的基础条件和根本前提，没有健康就意味着失去了正常生活的资本。传统的健康概念认为健康是指人的身体处于无疾病的状态。然而，随着社会的进步和发展，由于灾荒、瘟疫、贫困、生活条件恶劣等引起的各种人类疾病已大为减少，但现代社会的竞争和快节奏造成的紧张社会环境，给人类带来前所未有的心理压力，随之有关的疾病，如高血压、消化道溃疡、癌症、冠心病以及一些精神障碍等疾病的发病率剧增，因此，传统的仅限于生物学上的健康概念已与现代社会不相适应。

为此，世界卫生组织（WHO）在1948年提出了"健康"的新概念，即"健康不仅仅只是没有病和不虚弱，而是要求身体、心理和社会功能这三个方面同时达到和谐、完美的状态"。这个崭新的概念说明人们的健康观念以及医学模式都发生了转变。1989年，WHO又拓展定义了四维健康新概念，即"一个人在身体健康、心理健康、社会适应健康和道德健康四个方面皆健全"。对于个体的健康状况的评价，已不再仅仅局限于人的生物学上，而是把健康概念扩展到人所处的社会环境中的各因素之间相互影响的体系里，并把人的身心、家庭和社会生活的健康状态均包括在内。

## 二、健康影响因素的概念

为什么有的人可以健康长寿无疾病，而有的人却体弱多病，给自己、家人及社会带来巨大痛苦与负担？怎样才能维持"健康"的状态？显然，减少疾病的发生才能维持人类的健康。而越来越多的研究和实践证明，评估各种影响健康的因素，有助于发现暴露于危险因素的高危人群，继而对高危人群采取相应的措施，可有效预防疾病和伤害的发生。

影响疾病、伤害等不良结局发生概率的因素统称为"健康影响因素"。那么哪些因素可以影响人类的健康状况呢？哪些是有利健康的因素，哪些是不利因素？如何利用与发扬有利因素，减少与消除不利因素，为人类逐步达到既长寿又健康的目的做出贡献？这些都是人们面临的一系列亟待攻克的科学难题，也是世界各国人口学家、社会学家及医学家研究的热门问题。

### （一）健康影响因素分类

影响人类健康的因素有很多，主要包括内在因素和外在因素两方面。内在因素有遗传因素和心理因素；外在因素主要包括行为和生活方式因素、环境因素和卫生服务因素等。

**1. 遗传因素**　人类有许多疾病是与遗传因素有关的，如血友病、白化病。多种慢性非传染性疾病也与遗传有关，如高血压、糖尿病等。遗传因素对健康的影响较小，但一旦出现，则不可逆转。

**2. 心理因素**　科学研究表明，人类许多疾病与心理因素有关。心理免疫学研究表明，积极的心理状态能增强机体抗病能力，因为精神系统可通过肾上腺素、5-羟色胺等神经递质对免疫器官及免疫细胞产生支配作用，而积极快乐向上的生活心态能使这种支配作用增强，对机体健康产生积极的作用。当今社会竞争日益激烈，生活节奏加快，各种外界因素的刺激都可能导致人们精神紧张，引起心理障碍和心理危机。

**3. 行为和生活方式因素**　不合理饮食、吸烟、酗酒、缺少锻炼、生活秩序紊乱等都与人的健康密切相关。有研究表明，不良生活方式是导致慢性非传染性疾病患病率上升的主要原因，如癌症、脑血管等疾病的发生都与吸烟、酗酒、膳食结构不均衡、缺少运动及精神紧张等有关。

（1）饮食因素：饮食是人类生存的最基本的行为之一，饮食习惯关系到身体健康。高热量的饮食可能导致人体因摄入过多的营养而引起肥胖、高血脂、高血压、冠心病等疾病，而高血压、动脉硬化等疾病的发生又与摄入过量的食盐有密切的关系。有研究结果表明，一个人如果超出其标准体重的 15kg 以上，其寿命将缩短 7 年左右，而低热量、低脂肪、低动物蛋白和多种类的饮食习惯是提高人类寿命的最佳营养方案。

（2）吸烟、酗酒等不良习惯：Nyboe J 等人早在 1991 年就发现，即使是轻度吸烟者（每天吸烟 1～4 支），患非致命性心肌梗死的风险和冠状动脉硬化性心脏病的死亡风险也是不吸烟者的 2 倍。

（3）体育锻炼：坚持有规律的体育锻炼，能使一个人保持肌肉的柔韧、身体平衡及匀称，在日常生活中，保持有规律的体育锻炼，是益寿延年的生活方式。如今，出门有车，上楼有电梯，工作中体力劳动远远少于脑力劳动的现代化生活导致人们普遍存在运动量不足的问题，致使心血管、呼吸、运动系统等出现一系列病征，如心血管疾病、背部酸痛、关节僵直等。

虽然行为和生活方式不是影响健康最重要的因素，但却是最易发生改变的，可以通过健康教育、行为干预等手段，使人们改变日积月累养成的不良习惯，预防疾病的发生，提高健康水平。

**4. 环境因素** 包括自然环境和社会环境。

（1）自然环境：是人类赖以生存的物质基础，生态破坏与环境污染必然对人体健康造成危害，这种危害与其他因素相比，具有效应慢、周期长、范围大、人数多、后果严重等特点。2004 年 1 月，北京市疾病预防控制中心公布了一份历时 7 年的室内环境调查报告。被调查的 1 万多人生活在北京新建或新装修的 10 多个小区和 30 多家高档宾馆、写字楼、会议中心和实验室。其中，头痛、头晕、乏力、睡眠不好的占 30%；有皮肤性黏膜刺激症状的占 30%～40%；有胸闷、喉部问题的占 30%～40%；鼻炎占 40% 左右。这些数据充分说明了建筑装修材料对居室的污染程度，对人体健康产生很大危害。

（2）社会环境：包括政治、经济、文化、教育、住房条件等。优质、融洽的社会环境有助于人类健康水平的提高；反之，劣质、杂乱的社会环境势必造成人类健康水平的下降。

**5. 卫生服务因素** 主要包括良好的医疗服务和卫生保健系统，必要的药物供应，健全的疫苗供应与冷链系统，足量医务人员的良好服务等。卫生服务和社会医疗保健体系的健全是防治居民疾病、促进人体健康的有效保证。

此外，人们的自我保健意识、定期体检和遵医行为也与健康有着莫大的关系。培养良好的自我保健意识，定期进行体检有助于及早发现疾病的征兆，预防疾病的发生或在疾病早期进行治疗。遵医行为是指患者求医后的行为（如服药、饮食控制、改变生活方式等）与医嘱的符合程度，对保持病情稳定、控制病情进展、延缓并发症的发生、提高生活质量有积极的意义。

## （二）各种因素对健康的影响程度

世界卫生组织（WHO）在 2002 年度报告中，首次在世界范围内对健康的主要影响因素进行排序。根据各种影响因素造成的疾病和死亡人数，世界排名前 20 位的健康影响因素分别为低体重、非安全性行为、高血压、吸烟、酗酒、非安全饮水和环境卫生、高胆固醇、室内固体燃料烟雾、缺铁、超重、缺锌、蔬菜水果摄入不足、维生素 A 缺乏、缺乏锻炼、伤害危险因素、铅暴露、非法药物、不安全医疗注射、缺乏避孕、儿童性虐待（图 4-1），而且对于发展程度和经济条件不同的国家或地区，各种影响因素对健康的影响程度也是不同的。比如，低体重是高死亡率的发展中国家最重要的健康影响因素，但对于发达国家影响却很小。

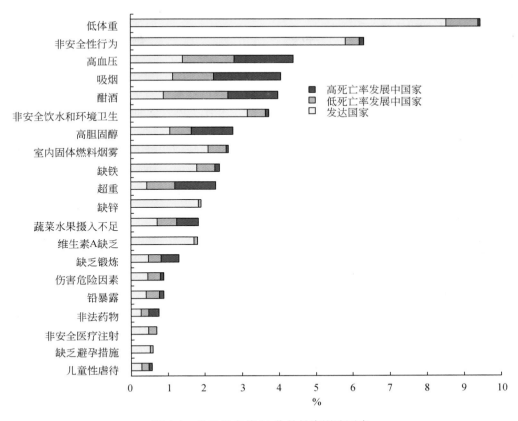

图 4-1　世界排名前 20 位的健康影响因素

# 第二节　健康影响因素的描述性分析

"国家数字卫生关键技术和区域示范应用研究"项目建立了标准统一、数据共享的"全人全程健康信息系统"，该系统可以动态地记录居民从孕育到死亡一生的健康事件，当然也包括了影响健康的主要因素。通过分析健康档案中的相关数据，可了解影响居民健康的主要影响因素有哪些，针对这些影响因素采取相应的措施（如健康教育及干预等），使之对健康的影响程度降低。通过分析不同时间段各影响因素的改变情况又可评价健康教育或干预等措施的实施效果，并验证各影响因素对健康的影响程度。

"全人全程健康信息系统"能收集到的影响因素主要包括生活、工作环境中有毒有害物品的接触、辐射或噪声的接触情况；所处社区卫生资源的总量、配置及利用情况；居民的性别、年龄、职业、受教育情况、经济收入水平、是否独居、有无离异等基本情况；健康行为等因素。部分因素在本书其他章节已进行介绍，本章节将详细介绍吸烟、饮酒等个人嗜好；饮食、体育锻炼等生活习惯；女性月经、生育史等健康影响因素。需要说明的是本节的描述性分析和第三节的关联分析中有关数据都是模拟的，并非实际情况。

## 一、个人嗜好情况分析

区域卫生信息平台能够收集到的个人嗜好信息主要是吸烟状况和饮酒状况。

我国是烟草生产和消费大国,每年消耗的烟草占世界总销售额的 1/3 以上,吸烟者高达 3 亿。据中国预防医学科学院 2005 年的估算,约有 4 亿人受到被动吸烟的危害,直接或间接地受到烟草危害的约有 7 亿人。Nyboe J 等人的研究显示,即使是轻度吸烟者(每天吸烟 1～4 支),患非致命性心肌梗死的风险和冠状动脉硬化性心脏病的死亡风险也是不吸烟者的 2 倍。吸烟致癌也已经被公认,流行病学调查表明,吸烟是肺癌的重要致病因素之一,特别是鳞状上皮细胞癌和小细胞未分化癌。吸烟者患肺癌的危险性是不吸烟者的 13 倍,如果每日吸烟在 35 支以上,其危险性比不吸烟者高 45 倍。吸烟者肺癌死亡率也比不吸烟者高 10～13 倍。也有研究显示,吸烟与唇癌、舌癌、口腔癌、食管癌、胃癌、结肠癌、胰腺癌、肾癌和子宫颈癌的发生都有一定关系。烟雾中的致癌物质还能通过胎盘影响胎儿,致使其子代的癌症发病率显著增高。此外,吸烟还是慢性支气管炎、肺气肿和慢性气道阻塞的主要诱因之一。

《中国居民膳食指南(2007)》中指出"如饮酒应限量",并有一段文字说明过量饮酒的害处。少量饮低度酒并不一定有害,但过量饮酒甚至酗酒肯定是有百害而无一益。那么究竟可以饮什么酒?又如何限制饮酒的量呢?流行病学研究中的大量数据提示,如果每天饮酒量不超过 24g 乙醇,即相当于 540ml 啤酒,200ml 果酒,60ml 40 度的白酒,危险性会降低。乙醇对肌体的组织器官有直接毒害作用,对乙醇最敏感的器官是肝脏。连续过量饮酒能损伤肝细胞,干扰肝脏的正常代谢,进而可导致酒精性肝炎及肝硬化。此外,长期过量饮酒还会影响脂肪代谢,使得三酰甘油血症的可能性增大,也会增加高血压、脑卒中等疾病发生的可能性。

通过区域卫生信息平台收集到的信息,比较不同地区居民的吸烟状况和饮酒状况,可针对性地采取相应的健康干预措施。吸烟状况能分析的指标包括吸烟率、吸烟者的烟龄、吸烟者的日均吸烟量、曾吸烟者中戒烟者的比例以及戒烟的时间和原因等。同样,饮酒状况能分析的指标包括饮酒率、饮酒者的酒龄、每月饮酒次数、每次饮酒量、常饮酒类、曾饮酒者中戒酒的比例以及戒酒的时间和原因等。表 4-1 比较了 2010 年不同地区建档居民的吸烟率,其他分析指标也可作类似比较。

表 4-1　2010 年各地区不同性别建档居民吸烟率的比较

| 地　区 | 男性 | | | 女性 | | | 合计 | | |
|---|---|---|---|---|---|---|---|---|---|
| | 建档人数 | 吸烟人数 | 吸烟率(%) | 建档人数 | 吸烟人数 | 吸烟率(%) | 建档人数 | 吸烟人数 | 吸烟率(%) |
| 1 | 1 108 | 600 | 54.15 | 1 108 | 100 | 9.03 | 2 216 | 700 | 31.59 |
| 2 | 1 092 | 625 | 57.23 | 1 092 | 200 | 18.32 | 2 184 | 825 | 37.77 |
| 3 | 1 114 | 700 | 62.84 | 1 114 | 198 | 17.77 | 2 228 | 898 | 40.31 |
| 4 | 1 024 | 400 | 39.06 | 1 024 | 156 | 15.23 | 2 048 | 556 | 27.15 |

续表

| 地 区 | 男性 | | | 女性 | | | 合计 | | |
|---|---|---|---|---|---|---|---|---|---|
| | 建档人数 | 吸烟人数 | 吸烟率(%) | 建档人数 | 吸烟人数 | 吸烟率(%) | 建档人数 | 吸烟人数 | 吸烟率(%) |
| 5 | 830 | 396 | 47.71 | 830 | 123 | 14.82 | 1 660 | 519 | 31.27 |
| 6 | 1 054 | 438 | 41.56 | 1 054 | 146 | 13.85 | 2 108 | 584 | 27.70 |
| 7 | 920 | 359 | 39.02 | 920 | 135 | 14.67 | 1 840 | 494 | 26.85 |
| 8 | 1 125 | 450 | 40.00 | 1 125 | 165 | 14.67 | 2 250 | 615 | 27.33 |
| 9 | 1 139 | 456 | 40.04 | 1 139 | 172 | 15.10 | 2 278 | 628 | 27.57 |
| 10 | 1 060 | 310 | 29.25 | 1 060 | 168 | 15.85 | 2 120 | 478 | 22.55 |
| 11 | 1 160 | 453 | 39.05 | 1 160 | 154 | 13.28 | 2 320 | 607 | 26.16 |
| 合计 | 11 126 | 5 187 | 46.62 | 11 626 | 1 717 | 14.77 | 22 752 | 6 904 | 30.34 |

为了更直观清晰地展示各地不同性别居民吸烟率情况，制作相应的柱状图，详见图4-2，可见各地区男性吸烟率明显高于女性，且地区3、地区2和地区1的男性吸烟率高于其他地区。

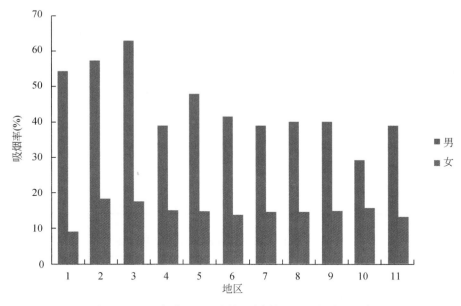

图 4-2 2010 年各地区不同性别建档居民吸烟率的比较

## 二、生活习惯情况分析

区域卫生信息平台能够收集到的居民生活习惯信息主要是饮食习惯和体育锻炼情况。

饮食是人生存的最基本行为之一，饮食习惯关系到身体健康。高热量的饮食可能导致人体因摄入过多的营养而造成肥胖、高血脂、高血压、冠心病等疾病，而高血压、动脉硬化等又与摄入过量的食盐有密切的关系。例如，腌制食品是 WHO 评出的十大垃圾食品之一。由于腌制食品中含盐量较高，不少研究证实，对腌制食品的钟情程度与高血压的患病呈正相关；且腌制食品中亚硝胺类致癌物质含量高，与癌症的发生也有关；还有研究显示，腌制食品能催化人类的衰老。

坚持体育锻炼对健康的促进作用是毋庸置疑的。大量研究表明，参与规律的体育锻炼可以显著地降低心血管类疾病形成和发生的危险性；能改善呼吸系统的功能，使肺活量增大，肺功能增强；规律的体育锻炼还能控制血糖水平，使患糖尿病的可能性降低等好处。

饮食习惯能分析的指标包括饮食喜好、规律用餐情况等；体育锻炼情况包括是否经常参加体育锻炼、坚持锻炼者的锻炼时间、每日活动时间等。表 4-2 和表 4-3 分别比较了 2010 年各地区建档居民的饮食喜好和规律用餐情况，图 4-3 以柱状图的形式展示了各地区的规律用餐情况。体育锻炼情况也可做出相应的分析。

**表 4-2　2010 年各地区建档居民饮食喜好情况**

| 地　区 | 偏咸 | | 偏甜 | | 偏油 | | 偏辣 | | 偏酸 | | 清淡 | | 建档人数 |
|---|---|---|---|---|---|---|---|---|---|---|---|---|---|
| | 人数 | 比例（%） | 人数 | 比例（%） | 人数 | 比例（%） | 人数 | 比例（%） | 人数 | 比例（%） | 人数 | 比例（%） | |
| 1 | 400 | 11.80 | 1 269 | 37.40 | 400 | 11.80 | 300 | 8.90 | 500 | 14.80 | 2 908 | 85.80 | 3 388 |
| 2 | 500 | 12.90 | 980 | 25.30 | 470 | 12.10 | 276 | 7.10 | 570 | 14.70 | 1 037 | 26.70 | 3 879 |
| 3 | 600 | 15.00 | 1 216 | 30.50 | 512 | 12.80 | 400 | 10.00 | 812 | 20.40 | 1 216 | 30.50 | 3 988 |
| 4 | 450 | 12.10 | 1 388 | 37.30 | 431 | 11.60 | 317 | 8.50 | 828 | 22.20 | 1 388 | 37.30 | 3 725 |
| 5 | 600 | 15.50 | 970 | 25.10 | 337 | 8.70 | 409 | 10.60 | 674 | 17.50 | 1 000 | 25.90 | 3 859 |
| 6 | 650 | 19.70 | 880 | 26.60 | 601 | 18.20 | 500 | 15.10 | 700 | 21.20 | 1 203 | 36.40 | 3 307 |
| 7 | 550 | 16.80 | 1 385 | 42.30 | 563 | 17.20 | 432 | 13.20 | 808 | 24.60 | 1 385 | 42.20 | 3 280 |
| 8 | 670 | 17.20 | 761 | 19.50 | 800 | 20.50 | 700 | 17.90 | 1 127 | 28.90 | 761 | 19.50 | 3 901 |
| 9 | 600 | 18.40 | 807 | 24.80 | 670 | 20.60 | 480 | 14.80 | 1 000 | 30.70 | 807 | 24.80 | 3 252 |
| 10 | 650 | 16.40 | 1 061 | 26.80 | 349 | 8.80 | 800 | 20.20 | 703 | 17.70 | 1 061 | 26.80 | 3 963 |
| 11 | 500 | 15.20 | 1 273 | 38.70 | 540 | 16.40 | 468 | 14.20 | 800 | 24.40 | 1 273 | 38.70 | 3 285 |
| 合计 | 6 170 | 15.50 | 11 989 | 30.10 | 5 673 | 14.20 | 5 082 | 12.80 | 8 523 | 21.40 | 14 039 | 35.20 | 39 828 |

**表 4-3　2010 年各地区建档居民规律用餐率**

| 地　区 | 建档人数 | 规律用餐人数 | 规律用餐率（%） |
|---|---|---|---|
| 1 | 908 | 600 | 66.08 |
| 2 | 892 | 625 | 70.07 |
| 3 | 1 014 | 700 | 69.03 |
| 4 | 1 024 | 400 | 39.06 |
| 5 | 830 | 396 | 47.71 |
| 6 | 1 054 | 438 | 41.56 |
| 7 | 920 | 359 | 39.02 |
| 8 | 1 125 | 450 | 40.00 |

续表

| 地 区 | 建档人数 | 规律用餐人数 | 规律用餐率（%） |
|---|---|---|---|
| 9 | 1 139 | 456 | 40.04 |
| 10 | 1 060 | 310 | 29.25 |
| 11 | 2 460 | 953 | 38.74 |
| 合计 | 12 426 | 5 687 | 45.77 |

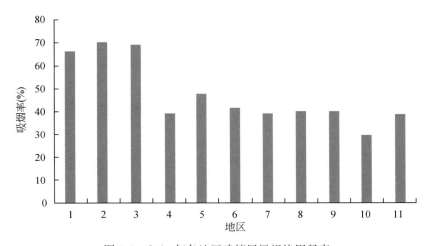

图 4-3 2010 年各地区建档居民规律用餐率

## 三、女性月经生育史

女性月经生育因素与乳腺疾病的联系已得到证实。来自于实验、临床及流行病学研究的充分证据表明：激素在乳腺癌的发生中起着相当重要的作用，并有观点认为包括月经生育因素在内的一些已知的乳腺癌危险因素可以被看成是估计乳腺累积雌激素暴露（可能与孕激素参与也有关）的指标。月经初潮年龄、产次及累积哺乳月数与乳腺癌危险密切相关。此外，月经不调对生育年龄女性骨密度也有影响，发病时间越长影响越大，尤其是低体重、有母系骨质疏松症家族史的高危患者。

女性月经生育史能分析的指标有：初潮年龄、痛经发生率、绝经年龄、行经时间、孕次、产次、人工流产次数、引产次数、是否采取避孕措施、避孕措施种类等。表 4-4 和图 4-4 展示了 2010 年各地区建档育龄妇女的痛经发生率情况，表 4-5 和图 4-5 展示了 2010 年各地区建档女性居民绝经年龄构成，其他指标也可作出相应分析。

**表 4-4 2010 年各地区建档育龄妇女痛经发生率**

| 地 区 | 育龄妇女人数 | 痛经人数 | 痛经发生率（%） |
|---|---|---|---|
| 1 | 1 047 | 500 | 47.76 |
| 2 | 1 114 | 400 | 35.91 |
| 3 | 1 307 | 500 | 38.26 |

续表

| 地　区 | 育龄妇女人数 | 痛经人数 | 痛经发生率（%） |
|---|---|---|---|
| 4 | 894 | 400 | 44.74 |
| 5 | 856 | 396 | 46.26 |
| 6 | 959 | 438 | 45.67 |
| 7 | 1 177 | 359 | 30.50 |
| 8 | 1 032 | 450 | 43.60 |
| 9 | 840 | 456 | 54.29 |
| 10 | 1 311 | 310 | 23.65 |
| 11 | 1 599 | 453 | 28.33 |
| 合计 | 12 136 | 4 662 | 38.41 |

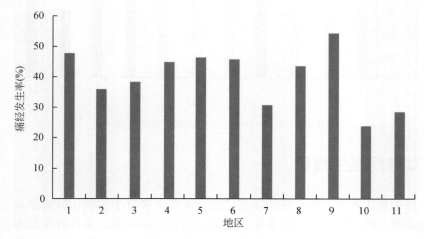

图 4-4　2010 年各地区建档育龄妇女痛经发生率

**表 4-5　2010 年各地区建档女性居民绝经年龄构成**

| 地　区 | <40 岁 | | 40～45 岁 | | 45～50 岁 | | 50～55 岁 | | 55～60 岁 | | >60 岁 | | 合计 |
|---|---|---|---|---|---|---|---|---|---|---|---|---|---|
| | 人数 | 比例（%） | 人数 | 比例（%） | 人数 | 比例（%） | 人数 | 比例（%） | 人数 | 比例（%） | 人数 | 比例（%） | |
| 1 | 621 | 19.91 | 600 | 19.24 | 600 | 19.24 | 600 | 19.24 | 600 | 19.24 | 98 | 3.14 | 3 119 |
| 2 | 598 | 22.16 | 500 | 18.53 | 500 | 18.53 | 500 | 18.53 | 500 | 18.53 | 100 | 3.71 | 2 698 |
| 3 | 568 | 19.29 | 578 | 19.63 | 578 | 19.63 | 578 | 19.63 | 578 | 19.63 | 65 | 2.21 | 2 945 |
| 4 | 587 | 20.95 | 530 | 18.92 | 530 | 18.92 | 530 | 18.92 | 530 | 18.92 | 95 | 3.39 | 2 802 |
| 5 | 564 | 21.43 | 500 | 19.00 | 500 | 19.00 | 500 | 19.00 | 500 | 19.00 | 68 | 2.58 | 2 632 |
| 6 | 597 | 20.87 | 533 | 18.63 | 533 | 18.63 | 533 | 18.63 | 533 | 18.63 | 132 | 4.61 | 2 861 |
| 7 | 524 | 22.81 | 432 | 18.81 | 432 | 18.81 | 432 | 18.81 | 432 | 18.81 | 45 | 1.96 | 2 297 |
| 8 | 563 | 25.36 | 398 | 17.93 | 398 | 17.93 | 398 | 17.93 | 398 | 17.93 | 65 | 2.93 | 2 220 |

续表

| 地区 | <40 岁 | | 40~45 岁 | | 45~50 岁 | | 50~55 岁 | | 55~60 岁 | | >60 岁 | | 合计 |
| --- | --- | --- | --- | --- | --- | --- | --- | --- | --- | --- | --- | --- | --- |
| | 人数 | 比例 (%) | 人数 | 比例 (%) | 人数 | 比例 (%) | 人数 | 比例 (%) | 人数 | 比例 (%) | 人数 | 比例 (%) | |
| 9 | 546 | 20.92 | 502 | 19.23 | 502 | 19.23 | 502 | 19.23 | 502 | 19.23 | 56 | 2.15 | 2 610 |
| 10 | 456 | 17.05 | 530 | 19.81 | 530 | 19.81 | 530 | 19.81 | 530 | 19.81 | 99 | 3.7 | 2 675 |
| 11 | 603 | 22.44 | 496 | 18.46 | 496 | 18.46 | 496 | 18.46 | 496 | 18.46 | 100 | 3.72 | 2 687 |
| 合计 | 6 227 | 21.08 | 5 599 | 18.95 | 5 599 | 18.95 | 5 599 | 18.95 | 5 599 | 18.95 | 923 | 3.12 | 29 546 |

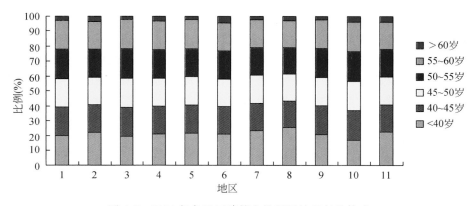

图 4-5　2010 年各地区建档女性居民绝经年龄构成

# 第三节　影响因素与健康状况的关联分析

"区域卫生信息平台"能动态地收集居民的健康信息及个人行为、女性生育史等与健康相关的因素，可分析某种疾病的患病率与吸烟、饮酒等个人嗜好或饮食习惯、体育锻炼情况是否存在关系。例如比较两地区高血压患病率与饮食喜好的关系、分析 COPD 与吸烟状况的关系等，这些是健康影响因素的单因素分析。除了上述单因素分析之外，还可以某种疾病（如冠心病）作为因变量，将多种可能的健康影响因素纳入平台进行多因素分析。常见的关联分析资料设计类型包括病例对照研究和队列研究，本节主要以病例对照研究设计为例，介绍疾病或健康状况的影响因素分析过程。

## 一、统计学设计方法

病例对照研究的基本原理是以确诊的患有某特定疾病的病人作为病例，以不患有该病但具有可比性的个体作为对照，通过询问、实验室检查或复查病史，搜集研究对象既往各种可能的危险因素的暴露史，测量并比较病例组与对照组中各因素的暴露比例。经统计学检验，若两组差别有意义，则可认为该危险因素与疾病之间存在着统计学上的关联。这是一种回顾性的、由结果探索病因的研究方法，是在疾病发生之后去追溯假定的病因因素的方法。

"区域卫生信息平台"储存的海量信息可以按照病例对照研究的设计进行数据分析，探索疾病的危险因素和保护因素。从流行病学角度来讲，病例与对照的基本来源有两个。一是以医院为基础的，即医院的现患病人或有记载的既往病例；二是以社区为基础的，即以监测、普查或抽查等方式收集的社区人群资料。区域卫生信息平台通过全人全程健康信息系统全面地收集社区居民的健康相关信息，并按是否患有某特定疾病将目标人群划分为病例组和对照组，因此，区域卫生信息平台在实质上是以社区为基础的病例对照研究。

### （一）病例组的选择

首先，病例必须是目标人群中诊断患有某特定疾病的人。病例可以是新发病例、现患病例或死亡病例，可根据实际需要进行取舍。其次，还可以对病例其他特征进行规定，如性别、年龄、地区等，以控制非研究因素，增加病例组与对照组之间的可比性。例如，想要对子宫颈癌的病因进行探索时，可选择杭州市所有诊断为宫颈癌的现存患者，年龄在35～65岁。从信息平台中导出数据时，可直接限制性别（女性）、年龄（35～65岁）、地区（杭州市）等因素。

### （二）对照组的选择

对照选择是资料分析是否科学的关键之一。对照可以是同一社区、住宅区或同一单位的健康人或非该病病人，对照必须不患有所研究疾病。根据对照选择的不同，可分为匹配设计和成组（非匹配）设计。匹配即要求对照在某些因素或特征上与病例保持一致，目的是对两组进行比较时排除匹配因素的干扰。匹配分为频数匹配与个体匹配，前者要求匹配因素所占比例在对照组与病例组中一致；后者要求以病例和对照个体为单位进行匹配。成组设计则在规定的病例组与对照组中分别抽取一定量的研究对象，对照选择没有特殊规定。以上述子宫颈癌病因探索为例，个体匹配的病例可选择与对照同一社区、年龄相差3岁的非宫颈癌患者的女性；频数匹配只需保证不同社区、不同年龄组所占比例一致；成组设计则对于所在社区和年龄没有特殊要求，但为了保证同质性，也必须选择杭州市的、年龄介于35～65岁的非宫颈癌女性。

## 二、关联分析方法

病例对照研究设计资料的健康影响因素关联分析一般可分为描述性分析、单因素分析和多因素分析3个步骤，分析过程可采用 SPSS、SAS 等统计软件实现。匹配设计资料和成组设计资料的分析方法有所不同，此部分以成组设计资料为例进行说明。

### （一）描述性分析

根据成组病例对照研究设计，对卫生信息平台中的数据进行分析的第一步是描述研究对象的一般特征，并进行均衡性检验，比较病例组和对照组的年龄、居住地、职业、文化程度、婚姻状态等是否相似，以判断两组是否具有可比性。假设杭州市所有诊断为宫颈癌的、年龄介于 35～65 岁的患者共 519 名，同时选取对照 520 人，病例组和对照组的年龄、文化程度、职业、婚姻状况分布分别如表 4-6 所示。值得注意的是，卫生信息平台中储存的数据元的值域代码一般是参照国家标准、行业标准或地方标准的，进行分析时，需根据实际情况进行一定的合并。例如，文化程度的值域包括文盲或半文盲、小学、初中、高中、大学专科、大学本科、研究生等，在进行分析时，可将其合并分为小学及以下，初中及高中、大专及以上 3 类。由表可知，年龄、居住地、职业、文化程度和婚姻状态的 P 值均大于 0.05，可认为上述几个因素在病例组和对照组中的分布不存在统计学差异，两组具有可比性。

**表 4-6　病例组与对照组一般特征描述与比较**

| 因　素 | 病例（总数 519）<br>$n$（%） | 对照（总数 520）<br>$n$（%） | $\chi^2$ | $P$ |
|---|---|---|---|---|
| 年龄 | | | | |
| 35～45 岁 | 125（24.1） | 132（25.4） | | |
| 45～55 岁 | 206（39.7） | 202（38.8） | 0.240 | 0.887 |
| >55 岁 | 188（36.2） | 186（35.8） | | |
| 居住地 | | | | |
| 城市 | 327（63.0） | 319（61.3） | 0.304 | 0.581 |
| 农村 | 192（37.0） | 201（38.7） | | |
| 文化程度 | | | | |
| 小学及以下 | 78（15.0） | 95（18.3） | | |
| 初中及高中 | 178（34.3） | 164（31.6） | 2.261 | 0.323 |
| 大专及以上 | 263（50.7） | 260（50.1） | | |
| 职业 | | | | |
| 脑力活动者 | 357（68.8） | 363（69.8） | 0.127 | 0.721 |
| 体力活动者 | 162（31.2） | 157（30.2） | | |
| 婚姻状况 | | | | |
| 未婚 | 54（10.4） | 58（11.2） | | |
| 已婚 | 367（70.7） | 360（69.4） | 0.255 | 0.880 |
| 其他 | 98（18.9） | 101（19.5） | | |

## （二）单因素分析

所谓单因素分析，就是指应变量 $Y$ 与单个自变量 $X_i$ 之间的关联分析。仍以杭州市对所有年龄介于 35～65 岁的宫颈癌患者的研究为例，上述研究中的应变量 $Y$ 为是否患有宫颈癌。而自变量 $X_i$ 是需要数据分析者根据文献报道的已有研究结论和有关的医学知识，结合卫生信息平台中的数据基础进行挑选。譬如，既往文献报道人类乳头瘤病毒（HPV）感染、人工流产次数、吸烟、宫颈肿瘤家族史、初婚年龄、结婚次数、分娩次数、初产年龄等是宫颈癌发病的影响因素，分析时可将这些因素作为自变量纳入。另外，研究者认为可能有意义的变量也可以纳入，但纳入分析的所有变量必须是卫生信息平台中储存并可获取的。单因素分析可采用 $\chi^2$ 检验或单因素 logistic 回归分析，单因素分析的目的是为了筛选有统计学意义的变量，进而使其纳入多因素分析。

表 4-7　单因素分析结果

| 因素 | 病例（总数 519）$n$（%） | 对照（总数 520）$n$（%） | $OR$（95%$CI$） |
|---|---|---|---|
| HPV 感染 | | | |
| 否 | 160 (30.8) | 271 (52.1) | 1.0 |
| 是 | 359 (69.2) | 249 (47.9) | 2.442 (1.895~3.147)* |
| 宫颈肿瘤家族史 | | | |
| 否 | 331 (63.8) | 375 (72.1) | 1.0 |
| 是 | 188 (36.2) | 145 (27.9) | 1.469 (1.130~1.909)* |
| 吸烟 | | | |
| 否 | 461 (88.8) | 483 (92.9) | 1.0 |
| 是 | 58 (11.2) | 37 (7.1) | 1.642 (1.067~2.529)* |
| 人工流产次数 | | | |
| 0 | 148 (28.5) | 304 (58.5) | 1.0 |
| 1~2 | 288 (55.5) | 171 (32.9) | 3.459 (2.634~4.544)* |
| ≥3 | 83 (16.0) | 45 (8.7) | 3.789 (2.508~5.724)* |
| 初婚年龄 | | | |
| 20~25 岁 | 114 (22.0) | 104 (20.0) | 1.0 |
| 25~30 岁 | 324 (62.4) | 371 (71.3) | 0.797 (0.587~1.081) |
| >30 岁 | 81 (15.6) | 45 (8.7) | 1.642 (1.046~2.578)* |
| 结婚次数 | | | |
| 0 | 28 (5.4) | 19 (3.7) | 1.0 |
| 1 | 428 (82.5) | 451 (86.7) | 0.644 (0.354~1.170) |
| ≥2 | 63 (12.1) | 50 (9.6) | 0.855 (0.429~1.706) |
| 初产年龄 | | | |
| 20~25 岁 | 108 (20.8) | 114 (21.9) | 1.0 |
| 25~30 岁 | 388 (74.8) | 371 (71.3) | 1.104 (0.818~1.489) |
| >30 岁 | 23 (4.4) | 35 (6.7) | 0.694 (0.385~1.249) |
| 分娩次数 | | | |
| 0 | 28 (5.4) | 37 (7.1) | 1.0 |
| 1~2 | 379 (73.0) | 417 (80.2) | 1.201 (0.721~2.001) |
| ≥3 | 112 (21.6) | 66 (12.7) | 2.242 (1.259~3.995)* |

　*号表示 $OR$ 值的 95%$CI$ 不包括 1，该因素具有统计学意义。

$OR$ 值的 95%$CI$ 不包括 1 说明这个自变量 $X_i$ 与应变量 $Y$ 的相关性具有统计学意义。$OR>1$，说明这个 $X_i$ 是一个危险因子；$OR<1$，说明这个 $X_i$ 是一个保护因子。由表 4-7 可知，单因素分析结果中存在统计学意义的因素分别是 HPV 感染、宫颈肿瘤家族史、吸烟、人工流产次数、初婚年龄、分娩次数，且这几个因素的 $OR$ 值均大于 1，表明均可能是宫颈癌的危险因子。因此，根据表内单因素分析的结果可以看出 HPV 感染者的宫颈癌发病风险是无感染者的 2.442 倍；有宫颈肿瘤家族史者的发病风险是无宫颈肿瘤家族史者的 1.469 倍；吸烟者是非吸烟者的 1.642 倍；人工流产次数 1~2 次者是 0 次者的 3.459 倍，人工流产次数 3 次者是 0 次者的 3.789 倍；初婚年龄为 30 岁及以上者为大于（或等于）20 岁小于 25 岁者的 1.642 倍；分娩次数为 3 次及以上者是未分娩者的 2.242 倍。但是单因素分析结果可能存在混杂因子，不能说明自变量的真实效应。

### （三）多因素分析

单因素分析结果只说明了应变量 $Y$ 与单个自变量 $X_i$ 之间的相关性，为了说明 $Y$ 与多个 $X_i$ 之间的关系，并扣除 $X_i$ 之间的相互影响，要对变量进行多因素 logistic 回归分析。一般是将单因素分析后有统计学意义的，或者临床、专业上认为有意义的因素纳入多因素分析。成组病例对照研究资料分析时，采用的是非条件 logistic 回归分析。

设应变量 $Y$ 是一个二值变量，取值分别为 1 和 0。取值为 1 时表示出现阳性结果（发病、死亡等）；取值为 0 时表示出现阴性结果（未发病、存活等）。如有影响 $Y$ 取值的 $i$ 个自变量 $X_1$、$X_2 \cdots X_i$，$P$ 表示 $i$ 个自变量作用下阳性结果（$Y=1$）发生的概率，则 logistic 回归模型可表示为

$$P = 1/\{1 + \exp[-(\beta_0 + \beta_1 X_1 + \beta_2 X_2 + \cdots + \beta_i X_i)]\} \qquad \text{公式（4-1）}$$

其中，$\beta_0$ 为常数项，表示暴露剂量为 0 时个体发病与不发病概率之比的自然对数；$\beta_1$、$\beta_2$、$\beta_i$ 为回归系数，分别表示自变量 $X_1$、$X_2$、$X_i$ 改变一个单位时 logit $P$ 的改变量。对公式（4-1）作对数变换，logistic 回归模型可表示成如下线性形式：

$$\ln[P/(1-P)] = \beta_0 + \beta_1 X_1 + \beta_2 X_2 + \cdots + \beta_i X_i \qquad \text{公式（4-2）}$$

公式（4-2）左端为阳性与阴性结果发生概率之比的自然对数，称为 $P$ 的 logit 变换，记为 logit$P$。可知，虽然 $P$ 的取值范围在 0~1 之间，但 logit$P$ 却没有数值界限。对比某一自变量两个不同暴露水平 $X_i = c_1$ 和 $X_i = c_0$ 的发病情况（假定其他自变量水平相同），其优势比 $OR$ 值的自然对数为

$$\ln OR_i = \ln\left[\frac{P_1/(1-P_1)}{P_0(1-P_0)}\right]$$
$$= \text{logit } P_1 - \text{logit } P_0$$
$$= \beta_i(c_1 - c_0)$$

即
$$OR_i = \exp[\beta_i(c_1 - c_0)]$$

如果 $X_i$ 赋值为

$$X_i = \begin{cases} 1 & \text{暴露} \\ 0 & \text{非暴露} \end{cases}$$

则暴露组与非暴露组发病的优势比为

$$OR_i = \exp(\beta_i)$$

此处的 $OR_i$ 是经多变量调整后的优势比，与单因素分析中的 $OR$ 值相比，扣除了其他自变量的影响。对于发病率较低的慢病疾病如恶性肿瘤，由于 $P$ 很小，优势比可以作为相对危险度（$RR$）的近似估计，即

$$OR = \frac{P_1/(1-P_1)}{P_0(1-P_0)} \approx \frac{P_1}{P_0} = RR$$

因此，某因素 $OR$ 值的大小可以说明该因素不同水平下的发病风险。

以上述宫颈癌影响因素分析为例，将单因素分析存在统计学意义的变量（HPV 感染、宫颈肿瘤家族史、吸烟、人工流产次数、初婚年龄、分娩次数），纳入多因素 logistic 回归分析，利用 SPSS 或 SAS 等统计软件，即可得出各变量不同水平的 $OR$ 值及其 95%$CI$，分析各变量的独立作用效应。$OR$ 值的解释与单因素分析中相同，不同的是多因素分析结果中的 $OR$ 值是调整后的 $OR$ 值，能说明变量的真实效应，消除混杂偏倚。

因为实例中数据是模拟的，没有病例组和对照组的详细资料，未能演示多因素 logistic 回归分析过程。假设宫颈癌多因素 logistic 回归分析结果如表 4-8 所示，可见具有统计学意义的影响因素包括 HPV 感染、宫颈肿瘤家族史和人工流产次数。根据分析结果可以看出 HPV 感染者的宫颈癌发病风险是无感染者的 1.742 倍；有宫颈肿瘤家族史者的发病风险是无宫颈肿瘤家族史者的 1876 倍；人工流产次数 3 次者是 0 次者的 2.733 倍。

表 4-8　多因素 logistic 回归分析结果

| 因素 | 病例（总数 519）$n$（%） | 对照（总数 520）$n$（%） | $OR$（95%$CI$） |
|---|---|---|---|
| HPV 感染 | | | |
| 　否 | 160（30.8） | 271（52.1） | 1.0 |
| 　是 | 359（69.2） | 249（47.9） | 1.742（1.295～2.346）* |
| 宫颈肿瘤家族史 | | | |
| 　否 | 331（63.8） | 375（72.1） | 1.0 |
| 　是 | 188（36.2） | 145（27.9） | 1.876（1.534～2.421）* |
| 吸烟 | | | |
| 　否 | 461（88.8） | 483（92.9） | 1.0 |
| 　是 | 58（11.2） | 37（7.1） | 1.532（0.943～2.876） |
| 人工流产次数 | | | |
| 　0 | 148（28.5） | 304（58.5） | 1.0 |
| 　1～2 | 288（55.5） | 171（32.9） | 2.012（0.934～3.544） |
| 　≥3 | 83（16.0） | 45（8.7） | 2.733（1.322～3.432）* |
| 初婚年龄 | | | |
| 　20～25 岁 | 114（22.0） | 104（20.0） | 1.0 |
| 　25～30 岁 | 324（62.4） | 371（71.3） | 0.797（0.587～1.081） |
| 　≥30 岁 | 81（15.6） | 45（8.7） | 1.342（0.784～1.962） |
| 分娩次数 | | | |
| 　0 | 28（5.4） | 37（7.1） | 1.0 |
| 　1～2 | 379（73.0） | 417（80.2） | 1.201（0.721～2.001） |
| 　≥3 | 112（21.6） | 66（12.7） | 1.532（0.782～1.974） |

* 号表示 $OR$ 值的 95%$CI$ 不包括 1，该因素具有统计学意义。

健康影响因素与健康状况的关联分析是探索疾病病因、发生与发展等影响因素的重要方法。利用区域卫生信息平台的海量与健康相关的信息，对居民的健康影响因素进行挖掘，有助于为防治疾病与制定干预措施、研究防治疾病的策略提供科学依据，提高居民的健康水平。

# 第四节　小　　结

"国家数字卫生关键技术和区域示范运用研究"项目建立的全人全程健康信息系统及电子病历等多种软件能动态地记录居民的健康事件，收集海量的健康相关信息。

定期对这些健康相关信息进行统计分析，可与全省平均水平或相邻区域内居民的健康状况水平进行比较，帮助各级行政管理机构了解辖区范围内居民的健康状况及影响居民健康的主要因素，这是行政管理机构进行社区诊断的主要依据，也是进行社区卫生管理的重要前提。社区医生也可通过信息平台详细了解居民的健康状况及相关影响因素，开展个性化服务，为居民提供连续性好、综合性高、协调性强的高质量卫生保健服务，从而产生更好的社会效益和经济效益。政府和卫生行政部门通过信信平台可实时掌握所有居民的健康和疾病信息，针对健康影响因素进行健康干预和成本效益分析；针对不同地区、不同人群、不同时间各类疾病的发病和患病情况，形成社区诊断，便于制定有效的公共卫生政策，并及时提供预防保健措施，有助于由"发病管理"向"发现管理"模式的转变。同时，上述平台数据也可为制定卫生发展规划提供科学依据，从而能更合理地配置卫生资源，使卫生事业健康发展。

（王妍敏　张彩倩）

# 第五章 传染性疾病分析

不论是传染病还是非传染病均有两方面表现：一方面是疾病的个体表现，如症状、体征、功能变化等临床现象；另一方面是疾病的人群表现，如什么地区发病多或少，什么时间发病多或少，哪些人群发病多或少等。综合其特点就构成了人群的疾病图谱，这种图谱叫做疾病的人群现象。传染病的"流行"和"不流行"经常受到致病因子、环境、人群特征等自然和社会因素的影响。它的人群现象，即分布（distribution）是有一定规律的，反映了与疾病有关的病原体、宿主、环境的特征及其相互作用。因此，正确描述传染病在空间（地区）、时间和人间（人群）的分布特征（三间分布），一方面有助于了解传染病流行的现状和基本特征，为合理安排防治工作的重点，有效利用有限的卫生资源，制定传染病防治策略和措施提供科学依据，另一方面也为揭示传染病发病的危险因素和流行因素提供线索。

"国家数字卫生关键技术和区域示范运用研究"项目建立的"居民电子健康档案系统"（以下简称"系统"），动态地记录一个居民从孕育到死亡的整个过程，其健康状况的发展变化情况以及所接受的各项卫生服务记录，其中还包括了居民传染病发生、诊断、治疗、转归以及病人管理等全过程的信息。综合分析"系统"收集的这些信息，既可以了解传染病发生现状和流行特征，为传染病防治提供科学指导依据，也可以从个体和群体这两个方向探讨影响传染病流行的因素。同时，"系统"收集的传染病相关基础数据，可以为开展类似于"艾滋病和病毒性肝炎等重大传染病防治"的科技重大专项，为进一步建立详尽的重大传染病专项数据库服务。

本章在介绍"系统"所收集的居民传染病相关数据的基础上，具体描述如何对这些数据进行分析利用，以指导当地卫生策略的制定。对于一些常用的、重要传染性疾病的分析，本章将进行详尽的举例说明。

# 第一节 传染病相关数据

开展传染病疫情及相关监测信息分析工作的前提，是获取必要的数据，这些数据就是疫情分析报告的原材料。"系统"在设计之初所贯彻的理念就是"全人全程健康"，详细的、动态的记录了一个居民从出生到死亡整个过程中的健康状况与相关活动。

## 一、数据来源

"系统"中与传染病分析相关的数据，来源是非常广泛的，包括医疗机构、城乡社区卫生服务中心、疾病预防控制机构、卫生监督机构、采供血机构，甚至政府相关统计信息发布机构等，都是传染病相关数据的采集对象。这些数据采集对象机构的数据，可以通过现有的各医院信息系统（HIS）、社区卫生服务管理系统以及一些公共卫生信息系统（如中国疾病预防控制信息系统及艾滋病等专病监测信息系统）等，以标准化的格式呈报至"系统"，以供分析利用。

### （一）医疗机构

采集就诊病人传染病实验室的检测、诊断、报告、管理、治疗、转归等一系列数据。

### （二）社区卫生服务中心

建立居民健康档案，采集居民一般信息，包括识别信息和人口学信息；对于居家管理的传染病病人，采集病人传染病随访、转归等信息数据；在提供居民健康体检的过程中，采集居民传染病感染情况的信息。

### （三）疾病预防控制机构

采集传染病病人及密切接触者检测、报告、管理、结局等信息，同时通过专门的监测网络，搜集传染病病人的流行病学信息，包括个案调查、发病原因、危险因素等。

### （四）卫生监督机构

根据从事餐饮等特殊行业居民的体检资料、报告，采集有无传染病携带者等信息。同时，还可提供辖区饮食、饮水卫生、环境卫生等监督结果，供疫情综合分析时使用。

### （五）采供血机构

采供血机构可提供献血人员检测结果，如艾滋病、病毒性肝炎（重点是乙肝和丙肝）、梅毒等传染病的筛检结果。

### （六）其他

其他如政府统计、气象部门、公安部门等，则可提供当地人群人口总数、年龄构成、出生、死亡、气温、降水、经济发展水平等诸多资料，供传染病发病影响因素分析时使用。

## 二、数据分类

所有来源的数据采集后，经"系统"格式转换、标准化处理、审核、清洗，可积累形成供传染病分析的专题数据。在进行传染病分析时，主要使用的数据种类如下。

### （一）个人基本资料

个人基本资料主要包含可以辨认个人身份的识别信息和代表个人特征的人口学信息。

在传染性疾病分析中需要利用到的个人基本资料包括姓名、性别、出生日期、出生地、民族、国籍、文化程度、婚姻状况、职业、工作单位、家庭住址、户口地址、户口类型、联系方式等。

## （二）健康属性资料

健康属性资料主要包含可能影响个人生长发育及其身心健康的个人健康行为、家庭因素、社区卫生资源等数据。与传染性疾病分析，尤其是与发病影响因素分析密切相关的个人健康属性资料包括健康状况、血型、既往病史、手术史、药品过敏史、慢病情况、免疫接种史、出生史、月经史、生育史、个人生活习惯（吸烟情况、饮酒情况、饮食嗜好、体育锻炼情况、作息情况）、家庭情况（居住情况、卫生情况、家庭指导）等。

## （三）传染病专题资料

传染病专题资料是个人在医院就诊或在社区卫生服务中心（服务站）等公共卫生服务机构接受传染病诊治时，产生的详细数据。从传染病发生、检测、诊断、报告、管理到流行病学个案调查等，包含了传染病病例发生、发展、转归的整个过程的数据。

## 三、主要传染病数据

在所有上述传染病分析所需要的数据当中，传染病直接相关的专题资料尤为重要。"系统"在建设过程中，根据不同传染病的特点，分病种建立不同格式和内容的专题数据库，从医疗、疾控、监督、采供血等机构和现有各个公共卫生监测系统中收集相关传染病信息并呈现给使用者进一步分析利用。现以艾滋病、结核病、病毒性肝炎（乙肝）为例，说明传染病专项数据内容。

### （一）艾滋病

**1. 基本信息**    包括姓名、性别、年龄、民族、文化程度、职业、婚姻、工作单位、联系方式、现住地址、配偶（性伴）数量与感染情况等。

**2. 抗病毒治疗情况**    包括治疗方案、药物名称、剂量、来源、治疗转归以及死亡日期等。

**3. 既往史与家族史**    包括确诊 HIV 抗体阳性时间、检测方法、确诊机构、HIV 感染途径、既往抗病毒治疗方案、艾滋病抗病毒治疗终止原因、艾滋病抗病毒治疗停药原因、手术史、外伤史、输血史、买卖血史、外地久居史、外地打工史、吸毒史、家族中有无 HIV（＋）者及其与患者关系等。

**4. 美沙酮治疗情况（吸毒者）**    包括美沙酮维持治疗开始日期、终止日期及终止原因等。

**5. 特殊感染者情况（育龄妇女与儿童）**    包括育龄妇女避孕措施、怀孕、分娩情况及儿童生长发育情况等。

**6. 症状与体征**    包括患者艾滋病相关症状体征出现情况及动态变化与转归情况等。

**7. 实验室检测结果** 包括患者白细胞计数、艾滋病相关机会性感染的检测结果等。

**8. 治疗方案** 包括目前治疗开始时间、随访方案、服药方案等。

## （二）结核病

**1. 基本信息** 包括姓名、性别、年龄、民族、文化程度、职业、婚姻、工作单位、联系方式、现住地址等。

**2. 病人管理情况** 包括病人发现方式、管理机构名称、病人治疗管理、病人登记分类等。

**3. 症状与体征** 包括主要记录结核病相关各类症状、体征的出现情况。

**4. 既往史** 包括结核病史、痰菌与病情、诊断名称、抗痨情况、治疗开始时间、抗痨方案、常用治疗方案、糖尿病史、有无 HIV 感染及感染发现时间、肝病史、肝病类型、病毒性肝炎类型、肾脏病史、肾脏病名称、精神病史、精神病类型、慢性支气管炎、使用免疫抑制剂或糖皮质激素时间、使用细胞毒药物时间、药物过敏史、其他免疫功能下降因素以及其他需要说明的病史等。

**5. 辅助检查** 包括痰涂片抗酸染色结果及阳性强度、痰液结核菌培养结果及阳性强度、结核菌药敏试验、耐药描述、胸部 X 线检查、肝肾功能等检查。

**6. 流行病学资料** 包括结核病接触史与卡介苗接种史等信息。

**7. 诊断与治疗** 包括患者结核病确诊日期、诊断机构名称、治疗机构名称、结核病类型、治疗方案等。

**8. 转归情况** 包括患者痊愈、完成疗程、死亡、失访、失败、迁出等情况及时间。

## （三）病毒性肝炎（乙肝）

**1. 基本信息** 包括姓名、性别、年龄、民族、文化程度、职业、婚姻、工作单位、联系方式、现住地址等。

**2. 病史信息** 包括是否曾经诊断为乙肝及所诊断乙肝的类型、初次诊断时间、有无住院治疗、有无进行抗病毒治疗及抗病毒治疗的详细情况等。

**3. 临床表现** 包括症状（乏力、纳差、恶心、呕吐、眼黄、尿黄、腹痛、腹胀、发热、皮肤瘙痒、牙龈或鼻出血、体重改变、呕血、黑便、尿量减少、腹围改变、性格改变、计算力下降等）和体征（发热、脉搏、呼吸、血压、意识、扑翼样震颤、肝病面容、胆囊 Murphy 征、皮肤巩膜黄染、肝掌、蜘蛛痣、皮肤出血点、腹部膨隆、腹围、腹壁静脉曲张、腹部包块、移动性浊音等）两部分。

**4. 实验室与辅助检查** 包括实验室生化检查结果（ALT、AST、胆红素、白蛋白、乙肝三系、甲胎蛋白等）以及肝脏 B 超检查结果等。

**5. 高危因素** 包括乙肝家族史、肝癌家族史、个人接触史、职业暴露史、输血史、手术史、口腔科就诊史（拔牙、补牙等）、与他人共用牙刷或剃须刀、乙肝免疫接种史、其他慢性肝病史、长期服药史（≥3 个月）等。

**6. 诊断与转归** 包括社区诊断结论、是否合并其他疾病、乙肝相关疾病转归、死亡日期与死亡原因等。

# 第二节　传染病数据分析指标

为了比较不同传染病的人群现象，准确、客观地描述传染病的分布，需要采用一些量化指标。通常计算传染病在不同地区、不同时间、不同人群发生的频率，然后通过分析，阐明传染病的流行特征和规律，探索可能的影响因素。

## 一、率和比

### （一）率

率（rate）表示某种现象或事件发生的频率，是一定条件下某现象或事件实际发生的例数与可能发生该现象的总人数之比。用于计算率的分子必须包含在分母当中。

$$率 = \frac{某事件实际发生的例数}{可能发生该事件的总人数} \times k$$

$$k = 100\%、1000\%\cdots$$

### （二）比

比（ratio）是两个数相除所得的值，表示不同事物之间的比值，说明两者的相对水平，常用倍数或百分数表示。用于计算比的分子不包含在分母当中。

$$比 = \frac{甲指标}{乙指标}（或 \times 100\%）$$

### （三）构成比

构成比（proportion）表示某一事物内部各组成部分所占的比重，常以百分数表示。构成比的分子是分母的一部分，取值范围为 0~1 或 0~100%。

$$构成比 = \frac{某一组成部分的数量}{同一事物各组成部分数量之和} \times 100\%$$

## 二、发病指标

### （一）发病率

发病率（incidence rate，morbidity）表示一定时期内，特定人群中某病新病例发生的频率，是用来衡量某时期一个地区人群发生某种疾病的危险性大小的指标。

$$发病率 = \frac{一定时期内某人群中某病新发病例数}{同期暴露人口数} \times k$$

$k=100\%、1000\%_0、10000\%_{00}$ 或 $100000/10$ 万等；$k$ 根据分母基数来定，尽量使发病率的值不要太小或太大。

**1. 观察时间单位**　根据研究目的、研究问题的特点和研究疾病的病种来选择恰当的时间单位或观察期限，一般以年表示。

**2. 分子的确定**　分子是一定期间内的新发病例数，在该时期内一个人多次发病，则应多次计算为新发病例。分子分母必须同质，分子必须产生于分母即分子必须对分母有贡献，如计算某病区的上呼吸道院感发生率，分子必须是该病区的住院病人，其他病区的感染者不能计入分子。

**3. 分母的确定**　分母为研究期间可能发生该病的所有暴露人口，对那些不可能发生该病的人不应计入分母，例如已患过麻疹的人，获得了持久免疫力，不再发生麻疹，则不应计入分母；同样，在研究开始时已患病的人也不能计算在分母内，这些对象往往难以界定。另外，研究人群的人口可以是一个地区或单位的全部人口，也可以是具有某种特征的全部人口（如某个年龄段人口、某性别人口等），应根据研究疾病的需要而定。但在实际研究中，人群是流动的，有加入、死亡或退出，应收集有关人口流动情况和观察期间的详细资料，尽量避免由于人口观察数量的差异，影响测量指标的准确性，造成研究结果偏倚；在实际工作中，如人口基数（分母）小，则需要严格按公式计算，临床医生往往取医院门诊或住院病人数为分母，多属此类。如基数非常大，且观察时间以年为单位时，一般以年中时点（6 月 30 日或 7 月 1 日）的人口数，或以年初人口数加上年末人口数除以 2 的平均值为人口数。

**4. 发病专率**　根据研究或分析的需要，发病率可以按不同特征分别计算，如按年龄、性别、职业、民族、地区、婚姻状况等计算，计算得到的发病率为发病专率。

**5. 发病率准确性**　发病率的分子分母一般来源于疾病的报告登记资料，因此，发病率的准确性受到诊断的正确性、登记完善性和报告制度的健全性等因素的影响。

**6. 发病率比较**　不同地区人群的发病率比较时，由于不同地区发病人群的年龄、性别等人口特征的内部构成不同，不能直接比较，应作标化处理。

**7. 发病率应用**　发病率是反映疾病发生的危险性指标，主要用来描述疾病的分布，通过比较不同人群某病的发病率来探讨发病因素，提出病因假设，评价预防措施的效果等方面。

### （二）罹患率

罹患率（attack rate）是测量疾病发生频率的指标，是发病率的特殊形式。

$$罹患率 = \frac{特定期间某人群中某病新发病例数}{同时期暴露人口数} \times 100\%$$

罹患率的病例观察的时间较短，比较灵活，一般为月、旬、日或一个流行期。罹患率应用于较小范围人群的疾病流行，如医院感染暴发、食物中毒、职业中毒以及各种疾病暴发的病因探讨和调查分析。

### （三）续发率

续发率（secondary attack rate，SAR）也称家庭二代发病率，指在某些传染病最短潜伏期至最长潜伏期之间易感接触者中发病人数占所有易感接触者的比例。

$$续发率 = \frac{某一组一个潜伏期内易感接触者中发病人数}{易感接触者总人数} \times 100\%$$

原发病例为一个家庭（病房、集体宿舍、幼儿园班组）中的第一例病例，续发病例或二代病例是指在原发病例出现后，在该病的最短潜伏期至最长潜伏期之间发生的病例，有二代病例、三代病例等，应注意代次的划分。分母为所有易感接触者，原发病例不计算在续发率内，即分子分母中除去原发病例。续发率一般用于家庭、集体宿舍、托儿所、幼儿园等场所发生传染病时的流行病学调查。评价不同传染病的传染力的大小和传染病的卫生防疫措施的效果。

### （四）引入率

引入率（introduction rate）是指在一定期间带病入家（或集体）的第一例病例占其同等身份成员的比值。

$$引入率 = \frac{家庭内某身份带病入家的人数}{家庭内同等身份的人数} \times 100\%$$

由于家庭或集体中发生感染经常是从外界带入的。所以根据不同身份的成员的引入率，可以研究何种成员最容易将传染病带入家庭，以及从何处带入家庭。

### （五）患病率

患病率（prevalence rate）又称现患率或流行率，指某特定时间内一定人群中，患有某病的新、旧病例所占的比例。根据观察时间的不同，患病率有两种表达形式，如观察时间是某一时刻，则为时点患病率，时点理论上无长度，但实际上是不超过一个月；如观察时间为一时间段，则为期间患病率，时间区间较长，常超过一个月。

$$时点患病率 = \frac{某一时刻某人群中某病新旧病例数}{该时刻人口数} \times k$$

$$期间患病率 = \frac{某时期某人群中某病新旧病例数}{该人群同期平均人口数时刻人口数} \times k$$

$k = 100\%$、$1000‰$、$10000‰$或 $100000/10$ 万等。

患病率的分子为调查时该病的新旧病例数即存在的病例数。时点患病率的分子一次横断面调查即可获得，期间患病率需要两次调查才可获得。患病率的分母为与分子同期或同时点观察到的总人口数，一般为观察期间内的平均人口数。

### （六）感染率

感染率（infection rate）是指在调查时，所检查人群中某病现有感染者人数所占比例，通常用百分率表示：

$$感染率 = \frac{某人群中受检阳性人数}{该人群受检人群} \times 100\%$$

感染率的性质与患病率相似，但分子表示的意义不同，感染率的分子是感染者，患病率分子是病例。感染者不一定是病例，对感染不发病的人可通过血清学、病原学检测或皮肤试验来判定是否感染。感染率是评价人群健康状况的常用指标，用于估计某病的流行态势，也可为制定防治措施提供依据。它在流行病学工作中应用广泛，主要用于大量隐性感染的传染病和寄生虫病的研究和评价。

## 三、死亡指标

### （一）死亡率

死亡率（death rate，mortality）是指某人群在一定期间内因某病死亡的人数占该人群同期人数的比例。常以年为单位。

$$死亡率 = \frac{某期间某人群（因某病）死亡总数}{同期该人群平均人口数} \times k$$

$k = 100\%$、$10000‰$、$100000/10$ 万等。

根据分子的不同可以分为粗死亡率和死亡专率，将人群所有因病死亡人数作为分子，则为粗死亡率；若将某一种病或特征死亡的人数作为分子，则为死亡专率，计算死亡率或死亡专率时，必须注意分子、分母同质。粗死亡率不能反应人群中人口构成（年龄、性别、职业等人口特征）的不同，由于各个构成的人的健康情况不同，因此不能直接比较，需对年龄、性别、职业等人口特征进行标化调整。由于死亡资料比发病资料容易收集，对病死率极高的疾病，可用死亡率来表示发病率，如狂犬病，病死率几乎 100%，因此，狂犬病的死亡率就等于发病率。死亡率反映人群因病死亡的危险性，是流行病学研究中的重要指标。发病率表示疾病负担，反映居民健康状况和保健水平，同时也为制定卫生政策提供依据。

### （二）病死率

病死率（fatality rate）是指在一定时期内，患某病的全部病人中因该病而死亡的比例。

$$病死率 = \frac{某期间因某病死亡人数}{同期患该病的病人数} \times k$$

$k = 100\%$、$10000‰$、$100000/10$ 万等。

病死率的分子分母除了时间限制外，还有地区或场合的限制。病死率表示确诊疾病的死亡概率，它一方面表明疾病的危害程度，另一方面也反映医疗水平和工作质量。病死率多用于急性传染病，较少用于慢性病，在用该指标评价不同医院的医疗水平时，应注意可比性，因为不同的地区和等级的医院就诊病人的疾病严重程度是不同的，在高等级医院就诊的病人疾病相对严重，难以诊治。

### （三）超额死亡率

超额死亡率（excess mortality rate）是指由于某疾病的流行或某事件的作用而导致人群死亡超过相近的几个非流行年同期的平均死亡率的部分。由于超额死亡率发病率很难准确确定，对于死亡率不高的疾病，例如流感或某个事件。超额死亡率就不能准确的说明问题。

$$超额死亡率 = \frac{因某病导致死亡的人数 - 同期历年凭据死亡人数}{同期人口数} \times k$$

$k=100\%$、$10000‰$、$100000/10$ 万。

## 四、率的标准化

不同地区、年代的人口，其年龄、性别等人口学特征构成不同，这通常会影响发病率和死亡率的统计结果。因此，比较不同人群率的时候，为避免人口构成对分析结果带来偏差，需采用标准化法。

率的标准化，是指在一个指定的标准构成条件下进行率的对比。当对两个频率指标进行比较时，应该注意这两组（或两组以上）对象内部的构成是否存在足以影响分析结果的差别，如果存在，可应用标准化加以校正。这种经标准化校正后的率，称为标准化率，简称标化率。率的标准化法有直接法和间接法。

### （一）直接法

已知各年龄组的率时，可以采用直接法计算标准化率。具体步骤如下。

（1）将标准人口构成的各年龄组人数乘上原来相应年龄组的发病率，得出各年龄组按标准人口计算的预期发病数。

（2）分别把各年龄组按标准人口计算的预期发病数相加，得出按标准人口计算的预期总发病人数，再除以标准总人口数，即得标化发病率。

### （二）间接法

如果在观察人群中，不知道各年龄组的发病（或死亡）率，而是利用标准人口的年龄别率与观察人群中相对年龄组人数相乘，求出年龄组预期发病（或死亡）人数的总预期数，再与实际观察发病（死亡）数相比，得出标化发病（或死亡）比（SIR 或 SMR）；最后乘以标准人口总发病（或总死亡）率，得出该人群的标化发病（或死亡）率。该计算法就称间接法。其计算式为：

（1）标化发病比（SIR）＝实际观察发病人数/预期发病总人数

或标化死亡比（SMR）＝实际观察死亡人数/预期死亡总人数

（2）标化发病率＝标准人口发病率×SIR

或标化死亡率＝标准人口发病率×SMR

### （三）标准的选择

选择一个标准构成的原则如下。

（1）可以另选一个具有代表性、内部构成相对稳定的较大人群作为构成标准。例如，应用全国人口普查算得的人口构成为标准（包括年龄构成或年龄别死亡率等）。

（2）可以将两组资料内部构成的各相应小组人数相加，成为两组共同标准。

（3）可以任选要比较的两组资料中任何一组的内部构成，作为两组的共同标准。

（4）对于涉及范围或规模较大人群数据的比较分析，常选用全国或全省人口构成作为标准。

# 第三节 传染病数据分析方法

对传染病数据进行分析的方法很多，具体应选择何种分析方法，主要取决于分析的目的。因此在进行数据分析之初就要明确此次分析的目的是什么？是为了了解传染病分布特征还是为了了解传染病的影响因素？是为了掌握传染病的流行现状还是为了预测传染病发病趋势？只有在明确了分析目的之后才可进一步确定分析的主要内容和步骤，才能选用合适的方法，开展常规的分析或深入的专题分析。

## 一、数据分析目的

对辖区传染性疾病数据进行分析的目的在于描述传染性疾病在当地人群中的分布特点；分析影响发病和死亡的主要原因；分析和预测该地传染性疾病在未来的发病和死亡变化趋势；判断病例是否有明显增多的趋势，病例死亡有无增加或减少的现象；同时还可以评估采取的预防、控制和治疗措施的效果。具体来说，传染性疾病数据分析的目的主要有以下几个方面。

（1）了解传染病发病/死亡水平，掌握疫情变化规律。

（2）了解传染病的分布特征，确定重点地区、重点人群和流行季节。

（3）分析传染病的影响因素，为制定防控策略提供科学参考依据。

（4）探索各类人群各类传染病发病/死亡的危险因素和保护因素。

（5）分析传染病发病变化趋势，评价控制策略和措施的效果。

（6）对传染病的发展趋势进行预测预警，及早发现和处置异常现象。

## 二、数据分析步骤

对"系统"中传染病相关数据进行分析，撰写一份详尽的传染病专题分析报告用于指导防控工作，是"系统"建设的主要目的，也是"系统"的主要产出之一。当然，要开展传染病数据分析，首先要获得相关的数据，这些数据就是传染病疫情分析的材料。其次，要明确本次分析的主要目的，"系统"中传染病相关数据信息量非常庞大，每一次具体的分析不可能针对所有的数据进行，应该是对直接与分析目的相关的数据进行分析。因此，需要确定数据查询条件，检索获取"系统"中与分析目的密切相关的数据，然后进行一定的预处理并对数据进行整理，使其符合进一步分析的需要。之后，要选择合适的统计方法进行分析，并对分析结果进行解释和陈述，指导实际防病工作。

简单来说，传染病数据分析的基本步骤可以归纳为以下几步：

（1）明确分析目的；

（2）根据分析目的拟定分析内容的提纲；

（3）编辑数据查询条件，获取所需数据并对数据进行预处理；

（4）选用恰当的分析方法对数据进行分析；

（5）对分析结果进行解释，并应用于传染病防控实际工作。

# 三、数据分析内容

传染病相关数据分析可以分为常规分析和专题分析两种。

## （一）常规分析

常规分析是指定期对传染病疫情变化态势进行分析，发现疫情变化规律，聚集性病例、可能的暴发和不明原因疾病或死亡病例等异常情况，对其分布特点、流行病学史及可能的流行趋势进行分析与预测。

传染病数据的常规分析可以按日、周、月、年的频次动态进行，日、周、月、年传染病数据的常规动态分析内容大致相同，但各有侧重。日、周分析侧重于传染病疫情概况、三间分布特征及重点疫情等内容；而月、年分析更侧重于变化趋势与重点地区、重点人群异常现象的分析。具体来说，传染病数据的常规分析主要包含以下几部分的内容。

**1. 疫情概况**　疫情概况的分析需结合恰当的统计图表进行表示与描述，主要内容：分析汇总本期（日、周、月、年）传染病的发病死亡情况；分地区传染病发病死亡数，发病率和死亡率；报告传染病病种构成，传染病发病与死亡顺位；本期数据与上期或与去年同期水平的比较分析。

**2. 分布特征**　描述传染病的时间、空间与人群间分布特点。

**3. 重点疫情分析**　重点分析重点传染病疫情的影响因素与变化趋势，并对其趋势进行预测。需要做重点分析的病种包括：

（1）近期关注的传染病；

（2）具有明显聚集性的传染病；

（3）近期出现的罕见传染病；

（4）发病/死亡较高的传染病；

（5）不明原因的具有传染性的疾病等。

**4. 聚集性病例分析**　病例的聚集性是指病例在时间、地区和人群中出现的聚集倾向或趋势。开展病例聚集性分析的目的在于研究病例的三间分布特点和规律，从中探索病例发病与季节、地理及人群等相关因素之间的联系，为病因探索和疾病防治提供科学依据。

## （二）专题分析

专题分析一般是针对特定的、需要卫生部门重点关注的传染病疫情开展的单病种的深入分析，是根据特定传染病流行特点和预防控制需要而进行的分析。专题分析可为采取有效的预防控制措施提供参考依据，同时也可以评价预防控制措施的效果。

专题分析需要对被分析传染病近几年甚至十几年的数据进行分析，通过分析总结该传染病的流行规律并对其流行趋势进行预测。当然，对于年度数据，也可以开展相应的专题分析，但其分析深度会因数据跨度小而受到影响。

专题分析的内容一般包括历史发病水平、近期流行特点及相关影响因素变化情况等。其分析要点如下：

（1）总体疫情；

（2）疫情三间分布（时间、空间与人群间）；

（3）高发地区疫情分析；

（4）危险因素/预防措施；

（5）特殊现象与情况；

（6）预测预警分析；

（7）解释、讨论、小结或建议。

# 四、数据分析方法

## （一）传染病分布的描述

传染病分布状态与人群年龄、性别、民族、职业、宗教、婚姻、教育程度、社会阶层、行为习惯、收入和流动人口等因素有关，对传染病按上述特征进行分类描述和差异比较分析，有助于发现影响因素。

**1. 人群分布**

（1）年龄分布：年龄是人群的主要人口学特征之一，多数疾病的发生、发展和分布与年龄密切相关。有些疾病几乎特定地发生在一个特殊的年龄组，如脊髓灰质炎，90%发生在6个月～5岁的儿童，6个月以下和成人极少发病；慢性病随年龄增长发病率有增长趋势，如我国食管癌在30岁前很少发生，在30岁以后随年龄增长迅速上升，约占99.04%，大于55岁者占78.53%；急性传染病随年龄增长发病率有减少趋势，如麻疹（图5-1）。从不同年龄的人疾病发生频率和差异分析来认识疾病的分布规律、探索流行因素，为病因研究提供线索。另外，还可以发现高危人群并加以重点保护。

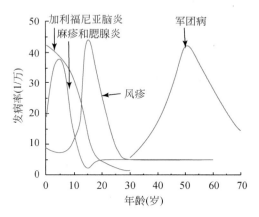

图 5-1　几种急性传染病年龄发病曲线

（2）性别分布：有些疾病发生的频率存在性别差异，通过比较分析两性之间的差异，提供病因线索。两性之间的差异主要有生理特点、解剖结构和内分泌等生物学差异，以及生活方式、行为习惯、暴露机会等社会学差异。如男性肝硬化高于女性，可能与男性饮酒的机会多有关，女性甲状腺肿高于男性，可能与碘缺乏不能满足女性较多的需求有关。

（3）职业分布：许多疾病发生与职业有关。职业的差异首先表现为职业暴露的机会和频率不同；其次表现在劳动条件、体力劳动强度和精神紧张程度等方面；另外，具有不同职业的人的社会地位、文化程度、经济和卫生水平不同，其生活质量、行为方式、营养状况和享有的医疗保障水平也不同，这些因素都影响着疾病的发生。如伤寒、副伤寒发病的职业构成中以农民和民工为高，这是由于农民和民工的居住条件，经济状况、卫生意识和习惯等较差所致。

**2. 时间分布**    在不同的时间，疾病发生的强度、存在方式和表现方式均不同，通过对不同时间的疾病发生频率、变化趋势等的描述，有助于探索病因。时间单位可根据研究疾病的特点来选择小时、天、周、月、年等，如对食物中毒，一般采用小时；对暴发疫情常采用天；一年内疫情变化用月或周为时间单位。通过运用适当的时间单位描述可以了解疾病的静态时间分布特点和动态变化趋势，如季节性、周期性、短期波动、长期趋势等。

**3. 地区分布**    疾病的发生、存在以及变化与一定的地域环境生态密切相关，也与该地的社会环境有关。地区分布可以按国家、省、市、区、县、乡、村等行政区划分类描述，也可以是局部单位或单位内科室，如院感的发生，可以按科别或病区分类描述。对疾病的地区分布特征进行描述可以发现高发地区，进一步提供疾病地理环境和社会环境方面的病因探索。如 HIV 感染者人数主要分布在西北的新疆、西南云南、福建广东沿海地区、中原河南等省份，通过调查发现新疆云南等主要与吸毒有关，沿海地区主要与性乱有关，河南主要与血源传播（献血过程感染）有关。

某地某疾病的患病率或发病率分布与邻近周围地区相比，明显高于周围其他地方，则该病有地区聚集性。地区聚集性一方面提示该地区存在感染或中毒致病因子，另一方面也提示使致病因子能侵入人体的条件或途径存在。

家庭聚集性是地区聚集性的特殊形式，传染病有家庭聚集性，如乙肝、遗传性疾病等也有家庭聚集性，如家族性高血压。

**4. 传染病的综合分析**    在实际工作中，往往需对资料进行三间分布的综合描述，来探讨疾病的病因线索和流行因素。如对不同病区、不同年份的上呼吸道医院内感染发生率的描述分析就是对时间、地区的综合分析。又如，对美国马萨诸塞州的结核死亡队列分析，发现各年代出生的结核病患者的死亡年龄分布相似（图 5-2）。

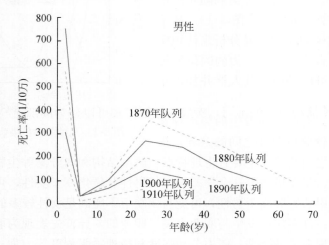

图 5-2    马萨诸塞州男性连续十年出生队列结核年龄死亡专率

（二）传染病流行强度的描述

通过地区、时间、人群的"三维空间"中的病例数量和联系程度来描述疾病流行强度，根据疾病在上述"三维空间"中的数量和联系程度由小到大可分为散发、暴发、流行和大流行。

**1. 散发（sporadic）** 指某病在某地区人群中呈历年的一般发病水平，病例在人群中散在出现，病例间无明显的时、空联系和传播关系。病例常在非常大的地区、人群范围中出现，如人禽流感等疾病，临床上很少遇见，在全省乃至全国、全球范围内仅个别地方偶尔出现数例病人，且病例之间无联系。

**2. 暴发（outbreak）** 在局部地区或集体单位内，短时间出现大量症状相似的病例，这些对象大多有共同的暴露史。如医院内感染暴发、食物中毒和某学校细菌性痢疾暴发等。特点是时间短，传染病病例发生时间集中在该病的最短和最长潜伏期之间；范围较小，小到一个单位及其内部某个场所，如某个医院或医院的某个病区等。"大量"是个相对概念，在实际工作中，甲类传染病 3 例，乙类传染病 5 例，新发传染病或罕见疾病 1 例以上也可视为暴发。

**3. 流行（epidemic）** 某病在某时间内的发病率显著超过该病历年的散发水平。流行与散发只是相对指标，是同一疾病在同一地区不同时间内的比较，疾病在开始时零星出现，表现为散发，随着疫情发展，病例大量出现，可能表现为流行。流行与暴发的差异主要在于流行的地区范围更大。为了便于控制疾病，在实际工作中，一些特殊疾病的流行有约定俗成的工作定义，如新发传染病或罕见疾病，传播力较强，一旦出现发生，流行的危险性较大，即使发生病例数较少，也可看成是流行，如 SARS、人禽流感。

**4. 大流行（pandemic）** 疾病发病率水平远远超过该地一定历史条件下的流行水平，并且迅速传播蔓延，在较短时间内跨越省、国或洲界，波及许多地区时，称为大流行，特点是发病例数多，波及的地域范围较广，如霍乱，发生了 7 次世界大流行，仅第 7 次世界大流行就波及全球 5 大洲 140 多个国家，报告病例 470 多万例。目前，由于人口流动增加，交通快捷，传染病如控制不及时极易发生大流行，如 SARS，2002 年 11 月 16 日出现首例病例，在短短数月就在全世界多数国家流行。

（三）传染病流行形式的描述

根据传染病的传播动力学的不同，疾病的流行形式可以分为同源流行、蔓延流行和混合流行等 3 种。

**1. 同源流行（common source epidemic）** 是指易感者同时或先后暴露于同一感染来源（污染载体）所引起的流行。流行者中不再传染其他易感者。根据暴露的时机不同，同源暴露又可分为点源流行和重复流行。

（1）点源流行：指易感者在一个相同的时间段内（同时）暴露于共同的传播因素而引起的流行。如某一餐次的食品污染引起食物中毒，如医院某批次手术器械消毒不合格导致使用该批次手术器械的病人术后感染暴发。病例出现的时间在一个最短潜伏期与最长潜伏期之间。以病例发生时间为横坐标，以病例发生数为纵坐标，绘制流行曲线，该流行曲线为单峰型，呈对数正态分布。从暴露时间至高峰时点的时间为平均潜伏期（图 5-3）。

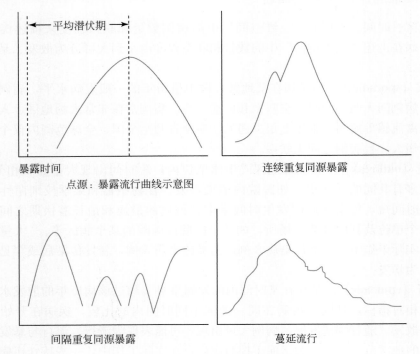

图 5-3　常见的几种流行曲线类型

（2）重复暴露同源流行：由于污染源没有及时发现和控制，易感者在一定时间内重复多次暴露于共同的污染源而引起的流行，根据各次暴露的时间状态是否连续又可分为连续同源暴露和间隙同源暴露。流行曲线多呈多峰型或不规则型（图 5-3）。如 1998 年深圳某医院出现了由于消毒液配置错误，手术器械一段时间消毒不合格而引起该时期内 58.85% 的手术病人发生以龟分枝杆菌脓肿为主的混合感染暴发事件。

**2. 蔓延流行（propagated epidemic）**　又称传播流行，主要指传染病通过宿主间传播所引起的流行。宿主可以是人也可以是动物，宿主间传播可以直接接触传播也可以通过一定的途径或媒介间接传播，从一个传染源到新的感染者，新感染者又可作为传染源，新老传染源再传播感染其他易感者，呈线链式反应，不断发生二代、三代病例。新病例持续发生的时间超过一个最长潜伏期（图 5-4）。如不采取控制措施，在自然状态下，病例发生直

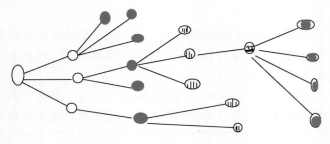

图 5-4　传染病蔓延流行示意图

到易感者所剩无几，或人群普遍产生免疫力形成群体性的免疫屏障。流行曲线因疾病的不同而不同，呈现多峰或不规则型，右侧常出现拖尾。

**3. 混合流行（mixed epidemic）**　是同源流行和蔓延流行的结合。一般传染病暴发后不及时采取控制措施，往往马上继发蔓延流行，流行曲线表现为陡峭的单峰曲线，右侧出现长长的拖尾。

# 第四节　传染病数据分析示例

本节以传染病数据的常规分析和专题分析为例，介绍开展分析的步骤和主要分析内容。

## 一、传染病疫情常规分析

以××省 2009 年传染病疫情年度常规分析为例。

### （一）甲、乙类传染病疫情

2009 年××省共报告甲、乙类传染病 22 种，发病 166 193 例，死亡 325 例。总报告发病率为 324.60/10 万，比 2008 年下降 5.92%（2008 年发病率为 345.01/10 万）；死亡率为 0.63/10 万，比 2008 年上升 50.11%；病死率为 0.20%，比 2008 年上升 59.30%（图 5-5）。

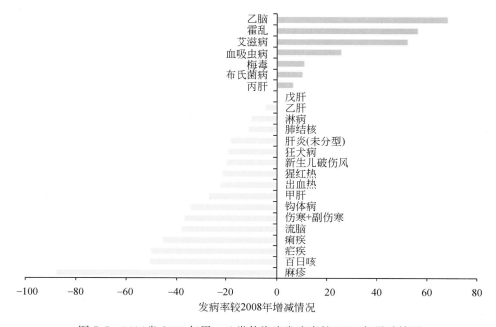

图 5-5　××省 2009 年甲、乙类传染病发病率较 2008 年增减情况

**1. 发病、死亡情况** 2009 年××省甲、乙类传染病报告发病病种除甲型 H1N1 流感外，其余病种与 2008 年一致；报告死亡的病种比 2008 年增加甲型 H1N1 流感、伤寒 2 种，减少麻疹、细菌性痢疾 2 种。除甲型 H1N1 流感为 2009 年的新发传染病外，发病率升幅较大的病种有登革热（2786.96％）、流行性乙型脑炎（以下简称乙脑）（68.30％）、霍乱（56.27％）和艾滋病（52.29％）；发病率降幅较大的有麻疹（－87.56％）、百日咳（－50.60％）、疟疾（－50.02％）和痢疾（－45.31％）。2009 年甲乙类传染病发病率的增减情况详见图 5-5。

2009 年报告发病率居前 5 位的病种依次为梅毒、肺结核、乙型肝炎（以下简称乙肝）、淋病和甲型 H1N1 流感；报告死亡率居前 5 位的依次为肺结核、艾滋病、甲型 H1N1 流感、狂犬病和流脑；报告病死率居前 5 位的依次为狂犬病、艾滋病、流脑、新生儿破伤风和乙脑，见表 5-1。而在 2006～2009 年××省甲、乙类传染病发病率变化情况参见表 5-2。

表 5-1　2009 年××省甲、乙类传染病发病率、死亡率、病死率前 5 位病种

| 病　种 | 发病率<br>（1/10 万） | 病种 | 死亡率<br>（1/10 万） | 病种 | 病死率<br>（％） |
|---|---|---|---|---|---|
| 梅毒 | 84.26 | 肺结核 | 0.310 5 | 狂犬病 | 100 |
| 肺结核 | 71.41 | 艾滋病 | 0.132 8 | 艾滋病 | 27.76 |
| 乙肝 | 64.83 | 甲型 H1N1 流感 | 0.064 5 | 流脑 | 16.67 |
| 淋病 | 38.55 | 狂犬病 | 0.060 5 | 新生儿破伤风 | 7.94 |
| 甲型 H1N1 流感 | 24.80 | 流脑 | 0.007 8 | 乙脑 | 2.75 |

注：新生儿破伤风以零岁组人口为分母计算死亡率，死亡率为 0.024‰。

表 5-2　2006～2009 年××省甲、乙类传染病发病率变化情况

| 位次 | 2006 年 | | 2007 年 | | 2008 年 | | 2009 年 | |
|---|---|---|---|---|---|---|---|---|
| 1 | 肺结核 | 88.74 | 肺结核 | 86.27 | 肺结核 | 80.26 | 梅毒 | 84.26 |
| 2 | 乙肝 | 84.79 | 乙肝 | 74.08 | 梅毒 | 75.92 | 肺结核 | 71.41 |
| 3 | 梅毒 | 54.77 | 梅毒 | 64.35 | 乙肝 | 67.79 | 乙肝 | 64.83 |
| 4 | 淋病 | 49.58 | 淋病 | 47.51 | 淋病 | 42.70 | 淋病 | 38.55 |
| 5 | 新生儿破伤风 | 0.45 | 新生儿破伤风 | 0.43 | 新生儿破伤风 | 0.38 | 新生儿破伤风 | 0.31 |
| 6 | 痢疾 | 41.01 | 痢疾 | 31.14 | 痢疾 | 25.50 | 甲型 H1N1 流感 | 24.80 |
| 7 | 肝炎（未分型） | 12.05 | 麻疹 | 10.94 | 麻疹 | 25.26 | 痢疾 | 13.94 |
| 8 | 伤寒+副伤寒 | 4.88 | 肝炎（未分型） | 10.54 | 肝炎（未分型） | 9.73 | 肝炎（未分型） | 7.96 |
| 9 | 甲肝 | 4.28 | 伤寒+副伤寒 | 5.11 | 戊肝 | 3.74 | 丙肝 | 3.78 |
| 10 | 戊肝 | 4.12 | 甲肝 | 4.69 | 丙肝 | 3.55 | 戊肝 | 3.73 |

**2. 时间分布** 2009 年，除 11 月和 12 月发病率明显高于过去两年外，其余各月的发病率均低于前两年或基本持平。除 11 月外，全年发病率的变化较为平稳，去除甲型 H1N1 流感的影响后，发病趋势则与前两年基本一致，见图 5-6。

除 12 月受甲型 H1N1 流感的影响，死亡率明显升高外，其余各月的变化趋势与 2008

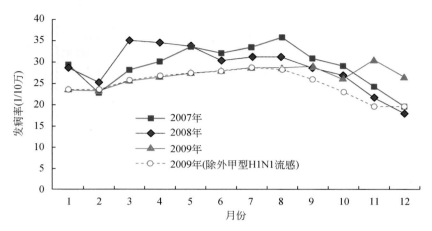

图 5-6　××省甲、乙类传染病 2007～2009 年发病率比较

年基本一致，见图 5-7。

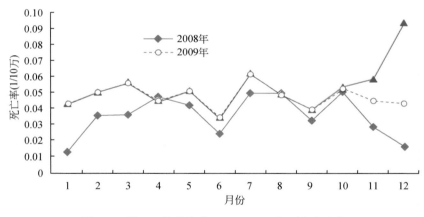

图 5-7　甲、乙类传染病 2008～2009 年死亡率比较

**3. 地区分布**　全省 11 个地区中，甲、乙类传染病总报告发病数居前 5 位的地区依次为：地区 3（30 913 例）、地区 1（24 957 例）、地区 8（20 704 例）、地区 7（19 497 例）、地区 2（18 746 例）。

全省 11 个地区中，甲、乙类传染病总报告发病率居前 5 位的市依次为：地区 11（411.97/10 万）、地区 7（383.39/10 万）、地区 3（358.19/10 万）、地区 8（355.93/10 万）、地区 1（328.72/10 万）。

全省 11 个地区甲、乙类传染病报告发病率波动在 272.62/10 万～411.97/10 万。报告发病率最低的市为地区 6（272.62/10 万），明显低于全省平均水平（324.60/10 万）。与 2008 年比，甲、乙类传染病总报告发病率地区 11 上升 18.03%、地区 10 上升 5.28%、地区 6 上升 2.75%、地区 5 上升 1.00%、地区 9 上升 0.39%；地区 2 下降 10.80%、地区 3 下降 9.94%、地区 1 下降 9.82%、地区 8 下降 8.62%、地区 4 下降 8.00%、地区 7 下降 2.10%。

**4. 重点传染病疫情简析**

（1）肠道传染病：除脊髓灰质炎无病例报告外，霍乱、甲肝、戊肝、肝炎（未分型）、痢疾、伤寒与副伤寒等均有病例报告，报告病种与 2008 年一致，共报告发病数 15 104 例（表 5-3），占甲、乙类传染病总发病数的 9.09％，低于 2008 年 12.92％的比例；报告死亡病例 4 例［肝炎（未分型）2 例、戊肝 1 例、伤寒 1 例］，报告死亡病例数与 2008 年相同。报告死亡数占甲、乙类传染病总死亡数的 1.23％，略低于 2008 年的 1.87％。

与 2008 年相比，肠道传染病总报告发病率下降 33.82％，除霍乱较 2008 年上升了 56.27％外，其余各病种均有所下降［痢疾下降 45.31％、伤寒/副伤寒下降 36.75％、甲肝下降 26.81％、肝炎（未分型）下降 18.22％、戊肝下降 0.23％］。全省报告发病数居前 5 位的地区依次为：地区 1（3445 例）、地区 8（1925 例）、地区 2（1912 例）、地区 7（1838 例）、地区 3（1835 例）。

表 5-3　2009 年全省肠道传染病发病按地区分布情况

| 地区 | 霍乱 | 甲肝 | 戊肝 | 肝炎（未分型） | 痢疾 | 伤寒副伤寒 | 合计 |
|---|---|---|---|---|---|---|---|
| 1 | 25 | 144 | 412 | 191 | 2 582 | 91 | 3 445 |
| 8 | 0 | 110 | 301 | 687 | 729 | 98 | 1 925 |
| 2 | 0 | 180 | 188 | 570 | 793 | 181 | 1 912 |
| 7 | 1 | 152 | 155 | 457 | 980 | 93 | 1 838 |
| 3 | 0 | 124 | 191 | 896 | 430 | 194 | 1 835 |
| 4 | 3 | 96 | 122 | 488 | 386 | 98 | 1 193 |
| 6 | 1 | 105 | 117 | 307 | 451 | 34 | 1 015 |
| 5 | 0 | 106 | 139 | 188 | 393 | 27 | 853 |
| 10 | 0 | 25 | 155 | 82 | 160 | 28 | 450 |
| 9 | 0 | 23 | 117 | 69 | 120 | 6 | 335 |
| 11 | 0 | 13 | 15 | 133 | 111 | 21 | 293 |

（2）呼吸道传染病：除传染性非典型性肺炎、白喉无病例报告外，麻疹、肺结核、流脑、百日咳、猩红热等病种均有病例报告，且 2009 年新增了甲型 H1N1 流感，共报告发病数 51 594 例，占甲、乙类总发病数的 31.04％，与 2008 年的 31.14％基本持平；报告死亡病例 196 例（肺结核 159 例、流脑 4 例、甲型 H1N1 流感 33 例），报告死亡数占甲、乙类总死亡数的 60.31％，高于 2008 年的 35.05％。肺结核发病数占呼吸道传染病的 70.86％（略低于 2008 年的 74.71％）。

与 2008 年相比，呼吸道传染病总报告发病率略有下降（-6.19％），除 2009 年新增的甲型 H1N1 流感外，其余各病种的发病率均有所下降，其中麻疹下降 87.56％、百日咳下降 50.60％、流脑下降 37.55％、猩红热下降 21.39％、肺结核下降 11.03％。呼吸道传染病报告死亡率上升 158.30％（其中肺结核死亡率上升 134.52％，2009 年新增报告病种甲型 H1N1 流感的死亡率为 25.18/10 万），病死率上升 174.20％（其中肺结核病死率上升 163.58％，2009 年新增报告病种甲型 H1N1 流感的病死率为 0.26％）。全省报告发病数居前 5 位的地区依次为：地区 3 (11 812 例)、地区 1 (7492 例)、地区 2 (6606 例)、地区 8 (5821 例)、地区 7 (4956 例)。

（3）血源及性传播传染病：艾滋病、乙肝、丙肝、淋病、梅毒均有病例报告，报告发病数 98 253 例，占甲、乙类总发病数的 59.12%，略高于 2008 年的 55.15%。报告死亡病例 72 例（艾滋病 68 例，乙肝 3 例，丙肝 1 例），报告发病病种与去年相同，报告死亡数占甲、乙类总死亡数的 22.15%，比 2008 年的 33.18% 有明显下降。另外，报告检出 HIV 感染者 934 例，其中死亡 24 例（阳性检出数未计入发病数中）。与 2008 年比，血源及性传播传染病总报告发病率上升 0.85%，其中艾滋病、梅毒、丙肝分别上升 52.29%、10.98%、6.70%，乙肝和淋病分别下降 4.36%、9.73%，HIV 感染者上升 19.10%。总报告死亡率上升 0.21%，其中死亡率上升的病种仅艾滋病（上升 11.97%）一种。总报告病死率下降 0.54%，其中乙肝病死率下降了 69.18%、艾滋病下降了 26.45%。

全省报告发病数居前 5 位地区依次为：地区 3 (17 157 例)、地区 1 (13 941 例)、地区 8 (12 797 例)、地区 7 (12 365 例)、地区 2 (10 000 例)。

（4）自然疫源及虫媒传染病：除鼠疫、人感染高致病性禽流感和炭疽无病例报告外，流行性出血热、狂犬病、乙脑、登革热、布病、钩体病、血吸虫病、疟疾等均有病例报告，报告发病数 1053 例，占甲、乙类总发病数的 0.63%，略低于 2008 年 0.66% 的比例。全年报告死亡病例 38 例（狂犬病 31 例、乙脑和流行性出血热各 3 例、疟疾 1 例），占甲、乙类总死亡数的 11.69%，低于 2008 年 20.09% 的比例。

与 2008 年比，自然疫源及虫媒传染病报告发病率下降 9.35%，报告死亡率下降 12.71%，病死率下降 3.66%。

报告发病率上升的病种有：登革热（上升 2786.96%）、乙脑（上升 68.30%）、血吸虫病（上升 25.81%）和布氏菌病（上升 10.42%）；报告发病率下降的病种有：疟疾（下降 50.02%）、钩体病（下降 34.27%）、流行性出血热（下降 22.56%）和狂犬病（下降 19.44%）。

全省报告发病数居前 5 位地区依次为：地区 7 (274 例)、地区 2 (203 例)、地区 8 (148 例)、地区 4 (105 例)、地区 3 (87 例)。

（5）新生儿破伤风：全省共报告发病 189 例，报告发病率 0.31‰，报告发病率比 2008 年下降 20.34%。全省报告死亡病例 15 例，报告死亡率 0.024‰，比 2008 年下降 28.95%；报告病死率为 7.94%，比 2008 年下降 10.81%。

2008～2009 年全省甲乙类传染病报告发病数分类构成见图 5-8。

## （二）丙类传染病疫情

2009 年全年共报告丙类传染病 9 种，报告发病 189 449 例，报告死亡病例 13 例。报告发病病种比 2008 年增加了流行性和地方性斑疹伤寒 1 种；报告死亡病种与 2008 年相同，均为手足口病和其他感染性腹泻病。2009 年××省丙类传染病总报告发病率 370.02/10 万，报告发病情况详见表 5-4，其中以其他感染性腹泻病报告发病率最高（156.45/10 万），其他依次为手足口病（135.74/10 万）、流行性腮腺炎（44.20/10 万）、风疹（16.02/10 万）、流行性感冒（14.23/10 万）、急性出血性结膜炎（3.34/10 万）等，报告

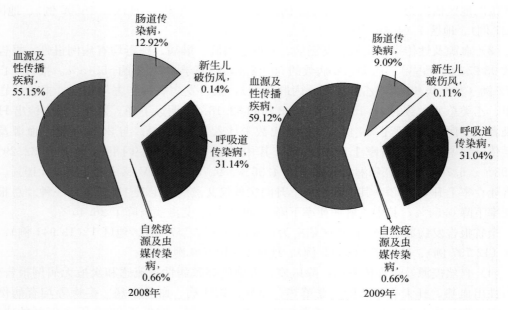

图 5-8　2008～2009 年甲、乙类传染病报告发病数分类构成

发病数位于前 3 位的病种为其他感染性腹泻病、手足口病、流行性腮腺炎，分别占丙类传染病报告总数的 42.28％、36.69％、11.94％。与 2008 年比，全省丙类传染病报告发病率下降了 7.98％，死亡率、病死率分别上升了 28.28％、40.82％。

报告发病率上升的病种主要有流行性感冒和手足口病，其余各种疾病均有不同程度下降，以急性出血性结膜炎、风疹和麻风病下降较为明显（表 5-4）。

表 5-4　2009 年××省丙类传染病报告发病情况

| 病　种 | 发病数 | 构成比例（％） | 发病率升降比例（％） |
| --- | --- | --- | --- |
| 流行性感冒 | 7 288 | 3.847 | 705.66 |
| 流行性腮腺炎 | 22 629 | 11.945 | −20.83 |
| 风疹 | 8 203 | 4.330 | −57.70 |
| 急性出血性结膜炎 | 1 711 | 0.903 | −75.31 |
| 麻风病 | 5 | 0.003 | −44.94 |
| 斑疹伤寒 | 7 | 0.004 | — |
| 包虫病 | 1 | 0.001 | — |
| 其他感染性腹泻病 | 80 104 | 42.283 | −29.06 |
| 手足口病 | 69 501 | 36.686 | 87.05 |

各地区丙类传染病报告的报告发病率差别明显，发病率居前 3 位的地区依次为：地区 8（495.33/10 万）、地区 5（471.10/10 万）和地区 9（434.40/10 万），而地区 11（177.06/10 万）、地区 7（295.74/10 万）和地区 10（273.34/10 万）的报告发病率则明显低于全省平均水平。

从丙类传染病的季节分布来看，全年报告病例数自 3 月开始出现上升，至 6～7 月份达到高峰，之后有所回降并维持在一定的发病水平（图 5-9）。丙类传染病的发病水平受其他感染性腹泻病和手足口病的影响较大，三者的走势基本一致，若除去这两种疾病，其余病种全年的走势则比较平稳（图 5-9）。

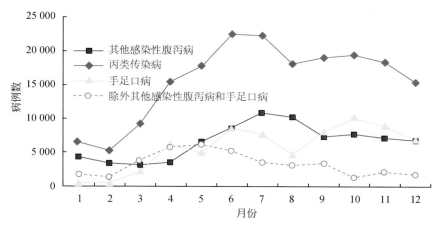

图 5-9　2009 年××省丙类传染病发病数按月分布情况

## 二、传染病疫情专题分析

以××省 2009 年结核病疫情为例进行专题统计分析。

2009 年全省共报告肺结核 36 560 例，死亡 159 例，报告发病率为 71.41/10 万，居甲、乙类传染病第二位，报告死亡率为 0.31/10 万，病死率为 0.43%。报告发病率比 2008 年下降 11.03%，死亡率增加 134.59%，病死率增加 163.58%。

### （一）地区分布

全年全省 92 个县（市、区）均有病例报告，报告发病率较高的有地区 10（98.11/10 万）、地区 3（88.79/10 万）、地区 7（81.82/10 万）、地区 4（69.53/10 万）和地区 1（65.62/10 万）；报告发病数以地区 3（7663 例）、地区 1（4982 例）、地区 2（4334 例）、地区 7（4161 例）和地区 8（3816 例）等为多。各县（市、区）报告发病率以 LW 区（353.98/10 万）明显较高，其次依次为 PJ 县（140.69/10 万）、CS 县（128.03/10 万）、YH 县（110.54/10 万）和 QT 县（110.45/10 万）等。

与 2008 年比，3 个地区报告发病率上升，8 个地区报告发病率下降，下降幅度居前的有：地区 3（−26.77%）、地区 8（−23.54%）、地区 4（−6.55%）、地区 7（−5.69%）、地区 10（−5.36%）。

除地区 11 外，其余 10 个地区均有死亡病例报告，以地区 1（36 例）、地区 8（23 例）、地区 10（22 例）、地区 3（17 例）和地区 7（16 例）5 市为多，报告死亡数较多的县（市、区）有 HY 区（9 例）、JD 市（8 例）、RA 市（8 例）、DQ 县（7 例）、CS 县（7 例）、JS 市（7 例）等。

### （二）时间分布

全年都有发病，以 3～5 月份报告数略多，12 月份最低，但无明显季节性。全年各月均有死亡报告，除 3～5 月略多外，其余月份的报告死亡数较少。

### （三）人群分布

发病主要集中在 20～49 岁青壮年组占总数的 55.80％，50 岁以上组占 38.35％，15～19 岁组占 5.28％；而 15 岁以下儿童发病仅占 0.58％。以农民发病为主（42.38％），其次为民工（19.63％）、工人（12.97％）、家务及待业（5.30％）等。

从性别分布来看，男女发病数之比为 2.41∶1。男性死亡数多于女性，男女之比 3.82∶1。159 例死亡病例中 96 例（60.38％）为 70 岁以上年龄组，可见肺结核的死亡病例主要为老年病例。死亡病例的职业以农民（116 例）为主，占 72.96％；其次是离退休人员 17 例（10.69％）、工人 8 例（5.03％），民工 5 例（3.14％）等。

### （四）各型肺结核的发病、死亡情况

在报告的 36 560 例病例中，涂阳病例占 36.21％，菌阴病例占 55.93％，未痰检病例占 7.75％，仅培阳病例占 0.11％，以菌阴病例所占比例为高，其次为涂阳病例；159 例死亡病例中，涂阳病例占 67.30％，菌阴与未痰检病例分别占 28.30％和 4.40％，仅培阳病例无死亡病例报告，以涂阳病例死亡比例最高。

### （五）病人登记情况

2009 年，全省共登记结核病人总数 38 612 例，登记率为 75.4/10 万，其中：肺结核病例 34 913 例，占总病人数的 90.42％；结核性胸膜炎 2407 例，占 6.23％；其他肺外结核 1292 例，占 3.35％。

2009 年，涂阳肺结核病例 13 904 例，登记率为 27.2/10 万，登记数比上一年度同期上升了 3.0％，本季度比上季度登记数下降了 16.0％。初治中，涂阳新病人 12 303 例，登记率为 24.0/10 万，与上一年度同期比较几乎无变化，本季度比上季度登记数下降了 13.3％。涂阴肺结核病例 20 857 例，与涂阳肺结核比例为 1.50∶1。未查痰肺结核病例 156 例。

2009 年全省登记的涂阳病人中初治 12 310 例，复治 1598 例，初复治比例为 7.7，复治占涂阳肺结核病人总数的 11.49％。

### （六）涂阳病人痰检阴转情况

涂阳病人满 2 个月阴转率 84.7％（11 864/14 007），有 794 人满 2 个月未查痰；满 3 个月阴转率 90.21（12 637/14 007），有 10 848 人满 3 个月未查痰。

全省涂阳病人满两个月阴转率较高的地区有：地区 11（92.99％）、地区 8（90.99％）、地区 10（90.60％）、地区 1（89.97％）、地区 7（86.92％），而地区 6（73.67％）、地区 4（75.40％）较低；满 3 个月阴转率较高的地区有：地区 11

（96.73％）、地区 10 （95.30％）、地区 8 （94.50％）、地区 1 （93.28％）、地区 7 （93.27％），而地区 6 （79.75％）、地区 4 （84.58％）较低。

新涂阳病人满 2 个月阴转率 88.63％ （10 564/12 336），有 655 人满 2 个月未查痰；满 3 个月阴转率 90.96％ （11 221/12 336），有 9642 人满 3 个月未查痰。

全省新涂阳病人满 2 个月阴转率较高的市有：地区 11 （93.75％）、地区 10 （91.24％）、地区 1 （90.95％）、地区 8 （90.86％）、地区 7 （87.91％），而地区 6 （73.89％）、地区 4 （76.62％）较低；满 3 个月阴转率较高的市有：地区 11 （97.11％）、地区 10 （96.08％）、地区 8 （94.35％）、地区 1 （93.97％）、地区 7 （93.92％），而地区 6 （80.15％）、地区 4 （85.46％）较低。

### （七）全省涂阳病人的登记满一年转归情况

**1. 全省涂阳病人的转归情况** 2009 年，全省登记满一年转归涂阳肺结核病人 14 405 例，其中治愈 12 759 例，治愈率 88.57％，完成治疗 126 例，完成治疗率 0.87％，死亡 358 例，死亡率 2.49％，失败 260 例，失败率 1.80％，丢失 94 例，丢失率 0.65％，其他 808 例，占 5.61％。

**2. 新涂阳病人的转归情况** 2009 年，全省登记满一年转归新涂阳肺结核病人 12 811 例，其中治愈 11 540 例，治愈率 90.08％，完成治疗 97 例，完成治疗率 0.76％，死亡 296 例，死亡率 2.31％，失败 197 例，失败率 1.54％，丢失 78 例，丢失率 0.61％，其他 603 例，占 4.71％。

**3. 复治涂阳病人的转归情况** 2009 年，全省登记满一年转归复治涂阳病人 1594 例，其中治愈 1219 例，治愈率 76.47％，完成治疗 29 例，完成治疗率 1.82％，死亡 62 例，死亡率 3.89％，失败 63 例，失败率 3.95％，丢失 16 例，丢失率 1.00％，其他 205 例，占 12.86％。

以地区为单位，各地区的新涂阳病人的治愈率完成较好，均超过 85％指标。与 2008 年同期相比，全省涂阳病人的治愈率有轻微上升，新涂阳病人的治愈率从 89.16％上升至 90.08％。

肺结核病人的系统管理率为 96.32％，其中新涂阳肺结核病人的系统管理率为 97.99％。

### （八）结核病发病的影响因素

根据全省新涂阳肺结核病人满一年转归情况的分析，新涂阳病人的治愈率为 90.08％，与去年（89.16％）以及与上季度（87.59％）比较均有所上升。部分地区肺结核治愈率不理想的一个原因可能是全国结核病信息管理系统经优化后于 3 月份开始运行，运行时间比较仓促，新老系统存在较大差异，使跨区域流动人口病人较多的地区的病程信息不能及时获取，对这些地区治愈率影响较大。

新涂阳肺结核的发病主要集中在 15～24 岁、25～34 岁、35～44 岁年龄段，45～54 岁、55～64 岁、65～74 岁和 75 岁以上的病人也占较高的比例，在这些年龄段中随着年龄段的上升发病人数逐渐下降。男性比女性高，职业分布基本上集中在农民、民工、工人等，说明肺结核的发病集中在低收入人群和主要劳动力中。今后防治工作中要区分重点人群，针对该部分人群的结核病，不断加强宣传教育，加强规范治疗与督导。对于聚集性高的病人群体，如民工、学生群体，应加强疾病监测，及时控制疫情，防止蔓延。

# 第五节　小　　结

"国家数字卫生关键技术和区域示范运用研究"项目建立的"居民电子健康档案系统"动态地记录一个居民从孕育到死亡整个过程，传染病发生、诊断、治疗、转归以及病人管理等全过程的信息。综合分析这些信息，既可以了解传染病发生现状和流行特征，为传染病防治提供科学的指导依据，也可以从个体和群体这两个方向探讨影响传染病流行的因素。

本章首先详细介绍了"系统"所收集的居民传染病相关数据的报告来源、分类以及主要的内容，重点介绍了艾滋病、结核病、病毒性肝炎等重大传染病信息数据的内容和结构，便于使用者了解与传染病相关数据的形式与内容。

其后，本章结合"系统"所收集的传染病相关数据资料，详细介绍了使用者利用这些资料可以进行哪些指标的分析，这些指标分析结果具有哪些公共卫生学意义，以及如何进行这些指标的统计分析。

在本章的最后，以模拟数据为例介绍如何开展常规分析和专题分析。

（柴程良）

# 第六章　慢性非传染性疾病分析

慢性非传染性疾病对人类的健康危害越来越大。过去几十年的经验表明，单靠临床治疗无法控制慢性病的增长趋势，而社区预防却有明显的效果，但社区预防必须借助于信息化平台才能提高管理效果。"国家数字卫生关键技术和区域示范应用研究"项目建立了标准统一、数据共享的"全人全程电子健康档案系统"，该系统可动态记录居民从健康—亚健康—疾病—死亡全过程，通过数据的实时交换与分析，为政府与社区一线的医务人员提供了宝贵的数据，为我国的疾病预防、控制真正起到了促进作用。

## 第一节　概　　述

慢性非传染性疾病，是对一类起病隐匿、长期困扰病人、病情迁延不愈、缺乏确切的传染性生物病因证据，病因复杂且有些尚未被确认的疾病的概括性总称。慢性病包括心脏病、脑血管病（脑卒中）、癌症、慢性呼吸道疾病和糖尿病。

慢性病导致过早死亡，严重降低患者的生存质量，对家庭、社区和整个社会产生巨大的、负面的且被低估的经济影响。

### 一、慢性病的流行现状

近 40 年，我国主要慢性病的死亡率、发病率、患病率持续上升。其中，脑血管病死亡率位居世界第 2 位，胃癌、肝癌、食管癌、鼻咽癌死亡率居世界首位。近期，卫生部与 WHO 联合举行仪式，发布了《中国慢性病报告》及全球报告《预防慢性病———项至关重要的投资》中文版。报告显示，慢性病正在严重威胁全球居民的健康与生命，慢性病的危害 80％发生在中低收入的发展中国家。其中，我国居民面临的健康问题十分严峻。2005年，全球总死亡人数为 5800 万，其中近 3500 万人死于慢性病，而我国慢性病死亡人数占了 750 万。未来 10 年，全世界慢性病死亡人数还将增长 17％。而在我国，如果没有强有力的干预措施，慢性病死亡人数将增长 19％，其中糖尿病死亡人数甚至可能增长 50％。

### 二、慢性病所带来的经济负担

我国目前约有 25％的城市居民患各种慢性病，60％的就诊病人为慢性病，慢性病在我国住院疾病结构中的比例也在不断升高。1996 年城市医院中患恶性肿瘤、脑血管病、心脏病等住院病人的比例较 1990 年上升了 31.6％，而县级医院则上升 31.1％。慢性病病程长，治愈率低，复发率高，一旦发展，治疗费用很高，随着我国居民对治疗慢性病的卫生需求和利用不断增加，这种需求与利用成为卫生费用过度增长的重要因素。卫生部《城市卫生资源配置适应疾病模式转变研究报告》的研究结果表明：慢性病医疗费用上升主要与慢性病例人均治疗费用增加及患病率上升有关，费用占 92.27％，人口数量增加等其他因素仅占 7.73％。由此可见，医疗费用的增长速度已超过居民的承受能力，也将会对国民经济形成压力。

综上所述，鉴于心、脑血管疾病与恶性肿瘤引起的高发病率、高死亡率、高致残率已成为影响人群健康的主要慢性病，这些疾病多有终生带病倾向，对这些疾病的研究和防治现已远远超出了临床范围，因而需要应用流行病学的方法，研究这些疾病在人群中的发生、发展和防治规律。本章主要依据"国家数字卫生关键技术和区域示范运用研究"建立的"居民电子健康档案系统"，动态记录了辖区居民健康信息相关数据，通过对高血压、糖尿病、肿瘤、脑血管病、精神病等相关数据分析，评价健康教育或干预措施的实施效果，并验证各影响因素对健康的影响程度。

# 第二节　心血管疾病的信息分析

## 一、概述

心血管系统疾病包括心脏和血管疾病，是现代社会严重威胁人类健康，引起死亡的主要疾病。20 世纪 30 年代以后，在发达国家，心血管疾病引起的死亡在死亡病因构成比中占居首位。根据美国的统计资料，1950 年心脏病的死亡人数超过肿瘤、结核、腹泻和肺炎所引起的死亡总和。本节主要介绍心血管疾病的流行特征及运用"国家数字卫生关键技术和区域示范运用研究"建立的"居民电子健康档案系统"，对社区居民的心血管疾病流行特征与社区综合管理情况进行分析。

## 二、心血管疾病的流行特征

### (一) 地区分布

高血压的患病率在不同国家、地区或种族之间有较大差别，发达国家一般较发展中国家高，尚未开发的山区和岛屿的人群患病率一般较低。根据 WHO MONICA（心血管疾病危险因素和趋势的多国监控）方案的资料显示，欧美国家成人高血压患病率一般在 10％～20％，少数国家患病率更高，如法国成年人的高血压患病率不到 15％，而美国达到 20％～25％，亚洲国家高血压患病率在 10％～15％，非洲多数国家的高血压患病率在 3％～10％。

我国各地区高血压患病率差别较大，北方高于南方，东部高于西部；发达地区高于不发达地区；在同一地区城市高于农村；高原少数民族地区患病率较高。

## （二）时间分布

许多发达国家通过全民健康促进和干预控制，高血压患病率呈明显的下降趋势，如美国从 1971 年的 36.3％下降至 1991 年的 20.4％，澳大利亚从 1980 年的 26.7％下降为 1990 年的 18.8％。我国四次全国范围内的大规模高血压流行病学调查结果显示：近 50 年来，我国高血压患病率和死亡率人数持续增加，其中 1991～2002 年的患病率增加了 31％。我国高血压患者人数从 1960 年的 3000 万增加到 1980 年的 5900 万，1991 年又增加到 9400 万，现在是 1.6 亿以上。

## （三）人群分布

**1. 年龄、性别**　国内外的研究表明，血压变化与年龄、性别有关，一般情况是血压高低与年龄成正比，青壮年男性血压高于女性，但老年女性高于男性。我国高血压患病情况抽样调查结果表明，高血压患病率随年龄增长而增加：30 岁以前几乎无变化，30 岁以后持续上升；40 岁以前上升速度缓慢，40 岁以后上升速度显著加快；45 岁以前高血压患病率男性高于女性，45～59 岁年龄组男、女两性水平接近，60 岁以上女性高于男性（较多男性高龄高血压患者已经死亡造成的横断面假象）。

**2. 种族、民族**　不同种族或民族高血压患病率有明显差异。美国的调查结果表明，18 岁以上人群中，黑人的高血压患病率最高，为 32.4％，非西班牙裔的白人为 23.3％，而墨西哥裔的美国人为 22.6％。1991 年我国高血压患病情况抽样调查表明，民族标化患病率最低的为彝族（3.23％）、哈尼族（4.35％）和京族（5.96％），最高的为朝鲜族（20.02％）、哈萨克族（18.97％）和蒙古族（18.24％）。

**3. 职业**　不同职业人群高血压患病率不同。1991 年我国高血压患病情况抽样调查中，各职业高血压粗患病率从低到高排序为农林业劳动者（8.25％）、商业服务人员（8.43％）、生产运输工人（9.20％）、渔民（9.55％）、专业技术人员（10.38％）、办事人员（11.07％）、牧业劳动者（14.97％）和机关企事业干部（21.40％）。

**4. 文化程度**　文化程度不同，高血压患病率也有差异。以我国调查结果为例，文盲及半文盲与大学以上文化程度患病率最高，分别为 22.93％和 16.06％，其他文化程度患病率分别为小学 14.09％、初中 9.32％、高中 7.64％、中专 11.95％、大专 10.85％。

# 三、血压与心血管病危险因素

血压水平与心血管病发病率呈连续正相关。许多与高血压有关疾病发生于通常被认为是"正常血压"者的身上，因此，高血压患者心血管病危险不仅取决于血压水平，还取决于同时存在的其他心血管危险因素的数量和程度。

## （一）高血压发病的危险因素

国际公认的高血压发病危险因素包括超重、高盐膳食及中度以上饮酒。我国流行病学研究也证实这三大因素与高血压发病显著相关，但又各自有其特点。

**1. 体重超重和肥胖或腹型肥胖**　中国成人正常体重指数 BMI[①] 为 19～24kg/m²，体重指数 ≥24kg/m² 为超重，≥28kg/m² 为肥胖。人群体重指数的差别对人群的血压水平和高血压患病率有显著影响。我国人群血压水平和高血压患病率北方高于南方，与人群体重指数差异相平行。基线体重指数每增加 3，4 年内发生高血压的危险女性增加 57%，男性增加 50%。

腹型肥胖：中国成人"代谢综合征"腰围切点的研究表明，我国中年人随着腰围增大，"代谢综合征"成分聚集的 OR 值显著增高；腹部脂肪聚集和危险因素的增加有密切关系。以男性腰围 ≥85cm、女性 ≥80cm 为切点，检出"代谢综合征"的假阳性率和假阴性率相对较低。

我国 24 万成人数据汇总分析表明，BMI≥24kg/m² 者患高血压的危险是体重正常者的 3～4 倍，患糖尿病的危险是体重正常者的 2～3 倍，具有 2 项及 2 项以上危险因素的高血压及糖尿病危险是体重正常者的 3～4 倍。BMI≥28kg/m² 的肥胖者中 90% 以上患上述疾病或有危险因素聚集。男性腰围 ≥85cm、女性 ≥80cm 者高血压的危险为腰围低于此界限者的 3.5 倍，其患糖尿病的危险为 2.5 倍，其中有 2 项及 2 项以上危险因素聚集者的高血压及糖尿病危险为正常体重者的 4 倍以上。

**2. 饮酒**　按每周至少饮酒一次为饮酒计算，我国中年男性人群饮酒率约 30%～66%，女性为 2%～7%。男性持续饮酒者比不饮酒者 4 年内高血压发生危险增加 40%。

**3. 膳食高钠盐**　我国人群食盐摄入量高于西方国家。北方人群食盐摄入量每人每天为 12～18g，南方为 7～8g。膳食钠摄入量与血压水平呈显著相关性，北方人群血压水平高于南方。在控制了总热量后，膳食钠与收缩压及舒张压的相关系数分别达到 0.63 及 0.58。人群平均每人每天摄入食盐增加 2g，则收缩压和舒张压分别升高 2.0mmHg 及 1.2mmHg。

## （二）血压升高是心血管发病的危险因素

血压升高是脑卒中和冠心病发病的独立危险因素。

**1. 血压升高是中国人群脑卒中发病的最重要危险因素**　我国为脑卒中高发国，1997 年，WHO-MONICA 研究报告北京 35～64 岁男性脑卒中事件发生率为 247/10 万人，女性为 175/10 万人。我国 10 组人群研究表明，血压水平与脑卒中发病危险呈对数线性关系，基线收缩压每升高 10mmHg，脑卒中发生相对危险增加 49%（缺血性卒中增加 47%，出血性卒中增加 54%）；舒张压每升高 5mmHg，脑卒中危险增加 46%。东亚人群分析显示，中国和日本人群中，血压升高对脑卒中发病作用的强度为西方人群的 1.5 倍。我国的研究提示老年脑血管病患者在基础和长期治疗中的平均收缩压水平与脑卒中再发有关。中国七城市脑卒中预防研究表明血压水平与脑卒中发生危险性密切相关，收缩压每升高 10mmHg，脑卒中危险就增加 25%。社区干预治疗可使脑卒中发生危险下降 31%。

**2. 血压升高是中国人群冠心病发病的危险因素**　Framingham 心脏研究及多危险因素干预研究（MRFIT）已经证实，血压升高是西方人群冠心病的独立危险因素。首钢公司男性冠心病危险因素的前瞻性研究显示，收缩压在 120～139mmHg 时，冠心病相对危险

---

① BMI＝体重（kg）/ [身高（m）]²。

性比＜120mmHg 者增高 40%，当收缩压达到 140～149mmHg 时危险性增加 1.3 倍，这同样说明了血压升高在中国人群中对冠心病发病的作用。因此，血压急剧升高可诱发急性心肌梗死。

**3. 血压升高增加心力衰竭和肾脏疾病的危险**　有高血压病史者的心力衰竭危险比无高血压病史者高 6 倍。舒张压每降低 5mmHg，可使发生终末期肾病的危险减少 1/4。据中国心血管健康研究调查，我国心力衰竭患病率为 0.9%，估计全国有心力衰竭患者 400 万。

**4. 脉压对老年人心血管发病的影响**　脉压增大是反映动脉弹性差的指标。中国收缩期高血压研究（Syst-China）、欧洲收缩期高血压研究（Syst-Eur）和欧洲工作组老龄人群高血压研究（EWPHE）等老年人高血压试验汇总分析表明，60 岁以上老年人基线脉压与总死亡、心血管性死亡、脑卒中和冠心病发病均呈显著正相关。我国的研究提示老年脑血管病患者脉压水平与脑卒中再发有关。

### （三）心血管病发生的其他危险因素

心血管发病是多种危险因素综合作用的结果，几种危险因素中度升高时对心血管发病的绝对危险可超过单独一种危险因素高度升高造成的危险。我们在考虑高血压病人的治疗方针和力度时，不仅应根据其血压水平，还应同时考虑其他危险因素。心血管发病的其他危险因素如下。

**1. 年龄**　心血管发病随年龄而升高。如北京 35～74 岁居民，年龄每增长 10 岁，冠心病发病率增高 1～3 倍，脑卒中发病率增高 1～4 倍。这是由于多数危险因素水平随年龄的增长而升高，虽然年龄越大增高的速度有所减慢，但由于老年发病率高，故绝对危险仍很高。

**2. 性别**　男性心血管发病率高于女性，我国 14 个人群监测 5 年结果显示，25～74 岁男性冠心病，脑卒中发病率分别为女性的 1.1～6.2 和 1.2～3.1 倍。

**3. 吸烟**　吸烟是心血管疾病的主要原因。吸烟量与心血管疾病风险呈正相关。如其他因素如高血压、高脂血症或糖尿病存在，吸烟对心血管系统的危害更大。我国 10 组队列人群前瞻性研究表明，吸烟者冠心病发病的相对危险比不吸烟者增高 2 倍，缺血性卒中危险增高 1 倍，癌症死亡危险增高 45%，总死亡危险增高 21%。北京资料表明，吸烟总量每增加 1 倍，急性心肌梗死发病危险就增加 4 倍。

**4. 血脂异常**　血清总胆固醇（TC）和低密度脂蛋白胆固醇（LDL-C）升高是冠心病和缺血性卒中的危险因素。首钢男工血 TC 200～239mg/dl 者，冠心病发病危险为 TC＜200mg/dl 者的 2 倍，TC＞240mg/dl 者的发病危险为 TC＜200mg/dl 者 3 倍。上海一组职工资料也表明，虽然血 TC 水平低于西方，但其与冠心病死亡的相对危险仍呈对数线性关系。说明血 TC 作为冠心病发病的危险因素，没有最低阈值。另一方面，也有资料提示如血 TC 过低（＜140mg/dl），有可能增加出血性卒中的发病危险。我国 14 组人群研究显示，人群中高密度脂蛋白胆固醇（HDL-C）均值与冠心病发病率呈显著负相关。

**5. 超重和肥胖**　超重和肥胖是高血压发病的危险因素，同时也是冠心病和脑卒中发病的独立危险因素。基线时 BMI 每增加 $1kg/m^2$，冠心病发病危险增高 12%，缺血性卒中危险则增高 6％。这些数据提示超重和肥胖是我国人群冠心病和缺血性卒中发病的独立危险因素。

**6. 其他** 包括左心室肥大、血栓因素、心房颤动等。

# 四、心血管病（高血压）社区综合管理

各城区社区卫生服务中心在高血压管理方面已形成一套完整的管理体系，基层社区医生通过普查、筛检等检出的高血压个体逐一进行分析、登记、注册、建卡，建立高血压档案并逐一输入健康档案信息系统，通过门诊医院信息系统（HIS）与健康档案的联网，真正形成了慢性病动态管理［高血压诊断标准按照《中国高血压防治指南（2005 版）》］。现我们运用"国家数字卫生关键技术和区域示范运用研究"项目所建立的标准统一、数据共享的"居民电子健康档案系统"，通过数据采集并采用计算机时序多维空间方法对健康管理指标进行动态逻辑分析，动态掌握各地区居民主要患病情况、易感人群和主要危险因素，为提高社区慢性病管理水平和提升社区卫生考核评价的科学性和时效性提供依据。

## （一）基本情况

某地区人口的基本情况如表 6-1 所示。

**表 6-1 省（市）基本情况**

| 地区人口数 | 建档人口数 | 高血压发现人数 | 管理人数 | 血压控制人数 |
| --- | --- | --- | --- | --- |
| 230 000 | 210 000 | 90 000 | 80 000 | 40 000 |

## （二）患病情况

**1. 高血压患病率** 表 6-2 显示的是某地不同年龄段、不同性别、城市与农村高血压的患病率。

**表 6-2 省（市）高血压患病率** （单位：%）

| 年龄组（岁） | 城市 | | | 城乡结合处 | | | 农村 | | |
| --- | --- | --- | --- | --- | --- | --- | --- | --- | --- |
| | 男 | 女 | 合计 | 男 | 女 | 合计 | 男 | 女 | 合计 |
| 15～24 | 6.32 | 3.50 | 5.44 | 5.50 | 4.32 | 5.76 | 13.75 | 5.63 | 9.76 |
| 25～34 | 13.31 | 6.25 | 10.46 | 12.25 | 5.31 | 10.57 | 16.73 | 8.26 | 14.57 |
| 35～44 | 24.62 | 13.53 | 19.69 | 13.53 | 10.62 | 11.60 | 23.77 | 16.49 | 18.60 |
| 45～54 | 36.39 | 31.62 | 33.22 | 32.62 | 30.39 | 32.56 | 27.44 | 25.36 | 26.56 |
| 55～64 | 51.38 | 54.28 | 52.90 | 53.28 | 50.38 | 50.61 | 43.59 | 47.53 | 45.61 |
| 65 岁以上 | 62.16 | 59.33 | 61.22 | 60.33 | 55.16 | 56.38 | 53.22 | 56.75 | 54.38 |

**2. 文化程度** 表 6-3 和图 6-1、图 6-2 显示的是某地各区高血压患者的文化程度。从图表可以看出，该地高血压患者的文化程度以大专为主。

表 6-3　某地高血压病人文化程度分析

| 地区 | 总人口数 | 高血压人数 | 高血压患病率（%） | 不同文化程度所占比例（%） | | | | | |
| --- | --- | --- | --- | --- | --- | --- | --- | --- | --- |
| | | | | 研究生 | 本科 | 大专 | 中专 | 小学 | 文盲 |
| 1 | 4 235 | 680 | 16.06 | 5.15 | 22.65 | 35.29 | 18.68 | 17.79 | 0.44 |
| 2 | 4 104 | 720 | 17.54 | 5.28 | 14.58 | 39.86 | 37.50 | 2.22 | 0.56 |
| 3 | 3 512 | 601 | 17.11 | 3.99 | 42.43 | 33.28 | 11.48 | 8.65 | 0.17 |
| 4 | 3 699 | 690 | 18.65 | 1.45 | 18.41 | 30.72 | 36.23 | 12.03 | 1.16 |
| 5 | 4 001 | 601 | 15.02 | 2.33 | 26.29 | 41.93 | 11.65 | 16.64 | 1.16 |
| 6 | 3 652 | 350 | 9.58 | 5.14 | 31.14 | 57.43 | 5.71 | 0.57 | 0.00 |
| 7 | 4 111 | 700 | 17.03 | 5.14 | 22.86 | 35.29 | 28.71 | 6.14 | 1.86 |
| 8 | 3 001 | 369 | 12.30 | 5.42 | 21.95 | 25.20 | 26.29 | 19.78 | 1.36 |
| 9 | 3 210 | 410 | 12.77 | 2.44 | 29.76 | 35.85 | 29.51 | 1.95 | 0.49 |
| 10 | 4 010 | 510 | 12.72 | 3.92 | 22.16 | 40.00 | 21.57 | 12.35 | 0.00 |
| 11 | 4 235 | 489 | 11.55 | 4.50 | 25.15 | 26.58 | 22.90 | 20.65 | 0.20 |
| 合计 | 41 770 | 6 120 | 14.65 | 4.04 | 24.62 | 36.16 | 23.64 | 10.82 | 0.72 |

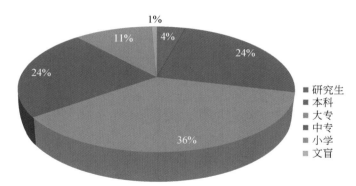

图 6-1　某地高血压患者文化程度分析

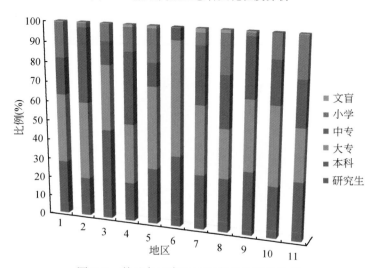

图 6-2　某地各区高血压患者文化程度分析

**3. 医疗保障**　表 6-4 显示了不同地区的高血压患者所享受的医疗保障情况。

表 6-4　不同地区高血压患者医疗保障比较　　　　　　（单位：%）

| 地区 | 城镇居民医疗保险 | 职工医疗保险 | 新农合 | 其他 |
|---|---|---|---|---|
| 1 | 42.0 | 35.4 | 12.6 | 10 |
| 2 | 30.0 | 30.5 | 27.4 | 12.1 |
| 3 | 25.4 | 45.5 | 22 | 7.1 |
| 4 | 15.8 | 32.7 | 31.5 | 20 |
| 5 | 36.2 | 35.8 | 20 | 8 |
| 6 | 29.1 | 30.9 | 21 | 19 |

## （三）危险因素

**1. 吸烟、饮酒和饮食生活习惯**　表 6-5 和图 6-3 与图 6-4 分析了某地各区高血压病人的生活习惯情况。

表 6-5　某地各区高血压患者生活习惯分析

| 地区 | 高血压人数 | 吸烟率（%） | 饮酒率（%） | 饮食嗜好比例（%） | | | |
|---|---|---|---|---|---|---|---|
| | | | | 偏甜 | 偏咸 | 偏油 | 无偏好 |
| 1 | 680 | 32.0 | 35.4 | 24.0 | 12.7 | 6.5 | 24.8 |
| 2 | 720 | 40.0 | 30.5 | 10.9 | 27.0 | 13.4 | 20.7 |
| 3 | 601 | 25.4 | 45.5 | 11.0 | 15.6 | 8.0 | 25.5 |
| 4 | 690 | 25.8 | 32.7 | 6.8 | 21.7 | 11.1 | 29.4 |
| 5 | 601 | 16.2 | 35.8 | 8.7 | 17.0 | 9.8 | 24.6 |
| 6 | 350 | 19.1 | 30.9 | 2.0 | 5.0 | 8.0 | 20.0 |
| 7 | 700 | 21.2 | 36.0 | 8.9 | 15.5 | 15.6 | 30.0 |
| 8 | 369 | 15.1 | 28.1 | 9.3 | 9.7 | 7.3 | 10.6 |
| 9 | 410 | 22.2 | 32.2 | 14.7 | 12.1 | 8.0 | 13.4 |
| 10 | 510 | 39.3 | 31.3 | 20.4 | 11.0 | 6.3 | 13.3 |
| 11 | 489 | 16.4 | 32.3 | 13.0 | 11.2 | 10.1 | 14.6 |
| 合计 | 6 120 | 25.8 | 34.1 | 12.1 | 15.5 | 9.8 | 21.8 |

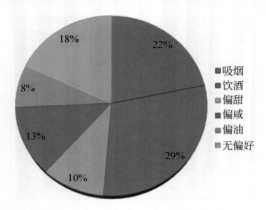

图 6-3　某地高血压患者生活习惯分析

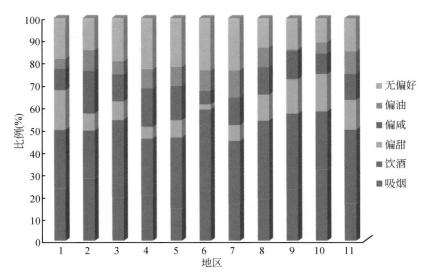

图 6-4 某地各区高血压患者生活习惯分析

**2. 吸烟** 表 6-6 和图 6-5 显示的是某地高血压人群的吸烟情况。

表 6-6 某地高血压人群吸烟情况

| 地区 | 总人数 | 高血压患者人数 | 高血压患者吸烟所占比例（%） |
|---|---|---|---|
| 1 | 4 235 | 2 004 | 45.29 |
| 2 | 4 104 | 1 853 | 40.97 |
| 3 | 3 512 | 1 032 | 45.92 |
| 4 | 3 699 | 988 | 49.42 |
| 5 | 4 001 | 1 735 | 41.10 |

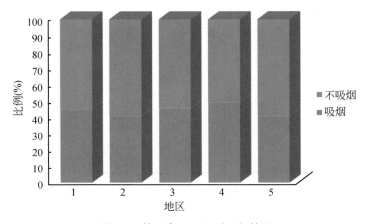

图 6-5 某地高血压人群吸烟情况

**3. 饮酒** 表 6-7 和图 6-6 显示的是某地高血压人群的饮酒情况。

表 6-7    某地整体人群与高血压人群饮酒情况比较

| 地区 | 整体人群 | | | 高血压人群 | | |
|---|---|---|---|---|---|---|
| | 总人数 | 饮酒比例（%） | 不饮酒比例（%） | 总人数 | 饮酒比例（%） | 不饮酒比例（%） |
| 1 | 4 235 | 48.3 | 51.7 | 680 | 59.3 | 40.7 |
| 2 | 4 104 | 50.9 | 49.1 | 720 | 39.9 | 60.1 |
| 3 | 3 512 | 78.1 | 21.9 | 601 | 58.6 | 41.4 |
| 4 | 3 699 | 29.4 | 70.6 | 690 | 28.7 | 71.3 |
| 5 | 4 001 | 22.3 | 77.7 | 601 | 57.1 | 42.9 |

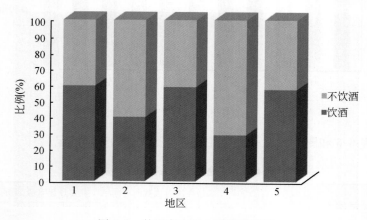

图 6-6    某地高血压人群饮酒情况

**4. 高盐饮食**    表 6-8 和图 6-7 显示的是某地高血压人群的食盐情况。

表 6-8    某地区高血压人群食盐情况

| 地  区 | 高血压人数 | 食盐>6g 人数比例（%） | 食盐≤6g 人数比例（%） |
|---|---|---|---|
| 1 | 680 | 34.9 | 65.1 |
| 2 | 720 | 42.2 | 57.8 |
| 3 | 601 | 40.4 | 59.6 |
| 4 | 690 | 41.2 | 58.8 |
| 5 | 601 | 60.6 | 39.4 |
| 6 | 350 | 44.3 | 55.7 |
| 7 | 700 | 60.9 | 39.1 |
| 8 | 369 | 47.4 | 52.6 |
| 9 | 410 | 64.4 | 35.6 |
| 10 | 510 | 52.2 | 47.8 |
| 11 | 489 | 54.6 | 45.4 |
| 合  计 | 6 120 | 45.4 | 54.6 |

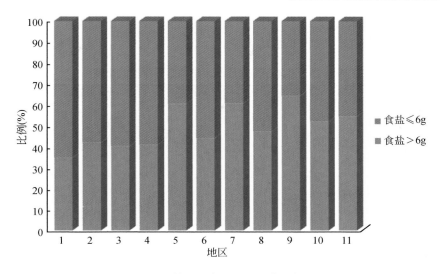

图 6-7　某地区高血压人群食盐情况

**5. BMI 值**　表 6-9 和图 6-8 显示的是某地不同性别、不同 BMI 人群中高血压的患病率。图表显示该地区随着 BMI 值的升高，高血压的患病率随之升高。

表 6-9　某地不同性别、不同 BMI 组人群高血压患病率的比较

| BMI | 男性 | | | 女性 | | |
|---|---|---|---|---|---|---|
| | 总人数 | 高血压人数 | 患病率（%） | 总人数 | 高血压人数 | 患病率（%） |
| <25 | 1 080 | 405 | 37.5 | 1 343 | 427 | 31.8 |
| 25~28 | 192 | 94 | 49 | 365 | 167 | 45.8 |
| ≥28 | 65 | 40 | 61.5 | 117 | 63 | 53.8 |
| 合计 | 1 337 | 539 | 40.3 | 1 825 | 657 | 36.0 |

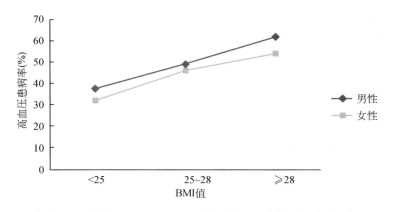

图 6-8　某地不同性别、不同 BMI 组人群高血压患病率的比较

**6. 血脂**　表 6-10 和图 6-9 显示的是某地不同血压组人群血脂情况，图表显示高血压人群的血脂异常率明显高于血压正常的人群。

**表 6-10　某地不同血压组人群血脂异常率的比较**

| 血压等级 | 总人数 | TG 异常 | | TC 异常 | | HDL-C 异常 | | LDL 异常 | |
|---|---|---|---|---|---|---|---|---|---|
| | | 人数 | 比例（%） | 人数 | 比例（%） | 人数 | 比例（%） | 人数 | 比例（%） |
| 理想血压 | 694 | 138 | 19.9 | 19 | 2.7 | 144 | 20.7 | 19 | 2.7 |
| 正常血压 | 739 | 209 | 28.3 | 35 | 4.7 | 151 | 20.4 | 30 | 4.1 |
| 1 期高血压 | 599 | 191 | 31.9 | 53 | 8.8 | 115 | 19.2 | 47 | 7.8 |
| 2 期高血压 | 194 | 80 | 41.2 | 21 | 10.8 | 43 | 22.2 | 20 | 10.3 |
| 3 期高血压 | 80 | 32 | 40 | 8 | 10 | 15 | 18.8 | 6 | 7.5 |

注：TG，三酰甘油；TC，总胆固醇；HDL-C，高密度脂蛋白；LDL，低密度脂蛋白。

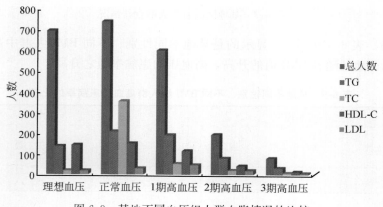

图 6-9　某地不同血压组人群血脂情况的比较

**7. 家族史**　表 6-11 和图 6-10 显示的是某地高血压人群的家族史情况。

**表 6-11　某地区高血压人群家族史情况**

| 地　区 | 高血压人数 | 有高血压家族史比例（%） |
|---|---|---|
| 1 | 680 | 27.50 |
| 2 | 720 | 35.28 |
| 3 | 601 | 32.11 |
| 4 | 690 | 33.91 |
| 5 | 601 | 52.25 |
| 6 | 350 | 30.00 |
| 7 | 700 | 53.71 |
| 8 | 369 | 33.88 |
| 9 | 410 | 52.20 |
| 10 | 510 | 42.35 |
| 11 | 489 | 44.38 |
| 合　计 | 6 120 | — |

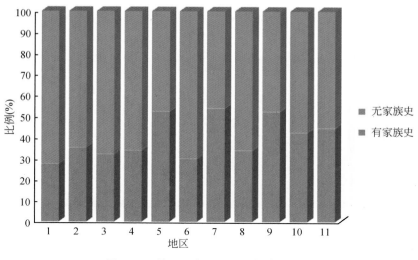

图 6-10　某地区高血压人群家族史情况

## 五、并发症发生情况分析

表 6-12 和图 6-11～图 6-13 显示的是某地高血压人群的并发症发生情况。在图表显示某地高血压人群发生的并发症中，冠心病居第一位，其次是 TIA，肾脏损伤。

表 6-12　某地各区高血压并发症发生情况

| 地　区 | 总人口数 | 高血压人数 | 高血压并发症发病率（%） | | | | | | | | |
| --- | --- | --- | --- | --- | --- | --- | --- | --- | --- | --- | --- |
| | | | 冠心病 | 心肌梗死 | 放支架 | 肾脏损伤 | TIA | 脑出血 | 脑梗死 | 视网膜病变 | 死亡 |
| 1 | 4 235 | 680 | 32.4 | 16.0 | 3.4 | 18.7 | 22.8 | 4.6 | 3.8 | 4.4 | 0.6 |
| 2 | 4 104 | 720 | 27.8 | 12.4 | 1.4 | 23.9 | 26.5 | 3.5 | 3.3 | 6.3 | 0.7 |
| 3 | 3 512 | 601 | 25.6 | 12.5 | 2.2 | 26.0 | 28.6 | 3.2 | 2.3 | 6.8 | 0.3 |
| 4 | 3 699 | 690 | 37.4 | 7.0 | 1.2 | 18.4 | 14.2 | 4.1 | 2.6 | 4.2 | 1.0 |
| 5 | 4 001 | 601 | 27.0 | 11.5 | 1.5 | 17.8 | 14.3 | 5.0 | 2.2 | 6.3 | 0.2 |
| 6 | 3 652 | 350 | 54.6 | 14.9 | 0.0 | 10.0 | 41.7 | 6.9 | 2.0 | 4.0 | 0.0 |
| 7 | 4 111 | 700 | 30.3 | 14.6 | 1.3 | 13.6 | 11.7 | 2.3 | 1.3 | 6.1 | 0.4 |
| 8 | 3 001 | 369 | 40.9 | 16.0 | 1.9 | 20.6 | 20.6 | 6.2 | 4.1 | 11.1 | 0.0 |
| 9 | 3 210 | 410 | 54.1 | 26.1 | 4.1 | 16.6 | 16.8 | 7.6 | 4.1 | 6.6 | 0.5 |
| 10 | 4 010 | 510 | 77.1 | 16.7 | 2.7 | 14.1 | 12.2 | 2.0 | 4.1 | 3.1 | 0.6 |
| 11 | 4 235 | 489 | 33.5 | 8.8 | 0.6 | 18.2 | 10.0 | 1.2 | 1.2 | 6.5 | 0.0 |
| 合　计 | 41 770 | 6 120 | 38.0 | 13.7 | 1.8 | 18.4 | 19.4 | 4.0 | 2.8 | 5.8 | 0.4 |

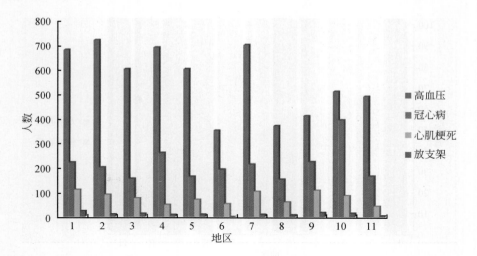

图 6-11 某地各区高血压心血管并发症发生情况

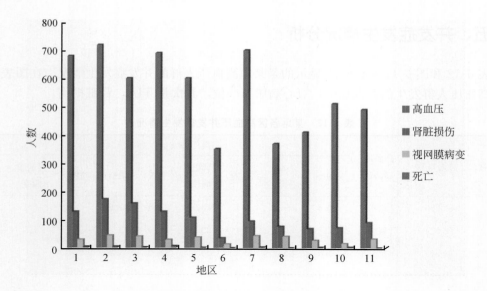

图 6-12 某地各区高血压脑血管并发症发生情况

## 六、高血压病人的管理分析

**1. 健康管理率** 表 6-13 和图 6-14 显示的是某社区高血压人群的健康管理率。图表显示在 2007～2010 年，随着时间的推移，高血压人群的健康管理率逐渐上升（健康管理率＝实际管理人数/发现高血压人数）。

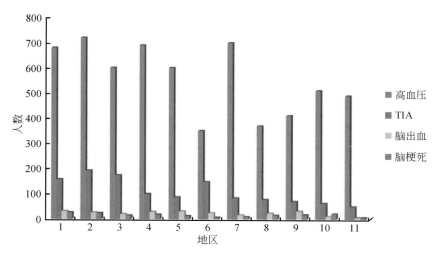

图 6-13　某地各区高血压其他并发症发生情况

**表 6-13　2007～2010 年某社区高血压健康管理率**

| 年份 | 高血压人数 | 实际管理人数 | 健康管理率（％） |
|------|-----------|-------------|-----------------|
| 2007 | 1 154 | 798 | 69.15 |
| 2008 | 1 239 | 890 | 71.83 |
| 2009 | 1 310 | 1 105 | 84.35 |
| 2010 | 1 400 | 1 298 | 92.71 |

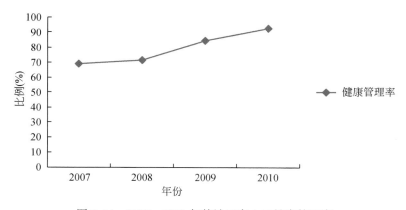

图 6-14　2007～2010 年某社区高血压健康管理率

**2. 随访率**　表 6-14 和图 6-15 显示的是 2007～2010 年某社区高血压人群随访率的变化情况，图表显示在 2007～2010 年，随着时间的推移，某社区高血压人数增加，随访人数随之增加，高血压的随访率呈渐上升状态（随访率＝随访人数/高血压人数）。

表 6-14　2007～2010 年某社区高血压随访率

| 时间（年） | | 高血压人数 | 随访人数 | 随访率（%） |
| --- | --- | --- | --- | --- |
| 2007 年 | 第一季度 | 1 446 | 1 045 | 72.27 |
| | 第二季度 | 1 448 | 1 047 | 72.31 |
| | 第三季度 | 1 548 | 1 147 | 74.10 |
| | 第四季度 | 1 632 | 1 269 | 77.76 |
| 2008 年 | 第一季度 | 1 680 | 1 287 | 76.61 |
| | 第二季度 | 1 722 | 1 396 | 81.07 |
| | 第三季度 | 1 763 | 1 469 | 83.32 |
| | 第四季度 | 1 781 | 1 402 | 78.72 |
| 2009 年 | 第一季度 | 1 853 | 1 698 | 91.64 |
| | 第二季度 | 1 899 | 1 652 | 86.99 |
| | 第三季度 | 2 112 | 1 897 | 89.82 |
| | 第四季度 | 2 198 | 1 987 | 90.40 |
| 2010 年 | 第一季度 | 2 278 | 2 006 | 88.06 |
| | 第二季度 | 2 310 | 2 213 | 95.80 |
| | 第三季度 | 2 354 | 2 210 | 93.88 |
| | 第四季度 | 2 398 | 2 199 | 91.70 |

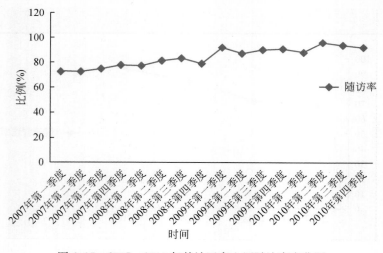

图 6-15　2007～2010 年某社区高血压随访率变化图

**3. 管理人群控制情况**　表 6-15、表 6-16 和图 6-16、图 6-17 显示的是 2007～2009 年某地高血压人群的血压控制情况。根据图表显示，舒张压的控制情况处于相对稳定的状态，控制率始终在 90% 上下，血压值在 80mmHg 上下；收缩压的控制情况改善相对明显，控制率由 51.68% 逐步上升至 67.23%；血压值由（146.14±14.781）mmHg 逐步降至（136.37±13.149）mmHg。

表 6-15 2007～2009 年某地高血压患者血压控制情况变化 （单位：%）

| 时间<br>血压<br>(mmHg) | 2007 年 | | | | 2008 年 | | | | 2009 年 | | | |
|---|---|---|---|---|---|---|---|---|---|---|---|---|
| | 第一<br>季度 | 第二<br>季度 | 第三<br>季度 | 第四<br>季度 | 第一<br>季度 | 第二<br>季度 | 第三<br>季度 | 第四<br>季度 | 第一<br>季度 | 第二<br>季度 | 第三<br>季度 | 第四<br>季度 |
| 收缩压≤140 | 51.68 | 54.62 | 56.30 | 57.77 | 58.61 | 59.66 | 60.92 | 63.03 | 64.71 | 67.02 | 67.65 | 67.23 |
| 舒张压≤90 | 87.82 | 88.66 | 89.28 | 90.34 | 91.39 | 90.55 | 91.81 | 92.44 | 91.81 | 92.23 | 92.44 | 92.86 |
| 收缩压≤140<br>和舒张压≤90 | 41.86 | 50.26 | 51.23 | 32.11 | 43.69 | 58.56 | 54.19 | 57.04 | 42.78 | 61.52 | 60.09 | 49.13 |

表 6-16 2007～2009 年某地高血压病人血压值变化情况 （单位：mmHg）

| 时间<br>血压<br>(mmHg) | 2007 年 | | | | 2008 年 | | | | 2009 年 | | | |
|---|---|---|---|---|---|---|---|---|---|---|---|---|
| | 第一<br>季度 | 第二<br>季度 | 第三<br>季度 | 第四<br>季度 | 第一<br>季度 | 第二<br>季度 | 第三<br>季度 | 第四<br>季度 | 第一<br>季度 | 第二<br>季度 | 第三<br>季度 | 第四<br>季度 |
| 收缩压<br>$\bar{x}\pm s$ | 146.14<br>14.781 | 144.18<br>15.738 | 143.42<br>14.868 | 141.84<br>17.248 | 140.59<br>17.643 | 139.91<br>13.379 | 138.25<br>15.224 | 137.12<br>13.886 | 136.57<br>13.258 | 136.4<br>13.152 | 136.74<br>13.697 | 136.37<br>13.149 |
| 舒张压<br>$\bar{x}\pm s$ | 82.8<br>9.613 | 81.86<br>9.122 | 81.13<br>9.106 | 80.89<br>9.076 | 80.59<br>9.118 | 80.55<br>9.268 | 80.43<br>8.785 | 79.87<br>8.642 | 80.77<br>8.969 | 80.15<br>8.484 | 80.40<br>8.749 | 80.22<br>8.954 |

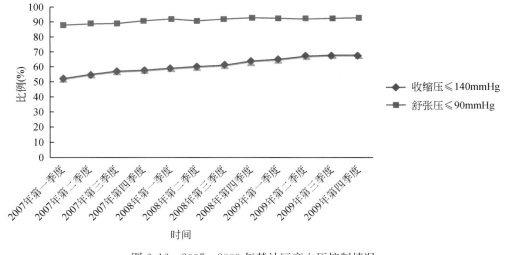

图 6-16 2007～2009 年某社区高血压控制情况

## 七、小结

心血管系统疾病是危害人民健康的重要疾病。通过信息系统对数据的分析，可以及时评估社区人群高血压的患病率及危险因素，发现现存的和潜在的健康问题，针对社区

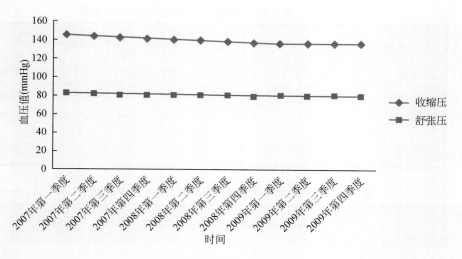

图 6-17　2007～2009 年某地高血压病患者血压值变化图

人群的特点进行针对性的干预，从而达到控制血压的目的。同时信息管理系统可提供病情控制趋势图和阶段性报告，针对个体进行健康教育，制定患者血压、体重和血脂的控制目标，进行个性化管理。信息管理系统为此项工作的开展提供了保障措施，目前已达到了一定的效果，使高血压的管理达到一定的深度和广度，已越来越显示出巨大的优势。

# 第三节　糖尿病的信息分析

## 一、概述

糖尿病是由于胰岛素分泌及（或）作用缺陷引起的以血糖升高为特征的代谢病。长期血糖控制不佳的糖尿病患者，可伴发各种器官，尤其是眼、心、血管、肾、神经损害或器官功能不全或衰竭，导致残废或者早亡。糖尿病中的 90％为 2 型糖尿病，1 型糖尿病仅占 4％～6％，其他类型的糖尿病少见，本节主要介绍 1 型和 2 型糖尿病的流行病学特征并基于社区居民健康档案的基础资料的模拟数据，运用信息化平台对糖尿病人的发生、发展与综合管理情况进行全面的分析，为防治社区糖尿病发生、提高糖尿病人的生存质量，起到积极推动作用。

## 二、1 型糖尿病的流行特征

### （一）地区分布

（1）国家间和地区间 1 型糖尿病发病率在不同地区、不同种族中差异很大。以意大利撒丁岛（每年 36.8/10 万）和北欧的芬兰（36.5/10 万）发病率最高，其他欧美国家发病率中等（每年 5.0/10 万～19/10 万），亚洲国家如中国、日本和朝鲜，以及美国印第安人、墨西哥人、智利人、秘鲁人的发病率在世界上最低（年发病率为 0.1/10 万～5.0/10 万），非洲和拉丁美洲的发病率也较低。

我国 1 型糖尿病的发病率为世界报道最低，但有纬度越高发病率越高的特点。以长江为界明显北高 ［0.65/（10 万人·年）］ 南低 ［0.50/（10 万人·年）］。

（2）城乡间　我国 7 个地区中心的资料显示，城区与郊县（农村）儿童 1 型糖尿病的发病率分别为 1.12/（10 万人·年）和 0.38/（10 万人·年），城市市区儿童的发病率显著高于郊县和农村。出现这种现象，可能与市区生活方式和环境有害因素等有关，但还有待于进一步验证。

### （二）人群分布

**1. 性别和年龄**　1 型糖尿病的发病率男、女性别相似。1 型糖尿病的高发年龄为青春期，发病风险最高的年龄段是 10～14 岁。

**2. 种族和民族**　美国白种人发病率显著高于黑人。科罗拉多登记表明非西班牙语人种的 1 型糖尿病的危险性是西班牙语种人群的 2.5 倍。这一差异是由于种族不同而不是地区差异所致。亚洲国家 1 型糖尿病发病率为 0.1/（10 万人·年）～36.0/（10 万人·年），黄种人明显低于其他人种。1988～1996 年我国<15 岁儿童发病率的民族差异较大，以哈萨克族最高为 3.06/（10 万人·年），满族最低为 0.25/（10 万人·年），差异 12 倍，1 型糖尿病在某些民族高发可能与遗传有关，但也不可忽视环境因素的作用。如具有相同遗传背景的中国台湾人为 1.5/（10 万人·年）、中国香港人为 2.0/（万人·年）、内地儿童和移居美国的华人为 4.9/（10 万人·年）等，由于生活环境不同，1 型糖尿病的发病率差异较大，也说明 1 型糖尿病可能与生活环境因素有关。

### （三）时间分布

**1. 季节性**　1 型糖尿病的发病有一定季节性，北半球的病例多发生在 12 月至翌年 2 月份，而南半球则多发生在 6～8 月份。这种秋冬季节性升高的原因可能由于感染因素所致，与饮食、运动、激素水平也可能有关。

**2. 长期趋势**　Onkamo 等总结了 1960～1996 年 27 个国家 37 个人群研究的结果，发现 1 型糖尿病年增长率为 3.0%，尤其在低发病率人群中增长更明显，估计到 2010 年，芬兰年发病率将达到 50/10 万，其他许多人群也会超过 30/10 万。1988～1996 年，我国儿童 1 型糖尿病的发病率也呈逐年上升趋势。

## 三、2 型糖尿病的流行特征

### （一）流行情况

2 型糖尿病广泛分布于世界各地，但其发病率和患病率在不同国家和不同人群中有差异。

大多数国家的发病率亦呈上升趋势。美国 2002 年全国人口糖尿病患病率已达到

6.2%。现有患者 1700 万，其中 590 万（占 35%）是未诊断的糖尿病。患病率的增加与人口老年化、肥胖和生活方式有关。

随着社会经济水平的提高和生活方式的现代化，发展中国家糖尿病患病率逐年上升，如印度南部地区、巴基斯坦和埃及糖尿病患病率均上升。2002 年中国居民营养健康状况调查覆盖全国 31 个省、自治区、直辖市，共测定 18 岁及以上人群空腹血糖 52 416 人。与 1996 年糖尿病抽样调查中 20 岁以上人群进行比较，大城市糖尿病患病率由 1996 年的 4.58% 上升到 6.37%，中小城市由 3.37% 上升到 3.89%。

### （二）地区分布

**1. 国家间或地区间**　2 型糖尿病的患病率在不同国家及同一国家不同地区间亦不同。总结 32 个国家或地区 2 型糖尿病的年龄调整患病率，显示保持传统生活方式的地方的患病率低。例如，非洲农村、巴布亚新几内亚的高原地带均很低。在生活方式不断西化的发展中国家，糖尿病患病率高于欧洲人群。在北美本土及西太平洋区最高，成年人中有 1/3~1/2 患有糖尿病。

**2. 我国部分省市糖尿病患病情况**　1996 年 11 省市调查显示，标化患病率最高的是北京，达 4.56%，最低的是浙江，为 1.99%。

**3. 城乡分布**　城市和乡村糖尿病患病率有明显差别，尤其在发展中国家。我国 11 省市的调查亦发现糖尿病标化患病率省会城市最高（4.58%），依次是中小城市（3.37%）、富裕县镇（3.29%）和贫困县农村（1.71%），且大城市的患病率进一步上升。

### （三）时间分布

近几十年来，2 型糖尿病的患病率在全球呈持续增长趋势。美国健康调查资料表明，美国糖尿病患病率，在 2002 年已达到 6.2%。日本糖尿病患病率为 3%，而侨居檀香山的日本人由于生活方式西化，患病率高达 5%。在新加坡糖尿病患病率也较高。我国 2 型糖尿病的年增长率在 1994 年以前的 15 年为 9.86%，1994 年以后高达 13.31%，增长速度十分惊人。

### （四）人群分布

**1. 年龄**　全世界调查显示 2 型糖尿病的患病率随年龄增加而上升，在 40 岁以上人群中患病率显著升高。2002 年我国居民调查报告的糖尿病患病率在 18~44 岁、45~59 岁、60 岁以上各个年龄组分别为 1.27%、4.29%、6.77%。美国 45~74 岁糖尿病患病率为 34%；南太平洋国家＞60 岁的男性糖尿病患病率为 29.4%，女性为 46.2%。

近年来 2 型糖尿病出现了发病年轻化的趋势，儿童和青年人中 2 型糖尿病的患病率越来越高。

**2. 性别**　在西欧与美国，女性的患病率高。在韩国及日本男性患病率高于女性。我国 1997 年 11 个省市糖尿病患病率调查表明，女性患病率（3.79%）高于男性（3.40%），差异有统计学意义。但 2002 年的全国营养调查显示，男性糖尿病患病率为 2.54%，女性为 2.66%，男女差别不显著。

**3. 职业**　职业的劳动性质、劳动强度与糖尿病的发生关系密切。一般而言，体力劳动者的患病率低于脑力劳动者。我国 11 个省市调查结果显示，经年龄调整后，糖尿病的标化患病率以个体、服务人员最高（4.04%），其次为家庭妇女（3.63%），随后依次为行政干部（3.42%），工人（3.12%），科、医、教（2.66%）人员，最低的是农民（2.14%）。我国糖尿病发病率增长势头较猛，应引起足够重视。

**4. 种族和民族**　世界上不同种族，2 型糖尿病患病率不同，患病率最高的是美国亚利桑那州的比马印第安人。患病率最低的是阿拉斯加的因纽特人及 Athabansca 印第安人，患病率为 2%。印度洋次大陆的其他种族、日本、中国和印度尼西亚患病率相对较低。

流行病学资料表明，相同环境条件下的不同种族 2 型糖尿病的患病率不同。我国同一省区不同民族糖尿病的患病率，在贵州、青海、广西三省（区）中，苗汉、藏汉及壮汉之间无显著差异。新疆维吾尔族的患病率高于汉族和其他民族。这些提示民族间的某些因素（遗传、生活方式）可能与糖尿病的发生有关。

**5. 家族史**　糖尿病存在家族聚集性。我国 11 个省市的调查结果表明，有糖尿病家族史的 DM 和糖耐量损害（IGT）的患病率（7.74% 和 6.47%）显著高于无糖尿病家族史（3.91% 和 4.2%）。糖尿病一级亲属的患病率较一般人群高 5～21 倍，其患病率为 2.1%～5.2%。

**6. 移民研究**　印度人移居新加坡后，患病率达 6.1%，移居马来西亚后患病率为 4.2%，移居南非后，患病率为 4%～6%，不仅比印度本土居民（2%）高，比移居地的其他民族也高。托克拉奥人（Tokelauan）移民新西兰后，患病率增高，为本土居民的 2～5 倍。肥胖可以部分解释这种差异，但调整体重指数后，仍比本土居民高。

**7. 社会经济地位**　发达国家 2 型糖尿病在社会经济地位低的人群中更常见，可能与文化、卫生知识及保健水平有关。而发展中国家，社会经济地位高和生活富裕的阶层更常见，可能与他们摄取更多的能量及饮食西化有关。

## 四、糖尿病的危险因素

### （一）1 型糖尿病

1 型糖尿病的发生可能与 T 细胞介导的自身免疫导致 B 细胞的选择性破坏，胰岛素分泌减少和绝对缺乏有关。遗传、环境、免疫调节和化学因子等多种因素都可能促发。遗传因素的作用可能是提高了发病的易感性，而环境因素可能具有促发疾病的作用。

**1. 遗传因素**　1 型糖尿病具有遗传易感性。双生子研究表明，同卵双生子发生 1 型糖尿病的一致率为 25%～30%，明显高于异卵双生子（5%～10%）。家系调查亦显示先证者的一级亲属患 1 型糖尿病的危险性增加。

近年来已经发现一些与 1 型糖尿病遗传易感性有关的基因位点。第 1 个被确定的 1 型糖尿病位点（简称 IDDM1）是位于 6 号染色体短臂上 HLA 区上的人类白细胞抗原系统（HLA）Ⅱ类基因（DQ 和 DR 位点）。

HLA 基因出现频率与种族、民族有关，这也可能是导致 1 型糖尿病存在种族差异的原因之一。

HLA 区虽然与 1 型糖尿病易感性密切相关，但最多只能解释其遗传变异的 60%～70%。这提示非 HLA 基因对 1 型糖尿病也有很重要的影响。第 2 个被确定的 1 型糖尿病位点（IDDM2）是胰岛素基因位点（INS-VNTR），位于 11 号染色体短臂上，靠近胰岛素基因。还有其他已经被证实的 1 型糖尿病易感基因。

**2. 病毒感染**　1 型糖尿病的发病与传染因素有关，特别是与病毒感染有关。科萨奇病毒与人类 1 型糖尿病的关系比较肯定。其他病毒如腮腺炎病毒、巨细胞病毒及风疹病毒也可能有关。病毒一直被认为是有可能引发糖尿病的启动因子，病毒感染后主要造成自身免疫性胰岛 B 细胞的损害。

**3. 自身免疫**　90% 的 1 型糖尿病新发病例血浆中有胰岛细胞自身抗体（ICA），包括胰岛细胞胞浆抗体（ICCA）、胰岛细胞表面抗体（IAA）。过去 10 年已证实，迟发 1 型糖尿病患者血内谷氨酸脱羧酶抗体（DCA）阳性。这些抗体与特定补体结合从而激发自身免疫，而且细胞免疫比体液免疫更为重要。

**4. 其他环境因素**　有研究提示母乳喂养具有保护作用，而牛乳喂养，主要是早期暴露于牛乳蛋白可增加患糖尿病的易感性。饮食中的其他成分，如维生素和抗氧化剂也可能与 1 型糖尿病有关。一些化学品和药物对胰岛 B 细胞也可造成损害。

## （二）2 型糖尿病

2 型糖尿病主要是由遗传和环境因素引起胰岛素抵抗（IR）和胰岛素分泌缺陷，导致机体胰岛素相对不足，使葡萄糖摄取利用减少，导致糖尿病。

**1. 遗传因素**　2 型糖尿病有很强的家族聚集性，糖尿病亲属中的患病率比非糖尿病亲属高 4～8 倍。双生子研究也说明糖尿病有遗传性。1 型糖尿病和 2 型糖尿病的遗传是各自独立的，2 型糖尿病具有更强的家族聚集性。

随着分子生物学技术和分子流行病学的发展，2 型糖尿病的一些遗传基因也相继被确定。如先后确定了异常胰岛素原血症和异常胰岛素原血症的单基因突变。到 1999 年已确定 2 类 6 型 MODY 的突变基因，还确定了线粒体基因突变。

到目前为止，在易感基因研究中所取得的进展也只能解释 2 型糖尿病约 10% 的遗传变异。尽管国内外研究过的 2 型糖尿病候选基因已有 250 多种，但在不同种族人群的研究中，以及相同种族人群的不同研究中，却很少能见到相对一致的结果。

**2. 肥胖或超重**　肥胖是 2 型糖尿病最重要的易感因素之一。大量的横断面研究和纵向研究都表明体质指数（BMI）与发生 2 型糖尿病的危险性呈正相关关系，无论男女和许多种族都如此。

肥胖类型决定着 2 型糖尿病的发病率。向心性肥胖与糖尿病的关系更为密切。我国 DM 患者与正常人腰臀比差异显著，支持向心性肥胖易患糖尿病。

**3. 体力活动不足**　体力活动不足增加糖尿病发病的危险，活动最少的人与最爱活动的人相比，2 型糖尿病的患病率相差 2～6 倍。与每日静态生活时间不足 1 小时的人相比，静态生活时间超过 4 小时者糖尿病的患病率增加 50%。其中，看电视时间与这些慢性病的关系最为密切。看电视每天 4 小时以上者，糖尿病的患病风险比每天看电视不足 1 小时者增加 46%。

**4. 膳食因素**　高能饮食是明确肯定的 2 型糖尿病的重要膳食危险因素。目前认为，摄取高脂肪、高蛋白、高碳水化合物和缺乏纤维素的膳食可能与发生 2 型糖尿病有关。此外，膳食营养和体力活动对糖尿病的危险性还存在相互协同的作用。

**5. 早期营养**　有人提出生命早期营养不良可以导致后来的代谢障碍、增加发生 IGT 和 2 型糖尿病的危险。低体重新生儿较高体重新生儿在成长期更容易发生糖尿病，母亲营养不良或胎盘功能不良可以阻碍胎儿胰腺 B 细胞的发育。

**6. 糖耐量受损**　IGT 是指患者血糖水平介于正常人和糖尿病之间的一致中间状态。WHO 咨询报告和 IDF-WPR 委员会在 1999 年公布的新的糖尿病诊断标准与分型方案中，已正式将 IGT 看成 2 型糖尿病的一个高危险因素。若在 IGT 患病率高则糖尿病的患病率一般也高。

**7. 胰岛素抵抗**　临床观察发现，肥胖、2 型糖尿病、高脂血症、高血压、冠心病及脑血管意外等病理过程常合并存在，提示这些疾病可能存在共同的病理生理机制，即胰岛素抵抗。胰岛素抵抗是指机体对一定量的胰岛素的生物学反应低于预期正常水平的一种现象，常伴有高胰岛素血症。

**8. 妊娠和 2 型糖尿病**　研究发现妊娠次数与 2 型糖尿病的发生有关。妊娠次数多者较妊娠次数少者糖尿病家族史阳性多见。

**9. 社会经济状况**　糖尿病与社会经济状况密切相关。富裕国家的糖尿病患病率高于发展中国家。即使在不发达国家，富人的糖尿病患病率也明显高于穷人。

**10. 高血压及其他易患因素**　许多研究发现高血压患者发展为糖尿病的危险比正常血压者高，这可能与两者有共同的危险因素有关，其他如文化程度、社会-心理因素、出生及 1 岁时低体重、服药史、心血管疾病史也可能是 2 型糖尿病的易患因素。

## 五、糖尿病的管理分析

糖尿病人的管理内容包含：①患者基本信息；②糖尿病患病一般信息；③目前并发症情况；④最近一次检查结果；⑤近期治疗情况（糖尿病诊断标准按照《中国糖尿病防治指南》）。"国家数字卫生关键技术和区域示范运用研究"项目，"居民电子健康档案系统"的慢性病专案管理部分，除了完整的慢性病人基本情况外，通过 HIS 与健康档案的实时联网，我们还能随时监测到慢性病人的每次就诊过程，包括治疗效果、动态的血压变化、病人的依从性、健康危险因素的变化、靶器官损害进度、干预效果、死亡原因等情况便于我们综合和完整、准确分析。

### （一）患病率

表 6-17 和图 6-18 显示的是某地不同年龄、不同性别、不同地区糖尿病患病率情况。从图表中可以看出，随着年龄的增长，糖尿病的患病率也随之增加，且城市高于农村。

表 6-17    某地不同年龄、不同性别、不同地区糖尿病患患病率的比较    （单位：%）

| 年龄组 | 城　　市 | | | 城乡结合处 | | | 农　　村 | | |
|---|---|---|---|---|---|---|---|---|---|
| （岁） | 男 | 女 | 合计 | 男 | 女 | 合计 | 男 | 女 | 合计 |
| 15～24 | 4.71 | 1.32 | 3.44 | 2.62 | 0.91 | 1.76 | 3.75 | 1.63 | 2.76 |
| 25～34 | 9.64 | 4.97 | 8.46 | 5.47 | 2.64 | 3.57 | 6.73 | 3.26 | 5.57 |
| 35～44 | 18.13 | 12.53 | 16.69 | 15.48 | 10.53 | 11.60 | 13.77 | 6.49 | 11.60 |
| 45～54 | 23.54 | 20.84 | 21.22 | 19.53 | 16.72 | 18.56 | 17.44 | 15.36 | 16.56 |
| 55～64 | 26.42 | 23.61 | 25.90 | 21.35 | 18.53 | 20.61 | 23.59 | 17.53 | 19.61 |
| 65 以上 | 42.16 | 29.33 | 31.22 | 20.33 | 25.16 | 23.38 | 23.22 | 20.75 | 21.38 |

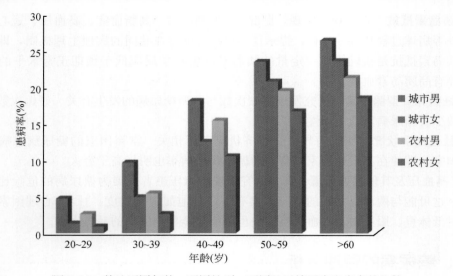

图 6-18    某地不同年龄、不同性别、不同地区糖尿病患患病率的比较

## （二）糖尿病危险因素

**1. 血脂**    表 6-18 和图 6-19 显示的是某地不同血糖组人群血脂的情况。从图表可以看出，空腹血糖、餐后血糖均升高的人群组血脂异常率高于其他情况。

表 6-18    不同血糖组人群血脂异常率的比较

| 血糖等级 | TG 异常 | | TC 异常 | | HDL-C 异常 | | LDL 异常 | |
|---|---|---|---|---|---|---|---|---|
| | 人数 | 比例（%） | 人数 | 比例（%） | 人数 | 比例（%） | 人数 | 比例（%） |
| 空腹血糖正常，餐后血糖正常 | 138 | 17.2 | 19 | 7.6 | 144 | 10.2 | 19 | 15.6 |
| 空腹血糖正常，餐后血糖高 | 209 | 20.4 | 35 | 11.6 | 151 | 7.5 | 30 | 4.2 |
| 空腹血糖高，餐后血糖正常 | 191 | 24.9 | 53 | 15.8 | 115 | 18.2 | 47 | 7.8 |
| 空腹血糖高，餐后血糖高 | 80 | 28.2 | 21 | 19.4 | 43 | 23.6 | 20 | 19.2 |

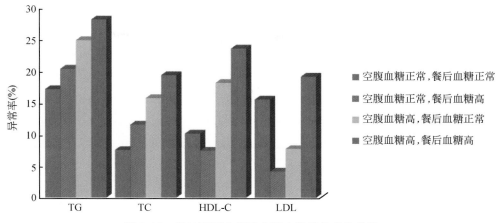

图 6-19　某地不同血糖组人群血脂异常率的比较

**2. BMI 与糖化血红蛋白、空腹血糖、餐后 2 小时血糖、血脂之间的关系**　表 6-19 和图 6-20 显示的是某地不同 BMI 的人群，糖化血红蛋白、空腹血糖、餐后 2 小时血糖、血脂的情况。从上述图表可以看出，随着 BMI 指数的增长，糖化血红蛋白、空腹血糖、餐后 2 小时血糖、血脂异常率也随之增加。

**表 6-19　某地不同病程、BMI 与糖化血红蛋白、空腹血糖、餐后 2 小时血糖、血脂之间的关系**

| 项目 | | FPG 异常 | 2hPG 异常 | HbA1c 异常 | TG 异常 | TC 异常 | HDL-C 异常 | LDL 异常 |
|---|---|---|---|---|---|---|---|---|
| BMI (kg/m²) | <25 | 4.5 | 6.2 | 6.8 | 10.2 | 12.3 | 4.5 | 6.1 |
| | 25~27 | 6.3 | 8.1 | 10.5 | 13.1 | 16.8 | 8.9 | 11.5 |
| | ≥28 | 12.8 | 11.4 | 18.7 | 19.2 | 17.2 | 14.1 | 16.8 |

注：FPG. 空腹血糖；2hPG. 餐后 2 小时血糖；HbA1c. 糖化血红蛋白。

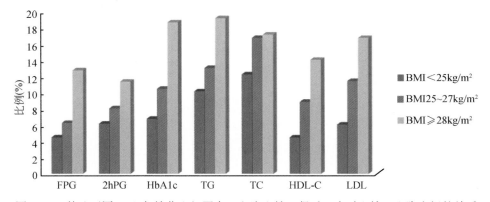

图 6-20　某地不同 BMI 与糖化血红蛋白、空腹血糖、餐后 2 小时血糖、血脂之间的关系

## （三）管理效果

**1. 健康管理率**　表 6-20 和图 6-21 显示的是某社区 2007～2010 年糖尿病健康管理率

情况。从图表可知，在 2007～2010 年，某社区糖尿病的健康管理率呈逐步上升状态。

**表 6-20　2007～2010 年某社区糖尿病健康管理率**

| 年份 | 发现糖尿病人数 | 实际管理人数 | 健康管理率（%） |
|---|---|---|---|
| 2007 | 956 | 598 | 62.55 |
| 2008 | 1033 | 690 | 66.80 |
| 2009 | 1109 | 905 | 81.61 |
| 2010 | 1207 | 1098 | 90.97 |

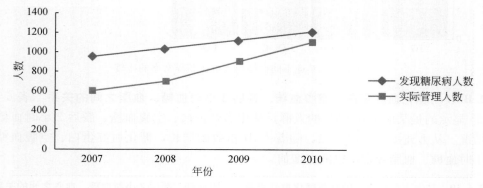

图 6-21　2007～2010 年某社区糖尿病管理情况

**2. 随访率**　表 6-21 和图 6-22 显示的是 2007～2010 年某社区糖尿病病人随访率情况。从图表可知，在 2007～2010 年某社区糖尿病病人的随访率呈上升趋势，但时有波动。

**表 6-21　2007～2010 年某社区糖尿病病人随访率**

| 时间 | | 糖尿病人数 | 随访人数 | 随访率（%） |
|---|---|---|---|---|
| 2007 年 | 第一季度 | 846 | 645 | 76.24 |
| | 第二季度 | 1048 | 647 | 61.74 |
| | 第三季度 | 1148 | 747 | 65.07 |
| | 第四季度 | 1232 | 869 | 70.54 |
| 2008 年 | 第一季度 | 1280 | 887 | 69.30 |
| | 第二季度 | 1322 | 996 | 75.34 |
| | 第三季度 | 1363 | 1069 | 78.43 |
| | 第四季度 | 1381 | 1002 | 72.56 |
| 2009 年 | 第一季度 | 1453 | 1298 | 89.33 |
| | 第二季度 | 1499 | 1252 | 83.52 |
| | 第三季度 | 1712 | 1497 | 87.44 |
| | 第四季度 | 1798 | 1587 | 88.26 |
| 2010 年 | 第一季度 | 1878 | 1606 | 85.52 |
| | 第二季度 | 1910 | 1813 | 94.92 |
| | 第三季度 | 1954 | 1810 | 92.63 |
| | 第四季度 | 1998 | 1799 | 90.04 |

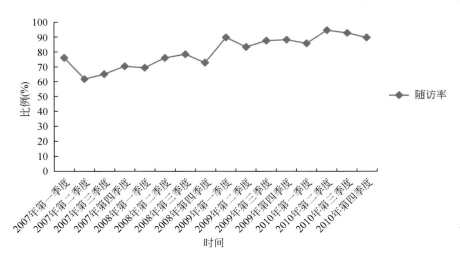

图 6-22　2007～2010 年某社区糖尿病患者随访率变化图

**3. 管理人群血糖控制情况**　表 6-22 显示的是 2007～2010 年某社区糖尿病病人血糖值情况。根据表中数据显示在 2007～2010 年某社区糖尿病病人的血糖值在管理两年后才逐步出现管理效果。

表 6-22　2007～2010 年某社区糖尿病病人血糖值情况　（单位：mmol/L）

| 时间 | | 平均空腹血糖值 | 平均餐后血糖值 |
|---|---|---|---|
| 2007 年 | 第一季度 | 8.06±1.66 | 13.21±3.27 |
| | 第二季度 | 7.56±1.57 | 12.38±2.28 |
| | 第三季度 | 7.30±1.83 | 12.20±2.05 |
| | 第四季度 | 7.49±2.21 | 12.54±2.30 |
| 2008 年 | 第一季度 | 7.30±1.77 | 12.45±1.91 |
| | 第二季度 | 8.14±2.18 | 12.94±2.45 |
| | 第三季度 | 8.06±2.04 | 11.26±2.65 |
| | 第四季度 | 8.34±2.31 | 12.29±2.49 |
| 2009 年 | 第一季度 | 7.93±2.58 | 11.64±2.06 |
| | 第二季度 | 7.90±2.47 | 10.50±1.69 |
| | 第三季度 | 7.49±1.90 | 11.34±1.51 |
| | 第四季度 | 7.50±1.74 | 10.60±1.97 |
| 2010 年 | 第一季度 | 7.05±1.46 | 11.38±2.12 |
| | 第二季度 | 7.03±1.42 | 11.36±2.07 |
| | 第三季度 | 7.09±1.62 | 9.26±1.90 |
| | 第四季度 | 7.06±1.68 | 9.68±1.03 |

**4. 糖尿病患病年限和并发症关系**　表 6-23，图 6-23 显示的是某地糖尿病患病年限对健康程度影响。图表显示某地糖尿病患者随着病程的延长，糖尿病并发症的发病率上升，发生并发症的种类亦增加。

表 6-23　某地糖尿病患病年限对健康程度影响分析

| 糖尿病患病年限 | 合并并发症种类比例（%） | | | 合并的并发症比例（%） | | | | |
| --- | --- | --- | --- | --- | --- | --- | --- | --- |
| | 1 种 | 2 种 | 2 种以上 | 心脏 | 肾脏 | 脑血管疾病 | 视网膜病变 | 神经、肌肉、皮肤 |
| <5 年 | 45.1 | 12.5 | 8.4 | 18.4 | 16.4 | 10.4 | 7.8 | 5.1 |
| 5～10 年 | 23.1 | 35.4 | 41.1 | 28.5 | 23.8 | 16.3 | 21.9 | 12.2 |
| >10 年 | 10.2 | 27.1 | 52.3 | 50.1 | 54.7 | 27.2 | 37.7 | 20.4 |

**5. 糖尿病患者认知、行为改变分析**　表 6-24 显示的是某地糖尿病患者在 2009～2011 年认知、行为改变情况。

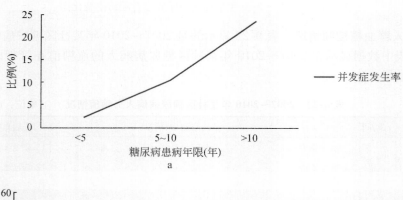

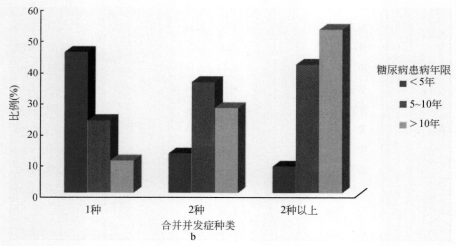

图 6-23　某地糖尿病患病年限对健康程度影响

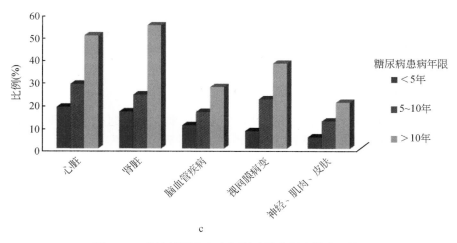

图 6-23　某地糖尿病患病年限对健康程度影响（续）

表 6-24　2009～2011 年某地糖尿病患者认知、行为改变情况

| 年份 | 知识知晓率（%） | 就医行为（%） | 生活行为改变（%） |
| --- | --- | --- | --- |
| 2009 | 58.4 | 68.3 | 64.5 |
| 2010 | 76.3 | 71.1 | 69 |
| 2011 | 83.2 | 76.3 | 72 |

## 六、小结

　　糖尿病是由遗传和环境因素相互作用而引起的临床综合征。以电子健康档案为平台对糖尿病患者信息资料及时更新，分析，动态管理，快速掌握糖尿病患者健康问题的发生、发展和变化情况，从而有针对性地开展社区居民健康促进工作，这样，不仅可以提高患者的自我管理能力，还可以延缓并发症发生的进程。

# 第四节　恶性肿瘤的信息分析

## 一、概述

　　20 世纪 50 年代初，恶性肿瘤位居我国人口主要死因的第九位，到 70 年代上升为第三位，80 年代死亡人数已增加至 70 年代中期的 1.3 倍，90 年代，恶性肿瘤成为我国第二位死因。2001 年，我国城市恶性肿瘤死亡率为 135.59/10 万，农村为 105.36/10 万，恶性肿瘤位列城市居民死因的首位。城市居民前 5 位恶性肿瘤死因依次为肺癌、肝癌、胃癌、结直肠癌和食管癌，而农村依次为肝癌、肺癌、胃癌、食管癌和结直肠癌。本节主要介绍恶性肿瘤的流行特征与危险因素并运用信息化模拟数据去分析社区居民患主要肿瘤流行特征及管理效果。

## 二、主要恶性肿瘤的流行特征

### (一) 时间趋势

目前全世界恶性肿瘤发病率和死亡率逐年上升，据估计，过去 10 年间，全球癌症的发病及死亡率增长了 22%。据 WHO 专家预测，估计到 2050 年，发达国家和发展中国家的恶性肿瘤新发病例将分别达 679 万和 1704 万，死亡病例分别达 407 万和 1193 万。

在各类恶性肿瘤中，多数国家的肺癌、乳腺癌、结直肠癌等的发病率和死亡率都在增长，已成为全球主要的癌症。全球癌症发病顺次依次为肺癌、乳腺癌、结直肠癌及胃癌。死亡顺位依次为肺癌、胃癌、肝癌及结直肠癌。近 30 年来，由于全球控烟行动以及环境保护的大力开展，欧美发达国家，肺癌死亡率逐渐趋于平稳和下降。此外，20 世纪中期开展的健康教育和对肿瘤危险因素的行为干预也使得某些肿瘤发病率下降。目前，宫颈癌和食管癌发病率在世界范围内下降明显，在许多国家尤其是发达国家，胃癌发病率也呈下降趋势。

全国肿瘤防治研究办公室的研究表明，我国恶性肿瘤的调整死亡率由 20 世纪 70 年代的 84.58/10 万上升为 90 年代的 94.36/10 万，上升了 11.56%。上升的主要是肺癌、乳腺癌和白血病，下降的主要是宫颈癌、鼻咽癌和食管癌，其中肺癌上升了 111.85%，宫颈癌下降了 69%。我国城市人口宫颈癌发病率在 1987～1993 年每年约下降 9%，而 1993～1999 年每年约下降 4%，其中主要是老年人口的发病率下降，而年轻妇女则呈现上升趋势。

恶性肿瘤发病率和死亡率的时间动态变化，提示了相应的危险因素或保护因素的变化。这些变化主要与城市人口老龄化、人们生活行为方式的变化以及环境污染有关。

随着全球人均期望寿命延长，发生恶性肿瘤的高年龄组人口比例显著增加。2000 年，全世界 65 岁以上人口为 4.2 亿，预计到 2020 年将达 7 亿。

### (二) 地区分布

**1. 恶性肿瘤在世界范围内的分布**　恶性肿瘤在世界各国总体呈上升趋势，但不同地区的恶性肿瘤发病率明显不同，且不同国家、不同地区各类恶性肿瘤的发病率和死亡率有很大差别。据 WHO 报道，肺癌标化发病率在北美高达 73.6/10 万；胃癌标化发病率最高的是日本，男、女分别达 74.8/10 万和 35.2/10 万。我国则以肺癌、肝癌和胃癌高发。

**2. 恶性肿瘤在不同地区的分布**　各类肿瘤在各个地区和国家的分布是不同的，常有明显的高发区和低发区，这可能与其病因学特点有关。我国肝癌的死亡率大大高于其他国家，分布特点为南方高于北方，东部高于西部，沿海高于内地，以江河三角洲地区和沿海岛屿为多发，提示地理环境及这些地区感染因素等可能与肝癌发病有关。我国甘肃河西走廊、胶东半岛、江浙沿海的胃癌发病率和死亡率较高，常居该地区恶性肿瘤顺位第一、二位，如青海胃癌死亡率高达 40.62/10 万。食管癌在我国主要分布在河南，河北和山西三省交界的太行山区，其中最高发的河南林县（今林州市）食管癌年死亡率平均高达 126/10 万。

**3. 恶性肿瘤的城乡分布** 恶性肿瘤的分布特征在城乡之间也有显著的差异。在食管癌、胃癌、肝癌、宫颈癌等方面，城市死亡率低于农村。而城市的肺癌、乳腺癌、膀胱癌、肠癌等的死亡率则大大高于农村。据卫生部统计，我国城市恶性肿瘤的前 5 位死因顺序分别为：肺癌（40.31/10 万）、肝癌（20.87/10 万）、胃癌（17.00/10 万）、结肠、直肠和肛门癌（10.25/10 万）、食管癌（7.77/10 万）。农村地区恶性肿瘤前 5 位死因顺序分别为：肝癌（24.58/10 万）、肺癌（20.23/10 万）、胃癌（19.22/10 万）、食管癌（13.08/10 万）、结肠、直肠和肛门癌（6.58/10 万）。

我国 30 个城乡恶性肿瘤初发病率最高的是江苏扬州市（366.7/10 万），其次为山西阳城县（322.5/10 万），而中国人口恶性肿瘤调整发病率最高的是广东深圳市（472.0/10 万），其次为山西阳城县（254.6/10 万）。

### （三）人群分布

**1. 年龄** 恶性肿瘤一般随着年龄增长死亡率上升，老年人发生癌症的危险性最高。但各年龄段有其相对应高发的恶性肿瘤，如儿童期白血病、脑瘤和恶性淋巴瘤发病和死亡率最高；青壮年最常见的是肝癌、白血病；壮年和老年则以胃癌、食管癌、肺癌等发病为多。乳腺癌则呈现青春期及更年期两个发病高峰。

**2. 性别** 除女性特有的肿瘤，如卵巢癌和宫颈癌外，大多数恶性肿瘤发病率男性高于女性。在儿童时期，男女发病率性别比值为 1.2：1，而后随着年龄逐渐增高，60 岁以后发病率性别比值约为 2：1。不同部位的恶性肿瘤男女发病率的差异有所不同，男性发病率明显高于女性的恶性肿瘤主要有肺癌、肝癌、食管癌、胃癌、膀胱癌、鼻咽癌和白血病等，女性发病率明显高于男性的有乳腺癌、甲状腺癌和胆囊癌等。

**3. 婚姻状况** 早婚多育的妇女多发宫颈癌，说明可能与性行为和性卫生有关。乳腺癌的发生在有哺乳史的妇女中明显少于无哺乳史者，生育、哺乳等造成的生物学和内分泌变化可能与之有关。

**4. 种族** 不同种族的恶性肿瘤发病率和死亡率有较大差别。例如，鼻咽癌多见于中国人（说广东方言的人群最高）；原发性肝癌多见于非洲班图人；印度人中口腔癌发病多；哈萨克人食管癌较常见。皮肤癌与不同的皮肤色素沉着多少有关，白种人易患皮肤癌。肿瘤发病的种族分布差异与不同种族的生活方式、遗传易感性和环境因素有关。

**5. 职业** 癌症的职业分布与职业性致癌因素的分布一致。阴囊癌是最常见的一类，多见于煤焦油和石油产品行业。国际癌症研究中心 1987 年颁布了 12 种可能引起人类恶性肿瘤的工业生产行业，如接触多环芳烃、石棉、芥子气、砷、氡等的职业可引起肺癌，接触苯的石油化学工业和制鞋业白血病高发，大剂量 X 线照射可引起白血病，接触芳香胺类化合物可导致膀胱癌等。

**6. 移民** 移民是一类脱离原籍旧环境，其生活习惯、饮食类型随环境改变而发生变化，提示可能与环境因素有关；有些肿瘤与环境因素关系不大，提示更可能与遗传因素有关。

## 三、恶性肿瘤的危险因素

恶性肿瘤的发病由多因素所致。多数人类肿瘤是由环境因素与细胞遗传物质相互作用引起的。

### (一) 环境理化因素

**1. 物理因素** 以电离辐射（X 射线、γ 射线）最为主要。电离辐射可引起人类多种癌症，如各种类型的白血病、恶性淋巴瘤、多发性骨髓瘤、皮肤癌、肺癌、甲状腺癌、乳腺癌、胃癌、胰腺癌、肝癌、喉癌、脑瘤、神经母细胞瘤、肾脏细胞瘤及鼻窦癌等。在 1945 年 8 月日本广岛和长崎原子弹爆炸后的幸存者中，白血病发病率显著增高，距离爆炸中心愈近，接受辐射剂量愈大者白血病的发病率也愈高。有研究显示，美国放射科医生的白血病死亡率较一般医生高 10 倍以上。此外，太阳光的紫外线照射是引起人类皮肤癌的主要原因；氡及氡子体是肺癌的致病原因。

**2. 化学因素** WHO 估计，人类恶性肿瘤的 80%～90% 与环境因素有关，其中最主要的是环境化学因素。目前已证实的可对动物致癌的化学物质有 100 多种，通过流行病学调查证实对人类有致癌作用的达 30 多种。环境中的化学致癌物可来自烟草、食品、药物、饮用水以及工业、交通和生活污染等。

(1) 吸烟：烟草的烟雾中包含 2800 多种已知化学物质，包括尼古丁等生物碱和胺类、酚类、醛类、烷烃、多环芳烃、杂环化合物、羟基化合物，以及有机农药等。WHO 估计，15% 的癌症可归因于吸烟，全世界每年因吸烟导致的癌症死亡有 150 万人以上。癌症的发生与吸烟的数量、年龄有关，数量多、年龄早，癌症发病率高，有研究发现，每日吸烟 10～20 支，21～40 支，40 支以上的人癌症死亡率比不吸烟者分别增高 8.4、18 和 21 倍。

(2) 膳食：著名的流行病学家 Doll 认为，20%～60% 的癌症与膳食有关。美国癌症学会提出"美国每年 50 万癌症死亡者中约 1/3 是由于饮食不当引起的"。如饮食中叶酸和维生素的缺乏可致胃癌、食管癌等上消化道癌症发病率的增加。肠癌与进食纤维素过少，脂肪、蛋白质过多有关。

(3) 药物因素：国际肿瘤研究所（IARC）确认的致癌物中，可诱发恶性肿瘤的药物有多种，包括硫唑嘌呤、环孢素、环磷酰胺、己烯雌酚、左旋苯丙氨酸氮芥、8-甲氧基补骨脂素（加长波紫外线辐射）、绝经后的雌激素治疗、非甾体雌激素、甾体雄激素、复方口服避孕药、顺式型口服避孕药、人抗动情激素和某些抗生素等。

(4) 被污染的饮用水和含乙醇（酒精）饮料：长期饮用含藻类毒素（cyanotoxin）的宅沟水或井水的地区，肝癌发病率显著升高。WHO（1997 年）和美国癌症学会（1996 年）确认酒精可增加口腔、咽和食管等部位癌的危险性。长期饮酒可形成肝硬化而导致肝癌的发生。饮酒合并吸烟者可增加某些恶性肿瘤的危险性。

(5) 空气污染物：大城市空气污染物，尤其是汽车尾气排出的苯并（a）芘与肺癌的发生有密切关系。

(6) 职业因素：职业环境中的致癌物质造成的职业性肿瘤占全部恶性肿瘤的 1%～

5％，以男性多见。目前，约有 21 种职业化学物质被定为确认致癌物，包括砷及砷化合物、石棉、联苯胺、沥青焦油、氯乙烯、苯等，所致肿瘤主要有肺癌、膀胱癌、白血病、皮肤癌和肝血管肉瘤等。值得注意的是，吸烟与一些职业因素有很强的协同致肺癌效应。

### （二）生物学危险因素

生物学致癌因素包括病毒、真菌、寄生虫等。其中以病毒与人体肿瘤的关系最为重要，研究也较深入，可引起多种癌症的发生。

### （三）社会-心理因素

社会、个体行为以及精神心理因素等与恶性肿瘤有一定关系。如不幸事件、过度紧张、心灵创伤等导致的长期持续紧张、绝望等，都是引起癌症的重要精神心理因素。我国学者研究发现具有下列性格特点者易患癌症：①多愁善感、精神抑郁者；②易躁易怒、忍耐性差者；③沉默寡言、对事物态度冷淡者；④性格孤僻、脾气古怪者。长期处于孤独、矛盾、失望、压抑状态，是恶性肿瘤发生、发展的重要因素。

### （四）遗传易感性因素

尽管人们都接触各种致癌因子，却并非人人都发生肿瘤，说明还存在个体的遗传易感性。许多过去被认为由环境引起的癌症，而现在发现是环境与遗传易感性的相互作用所致。遗传因素表现如：肿瘤的家族聚集现象、肿瘤发生的种族差异和某些遗传性肿瘤。肿瘤的发生、发展涉及多种癌基因活化和抑癌基因的失活。对于基因-环境的相互作用仍需进行深入研究。

## 四、肿瘤病人的管理分析

恶性肿瘤现患病人在社区中的管理应以术后康复、综合治疗，体能支持、无痛治疗、临终关怀为主要措施。通过普查或门诊发现病人，在及时治疗的基础上对病人进行登记的目的是为进行下一步实施规范化管理提供条件。社区恶性肿瘤现患管理的综合目标是：应用现代和传统医学、心理和营养的办法及手段进行综合干预，解除疾病痛苦，减少并发症，防止残疾；积极开展癌症患者的社区康复工作，使更多的患者获得康复医疗服务；提高癌症患者的生活质量，对晚期患者施行止痛和临终关怀。并通过电子健康档案能及时反映患者的当时情况。

表 6-25 和图 6-24、图 6-25 显示的是 2009 年某地主要肿瘤不同性别与年龄组构成比。

**表 6-25　2009 年某地主要肿瘤不同性别与年龄组患病率**（1/10 万）

| 疾病名称 | 男性 | | | | 女性 | | | |
|---|---|---|---|---|---|---|---|---|
| | 0～19 岁 | 20～44 岁 | 45～59 岁 | 60 岁以上 | 0～19 岁 | 20～44 岁 | 45～59 岁 | 60 岁以上 |
| 肺癌 | 0 | 12.7 | 26.8 | 36.9 | 0 | 9.6 | 15.8 | 22.1 |
| 肝癌 | 7.3 | 36.8 | 22.4 | 13.9 | 3.9 | 10.2 | 8.6 | 13.6 |

续表

| 疾病名称 | 男性 | | | | 女性 | | | |
|---|---|---|---|---|---|---|---|---|
| | 0～19 岁 | 20～44 岁 | 45～59 岁 | 60 岁以上 | 0～19 岁 | 20～44 岁 | 45～59 岁 | 60 岁以上 |
| 胃癌 | 0 | 6.3 | 13.9 | 16.4 | 0 | 11.2 | 10.4 | 13.6 |
| 淋巴瘤 | 10.2 | 15.6 | 8.4 | 7.2 | 12.6 | 16.8 | 9.2 | 6.4 |
| 肠癌 | 2.3 | 6.9 | 6.4 | 8.5 | 2.6 | 8.1 | 7.5 | 10.2 |
| 食管癌 | 0 | 2.1 | 4.6 | 6.2 | 0 | 2.3 | 5.4 | 7.1 |
| 白血病 | 39.2 | 9.5 | 6.2 | 4.1 | 31.4 | 11.3 | 5.1 | 3.6 |
| 膀胱癌 | 0 | 1.2 | 2.3 | 4.6 | 0 | 0.9 | 3.1 | 2.6 |
| 合计 | 12.1 | 21.3 | 32.5 | 50.3 | 10.3 | 10.1 | 11.2 | 13.5 |

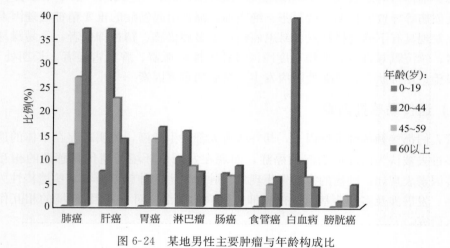

图 6-24　某地男性主要肿瘤与年龄构成比

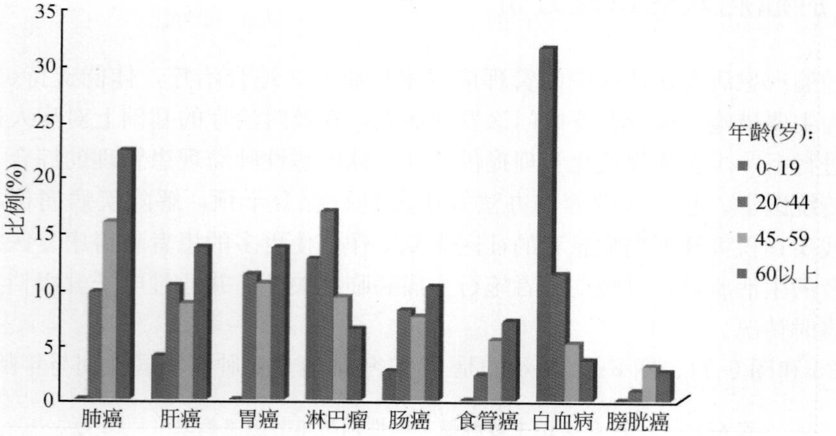

图 6-25　某地女性主要肿瘤与年龄构成比

## （一）某地肿瘤死亡率城市与农村比较

表 6-26 和图 6-26 显示的是某地区肿瘤死亡原因在城市和农村的差别，以及不同性别

间的差别。图表显示某地城市中肺癌占据第一位；农村中胃癌占据第一位。

表 6-26　某地肿瘤死亡率城市与农村比较

| 疾病名称 | 城市 | | | 农村 | | |
|---|---|---|---|---|---|---|
| | 男性% | 女性% | 顺位 | 男性% | 女性% | 顺位 |
| 肺癌 | 35.2 | 17.2 | 1 | 42.3 | 20.6 | 2 |
| 肝癌 | 18.3 | 10.1 | 2 | 20.1 | 12.4 | 5 |
| 胃癌 | 10.7 | 11.2 | 5 | 38.6 | 34.5 | 1 |
| 淋巴瘤 | 8.2 | 9.3 | 7 | 4.6 | 5.2 | 8 |
| 肠癌 | 12.5 | 14.3 | 4 | 21.3 | 20.4 | 4 |
| 食管癌 | 16.8 | 10.2 | 3 | 23.5 | 26.1 | 3 |
| 白血病 | 7.6 | 5.8 | 8 | 5.2 | 5.6 | 7 |
| 膀胱癌 | 13.4 | 8.2 | 6 | 9.2 | 8.7 | 6 |

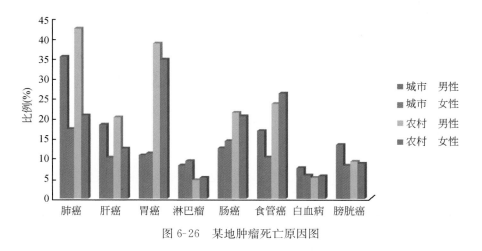

图 6-26　某地肿瘤死亡原因图

## （二）恶性肿瘤危险因素分析

表 6-27 和图 6-27 显示的是某地恶性肿瘤的危险因素。

表 6-27　某地恶性肿瘤危险因素分析

| 项目 | 吸烟 | 饮酒 | 饮食 | 年龄 | 环境 | 遗传 | 其他 |
|---|---|---|---|---|---|---|---|
| 比例（%） | 20.3 | 17.5 | 23.4 | 14.3 | 10.2 | 4.3 | 10 |

# 五、小结

通过对居民健康档案相关数据分析，我们看到多数肿瘤是人们不良的生活行为方式而影响机体的。如：肝癌、肺癌是发病率最高的癌症，主要由吸烟与饮食造成；胃癌、肺

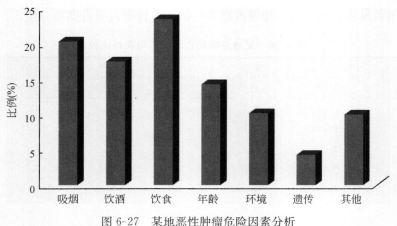

图 6-27　某地恶性肿瘤危险因素分析

癌、肝癌是浙江省死亡率最高的肿瘤。恶性肿瘤的危险因素主要表现在不良的生活方式上。所以，我们要利用"区域数据中心"通过全人全程健康信息系统、电子病历等及早发现居民不良生活行为习惯，尽早进行干预，减少各类肿瘤的发生，提高生存质量。

# 第五节　精神病的信息分析

## 一、概述

中国有精神疾病和心理问题的人数至少是 1 亿，而中国精神科医生只有 15 000 人，同时，中国的心理咨询师却又极其缺乏。

精神卫生已成为 21 世纪研究的重大课题，包括帕金森病、多发性硬化病、功能性障碍的药物滥用，创伤后心理应激障碍及不常见的其他神经与精神疾病。根据 WHO 的估计，全球约有 4.5 亿人患有神经精神疾病，每年有 100 万人死于自杀，自杀未遂的达 1000 万人以上，造成功能残缺最大的前 10 位疾病中有 5 个属于精神障碍，精神疾病占全球疾病负担的近 11%。本节主要介绍精神疾病的流行特征与危险因素并运用信息化可统计分析精神疾病的相关因素，提示人们如何早期预防精神疾病的发生是目前社会的主要问题。

## 二、精神疾病的流行特征

中国精神卫生面临严峻形势。目前，我国正处于社会转型期，由于社会变革，各种社会矛盾增多，竞争压力加大，人口和家庭结构变化明显，工作生活节奏加快以及其他社会因素的影响，严重精神疾病患病率呈上升趋势。精神疾病患病率由 20 世纪 50 年代的 2.7‰上升到 70 年代的 5.4‰，80 年代的 11.1‰，90 年代的 13.47‰，精神疾病患者已达 1600 多万人，其中精神分裂症患者占半数左右。国外资料显示，在成年人中，精神分裂症终生患病率为 10‰左右，但不同国家患病率差距很大。1993 年在我国七个地区城乡精神病流行病学调查的结果显示，精神分裂症终生患病率为 6.55‰，且城市（8.18‰）高于农村（5.18‰）。

目前，神经精神疾病在我国疾病总负担中排名首位，约占疾病总负担的 20%。根据世界卫生组织推算，中国神经精神疾病负担到 2020 年将上升至疾病总负担的 1/4。在 17 岁以下的儿童，青少年中，至少有 3000 万人受到各种情绪障碍和行为问题的困扰。

中小学生精神障碍突出表现为人际关系，情绪稳定性和学习适应性方面的问题。据估计，有 30% 会发展为成人注意缺陷多动障碍，并且成年早期的犯罪，酒瘾，吸毒，反社会性人格障碍率是普通人群的 5～10 倍。研究表明，2002 年北京中关村地区部分重点小学儿童行为问题患病率为 18.2%，并且以焦虑，抑郁等行为为主。在大学生中，心理障碍以焦虑不安，恐怖，神经衰弱，强迫症和抑郁情绪为主，因心理和行为问题导致的恶性事件屡有发生。近两年来，在校学生网络成瘾成为人们关注的问题，6.4% 的大学生网络成瘾。

然而，就是在这样的"古老"数字里，我们也可以看到中国的精神卫生工作面对的巨大挑战：1993 年时，中国的精神疾病患者约有 1600 万人。可以推算，如果加上近年来精神和心理疾病的高发，再加上几百万癫痫患者及脑卒中后遗症等大量器质性疾病导致精神症状的人群，我们的社会承载着多少精神和心理疾病的重负！

早在 20 世纪 80 年代和 90 年代就各进行过一次精神疾病流行病学调查，调查对掌握我国精神疾病发病的规律和现状起到相当大的作用。但随着时代的变迁，十几年不更新的精神疾病发病统计数字，已经不能表明国家对包含着 4000 多种种类的精神疾病的高度重视。

据介绍，由世界卫生组织（WHO）牵头开展的世界精神卫生调查，首批已完成了包括中国等 14 个国家 60 483 名居民的调查。对中国上海、北京进行的调查显示，中国成年人中，精神障碍的年患病率为 7.0%，即在我国约有 6300 万名患者。其中，最常见精神障碍依次为抑郁症（年患病率 2.0%），特定恐惧（1.9%），间歇暴发障碍（1.7%），酒精滥用/依赖（1.6%）和广泛焦虑障碍（0.8%）。若以精神障碍造成的社会/生活功能损害作为评估工具，所有符合诊断标准的病例，平均每年丧失角色功能 11.2 天。以此推算，我国因上述疾病共计损失 7.1 亿工作日，折合 193 万人·年。

调查还显示，我国精神卫生服务利用率极不理想，仅 11.1% 的患者接受了精神医学，普通医学或传统医学的服务。推算全国至少有 5600 万患者在过去 1 年内，他们的精神障碍未接受任何相关服务。即使是严重的病例，其年服务利用率也只有 26.9%。而常见的抑郁症等五种精神障碍治疗率均只有 10% 左右。分析进一步提示，在所有曾接受的服务中，普通医学约占半数（45.5%），精神科等精神卫生专业服务约占 1/3（36.4%），传统医学约占 1/6（13.6%）。有关专家强调，如果以合适治疗率统计，数字将更低。17 岁以下的儿童，青少年中，至少有 3000 万人受到各种情绪障碍和行为问题的困扰。中国成年人中，精神障碍的年患病率为 7.0%。即在我国约有 6300 万名患者，如此计算我国全部精神疾病的患病人数约达到 9300 万。目前，心理问题仍在每年递增，17～18 岁的人群以及每年 1700 万新生婴儿还不在统计之中，因此文章开头提到的中国有 1 亿人患有各种不同程度的心理问题并非夸张，针对我国的现状，既使精神科医生再增加 3 倍仍达不到全世界的平均水平。

## 三、精神疾病的危险因素

与感染性疾病不同，大多数所谓功能性精神障碍没有明确的病因与发病机制，也无明显的体征和实验室指标异常。但我们知道，精神障碍与其他躯体疾病一样，均是生物-心理-社会（文化）因素相互作用的结果。例如，糖尿病和精神分裂症的发生都可认为是生物-心理-社会因素相互作用所致。对于某些疾病来说，生物学易感性是必要因素，但并不足以说明疾病的发生与发展的全部过程。对于另一些疾病来说，心理-社会因素可能是必要因素，但也不足以解释全部的病因。如前所述，脑与精神不可分割，脑是产生精神活动的器官，正常与异常的心理现象均来源于脑。由于神经系统的可塑性，心理的、社会文化的东西通过记忆、学习等在我们的大脑里表现出来，在此过程中，我们大脑的结构、化学和神经活动均发生了变化。但是，需要指出的是，神经科学并不是把精神现象简单还原成神经传导，也不能仅仅用突触、受体和神经环路变化来解释各种精神活动。我们知道，任何一种较高级的运动形式中，必然包括较低级的运动形式，而且服从低级运动形式的基本规律，不过，高级的运动形式同时又有自己独特的、为低级运动形式所不具备的运动发展规律。我们可以用数学解释物理、化学现象，可以用神经生化、神经生理来解释精神现象，但物理、化学现象不能仅仅还原为数学公式，同样，精神现象也不能仅仅还原为神经生化、神经生理现象。

影响精神健康或精神疾病的主要生物学因素大致可以分为遗传、感染、躯体疾病、创伤、营养不良、毒物等。

## （一）遗传与环境因素

人们早就认识到基因是影响人类和动物正常与异常行为的主要因素之一。我们对所谓"功能性精神障碍"（如精神分裂症、情感障碍、儿童孤独症、神经性厌食症、儿童多动症、惊恐障碍等）进行了家族聚集性研究，研究包括了从了解这些障碍的遗传方式、遗传度到基因扫描等，共同的结论是：这些疾病具有遗传性，是基因将疾病的易感性从上一代传给下一代。我们知道，像 Huntington 病等属于单基因遗传性疾病，突变的基因使疾病代代相传；但目前绝大多数的精神障碍都不能用单基因遗传来解释，而是多个基因的相互作用，使危险性增加，加上环境因素的参与，产生了疾病。从这一意义上说，基因的相互作用增加疾病的危险性，但每一单个基因所起作用有限，这给我们找到确切的致病基因带来很大困难。不过，发现与疾病发生关系最为密切的环境因素似乎较容易，因此，改变导致疾病的环境因素，将会是当前预防精神障碍的重点。如上所述，在多基因遗传病中，遗传和环境因素的共同作用，决定了某一个体是否患病，其中，遗传因素所产生的影响程度称为遗传度（heritability）。一旦证明某种疾病有家族聚集现象，下一步的工作就是找出遗传度，然后是遗传方式，最后是找到基因所在位置。了解遗传度最有效的办法是双生子研究，如果疾病与遗传有关，那么同卵双生子的同病率应高于异卵双生子，通过比较同卵双生子和异卵双生子的同病率，即可计算出遗传度。需要强调的是，即使有较高的遗传度，环境因素（社会心理、营养、健康保健等）在疾病的发生、发展、严重程度、表现特点、病程及预后等方面仍起着非常重要的作用，如精神分裂症，同卵双生子同病率不到 50%，就是说，具有相同基因的双生子一方患精神分裂症时，另一方患精神分裂症的可能性尚不足 50%。目前，基因与环境的相互作用产生疾病或行为问题已经成为人们的共识。例如研究发现，低单胺氧化酶 A 活性的个体在童年期受到严重虐待较易出现反社会行为。5-羟色胺转运体 s/s 基因型个体，在遭受生活事件后，较易发生抑郁症。人类基因组计划展示了一个光明的前景，通过各种高科技手段和多年的努力，人类将最终找到致病基因。其意义在于，如果找到了基因，就有可能知道问题的症结所在。例如，如果找到了增加精神分裂症发生危险性的基因，就可以了解在脑发育过程中，何时此基因被激活，哪些脑内细胞或通路出了问题，这就为人为干预提供了有利的时机；另外，遗传学的研究将为研究环境因素的致病作用提供帮助。

### （二）感染

早在 20 世纪的早期，人类就已知道感染因素能影响中枢神经系统进而产生精神障碍。例如，通过性传播的梅毒螺旋体首先引起生殖系统症状，在多年的潜伏后，进入脑内，导致神经梅毒（neurosyphilis）。神经梅毒主要表现为神经系统的退行性变，表现为痴呆、精神病性症状及麻痹。人类免疫缺陷病毒（HIV）也能进入脑内，产生进行性的认知行为损害，早期表现为记忆损害，注意力不集中及情绪淡漠等，随着时间的推移，出现更为广泛的损害，如缄默症、大小便失禁、截瘫等。有 15%～44% 的 HIV 感染者出现痴呆样表现。HIV 不是直接感染了神经元，而是感染了免疫细胞——巨噬细胞，巨噬细胞死亡后，释放毒素，损伤了周围的神经元。引起精神障碍的感染还包括诸如单纯疱疹性脑炎、麻疹性脑脊髓炎、慢性脑膜炎、亚急性硬化性全脑炎等。近来还发现，有些儿童在链球菌性咽炎后突然出现强迫症的表现。

### （三）精神障碍的心理-社会因素

应激性生活事件、情绪状态、人格特征、性别、父母的养育方式、社会阶层、社会经济状况、种族、文化宗教背景、人际关系等均构成影响疾病的心理-社会因素。

心理-社会因素既可以作为原因因素在精神障碍的发病中起重要作用，如反应性精神障碍、创伤后应激障碍、适应障碍等；也可以作为相关因素影响精神障碍的发生、发展，如神经症、心理生理障碍，甚至是精神分裂症等；还可以在躯体疾病的发生、发展中起重要作用，如心身疾病。

本节仅简述应激性生活事件、人格特征与精神障碍的关系。

**1. 应激与精神障碍** 应激（stress）一词由 Selye 提出，在生物学上有刺激与反应的相反理解，由于极易混淆，后来另创新词应激原（stressor）以有别于 stress，此时 stressor 意为刺激，而 stress 意为反应。任何个体都不可避免地会遇到各种各样的生活事件（life events），这些生活事件常常是导致个体产生应激反应的应激原。其中恋爱婚姻与家庭内部问题、学校与工作场所中的人际关系常是应激原的主要来源；社会生活中的一些共同问题，如战争、洪水、地震、交通事故、种族歧视等以及个人的某种特殊遭遇，如身体的先天或后天缺陷，某些遗传病、精神病、难治性疾病，被虐待、遗弃、强暴等则是应激原的另一重要来源。

在临床上，与急性应激有关的精神障碍主要有急性应激反应和创伤后应激障碍（post traumatic stress disorders，PTSD，延迟性应激反应障碍）。前者在强烈精神刺激后数分钟至数小时起病，持续时间相对较短（少于 1 个月），表现为精神运动性兴奋或抑制；后者主要表现为焦虑、恐惧、事后反复回忆和梦中重新体验到精神创伤的情景等。慢性应激反应可能与人格特征关系更大，临床上可见适应障碍等。另外，社会和心理刺激常常作为许多精神障碍的诱因出现，应予充分注意。

除外来的生活事件外，内部需要得不到满足、动机行为在实施过程中受挫，也会产生应激反应；长时间的应激则会导致神经症、心身疾病等。

**2. 人格特征与精神障碍**　人格可以定义为个体在日常生活中所表现出的总的情绪和行为特征，此特征相对稳定并可预测。性格是在气质（一个人出生时固有的、独特的、稳定的心理特性）的基础上，由个体活动与社会环境相互作用而形成的。一个具有开朗、乐观性格的人，对人也坦率、亲热，思想、感情容易交流，乐于助人，也容易得到别人的帮助，愿意理解别人也容易被人理解，在人际关系中误会与矛盾较少，即使有也容易获得解决；这种人外向，追求刺激与挑战，在心理应激过程中对挫折表现出较强的耐受性。与此相反，一个比较拘谨、性格抑郁的人，与他人保持一定距离，含蓄隐秘，对人心存疑虑戒备，不太关心别人，别人对他也就比较疏远和冷淡，在人际关系中误会与隔阂较多；他们内向、懦弱、回避刺激，在困难面前显得无能为力，容易悲观丧气，对心理应激的耐受能力较差，易患神经症、心身疾病、酒精与药物滥用等。有些人的性格自幼就明显偏离正常、适应不良，达到了害人害己的程度，我们称之为人格障碍。有些人格障碍与精神障碍关系十分密切，如具有表演型性格的人容易罹患癔症、具有强迫性格的人容易罹患强迫症、分裂样人格障碍者则患精神分裂症的可能性较大。

## 四、精神病人的管理分析

### （一）基本情况

表 6-28 和图 6-28～图 6-31 显示的是某地精神疾病的人口学特征与患病率的分析。根据图表结果显示：某地区，女性中情感障碍、焦虑障碍的患病率明显高于男性，而男性的酒精使用障碍的患病率高于女性；40～50 岁人群中焦虑障碍患病率最高，60 岁以上人群情感障碍较其他年龄段人群高；小学及以下文化程度的人群情感障碍和焦虑障碍患病率高于其他文化程度人群，酒精使用障碍中高中及以上文化程度高于其他文化程度人群；离婚人群在情感障碍、焦虑障碍、酒精使用障碍的患病率高于其他人群。

表 6-28　某地精神疾病的人口学特征与患病率的分析　　　　（单位:%）

| 人口学特征 | | 情感障碍 | 焦虑障碍 | 酒精使用障碍 |
|---|---|---|---|---|
| 性别 | 男性 | 2.6 | 6.5 | 9.2 |
| | 女性 | 6.7 | 14.8 | 0.6 |
| 年龄组 | 18～29 岁 | 0.4 | 2.8 | 2.5 |
| | 30～39 岁 | 4.3 | 9.5 | 4.9 |
| | 40～49 岁 | 5.37 | 13.7 | 5.8 |
| | 50～59 岁 | 6.4 | 4.2 | 6.4 |
| | >60 岁 | 8.27 | 12.1 | 3.1 |

续表

| 人口学特征 | | 情感障碍 | 焦虑障碍 | 酒精使用障碍 |
|---|---|---|---|---|
| 文化程度 | 高中及以上 | 2.5 | 4.9 | 6.6 |
| | 初中 | 3.7 | 8.3 | 5.2 |
| | 小学及以下 | 6.4 | 14.5 | 3.7 |
| 婚姻状况 | 已婚 | 4.7 | 11.4 | 5.3 |
| | 丧偶 | 11.5 | 7.7 | 2.1 |
| | 离婚 | 11.8 | 17.7 | 6.3 |
| | 未婚 | 1.4 | 1.6 | 2.5 |

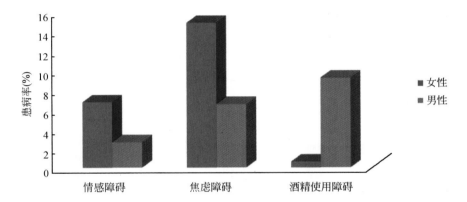

图 6-28　某地不同性别的精神疾病特征与患病率的分析

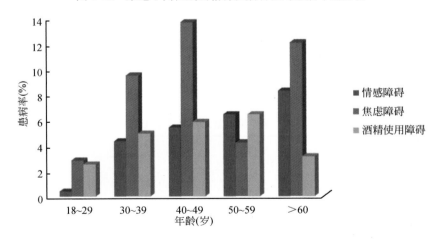

图 6-29　某地不同年龄的精神疾病特征与患病率的分析

## （二）某地常见精神疾病患病率及不同性别患病率情况

表 6-29 和图 6-32 显示的是某地区常见精神疾病的患病率。图表显示某地区精神分裂症及精神病性障碍的患病率最高。

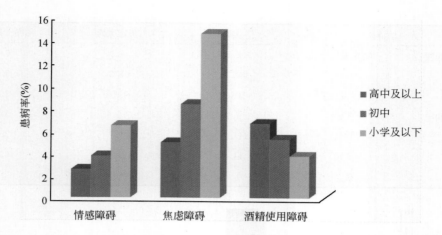

图 6-30　某地不同文化程度的精神疾病特征与患病率的分析

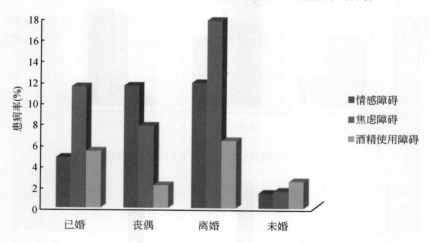

图 6-31　某地不同婚姻状况的精神疾病特征与患病率的分析

表 6-29　某年某地常见精神疾病患病率　　　　　　　（单位：%）

| 疾病分类 | 男性 | 女性 | 总计 |
|---|---|---|---|
| 阿尔茨海默病 | 4.9 | 5.8 | 5.3 |
| 癫痫所致精神障碍 | 6.3 | 5.6 | 6.1 |
| 脑血管病所致精神障碍 | 3.8 | 2.7 | 3.2 |
| 精神分裂症及精神病性障碍 | 30.1 | 34.4 | 32.2 |
| 中重度精神发育迟滞 | 21.2 | 13.3 | 18.8 |
| 酒精所致障碍 | 3.2 | 1.2 | 2.1 |
| 心境障碍 | 4.1 | 3.9 | 4.0 |
| 癔症、应激相关障碍 | 1.2 | 4.3 | 2.7 |
| 其他精神障碍 | 2.6 | 1.3 | 2.1 |

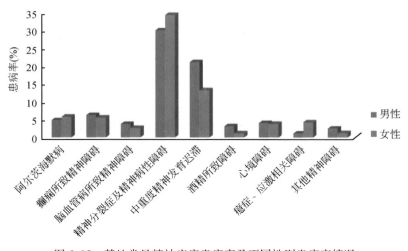

图 6-32 某地常见精神疾病患病率及不同性别患病率情况

## （三）城乡居民常见精神疾病患病率的比较

表 6-30 和图 6-33 显示的是某地居民常见精神疾病患病率在城乡的差别。图表显示，在某地，无论是城市还是农村精神分裂症及精神性疾病患病率最高，但城市发病率高于农村。

表 6-30　某年某地常见精神病患病率　　　　　　　　　　　　（单位：%）

| 疾病分类 | 城市 | 农村 | 合计 |
|---|---|---|---|
| 阿尔茨海默病 | 3.1 | 1.8 | 2.3 |
| 癫痫所致精神障碍 | 4.3 | 4.9 | 4.7 |
| 脑血管病所致精神障碍 | 2.4 | 3.8 | 3.1 |
| 精神分裂症及精神病性障碍 | 42.1 | 23.5 | 34.6 |
| 中重度精神发育迟滞 | 4.5 | 9.7 | 7.8 |
| 酒精所致障碍 | 7.6 | 3.4 | 6.5 |
| 心境障碍 | 12.4 | 9.5 | 11.2 |
| 癔症、应激相关障碍 | 5.4 | 9.5 | 7.3 |
| 其他精神障碍 | 4.5 | 3.4 | 4.1 |

# 五、小结

精神疾病是以心理（精神）活动异常为主要表现的一大类疾病。通过"区域数据中心"，我们可以及早发现心理活动异常的原因、危险因素，便于社会与家庭尽早干预，使他们及早回归社区。

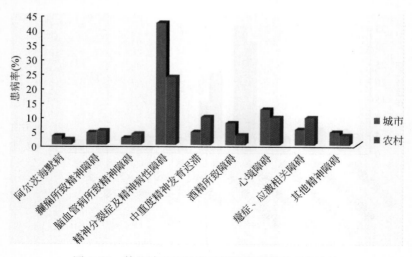

图 6-33　某地城乡居民常见精神疾病患病率的比较

# 第六节　脑血管疾病的信息分析

## 一、概述

脑血管疾病（cerebral vascular diseases，CVD）为严重危害社区老年人健康的疾病，是致残和死亡的重要原因。在世界 40 多个国家脑血管疾病是前三位死因之一。在我国，近年来的死因统计表明，脑血管疾病在城市占第二位。因此，防治脑血管疾病是现代医学的重要课题，是社区医务工作者的重要任务。

脑血管疾病包括原发性脑血管病和继发性脑血管病，其中，脑卒中占的比例最大。

脑卒中（stroke）又称脑血管意外或是中风，是因脑血管阻塞或是破裂引起的脑血流循环障碍和脑组织功能或结构损害为表现的急性脑血管疾病。临床的共同特征有突然发病，出现意识障碍和局灶性神经功能损伤。临床类型可分为缺血性脑卒中和出血性脑卒中两大类，包括脑出血、蛛网膜下腔出血、脑血栓形成、脑栓塞。

据 WHO 报告，2002 年全球死亡人数为 5719 万，其中 550 万死于脑血管疾病，占总死亡的 9.6%，在全球最常见死因中仅次于心脏病，排名第二位。我国是脑血管疾病的高发区，在全部死因中脑血管疾病在城市排第一或第二位，占总死亡的 20% 以上；在农村为第二或是第三位死因，占总死亡的 15%～20%。故本节主要介绍脑血管疾病的流行特征、危险因素及如何运用信息化来分析社区脑血管疾病的危险因素与发病现状，为我省控制脑血管疾病的发生与预防提供有力依据。

## 二、脑血管疾病的流行特征

### （一）地区分布

世界范围内脑卒中的发病率、患病率及死亡率在不同国家和地区之间相差明显，总体表现为发展中国家高于发达国家，高纬度（寒冷）地区高于低纬度（温暖）地区，高海拔地区高于低海拔地区，在同一国家或是地区中常与高血压的地理分布保持高度一致。

1982～1995 年 WHO MONICA 方案在 9 个国家 14 个中心检测 35～64 岁人群的脑卒中事件，监测年份的最后 3 年的结果表明，脑卒中高发的国家有俄罗斯、立陶宛、芬兰和中国，其中最高的地区为俄罗斯的 Novosibirsk，最低的为意大利的 Friuli 地区，两地区男性、女性高低分别相差 3.7 和 6.6 倍。

在我国急性脑卒中的发病率、死亡率有明显的地理分布差异，呈现北方高于南方的趋势。

## （二）时间分布

美国、日本等发达国家自 20 世纪 70 年代初脑卒中发病率就已呈下降的趋势。1970～1995 年除俄罗斯、中国外，无论男性还是女性，日本、韩国、澳大利亚、意大利、法国、英国、苏格兰、加拿大、美国等工业发达国家脑卒中死亡率在近 30 年中都有所下降，其中以日本下降的程度最为明显。

在多数发展中国家、东欧和前苏联，脑卒中死亡率不仅没有下降反而持续上升。中国的监测资料显示，在 35～64 岁人群中脑卒中发病率多数地区呈上升趋势。

## （三）人群分布

**1. 年龄分布**　脑卒中发病率和死亡率随年龄的增长而上升，一般人群 40 岁后开始发病，60～65 岁后急剧增加。据估计，脑卒中死亡者 3/4 为 70 岁以上，15% 在 60 岁左右。

**2. 性别分布**　世界各地脑卒中发病率和死亡率普遍男性高于女性。男性的发病率约为女性的 2 倍，而各地区男性的死亡率平均比女性高 1.8 倍。但是随着目前人口老龄化，女性寿命普遍高于男性，老年期女性发病率逐渐接近男性。

**3. 种族分布**　同一地区不同种族脑卒中发病情况有明显差异。美国同一地区的黑人脑卒中患病率高于白人，有的高出 2 倍。我国汉族人脑卒中患病率高于少数民族。

**4. 职业**　社会经济地位、职业与脑卒中的分布有一定的联系。脑卒中的发病率仍存在城市高于农村、脑力劳动者高于体力劳动者。

# 三、脑血管疾病的危险因素

脑卒中比较肯定的危险因素有：高血压、心脏病、糖尿病、短暂性脑缺血发作、吸烟、饮酒；其他危险因素还有：血脂水平、血小板聚集性增高、肥胖或超重、遗传因素、口服避孕药、低气温、高尿酸血症、食盐摄入量多等。

## （一）疾病因素

**1. 高血压**　脑卒中发病率与死亡率的地理分布差异与高血压的地理分布差异高度一致。我国 10 组人群前瞻性研究综合分析结果表明收缩压每增高 10mmHg，出血性脑卒中的发病危险增加 54%，缺血性脑卒中的发病危险增加 47%。舒张压每增加 5mmHg，发生脑卒中的危险增加 46%。我国 21 个省农村及少数民族地区调查显示，有高血压病史者发生脑卒中的危险性增加 13～24 倍。

**2. 心脏病**　除高血压之外，各种原因所致的心脏损害是脑卒中第 2 位的危险因素。在任何血压水平上，有心脏病的人患脑卒中的危险都要增加 2 倍以上。国内 21 个省农村研究显示，有心脏病史者患缺血性脑卒中的危险性增加 15.5 倍，有心律不齐及心脏扩大者，其危险性增加 7～8 倍。

**3. 糖尿病**　男性 2 型糖尿病患者脑卒中的危险性是非糖尿病患者的 3 倍，而女性为 5 倍。糖尿病和高血压是缺血性脑卒中的独立危险因素。但对于出血性脑卒中，欧洲、日本及我国尚缺乏有利的证据表明糖尿病与其之间有关系。

**4. 短暂性脑缺血发作（TIAs）**　短暂性脑缺血发作后 5 年间引起脑梗死的可能性为 24%～29%，发生短暂性脑缺血发作之后较易发生脑梗死，1 个月之内发生率为 4%～8%，1 年之内为 12%～13%。在国内 21 个省农村调查中，脑梗死病例中 11% 曾有过短暂性脑缺血发作史。

## （二）不良的生活方式

**1. 吸烟**　美国 Framingham 心脏病研究首次报道了吸烟与脑卒中类型及剂量-反应关系，吸烟是各种脑卒中的独立危险因素，尤其是缺血性脑卒中。脑卒中发生的危险随吸烟量的增加而增加，每天吸烟超过 40 支者发生脑卒中的危险是每天低于 10 支者的 2 倍。我国 10 组人群前瞻性研究表明，在控制了血压、体质指数、血清胆固醇等因素后吸烟者发生缺血性脑卒中的危险为不吸烟者的 2 倍。

**2. 饮酒**　一般认为，无论是一次酗酒或是长期酗酒，都会增加出血性脑卒中的危险，但对于脑梗死则没有达成一致。有研究结果显示，相对于不饮酒者，每天饮酒超过 60g 的人发生脑卒中的相对危险明显增加，而每天饮酒少于 24g 者发生脑卒中的相对危险则明显下降。

# 四、脑血管疾病的管理分析

## （一）脑卒中各项因素分析

表 6-31 和图 6-34、图 6-35 显示的是 2007～2009 年某地城乡居民脑卒中的发病率和死亡率。图表显示 2007～2009 年间某地城市居民脑卒中的发病率、死亡率均明显高于农村，但城市的发病率有下降趋势，农村的发病率相对平稳。

表 6-31　2007～2009 年某地城乡居民脑卒中发病率与死亡率的比较　　（单位：1/10 万）

| 年份 | 城区 | | 农村 | |
| --- | --- | --- | --- | --- |
| | 发病率 | 死亡率 | 发病率 | 死亡率 |
| 2007 | 309.4 | 94.6 | 187.9 | 117.7 |
| 2008 | 262.9 | 57.2 | 178.9 | 74.7 |
| 2009 | 268.7 | 62.9 | 189.1 | 101.6 |
| 合计 | 280.3 | 71.56 | 185.3 | 97.7 |

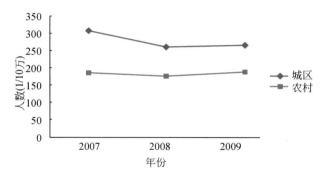

图 6-34　2007～2009 年某地城乡居民脑卒中发病率的比较

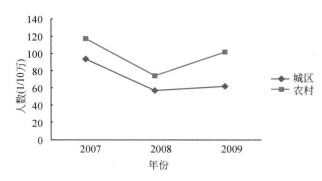

图 6-35　2007～2009 年某地城乡居民脑卒中死亡率的比较

## （二）不同年龄、性别脑卒中的发病率比较

表 6-32 显示的是某地区脑卒中在不同年龄、不同性别人群中的发病率。

表 6-32　某地不同年龄、性别脑卒中的发病率比较　　（单位：1/10 万）

| 年龄组（岁） | 城市 | | | 农村 | | | 城乡合计 | | |
|---|---|---|---|---|---|---|---|---|---|
| | 男性 | 女性 | 小计 | 男性 | 女性 | 小计 | 男性 | 女性 | 合计 |
| 15～24 | 0 | 0 | 0 | 0 | 0 | 0 | 0 | 0 | 0 |
| 25～34 | 0.1 | 0.08 | 0.09 | 0.08 | 0.06 | 0.07 | 0.2 | 0.1 | 0.11 |
| 35～44 | 3.5 | 3.3 | 3.4 | 3.8 | 3.1 | 3.5 | 2.5 | 2.3 | 2.4 |
| 45～54 | 41.6 | 42.6 | 42.1 | 45.6 | 40.6 | 45.1 | 48.6 | 44.6 | 46.3 |
| 55～64 | 165.3 | 107.2 | 130.5 | 175.3 | 127.2 | 140.5 | 156.3 | 115.2 | 130.8 |
| 65 岁以上 | 1 172.7 | 820.1 | 908.1 | 1 272.7 | 790.1 | 808.1 | 1 194.7 | 920.1 | 912.8 |
| 合计 | 125.7 | 108.1 | 112.3 | 132.7 | 118.1 | 121.2 | 131.7 | 106.1 | 191.3 |

## （三）危险因素分析

表 6-33 和图 6-36 显示的是对某地区脑血管疾病危险因素的分析。图表显示，在某地区，高血压在众多脑血管疾病危险因素中占据首位。

表 6-33　某地脑血管疾病危险因素分析　　　　　　　　　　（单位：%）

| 危险因素 | 城市 | 农村 |
|---|---|---|
| 高血压 | 74.8 | 72.8 |
| 糖尿病 | 22.3 | 16.1 |
| 长期吸烟 | 16.3 | 22.2 |
| 超重与肥胖 | 17.5 | 13.6 |
| 冠心病 | 22.3 | 8.6 |
| 高脂血症 | 22.1 | 8.6 |
| 酗酒 | 8.9 | 14 |
| 脑卒中家族史 | 17.2 | 14.4 |

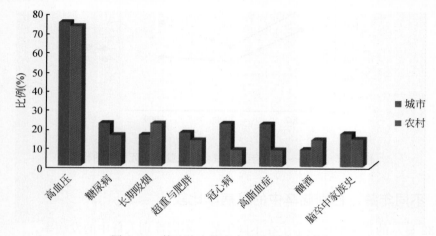

图 6-36　某地脑血管疾病危险因素分析图

## 五、小结

　　脑血管疾病是由各种血管源性病因引起的脑部血液循环障碍，并产生局部神经功能缺失的一组疾病的总称，而脑血管疾病的病因，通过居民健康档案系统，我们也找到的一些危险因素，所以通过电子健康档案系统我们能及早发现脑血管病的危险因素，尽早干预，减少因疾病造成的致残，提高生存质量。

# 第七节　总　　结

　　慢性非传染性疾病是当今社会危害公民健康的主要问题。分析、研究慢性病的危险因素、患病率、管理效果等能帮助我们及时提高慢性病的发现率、控制率。"国家数字卫生关键技术和区域示范运用研究"项目所开发的居民健康档案系统，通过对数据采集并采用计算机时序多维空间方法对健康管理各项指标可得到以下动态逻辑分析。

　　通过数据共享、资源整合不仅能总结出影响各地区居民健康的主要患病情况、易感人群和主要危险因素，还可以进一步分析疾病对人们带来的危害程度。通过网格化管理模式能分析出各地社区慢性病管理质量、数量、进度，是政府进行卫生服务效果、效益评价的依据，以达到各省社区卫生整体平衡发展目标。通过医院的 HIS 系统与健康档案的实时联网，还可以更精细分析出社区居民对卫生服务需求与利用，为卫生管理机构制定区域卫生规划，卫生计划提供依据。

　　总之，利用地理数据、人们的健康数据、疾病的发生、发展数据在数字化信息平台管理中，真正实现了社区卫生服务的精细化管理。

（潘雪凤　刘　颖）

# 第七章　妇女保健信息分析

## 第一节　概　　述

随着社会文明的发展，人们对妇女在社会生活中扮演着重要角色的认可，妇女的健康需求也越来越受到社会重视。妇女保健工作非常重要，主要研究女性一生中不同时期的生理、心理、社会特点及保健需求；研究影响女性生物、心理和社会环境等各方面的各种高危因素；研究影响女性健康的各种常见疾病、多发病的流行病学特征及防治措施；研究促进女性健康的保健对策和管理方法。妇女保健学属于预防医学范畴，但是强调临床与保健结合，面向群体又结合个人，从而促进女性的身心健康。

### 一、概念

#### (一) 妇女保健学

妇女保健学 (women's health) 是针对女性生殖生理特征，以维护和促进女性健康为目的、保健为中心、预防为主、群体为研究对象，在妇产科的基础上通过妇幼卫生长期实践及多学科的参与而发展形成的一门新学科。

#### (二) 生殖健康

生殖健康 (reproductive health) 是指在生命各个阶段，生殖系统及功能和生殖过程中的体质、精神和社会适应的完好状态，而不仅仅是没有疾病或不适。生殖健康最初于 20 世纪初提出，形成于 20 世纪 80 年代，1994 年世界卫生组织正式通过生殖健康的定义。

生殖健康的内涵：①人们能够负担并进行负责、满意和安全的性生活，而不担心传染病和意外妊娠；②人们能够生育，并有权决定是否生育、何时生育和生育间隔；③妇女有权享有适当的保健服务，能够安全地通过妊娠和分娩，妊娠结局是成功的；④婴儿成活并健康成长；⑤夫妇能知情选择获得安全、有效和可以接受的节育方法。

生殖健康是妇女和男子共同的需求，已经跨出了生物医学的范畴，由于妇女承担繁衍后代的重要任务，负责生殖功能，且受到社会和文化因素的影响，在生殖健康方面承担的负担、风险和责任较大，因此需要给予更多关注。

### （三）孕产妇系统管理

从妊娠开始至分娩后 42 天，医疗保健机构对孕产妇和胎/婴儿进行的定期检查、保健指导和追踪管理，发现异常及时治疗。包括孕早期、孕中期、孕晚期、产时及产褥期等各时期的保健。

### （四）三级保健网络

三级保健网络是指覆盖省、地市/县、乡镇/村三级系统管理网络。

## 二、妇女保健分期

### （一）青春期保健

女孩青春期一般在 10～11 岁开始，17～18 岁结束。世界卫生组织定义 10～19 岁为少年期，15～24 岁定义为青年期。因此亦有将 10～24 岁定义为青春期。

### （二）围婚期保健

围婚期保健（premarital health care）是围绕结婚前后，为保障婚配双方及下一代健康进行的一系列保健措施。包括婚前卫生咨询、婚前医学检查和婚前卫生指导。

### （三）围生期保健

围生期保健（perinatal health care）是指运用围生医学的理论，提供生理、心理和社会适应为目标的综合保健服务，包括孕前保健、孕期保健、分娩期保健、产褥期保健和围产儿保健。围生期指围绕孕产妇分娩前后的一定时期，也就是新生儿出生前后的一定时期。我国定义为妊娠满 28 周（胎儿或新生儿体重达到 1000g 以上）至出生后 7 天。

### （四）更年期保健

更年期保健指妇女从育龄期进入老年的过渡阶段，包含卵巢功能从衰退到终止全过程，可长达 15～20 年，早至 35 岁，晚至 60～65 岁。20 世纪 80 年代 WHO 建议用围绝经期来表达绝经过程，但更年期一词仍在实践中广泛使用。

## 三、妇女保健工作现状与发展

随着社会经济的发展，妇女健康广泛受到各国重视。我国先后颁布了一系列纲领、条例和法律确保妇女儿童的健康。20 世纪 90 年代颁布了《中国妇女发展纲要》和《中华人民共和国母婴保健法》，与《中国儿童发展纲要》一并列为"两纲一法"，使妇幼卫生工作进入法制管理阶段。1995 年颁布了《中华人民共和国母婴保健法》，各有关部门积极配合，规范实施妇幼保健行业规范，提高服务能力，降低孕产妇及婴儿的死亡率。

最初的妇女保健仅从孕产期保健做起，随着医学的发展、疾病谱的变化和生殖健康概念的提出，妇女保健内容拓宽。我国妇女保健工作取得了长足进步，2009 年全国孕产妇死亡率监测数据为 31.9/10 万，较 2000 年下降了 39.8%，已经实现了 2001～2010 年中国妇女发展纲要提出的目标要求。与此同时，妇女保健主要指标的城乡差距，地区差距近 10 年也在逐渐缩小。在科研上，妇女保健领域先后与国际上开展了一系列合作。

妇女保健工作注重提高服务质量，拓宽服务范围，转变服务模式，针对疾病的积极救治，加强健康教育的宣传，对影响妇女健康的重要事项提高关注。建议积极婚前检查，孕前咨询，产前诊断和新生儿筛查，提高出生人口素质。注重提高产科服务质量，启动母婴健康安全工程，促进自然分娩，降低剖宫产率，加强孕产妇系统管理，进一步降低孕产妇死亡率和婴儿死亡率。做好农村孕产妇住院分娩补助，为促进妇女健康保驾护航。做好农村孕产妇住院分娩补助，农村妇女孕前/孕早期增补叶酸，农村妇女"两癌"筛查。提高妇女疾病普查质量，防治妇女常见疾病和多发病。加强流动人口孕产妇管理，提升妇幼保健机构管理水平和服务质量。继续加强对重大出生缺陷的预防，加强预防艾滋病、梅毒与乙肝母婴阻断工作，提高妇幼保健三级网络的业务能力，为促进妇女健康保驾护航。

# 第二节　妇女保健基本信息分析

"国家数字卫生关键技术和区域示范运用研究"建立的"居民电子健康档案系统"，动态记录了妇女保健各个时期，包括青春期、围婚期、围生期及围绝经期基本信息。通过分析相关数据，可了解影响妇女健康的主要因素，针对这些影响因素采取相应措施。并且可以通过综合评价的方法，评价健康教育或干预等措施的实施效果，并验证各影响因素对健康的影响程度。

## 一、青春期保健信息

### （一）概述

青春期是由儿童发展至成人的过渡时期，在这时期机体骨骼和内脏器官等生长发育加速，生殖器官和性功能也逐步发育成熟，心理和行为也会产生较大变化，需要全面关注其身心健康。本期保健要点是通过健康教育使青少年了解自身的生理、心理和行为特点，增强健康意识、加强营养指导、心理卫生指导，加强经期卫生指导和性教育。

### （二）保健信息分析

**1. 体格发育**　少女身高突增起始于 12～13 岁，每年可增加 5～7cm，一般 15～16 岁后身高增长缓慢或停止。我国少女整个青春期平均增长 25cm。青春期体重的增长主要是骨骼，肌肉和脂肪的生长，也包含内脏器官和皮下组织的生长。肌肉的发育高峰在身高突增开始后，在雌激素的影响下，体内脂肪迅速增加，而且主要储存在腰部，臀部，大腿及胸部，逐步形成女性特有的体型。内脏器官生理功能逐渐增强，在神经内分泌的调节下，各项生理功能逐渐趋于成熟。心排血量及肺活量随年龄增长而加大，骨髓造血功能旺盛，血红蛋白和红细胞计数均相应增加。

10～11 岁开始运动功能发育（包括握力、拉力、肌耐力），不过运动功能突增要比身高突增晚 1 年左右。最大耗氧量随年龄增长而加大，约 14 岁达高峰，以后逐渐平稳下降。脑发育思维能力活跃，分析力、记忆力都有增强。

**2. 性发育**　青春期性发育主要指生殖器官发育、月经初潮和第二性征发育 3 个方面。

（1）月经：少女出现第一次生理性子宫出血称为月经初潮，月经初潮年龄大致在 10～16 岁，大部分发生在 12～14 岁。可以针对月经初潮进行描述性分析和影响因素分析。青春期女性月经初潮分布描述见表 7-1。月经初潮年龄影响因素较多，据报道与身高、体重、胸围、皮褶厚度、遗传、气候、营养、社会-心理因素等均有关系。可对月经初潮有关的影响因素进行分析并建立模型，详见表 7-2 和表 7-3。

**表 7-1　青春期女性月经初潮年龄分布**

| 年龄（岁） | 人数 | 不同月经初潮年龄人数 | | | | | | | | | |
|---|---|---|---|---|---|---|---|---|---|---|---|
| | | <8 岁 | 9 岁～ | 10 岁～ | 11 岁～ | 12 岁～ | 13 岁～ | 14 岁～ | 15 岁～ | 16 岁～ | 17 岁～ |
| <7 | 102 | 0 | 0 | 0 | 0 | 0 | 0 | 0 | 0 | 0 | 0 |
| 8 | 105 | 0 | 0 | 0 | 0 | 0 | 0 | 0 | 0 | 0 | 0 |
| 9 | 136 | 0 | 0 | 0 | 0 | 0 | 0 | 0 | 0 | 0 | 0 |
| 10 | 111 | 0 | 0 | 1 | 0 | 0 | 0 | 0 | 0 | 0 | 0 |
| 11 | 97 | 0 | 1 | 1 | 2 | 0 | 0 | 0 | 0 | 0 | 0 |
| 12 | 94 | 0 | 0 | 1 | 6 | 6 | 0 | 0 | 0 | 0 | 0 |
| 13 | 110 | 0 | 0 | 1 | 5 | 24 | 13 | 0 | 0 | 0 | 0 |
| 14 | 97 | 0 | 0 | 2 | 13 | 17 | 25 | 4 | 0 | 0 | 0 |
| 15 | 104 | 1 | 0 | 6 | 29 | 8 | 19 | 1 | 0 | 0 | 0 |
| 16 | 111 | 0 | 0 | 12 | 13 | 25 | 33 | 12 | 6 | 1 | 0 |
| 17 | 108 | 0 | 0 | 5 | 6 | 15 | 31 | 29 | 8 | 6 | 2 |
| 18 | 96 | 0 | 0 | 4 | 7 | 23 | 20 | 21 | 11 | 6 | 2 |
| 合计 | 1 271 | 1 | 1 | 33 | 55 | 139 | 140 | 85 | 26 | 13 | 4 |

**表 7-2　月经初潮相关因素特点 ($\bar{x}\pm S$)**

| 影响因素 | 早初潮 | 正常初潮 | 晚初潮 |
|---|---|---|---|
| 出生体重（kg） | 2.70±0.14 | 3.32±0.26 | 2.71±0.09 |
| 出生身高（cm） | 56.22±21.06 | 49.67±0.73 | 40.62±0.68 |
| 1 岁 BMI（kg/m²） | 18.13±0.27 | 16.65±0.29 | 12.08±0.17 |
| 7 岁 BMI（kg/m²） | 17.68±0.13 | 14.85±0.12 | 13.05±0.28 |
| 母亲初潮年龄（岁） | 11.53±0.42 | 15.63±0.69 | 15.00±0.73 |
| 母亲身高（cm） | 158.87±2.03 | 158.04±2.42 | 156.45±2.74 |

表 7-3　月经初潮影响因素回归分析

| 影响因素 | 标准化回归系数 | T 值 | P |
|---|---|---|---|
| 常数项 | — | 4.516 | <0.001 |
| 出生体重（kg） | −0.095 | −3.052 | 0.003 |
| 出生身高（cm） | −0.152 | −2.126 | 0.037 |
| 1 岁 BMI（kg/m²） | −0.113 | −1.648 | 0.038 |
| 母亲初潮年龄（岁） | 0.748 | 14.236 | <0.001 |
| 母亲身高（岁） | −0.072 | −2.672 | 0.011 |

（2）乳房发育：第二性征乳房发育平均在 10～11 岁，乳房发育常常先于月经初潮，约 16～18 岁发育接近成人。乳房发育可以按照年龄分布描述性分析，见表 7-4。

表 7-4　乳房发育状况

| 年龄（岁） | 人数 | 乳房发育人数 | | |
|---|---|---|---|---|
| | | B2 | B3 | B4 |
| 0～2 | 344 | 2 | 0 | 0 |
| 3～5 | 6 005 | 102 | 0 | 0 |
| 6～8 | 2 230 | 294 | 118 | 11 |
| 9～13 | 2 553 | 584 | 933 | 331 |

（3）其他：阴毛多于乳房发育后开始发育。腋毛出现在阴毛长全后，由稀到密，色素加深，至 15～17 岁与成人相仿。女子与男子在骨骼、肌肉和脂肪 3 方面的质量及分布有明显差异，皮下脂肪在臀、髋、胸及肩部更加丰满，形成女性特有的躯体健美外形。

**3. 心理发育**　青春期是智力发育，世界观形成和信念确定的重要时期。进入青春期逐渐要求独立，要求自由，形成了青年人求知欲旺盛，思想活跃，不满足现状等特点，但由于对社会复杂性认识不足，容易出现错误和偏执判断。青少年由于生理和心理未成熟，性与生殖健康知识缺乏，容易导致非意愿妊娠。对青少年非意愿妊娠研究较多，可以进行描述性分析，见表 7-5。

表 7-5　青少年性生活及非意愿妊娠调查

| 年龄（岁） | 人数 | 有性生活人数 | 有人工流产人数 |
|---|---|---|---|
| <10 | 100 | 0 | 0 |
| 10～14 | 100 | 20 | 15 |
| 15～20 | 100 | 35 | 30 |

**4. 青春期疾病**

（1）青春期月经异常：青春期由于中枢神经下丘脑-垂体-卵巢轴及性激素靶器官逐渐成熟过程中，可能导致功能失调性子宫出血（功血），闭经及痛经等常见月经病。

（2）青春期性发育延迟：指超过正常青春期开始平均年龄 2.5 个标准差以，还没有性成熟表现者。包括体质性延迟，低促性腺激素性功能延迟，高促性腺激素性腺功能减退。

（3）青春期妊娠：指在 13～17 岁少女妊娠，以未婚居多。少年妊娠导致的孕产期并发症高于成年妇女，容易发生早产，低出生体重，围产儿死亡等，对母婴均有不良影响。

（4）青春期常见疾病：青春期常见疾病发生情况可进行描述，见表 7-6 和图 7-1。

**表 7-6　青春期常见疾病发病情况**

| 疾病名称 | 调查人数 | 发病人数 | 发病率（%） |
|---|---|---|---|
| 青春期月经异常 | 1 000 | 200 | 20 |
| 性发育延迟 | 1 000 | 10 | 1 |
| 青春期意外妊娠 | 1 000 | 300 | 30 |

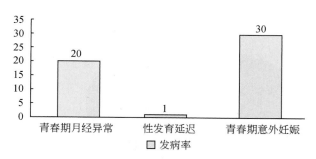

图 7-1　青春期主要疾病构成

# 二、围婚期保健

## （一）婚前医学检查

婚前医学检查是对服务对象可能患有影响结婚和生育的疾病所进行的医学检查。婚前医学检查基本项目包括：询问病史、体格检查、常规辅助检查。其他根据临床需要增加的辅助检查项目，应在服务对象知情同意下进行。婚前医学检查疾病包括：

**1. 严重遗传性疾病**　指由于遗传因素先天形成，患者全部或部分丧失自主生活能力，而且后代再现风险高，医学上认为不宜生育的疾病。

**2. 有关精神病**　指精神分裂症、躁狂抑郁型精神病以及其他重型精神病，处于病情发作期，丧失婚姻行为能力或具有攻击行为的。

**3. 指定传染病**　指《中华人民共和国传染病防治法》中规定的艾滋病、淋病、梅毒以及医学上认为影响结婚和生育的，可母婴传播的其他传染病。

**4. 影响婚育的其他相关疾病**　如重要脏器疾病和生殖系统疾病等。

## （二）婚前卫生指导

婚前卫生指导是指获准开展婚前医学检查的医疗保健机构（以下简称婚检机构）通过多种方法和途径，系统地为服务对象进行有关结婚、生育、预防出生缺陷、减少疾病遗传和传播等医学知识的健康教育和指导。婚前卫生指导内容：①有关性保健和性教育；②新婚避孕知识及计划生育指导；③受孕前的准备、环境和疾病对后代影响等孕前保健知识；

④遗传病和传染病的基本知识；⑤影响婚育的有关疾病的基本知识；⑥孕期保健和产前诊断的有关知识；⑦获得其他生殖健康知识的途径。

### (三) 婚前卫生咨询

主检医师在出具医学意见时，根据本次医学检查的结果、服务对象提出的具体问题进行解答，提供针对性强、科学实用的知识和信息，帮助服务对象在知情的基础上做出适宜的决定。对发现的异常情况，应由当事人自己向对方说明。主检医师在服务对象双方同意的情况下，向服务对象双方详细说明可能发生的后果，并指导双方采取有关措施。咨询内容可根据服务对象的具体情况进行选择婚育保健知识或避孕知识等。以某省婚前保健调查为例，可以针对婚前保健主要检查内容进行描述性分析，见表 7-7 和图 7-2。

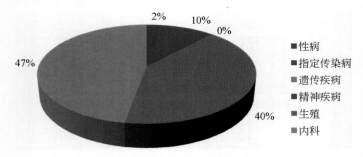

图 7-2　某省婚检主要检出疾病构成

## 三、围生期保健

### (一) 孕前保健信息

孕前保健是降低出生缺陷及不良妊娠结局发生的一级措施。孕前保健一般在计划受孕前 4～6 个月进行。通过各种形式的健康教育提高群众的保健知识；通过对子代有影响的疾病筛查，预防遗传因素引起的疾病；提倡建立健康的生活方式，注意合理营养，选择适宜的受孕年龄和季节，为优生优育创造良好的环境。

通过了解家族史、疾病史、生育史、药物接触史及营养状态等全面评估，全面发现受孕前的危险因素。有遗传病家族史，夫妇双方之一为遗传病或染色体病患者或携带者，女方年龄小于 18 岁或大于 35 岁，有生过畸形儿、智力低下儿或有习惯性流产、死胎、死产等不良生育史情况，需要进行专门的遗传咨询。男女双方有接触有毒有害职业损害因素的作业需要调离相应岗位，接收检查后方可怀孕。

孕前保健可从以下几个方面进行。①建立健康的生活方式，孕前要培养良好的饮食习惯，纠正偏食挑食，戒烟戒酒，增补叶酸，建议从孕前 3 个月开始口服叶酸。②远离宠物，进行孕前 TORCH 检查。③调整避孕方法，一般要在停药或取出节育器 6 个月后受孕。④做好妊娠心理准备和经济准备，强调早期、连续产前检查的重要性，并讨论如何根据危险进行保健。

表 7-7 某省婚前保健调查表

| 地区 | 结婚登记人数 | 婚前检查人数 | 检出疾病人数 | 指定传染病人数 | 性病人数 | 遗传病人数 | 精神病人数 | 生殖系统疾病人数 | 内科人数 | 建议不宜结婚人数 | 建议不宜生育人数 | 建议暂缓结婚人数 | 尊重受检者意愿人数 | 婚前卫生指导人数 | 婚前卫生咨询人数 |
|---|---|---|---|---|---|---|---|---|---|---|---|---|---|---|---|
| 1 | 121 686 | 53 838 | 10 136 | 462 | 189 | 14 | 9 | 4 041 | 4 354 | 0 | 8 | 555 | 3 022 | 54 286 | 41 933 |
| 2 | 83 036 | 55 162 | 8 327 | 1 070 | 214 | 16 | 7 | 2 928 | 3 983 | 0 | 13 | 446 | 536 | 79 719 | 48 447 |
| 3 | 147 770 | 19 955 | 4 766 | 1 472 | 94 | 5 | 2 | 1 506 | 1 440 | 0 | 9 | 210 | 415 | 19 951 | 19 203 |
| 4 | 49 290 | 31 847 | 2 903 | 119 | 59 | 1 | 0 | 1 956 | 821 | 0 | 3 | 64 | 55 | 31 847 | 31 847 |
| 5 | 41 974 | 34 617 | 8 559 | 283 | 170 | 21 | 6 | 2 495 | 5 427 | 0 | 20 | 183 | 1 947 | 34 603 | 29 250 |
| 6 | 48 602 | 9 759 | 1 730 | 81 | 27 | 2 | 3 | 673 | 970 | 0 | 3 | 40 | 157 | 9 759 | 3 649 |
| 7 | 67 964 | 25 915 | 6 088 | 432 | 92 | 4 | 5 | 1 614 | 2 945 | 1 | 8 | 139 | 398 | 38 260 | 28 691 |
| 8 | 37 470 | 12 289 | 1 278 | 153 | 74 | 11 | 4 | 397 | 816 | 0 | 12 | 71 | 363 | 12 289 | 12 288 |
| 9 | 15 256 | 13 031 | 2 563 | 316 | 148 | 9 | 5 | 811 | 1 385 | 0 | 14 | 173 | 479 | 13 031 | 13 031 |
| 10 | 94 176 | 27 321 | 5 212 | 274 | 62 | 5 | 9 | 3 217 | 1 456 | 3 | 5 | 213 | 178 | 26 215 | 17 437 |
| 11 | 43 376 | 16 726 | 2 971 | 276 | 71 | 5 | 4 | 1 539 | 937 | 5 | 4 | 562 | 1 270 | 30 593 | 10 475 |
| 合计 | 750 600 | 300 460 | 54 533 | 4 938 | 1 200 | 93 | 54 | 21 177 | 24 534 | 9 | 99 | 2 656 | 8 820 | 350 553 | 256 251 |

目前，我国已将为农村妇女增补叶酸防治神经管畸形作为重大公共卫生项目。孕前常见疾病发病情况可以描述性分析，见表7-8和图7-3。

表7-8    孕前检查常见疾病发病情况

| 疾病名称 | 参加检查人数 | 检出疾病人数 | 发病率（%） |
|---|---|---|---|
| TORCH异常 | 100 | 10 | 10 |
| 乙肝 | 100 | 10 | 10 |
| 梅毒 | 100 | 5 | 5 |
| 艾滋病 | 100 | 1 | 1 |
| 贫血 | 100 | 15 | 15 |

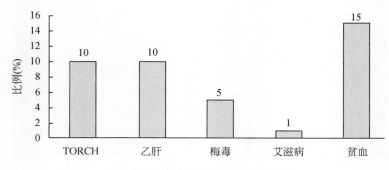

图7-3    孕前检查主要疾病检出情况

## （二）早孕保健信息

**1. 概述**    在确诊妊娠至孕12周，为早孕期。孕妇应在到辖区医疗保健机构建立孕产妇系统保健管理卡（孕管卡），并进行第一次检查。早孕建卡及体检包括建卡时间，建卡孕周，建卡单位，建卡医生，建卡有关的体检情况。通过早孕时期建卡可宣传优生知识，避免接触有毒有害物质，预防先天畸形；发现高危因素，进行高危评分、专案管理；及早发现妊娠合并症，及时治疗；对患有严重疾病，妊娠可能危及孕妇生命安全或者可能严重危害孕妇健康的，应提出终止妊娠的医学意见。2009年某省孕产妇建卡及早孕检查数见表7-9和图7-4。

表7-9    2009年某省孕产妇建卡数及孕早期检查数

| 地名 | 产妇数 | 产妇建卡数 | 产前检查人数 | 孕早期产期检查人数 | 建卡率（%） | 产前检查率（%） | 孕早期检查率（%） |
|---|---|---|---|---|---|---|---|
| 1 | 54 698 | 54 461 | 54 463 | 53 299 | 99.57 | 98.87 | 96.76 |
| 2 | 40 884 | 40 708 | 40 703 | 39 433 | 99.57 | 99.08 | 95.99 |
| 3 | 72 308 | 70 298 | 70 934 | 67 419 | 97.22 | 97.27 | 92.45 |
| 4 | 20 339 | 20 327 | 20 329 | 19 682 | 99.94 | 99.41 | 96.25 |
| 5 | 18 258 | 18 062 | 18 091 | 17 341 | 98.93 | 98.73 | 94.64 |
| 6 | 30 081 | 29 612 | 29 686 | 28 252 | 98.44 | 98.16 | 93.42 |
| 7 | 40 959 | 40 062 | 40 041 | 39 331 | 97.81 | 96.92 | 95.20 |

续表

| 地名 | 产妇数 | 产妇<br>建卡数 | 产前检<br>查人数 | 孕早期产期<br>检查人数 | 建卡率<br>（%） | 产前检查<br>率（%） | 孕早期<br>检查率（%） |
|---|---|---|---|---|---|---|---|
| 8 | 22 826 | 22 588 | 22 674 | 21 658 | 98.96 | 98.92 | 94.49 |
| 9 | 5 475 | 5 465 | 5 465 | 5 003 | 99.82 | 99.33 | 90.93 |
| 10 | 57 802 | 56 815 | 56 862 | 55 810 | 98.29 | 97.68 | 95.87 |
| 11 | 21 591 | 21 349 | 21 355 | 20 503 | 98.88 | 98.25 | 94.33 |
| 合计 | 385 221 | 379 747 | 380 603 | 367 731 | 98.58 | 98.15 | 94.83 |

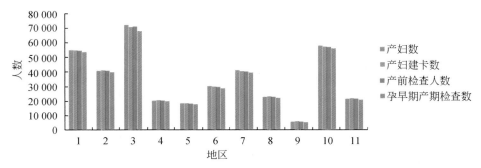

图 7-4　某省各地区早孕建卡和检查人数

**2. 保健信息**

（1）停经史：生育年龄的已婚妇女，平时月经周期规律，一旦停经超过 10 日以上，应怀疑妊娠。若停经达到 8 周以上，可能性更大。但需要与月经异常，疾病和口服避孕药有关引起的闭经鉴别。

（2）早孕反应：停经 6 周左右出现的头晕、疲乏、嗜睡、食欲不振、偏食、厌油、恶心和呕吐等。多数孕 12 周左右自行消失。症状严重程度与持续时间因人而异。

（3）体格检查：身高、体重及一般体格检查。

（4）辅助检查

1）妊娠试验：受精后 7 日测出血 HCG，$<3\mu g/ml$ 为阴性，$>6\mu g/ml$ 为阳性。超声检查：早可在孕 5 周做出早期诊断，超声图像包括妊娠囊、卵黄囊，孕 8 周可以看见原始心血管搏动，妊娠 8 周后可以测定头臀长，测定孕龄。

2）常规检查项目：妊娠试验（尿/血 HCG）、血、尿常规、白带常规、生化、HBsAg、RPR；建议检查：ABO、Rh 血型、乙肝两对半、HIV、心电图；孕 7～13 周知情选择：21 三体综合征产前筛查。

3）产科检查：骨盆测量。①髂棘间径：孕妇取伸腿仰卧位，测量两髂前上棘外缘的距离。正常值 23～26cm。②髂嵴间径：孕妇取伸腿仰卧位，测量两髂嵴间外缘最宽的距离。正常值 25～28cm。③骶耻外径：孕妇取左侧卧位，右腿伸直，左腿屈曲，测量第 5 腰椎棘突下至耻骨联合上缘中点距离，正常值为 18～20cm。④坐骨结节间径：孕妇取仰卧位，两腿向腹部弯曲，双手抱膝，测量两坐骨结节内侧缘距离。正常值 8.5～9.5cm。⑤出口后矢状径：为坐骨结节间径中点至骶骨尖端的长度。正常值 8～9cm。⑥耻骨弓角度：两手拇指指尖斜对拢放置于耻骨弓下缘，左右两拇指平放在耻骨降支上面，测量两拇指间的角度。正常为90°，小于80°为不正常。⑦骨盆内测量。对角径：耻骨联合下缘至骶岬上缘中点的距离，正常值12.5～13cm。坐骨棘间径：测量两坐骨棘间的距离，正常为10cm。坐骨切迹宽度：代表中骨盆后矢状径，其宽度为坐骨棘与骶骨下部间距离，正常为5.5～6cm。⑧双合诊时感觉宫颈与宫体似不相连，称为"黑加征"。生殖器官变化，孕8周左右子宫为非孕时期的2倍，孕12周时候为非孕期3倍。乳房检查：乳房变大，乳头乳晕出现色素加深，乳头周围蒙氏结节。

**（三）中孕期保健信息**

**1. 概述**   13～28周为中孕期，是胎儿生长发育较快的阶段。此阶段主要检查早孕期各种影响因素是否对胎儿造成损伤，在中孕期进行产前诊断，预防晚孕期并发症。加强营养，适当补充铁、钙，监测胎儿生长发育各项指标。从妊娠20周开始每月进行1次系统保健。2009年某省孕产妇产前筛查与诊断见表7-10、表7-11和图7-5、图7-6。

表7-10   2009年某省孕产妇产前筛查情况

| 地名 | 产前筛查 | | | |
| --- | --- | --- | --- | --- |
| | 人数 | 比例（%） | 阳性人数 | 阳性率（%） |
| 1 | 45 908 | 83.93 | 1 492 | 3.25 |
| 2 | 34 283 | 83.85 | 986 | 2.88 |
| 3 | 30 182 | 41.74 | 213 | 0.71 |
| 4 | 18 600 | 91.45 | 935 | 5.03 |
| 5 | 13 456 | 73.70 | 336 | 2.50 |
| 6 | 17 960 | 59.71 | 637 | 3.55 |
| 7 | 19 131 | 46.71 | 694 | 3.63 |
| 8 | 12 389 | 54.28 | 232 | 1.87 |
| 9 | 4 796 | 87.60 | 136 | 2.84 |
| 10 | 34 036 | 58.88 | 811 | 2.38 |
| 11 | 12 602 | 58.37 | 345 | 2.74 |
| 合计 | 243 343 | 63.17 | 6 817 | 2.80 |

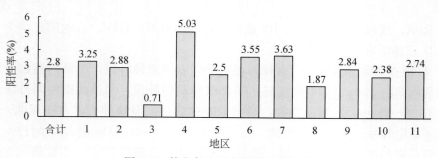

图7-5   某省各地区产前筛查阳性率

**表 7-11　2009 年浙江省孕产妇产前筛查情况**

| 地名 | 产前诊断 | | | |
|---|---|---|---|---|
| | 人数 | 率（%） | 确诊人数 | 确诊率（%） |
| 1 | 1 451 | 2.65 | 76 | 5.24 |
| 2 | 1 045 | 2.56 | 28 | 2.68 |
| 3 | 181 | 0.25 | 4 | 2.21 |
| 4 | 6 030 | 29.65 | 60 | 1.00 |
| 5 | 4 953 | 27.13 | 57 | 1.15 |
| 6 | 928 | 3.09 | 31 | 3.34 |
| 7 | 495 | 1.21 | 42 | 8.48 |
| 8 | 157 | 0.69 | 6 | 3.82 |
| 9 | 249 | 4.55 | 25 | 10.04 |
| 10 | 808 | 1.40 | 39 | 4.83 |
| 11 | 183 | 0.85 | 6 | 3.28 |
| 合计 | 16 480 | 4.28 | 374 | 2.27 |

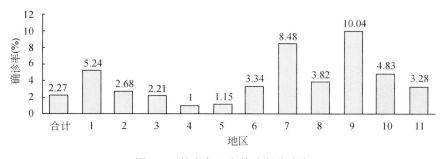

图 7-6　某省各地产前诊断确诊率

**2. 保健信息**　询问孕妇健康状况，了解胎动出现时间。常规产前检查包括测血压、体重、宫高、腹围，以及听胎心、绘制妊娠图和观察胎儿生长发育情况。需要关注以下主要指标。

（1）宫高：耻骨联合上缘至子宫底部距离的测量值。

（2）胎动：胎儿在子宫内的活动。胎动≥30 次/12 小时，或≥4 次/小时为正常。若连续 2 小时≤3 次/小时为异常。

（3）胎心：孕 18～20 周孕妇腹壁可以开始听见胎心。正常胎心 120～160 次/分，<120 次/分或>160 次/分表示胎心异常。

（4）胎方位：胎儿先露部分指示点与母体纵轴的关系。

（5）腹围：腹部周长的测量值。

（6）辅助检查：孕 15～20 周知情选择包括唐氏综合征和神经管缺陷筛查。孕 16～24 周建议 B 超筛查胎儿畸形。孕 24～28 周建议糖尿病筛查。

### （四）晚孕期保健信息

**1. 概述** 晚孕期为怀孕 28 周至分娩，此阶段胎儿生长发育快，孕妇体重增加明显。继续指导孕妇保健，及时补充营养和监测生长发育非常重要。并进行自我监护，了解常见并发症症状，及时发现高危因素，及时救治。并进行分娩前准备教育。

**2. 保健信息**

（1）常规产前检查：了解胎儿宫内发育情况，防治各种妊娠并发症及合并症。辅助检查：复查血、尿常规，必要时复查肝功能、肾功能、B超及进行胎心监护。

（2）重要指标

1）胎产式：胎体纵轴与母体纵轴的关系。两纵轴平行者称为纵产式，两纵轴与母体垂直者为横产式。

2）胎先露：最先进入骨盆入口的胎儿部分为胎先露。纵产式有头先露，臀先露。横产式有肩先露。

### （五）分娩期保健信息

**1. 概述** 分娩期是围生期中最关键时期，提倡住院分娩和高危孕妇提前入院。这个时期要做好防感染，防滞产，防产伤，防出血，防窒息并加强对胎婴儿保健。

**2. 保健信息**

（1）第一产程：宫颈扩张期。从间歇 5～6 分钟规律的宫缩开始，到子宫颈开全。初产妇 11～12 小时，经产妇 6～8 小时。

（2）第二产程：又叫胎儿娩出期。从宫口开全到胎儿娩出。初产妇 1～2 小时，经产妇数分钟至 1 小时。

（3）第三产程：又叫胎盘娩出期。从胎儿娩出至胎盘娩出。5～15 分钟，不超过 30 分钟。

（4）异常分娩：产程进展缓慢或延长。常见原因有产力、产道及胎儿单项或复合异常。

（5）潜伏期延长：超过 16 小时。

（6）活跃期延长：活跃期超过 8 小时。

（7）活跃期停滞：活跃期宫口停止扩张达 2 小时以上。

（8）第二产程延长：初产妇产程超过 2 小时（无痛分娩为超过 3 小时），经产妇第二产程超过 1 小时。

（9）胎头下降延缓：在宫颈扩张减速期及第二产程时期，胎头下降最快，如果胎头下降速度初产妇<1.0cm/h，经产妇<2.0cm/h 为胎头下降缓慢。

（10）胎头下降停滞：减速期后胎头下降停止 1 小时以上。

（11）滞产：总产程超过 2 小时。

**3. 主要分析指标** 针对某省 2003～2009 年高危孕产妇管理进行分析见表 7-12 和图 7-7。各地市剖宫产率见表 7-13 和图 7-8。2009 年某省剖宫产率为 51.55%，其中城市为 53.12%，农村为 48.46%，剖宫产率有增无减。

表 7-12　2003～2009 年某省高危产妇比例及管理情况的比较

| 年份 | 高危产妇占总产妇的比例（%） | | | 高危产妇管理率（%） | | |
| --- | --- | --- | --- | --- | --- | --- |
| | 全省 | 城市 | 农村 | 全省 | 城市 | 农村 |
| 2003 | 33.87 | 36.01 | 29.87 | 98.72 | 99.91 | 96.01 |
| 2004 | 34.19 | 36.44 | 30.83 | 99.55 | 99.81 | 98.98 |
| 2005 | 35.23 | 37.33 | 31.40 | 99.73 | 99.83 | 99.52 |
| 2006 | 35.99 | 37.28 | 33.65 | 98.94 | 98.60 | 99.62 |
| 2007 | 38.30 | 39.41 | 36.19 | 99.77 | 99.75 | 99.82 |
| 2008 | 41.19 | 41.89 | 39.79 | 99.92 | 99.93 | 99.90 |
| 2009 | 41.92 | 42.56 | 40.66 | 99.95 | 99.97 | 99.91 |

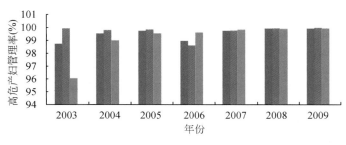

图 7-7　2003～2009 年某省高危产妇管理率

表 7-13　2009 年某省住院分娩和剖宫产情况

| 地区 | 活产数 | 产妇数 | 住院分娩活产数 | 剖宫产活产数 | 住院分娩率（%） | 剖宫产率（%） |
| --- | --- | --- | --- | --- | --- | --- |
| 1 | 55 084 | 54 698 | 55 075 | 32 775 | 99.98 | 59.50 |
| 2 | 41 082 | 40 884 | 41 082 | 25 029 | 100.00 | 60.92 |
| 3 | 72 928 | 72 308 | 72 842 | 26 475 | 99.88 | 36.30 |
| 4 | 20 449 | 20 339 | 20 448 | 14 489 | 100.00 | 70.85 |
| 5 | 18 323 | 18 258 | 18 321 | 13 318 | 99.99 | 72.68 |
| 6 | 30 243 | 30 081 | 30 238 | 14 946 | 99.98 | 49.42 |
| 7 | 41 313 | 40 959 | 41 300 | 21 133 | 99.97 | 51.15 |
| 8 | 22 922 | 22 826 | 22 912 | 11 646 | 99.96 | 50.81 |
| 9 | 5 502 | 5 475 | 5 500 | 3 787 | 99.96 | 68.83 |
| 10 | 58 214 | 57 802 | 58 205 | 25 283 | 99.98 | 43.43 |
| 11 | 21 735 | 21 591 | 21 707 | 11 011 | 99.87 | 50.66 |
| 合计 | 387 795 | 385 221 | 387 630 | 199 892 | 99.96 | 51.55 |

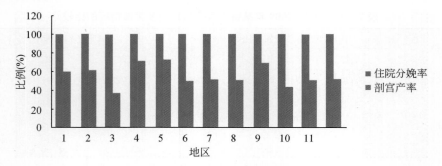

图 7-8　某省各地区住院分娩率及剖宫产率

（六）产褥期保健

产褥期保健通常在初级保健单位进行，主要诊断产妇及新生儿进行系统的产后访视，发现异常，及时就诊。系统的产后访视时间第一次为产后 3 天，第二次为产后 7 天，第三次为产后 14 天，第四次为产后 28 天。访视内容为产妇子宫复旧情况，手术伤口情况，有无乳腺感染及生殖道感染等。2009 年某省孕产妇产后访视和产妇系统管理数见表 7-14。

表 7-14　2009 年某省孕产妇产后访视和系统管理

| 地名 | 产妇数 | 产后访视数 | 产妇系统管理数 |
|---|---|---|---|
| 1 | 54 698 | 53 843 | 52 784 |
| 2 | 40 884 | 40 437 | 39 203 |
| 3 | 72 308 | 69 501 | 66 961 |
| 4 | 20 339 | 20 336 | 19 518 |
| 5 | 18 258 | 18 073 | 17 206 |
| 6 | 30 081 | 29 426 | 28 109 |
| 7 | 40 959 | 39 806 | 39 164 |
| 8 | 22 826 | 22 326 | 21 396 |
| 9 | 5 475 | 5 452 | 4 977 |
| 10 | 57 802 | 56 758 | 55 598 |
| 11 | 21 591 | 21 259 | 20 340 |
| 合计 | 385 221 | 377 217 | 365 256 |

（七）围生期并发症

**1. 妊娠剧吐**　妊娠早期发生，以恶心呕吐频繁。

**2. 妊娠期高血压疾病**　妊娠期特有的高血压疾病，包括妊娠期高血压（BP≥140/90mmHg，妊娠期出现，并于产后 12 周恢复正常；尿蛋白阴性，患者可以出现上腹部不适或血小板减少，产后方可确诊）；子痫前期（妊娠 20 周后出现 BP≥140/90mmHg，且尿蛋白≥300mg/24h，或尿蛋白阳性，可伴有上腹不适，头痛，视力模糊等症状）；子痫（子痫前期孕产妇出现抽搐，且不能用其他原因解释）；慢性高血压并发子痫前期（高血压妇女妊娠 20 周前无蛋白尿，若孕 20 周后出现尿蛋白≥300mg/24h，或尿蛋白阳性，或妊娠 20 周前突然出现尿蛋白，血压进一步上升，或血小板减少）及慢性高血压（妊娠前或妊娠 20 周发现血压升高，但妊娠期无明显加重；或妊娠 20 周后首次诊断为高血压并持续到产后 12 周）。

3. **前置胎盘**　孕 28 周后胎盘附着于子宫下段，其下缘甚至达到或覆盖宫颈内口，其位置低于胎先露部位。分为完全性前置胎盘，部分前置胎盘和边缘性前置胎盘。

4. **羊水量异常**　羊水超过 2000ml 为过多，羊水少于 300ml 为过少。

5. **胎盘早剥**　妊娠 20 周后或分娩期，正常位置的胎盘于胎儿娩出前，全部或部分从子宫壁剥离。常可以并发弥漫性血管内凝血、出血性休克、羊水栓塞、急性肾功能衰竭、导致胎儿宫内死亡。

6. **胎膜早破**　胎膜破裂发生在临产前。如发生在 37 周后为足月胎膜早破。

7. **过期妊娠**　妊娠达到或超过 42 周尚未分娩者。

8. **多胎妊娠**　一次妊娠宫腔内同时有两个或两个以上胎儿。

9. **子宫破裂**　妊娠晚期或分娩过程中子宫体部或子宫下段发生破裂。

10. **脐带异常**　包括脐带长度异常，正常脐带长度 30～100cm。

11. **脐带缠绕**　脐带围绕胎儿颈部、四肢或躯干。

12. **脐带打结**　脐带打结是指脐静脉较脐动脉长，形成迂曲似的结节或由于脐血管较脐带长，血管卷曲似结。

13. **脐带扭转**　胎儿活动让脐带扭转呈螺旋状，过度扭转可使胎儿血循环缓慢，导致胎儿宫内缺氧，死亡。

14. **羊水栓塞**　分娩过程中羊水进入母体血循环后引起的肺栓塞、休克、弥漫性血管内凝血，肾功能衰竭等一系列病理改变，是严重的分娩并发症。

15. **产后出血**　胎儿分娩后 24 小时内阴道流血超过 500ml。晚期产后出血：分娩结束 24 小时后产褥期内发生的子宫大量出血。

16. **产褥感染**　产褥期生殖道受病原体侵袭而引起局部或者全身的感染。

17. **产褥期抑郁症**　产褥期内出现抑郁症。

18. **产褥中暑**　产褥期内产妇在高温、高湿和通风不良的环境中体内余热不能散发，引起中枢性体温调节功能障碍为特征。

围产期并发症描述性分析见表 7-15 和图 7-9。

表 7-15　围生期并发症发生情况

| 疾病名称 | 同期产妇数 | 患病人数 | 患病率（%） |
| --- | --- | --- | --- |
| 妊娠期糖尿病 | 100 | 15 | 15 |
| 妊娠期高血压 | 100 | 10 | 10 |
| 妊娠期心脏病 | 100 | 5 | 5 |
| 妊娠期肝病 | 100 | 10 | 10 |

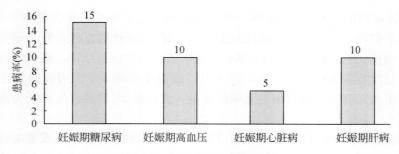

图 7-9　围生期并发症患病率

### （八）不良妊娠结局

**1. 早期流产**　孕 12 周前为早期流产。

**2. 先兆流产**　停经后少量阴道流血，无妊娠物排出。

**3. 难免流产**　在先兆流产的基础上阴道流血增多，腹痛加剧，或出现胎膜破裂。检查发现宫口已开，胚囊或胚胎组织堵塞于宫颈口内，子宫与停经时间相符或者略小。

**4. 不全流产**　有流产的症状，妊娠物已经全部排出，随后阴道流血停止，腹痛逐渐消失。检查见宫颈口关闭，子宫接近正常大小。

**5. 异位妊娠**　受精卵在子宫体腔以外的地方着床。

**6. 早产**　妊娠满 28 周至不满 37 周的分娩。

**7. 过期妊娠**　妊娠达到或超过 42 周（≥294 日）尚未分娩者。

**8. 胎儿畸形**　先天伴有的器官或身体某部位形态学缺陷。

**9. 死胎**　妊娠 20 周后胎儿死在子宫内。

**10. 死产**　产妇进入产程的阶段到胎儿娩出由于各种原因导致的胎儿死亡。

**11. 新生儿死亡**　分娩后至出生后 1 周内婴儿死亡。

### （九）围生儿信息

**1. 新生儿信息**　分娩后详细记录新生婴儿信息，包括婴儿性别、出生孕周、出生机构、分娩时间、分娩时异常情况等，并填写出生医学证明。

**2. 出生医学证明**　《出生医学证明》是依据《中华人民共和国母婴保健法》出具的，证明婴儿出生状态、血亲关系及申报国籍和户籍取得公民身份的法定医学证明。主要内容包括新生儿姓名、性别、出生日期及时间、地点、出生孕周、健康状况、出生体重、身长、母亲和父亲基本情况、接生机构名称等，也是婴儿的第一份体检表。

《出生医学证明》由卫生部统一印制，以省、自治区、直辖市为单位统一编号。卫生部主管全国《出生医学证明》工作，委托各级卫生行政部门负责辖区内《出生医学证明》的具体事务管理工作。《出生医学证明》必须由批准开展助产技术服务并依法取得《母婴保健技术服务许可证》的医疗保健机构签发。目前医疗机构填写的产时信息和出生医学证明调查表见表 7-16。

**3. 围生儿异常**

（1）新生儿阿普加评分（Apgar score）：新生儿出生后 1 分钟的心率、呼吸、肌张力、弹足底或导管插鼻反应及皮肤颜色 5 项为依据，每项 0～2 分。满分 10 分，8～10 分属于正常新生儿；4～7 分属于轻度窒息，需要及时处理，清理呼吸道、人工呼吸、吸氧、用药等；0～3 分属于严重窒息，需要紧急抢救，气管插管给氧。缺氧严重的新生儿需要在出生后 5 分钟、10 分钟再度评分，直至 2 次评分大于等于 8 分。1 分钟内评分反应宫内情况，是出生当时情况；5 分钟评分是反映复苏效果。

表 7-16 产时信息与出生医学证明调查表

| 产妇信息 | | 丈夫信息 | | |
|---|---|---|---|---|
| 住院号： | 姓名：（本市/外市） | 姓名 | 国籍 | 民族 |
| 身份证： | 年龄： | 身份证 | 工作单位： | |
| 国籍： | 民族： | 疾病检查 □梅毒 | □淋病 □HIV | □HBsAg |
| 文化 | 保健卡号 | 家族病史 □精神病 | □痴呆 □畸形 | □遗传病 |
| 准生证号 | 户籍地 | □其他 | | |
| 初检孕周： 孕次： 产次： 胎次： | | 产妇产时情况 | | |
| 末次月经： 预产期： 产妇 HBsAg： | | 孕周 | | |
| 家族病史： | | 产时并发症： 胎儿窘迫 胎膜早破 妊高症 脐带脱垂 | | |
| □精神病 □痴呆 □畸形 | | | | |
| □遗传病 □其他 | | 前置胎盘 胎盘早剥 软产道损伤 羊水栓塞 | | |
| 产前检查项目： | | 产时出血（ml）： | | |
| □梅毒 □淋病 □HBsAg □弓形体 | | 产后 2 小时出现（ml）： | | |
| □巨细胞病毒 □风疹病毒 □甲胎蛋白 □白带 | | ＞500ml 产后出血原因： | | |
| □无 | | 产后出血： | | |
| 产妇异常分娩史 | | 第一产程： | | |
| □自然流产 □人工流产 □葡萄胎 □死胎死产 | | 第二产程： | | |
| □生育畸形 □早产 □药流 □引产 | | 第三产程： | | |
| □难产 □宫外孕 | | 会阴情况： 胎数： | | |
| 产妇既往史 | | | | |
| □心脏病 □结核 □肾病 □血液病 | | | | |
| □甲亢 □肝病 □糖尿病 | | | | |
| □接触有毒有害物质 □慢性高血压 | | | | |
| 产时婴儿情况 | | | | |
| 出生日期： 出生时间： | | | | |
| 性别： 体重： 身高： | | | | |
| 娩出胎位： 分娩方式： | | | | |
| 出生结局： □活产 □死产 □死胎 | | | | |
| Apgar 评分： | | | | |
| 健康状况： 良好 一般 差 | | 接生人员签名： | | |

（2）巨大儿：胎儿体重达到或超过 4000g 者。

（3）胎儿生长受限：胎儿出生体重低于同龄同性别胎儿平均体重的两个标准差或第 10 百分位，或孕 37 周后胎儿体重小于 2500g。

（4）早期新生儿死亡：出生 7 天内新生儿死亡。

围生儿异常情况可以进行描述性分析，表 7-17 给出了 2009 年某省各地市围生儿异常情况。并可以对表格提供的信息作图 7-10 给出了围生儿的死亡分布情况。

**表 7-17　2009 年某省围生儿异常情况**

| 地名 | 出生体重 <2500g 活产数 | 死胎数 | 死产数 | 早期新生儿死亡数——合计 | 早期新生儿死亡——男 | 早期新生儿死亡——女 | 早期新生儿死亡——不明 | 新生儿破伤风发病人数 | 新生儿破伤风死亡人数 |
|---|---|---|---|---|---|---|---|---|---|
| 1 | 1 679 | 212 | 3 | 67 | 37 | 27 | 3 | 0 | 0 |
| 2 | 1 080 | 200 | 2 | 87 | 55 | 32 | 0 | 0 | 0 |
| 3 | 1 432 | 118 | 19 | 128 | 72 | 55 | 1 | 3 | 1 |
| 4 | 613 | 105 | 5 | 39 | 21 | 18 | 0 | 0 | 0 |
| 5 | 402 | 77 | 2 | 38 | 26 | 12 | 0 | 0 | 0 |
| 6 | 735 | 130 | 4 | 65 | 36 | 29 | 0 | 0 | 0 |
| 7 | 1 418 | 188 | 10 | 101 | 47 | 54 | 0 | 0 | 0 |
| 8 | 562 | 104 | 6 | 63 | 35 | 28 | 0 | 0 | 0 |
| 9 | 121 | 28 | 1 | 13 | 8 | 5 | 0 | 0 | 0 |
| 10 | 1 444 | 246 | 17 | 147 | 79 | 67 | 1 | 0 | 0 |
| 11 | 569 | 73 | 2 | 67 | 35 | 32 | 0 | 0 | 0 |
| 合计 | 10 055 | 1 481 | 71 | 815 | 451 | 359 | 5 | 3 | 1 |

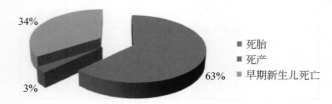

图 7-10　围生儿死亡分布

# 四、围绝经期保健

## （一）概述

指妇女从接近绝经时出现与绝经有关的内分泌、生物学和临床特征至绝经后 1 年的期间。

## （二）保健信息

合理安排饮食，重视蛋白质、维生素和微量元素的摄入，保持心情舒畅，注意锻炼身体。保持外生殖器清洁，注意预防感染；重视绝经后阴道流血；定期参加妇女疾病和肿瘤普查，做到早发现早诊断早治疗；防治绝经期血脂紊乱，骨质疏松、心血管疾病的发生；进行体内支持组织锻炼，预防子宫脱垂和张力性尿失禁，增加提肛肌锻炼。围绝经期常见疾病发生情况描述性分析见表 7-18，围绝经期常见疾病患病情况详见图 7-11。

表 7-18　围绝经期常见疾病发生情况

| 疾病分类 | 调查人数 | 患病人数 | 患病率（%） |
| --- | --- | --- | --- |
| 围绝经期综合征 | 100 | 30 | 30 |
| 骨质疏松 | 100 | 25 | 25 |
| 尿路感染 | 100 | 10 | 10 |
| 恶性肿瘤 | 100 | 1 | 1 |
| 阴道炎 | 100 | 5 | 5 |

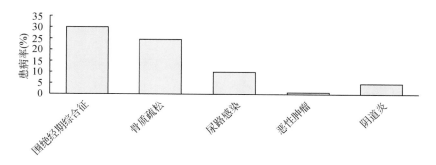

图 7-11　围绝经期常见疾病患病情况

# 第三节　重要事件信息分析

妇女一生生殖功能变化复杂，要经历性发育、结婚、生育、产褥等特殊生理过程，这些生理过程的保健不仅影响妇女自身的健康，也影响胎婴儿的发育，关系子代的健康和出生人口素质。针对女性一生有重要影响意义的事件进行分析，有利于为促进妇女健康政策分析提供数据。

## 一、生殖健康

生殖健康是 1994 年提出，包括生殖保健和生殖权利。确保妇女实现健康妊娠、健康分娩和新生婴儿健康，降低孕、产妇及婴儿死亡率，提高母婴存活率和生活质量。国际社会对生殖健康定义的基本内容包括妇幼保健、青少年生殖健康、性和生殖健康、避孕技术及不孕与辅助生育技术、艾滋病与生殖健康、男性参与生殖健康。我国为育龄群众提供多种形式的生殖健康服务，主要表现在：①为计划生育/生殖健康服务提供良好的政策环境和制度保障；②计划生育优质服务；③拓展生殖健康服务领域，开展了避孕节育优质服务、出生缺陷干预和生殖道感染干预"三大工程"；④性别平等与生殖健康；⑤流动人口与生殖健康；⑥农村人口与生殖健康；⑦贫困地区人口生殖健康服务；⑧少数民族地区生殖健康。

目前对生殖健康有关研究较多，主要包括对生殖健康状况调查，获得知识途径的有关分析，也可针对生殖健康影响因素加以分析。例如，表 7-19 分析了不同年龄妇女生殖健康状况，表 7-20 分析了接受生殖健康教育不同内容所占比例。

表 7-19  不同年龄妇女生殖健康状况调查

| 调查内容 | ≤25 岁 | | 26～34 岁 | | ≥35 岁 | | $\chi^2$ | $P$ |
|---|---|---|---|---|---|---|---|---|
| | $n$ | % | $n$ | % | $n$ | % | | |
| 性次数/周 | | | | | | | | |
| <1 | 42 | 24.0 | 67 | 21.5 | 587 | 36.6 | 47.34 | <0.001 |
| 1～2 | 80 | 45.7 | 203 | 65.1 | 126 | 52.9 | | |
| ≥3 | 53 | 30.3 | 42 | 13.5 | 25 | 10.5 | | |
| 避孕措施 | | | | | | | | |
| 不避孕/非屏障避孕 | 61 | 34.9 | 177 | 57.1 | 175 | 74.5 | 64.50 | <0.001 |
| 口服避孕药 | 25 | 14.3 | 31 | 10.0 | 14 | 6.0 | | |
| 屏障避孕 | 89 | 50.9 | 102 | 32.9 | 46 | 19.6 | | |
| 白带性状 | | | | | | | | |
| 正常 | 102 | 64.2 | 47 | 16.7 | 25 | 11.0 | 115.10 | <0.001 |
| 异常 | 57 | 35.8 | 234 | 83.3 | 185 | 88.1 | | |
| 性病史 | | | | | | | | |
| 有 | 37 | 25.0 | 138 | 52.3 | 131 | 66.8 | 59.70 | <0.001 |
| 无 | 111 | 75.0 | 126 | 47.7 | 65 | 33.2 | | |

表 7-20  接受生殖健康教育情况

| 内　容 | $n$（%） |
|---|---|
| 生理卫生 | 195（67.0） |
| 性科学知识 | 102（35.1） |
| 性病 | 47（16.2） |
| 如何处理恋爱关系 | 48（16.5） |
| 避孕 | 72（24.7） |
| 艾滋病 | 76（26.1） |
| 生殖生理解剖 | 60（20.6） |
| 其他 | 5（1.7） |

## 二、婚前保健

婚前保健技术包括婚前医学检查、婚前卫生指导和婚前卫生咨询 3 方面。目前我国已经取消了强制婚前检查，实施自愿参加婚前检查。婚检是实施优生优育的第一道关口。婚前医学检查主要针对的是以下疾病：严重遗传性疾病，指定传染病，有关精神疾病和其他影响结婚和生育的重要脏器疾病及生殖系统异常等。新的《婚姻登记条例》颁布 6 年来，我省各地出台了各项措施应对婚检率骤然下降的状况，包括免费婚检、个性化检查项目、一系列便民措施等，取得了显著的成绩。婚前保健信息分析参见本书第七章第二节"围婚期保健"。

## 三、孕产妇死亡

### （一）孕产妇死亡定义

指从妊娠开始至产后 42 天，不论妊娠的部位、期限，因各种原因（不论是直接因产科原因还是因妊娠及其处理方法而加重的）引起的死亡，但意外死亡如车祸，自杀不计算在内。计划生育手术及葡萄胎引发的死亡不计算在内。

2010 年某省总的孕产妇死亡率为 7.44/10 万。2001～2009 年某省孕产妇死亡率呈下降趋势（图 7-12），可进行趋势卡方检验。

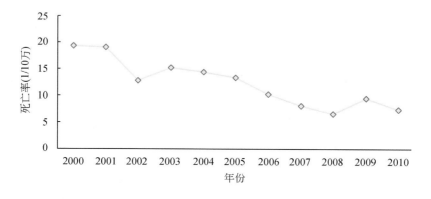

图 7-12　2001～2009 年某省孕产妇死亡情况

### （二）死因构成

孕产妇死亡原因可以分为产科原因和非产科原因，针对各死亡原因可以分为可避免死亡原因及不可避免死亡原因。针对孕产妇主要死亡原因可以进行描述见表 7-21 和图 7-13。表 7-21 显示，2010 年度某省孕产妇死亡排在首位的是产后出血，心脏病位于第二位，重症肺炎位于第三位。省级专家评审意见显示，死亡孕产妇中可避免死亡原因占 73.47％，不可避免死亡原因占 26.53％。在死亡孕产妇中居首位原因的产后出血有 90.91％是可避免的，而只有 9.09％是不可避免的。在合并内科疾病死亡的孕产妇中有 66.67％是可避免，33.33％是不可避免。因此我们要及时发现产科诊治和服务质量的薄弱环节，不断提高产科服务水平，尤其是内科合并症的处理能力，最大限度降低或避免孕产妇死亡原因的发生。

表 7-21    2010 年度某省孕产妇死因构成比及顺位

| 分类 | 死因 | 例数 | 构成比（％） | 顺位 |
|---|---|---|---|---|
| 产科原因 | 产后出血 | 11 | 21.57 | 1 |
|  | 羊水栓塞 | 4 | 7.84 | 4 |
|  | 子痫前期 | 2 | 3.92 | 5 |
|  | 其他产科原因 | 4 | 7.84 | — |
| 非产科原因 | 心脏病 | 8 | 15.69 | 2 |
|  | 重症肺炎 | 7 | 13.73 | 3 |
|  | 肝病 | 2 | 3.92 | 5 |
|  | 癫痫 | 2 | 3.92 | 5 |
|  | 其他非产科原因 | 11 | 21.57 | — |
|  | 合计 | 51 | 100 |  |

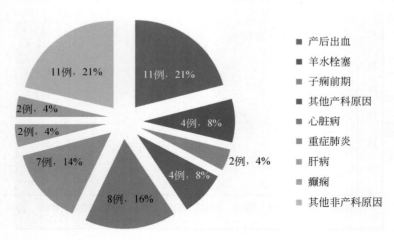

图 7-13    某省孕产妇主要死亡原因分布

## （三）流动与户籍孕产妇死亡

图 7-14 比较某省 2003～2010 年流动人口与户籍人口孕产妇的死亡率变化趋势，流动人口孕产妇死亡率下降迅速，但总体仍然高于户籍地孕产妇。各地区流动与户籍地孕产妇死亡率见表 7-22。

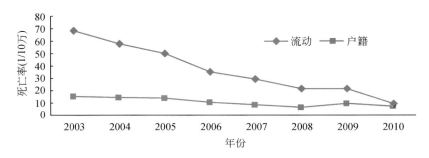

图 7-14 1990～2010 年某省户籍人口孕产妇死亡率

**表 7-22 某省各地区 2010 年孕产妇死亡率**

| 地区 | 户籍 | | 流动 | |
|---|---|---|---|---|
| | 例数（n） | 死亡率（1/10 万） | 例数（n） | 死亡率（1/10 万） |
| 1 | 4 | 6.81 | 5 | 16.13 |
| 2 | 2 | 5.02 | 2 | 4.74 |
| 3 | 8 | 10.28 | 6 | 10.30 |
| 4 | 0 | 0.00 | 2 | 8.06 |
| 5 | 0 | 0.00 | 1 | 13.14 |
| 6 | 3 | 10.49 | 1 | 9.06 |
| 7 | 2 | 5.05 | 0 | 0.00 |
| 8 | 2 | 9.57 | 2 | 295.86 |
| 9 | 0 | 0.00 | 0 | 0.00 |
| 10 | 4 | 19.79 | 1 | 34.22 |
| 11 | 4 | 7.06 | 2 | 8.26 |

## （四）死亡孕产妇一般情况

可以进一步对死亡孕产妇人口学特征进行分析，见表 7-23。对死亡孕产妇一般情况构成信息提取作图 7-15。

**表 7-23 2010 年度死亡孕产妇一般情况构成比**

| 相关情况 | | 例数（n） | 构成比（%） |
|---|---|---|---|
| 年龄 | 21～30 岁 | 31 | 60.8 |
| | 31～45 岁 | 20 | 39.2 |
| 职业 | 无业 | 18 | 35.3 |
| | 农民 | 24 | 47.0 |
| | 工人 | 7 | 13.7 |
| | 个体 | 2 | 3.9 |

续表

| | 相关情况 | 例数（n） | 构成比（%） |
|---|---|---|---|
| 文化程度 | 大学 | 4 | 7.8 |
| | 中学 | 27 | 53.0 |
| | 小学 | 4 | 7.8 |
| | 文盲 | 7 | 13.7 |
| | 不详 | 9 | 17.6 |
| 经济状况 | 上 | 2 | 3.9 |
| | 中 | 20 | 39.2 |
| | 下 | 26 | 51.0 |
| | 不详 | 3 | 5.9 |
| 计划 | 内 | 26 | 51.0 |
| | 外 | 22 | 43.1 |
| | 不详 | 3 | 5.9 |

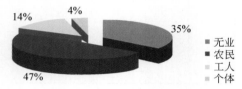

图 7-15　死亡孕产妇职业分布

## （五）死亡孕产妇接受孕产期保健服务状况

表 7-24 针对死亡孕产妇接受孕产期保健服务构成情况进行分析，并可对有关信息进行图例描述，如图 7-16。

表 7-24　2010 年孕产妇孕产期保健情况构成比

| | 相关情况 | 例数（n） | 构成比（%） |
|---|---|---|---|
| 初次产前检查 | 未建卡 | 25 | 49.0 |
| | ≤14 周 | 18 | 35.3 |
| | 14~28 周 | 7 | 13.7 |
| | ≥28 周 | 1 | 2.0 |
| 产前检查次数 | 0 次 | 14 | 27.5 |
| | 1~4 次 | 20 | 39.2 |
| | 5~7 | 10 | 19.6 |
| | ≥8 次 | 7 | 13.7 |
| 高危妊娠 | 是 | 34 | 66.7 |
| | 否 | 17 | 33.3 |

续表

| 相关情况 | | 例数（n） | 构成比（%） |
|---|---|---|---|
| 高危转诊 | 有 | 19 | 55.9 |
| | 无 | 15 | 44.1 |
| 高危治疗 | 有 | 29 | 85.3 |
| | 无 | 5 | 14.7 |
| 内科会诊 | 有 | 22 | 43.2 |
| | 无 | 29 | 56.8 |

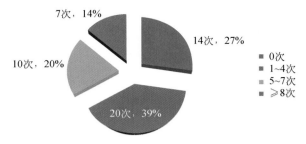

图 7-16　死亡孕产妇产前检查次数

# 四、出生缺陷

## （一）概述

出生缺陷是指出生时伴有的结构和功能畸形。我国目前主要开展出生缺陷医院监测范围包括监测时间：上一年度 10 月 1 日至本年度 9 月 30 日；监测对象：监测医院分娩围产儿（≥28 周至出生后 7 天）；监测畸形：出生伴有的结构和功能畸形，主要为 23 类（国际疾病诊断 ICD 10 相符合）。

## （二）地区分布

2010 年全省 91 家监测医院监测围产儿数 200 008 例，≥28 周出生缺陷 5441 例，发生率 272.04/万，各地区出生缺陷发生率见表 7-25 和图 7-17。

表 7-25　2010 年各地市出生缺陷发生率

| 地区 | 围产儿数 | ≥28 周 | |
|---|---|---|---|
| | | 缺陷儿数 | 缺陷率（1/10 000） |
| 1 | 33 511 | 745 | 222.32 |
| 2 | 20 947 | 867 | 413.90 |
| 3 | 38 455 | 1 005 | 261.34 |
| 4 | 20 144 | 615 | 305.30 |
| 5 | 10 623 | 213 | 200.51 |
| 6 | 13 247 | 553 | 417.45 |

续表

| 地区 | 围产儿数 | ≥28 周 | |
| --- | --- | --- | --- |
| | | 缺陷儿数 | 缺陷率（1/10 000） |
| 7 | 17 780 | 281 | 158.04 |
| 8 | 5 893 | 190 | 322.42 |
| 9 | 2 126 | 15 | 70.56 |
| 10 | 29 193 | 769 | 263.42 |
| 11 | 8 089 | 188 | 232.41 |
| 合计 | 200 008 | 5 441 | 272.04 |

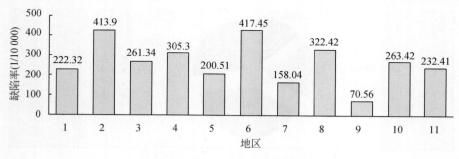

图 7-17　死亡孕产妇产前检查次数

## （三）人群分布

从分布来看出生缺陷的发生以城市组（$\chi^2=6.90$，$P<0.01$）、婴儿出生性别男性组（$\chi^2=61.22$，$P<0.01$）发生率较高该差异有统计学意义。不同年龄组的母亲在出生缺陷发生率上的差异无统计学意义（$\chi^2=9.30$，$P>0.05$），见表 7-26，分娩缺陷儿产妇年龄构成详见图 7-18。

表 7-26　出生缺陷发生分布特征

| 分组 | 出生儿数 | 出生缺陷例数 | 发生率（1/10 000） |
| --- | --- | --- | --- |
| 城乡 | | | |
| 城镇 | 93 138 | 2 620 | 281.30 |
| 乡村 | 106 870 | 2 802 | 262.19 |
| 不详 | | 19 | |
| 性别 | | | |
| 男 | 107 639 | 3 189 | 296.26 |
| 女 | 92 283 | 2 209 | 239.37 |
| 不详 | | 43 | |
| 产妇年龄（岁） | | | |
| <20 | 4 415 | 110 | 249.15 |
| 20～24 | 52 801 | 1 415 | 267.99 |

续表

| 分组 | 出生儿数 | 出生缺陷例数 | 发生率（1/10 000） |
|---|---|---|---|
| 25～29 | 81 834 | 2 153 | 263.09 |
| 30～34 | 38 419 | 1 100 | 286.32 |
| ≥35 | 22 539 | 653 | 289.72 |
| 不详 | — | 10 | — |

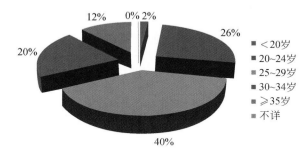

图 7-18 分娩缺陷儿产妇年龄构成

## （四）出生缺陷前十位畸形

影响我省围生儿健康的主要出生缺陷是先天性心脏病、多指和外耳其他畸形。低于28周胎儿出生缺陷前三位的依次是先天性心脏病，无脑畸形和唇裂合并腭裂。表7-27列出了2010年前十位畸形，图7-19列出了≥28周主要出生缺陷发生率。

表 7-27 2010 年前十位畸形发生

| 排序 | <28 周 | | 排序 | ≥28 周 | |
|---|---|---|---|---|---|
| | 畸形 | 发生率（‰） | | 畸形 | 发生率（‰） |
| 1 | 先天性心脏病 | 6.75 | 1 | 先天性心脏病 | 126.89 |
| 2 | 无脑畸形 | 3.90 | 2 | 多指 | 18.50 |
| 3 | 唇裂合并腭裂 | 3.90 | 3 | 外耳其他畸形 | 14.65 |
| 4 | 唐氏综合征 | 1.95 | 4 | 并指 | 6.70 |
| 5 | 脊柱裂 | 1.80 | 5 | 尿道下裂 | 5.45 |
| 6 | 唇裂 | 1.80 | 6 | 唇裂合并腭裂 | 5.40 |
| 7 | 肢体短缩 | 1.60 | 7 | 先天性脑积水 | 5.05 |
| 8 | 腹裂 | 1.40 | 8 | 小耳（包括无耳） | 4.45 |
| 9 | 脑膨出 | 1.20 | 9 | 唇裂 | 4.15 |
| 10 | 先天性脑积水 | 1.15 | 10 | 马蹄足内翻 | 3.90 |

## （五）确诊与转归

所有出生缺陷，2010年各地产前确诊1799例占28.32%。各地区产前确诊比见表7-28。

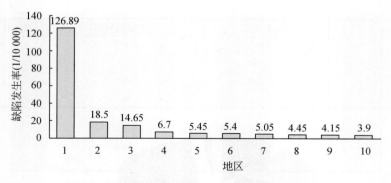

图 7-19　≥28 周主要出生缺陷发生率

表 7-28　各地区产前确诊比

| 地区 | 2010 年产前确诊 | | 2009 年产前确诊 | | 变化比例 |
| | 人数 | 比例（%） | 人数 | 比例（%） | （%） |
|---|---|---|---|---|---|
| 1 | 374 | 40.7 | 346 | 36.6 | 4.1 |
| 2 | 179 | 18.8 | 209 | 32.4 | −13.6 |
| 3 | 370 | 31.2 | 258 | 27.4 | 3.8 |
| 4 | 191 | 27.1 | 157 | 24.4 | 2.7 |
| 5 | 92 | 34.6 | 118 | 33.9 | 0.7 |
| 6 | 138 | 22.6 | 136 | 24.3 | −1.7 |
| 7 | 122 | 37.1 | 109 | 32.4 | 4.7 |
| 8 | 55 | 24.7 | 49 | 23.8 | 0.9 |
| 9 | 8 | 38.1 | 12 | 35.3 | 2.8 |
| 10 | 165 | 19.6 | 224 | 19.7 | −0.1 |
| 11 | 85 | 37.3 | 71 | 30.0 | 7.3 |
| 合计 | 1 779 | 28.3 | 1 689 | 27.8 | 0.5 |

## （六）出生缺陷发生率变化趋势

表 7-29 和图 7-20 列出了从 2002～2010 年某省出生缺陷变化趋势，城市和农村出生缺陷发生率均呈上升态势。

表 7-29　某省 2002～2010 年出生缺陷变化趋势　　　　　　（单位：‰）

| 地区 | 2002 年 | 2003 年 | 2004 年 | 2005 年 | 2006 年 | 2007 年 | 2008 年 | 2009 年 | 2010 年 |
|---|---|---|---|---|---|---|---|---|---|
| 全省 | 10.1 | 11.5 | 13.3 | 14.7 | 18.9 | 20.9 | 24 | 26.8 | 27.2 |
| 城市 | 10.7 | 11.5 | 13.1 | 14.5 | 19.9 | 21.1 | 25.2 | 26.6 | 28.1 |
| 农村 | 9.5 | 11.4 | 13.4 | 14.9 | 18 | 20.7 | 22.8 | 27 | 26.2 |

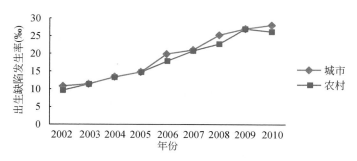

图 7-20　2002~2010 年某省出生缺陷发生率变化趋势

# 五、围生儿死亡

## （一）围生儿死亡率

围生儿死亡率是衡量一个国家或地区围产保健质量的重要指标。提高围生保健质量，降低围生儿死亡率是妇幼保健的主要工作内容。2009 年我省 30 个监测点 272 家医院共出生围生儿 243 486 例，其中活产 240 319 例，死胎 1747 例，死产 111 例，七天内新生儿死亡 709 例。全省监测点围生儿死亡率为 10.54‰。各地区围生儿死亡率见表 7-30 和图 7-21。

表 7-30　各地市监测点死亡情况

| 地市 | 围生儿数 | 围生儿死亡数 | 围生儿死亡率（‰） |
| --- | --- | --- | --- |
| 1 | 31 353 | 329 | 10.49 |
| 2 | 27 185 | 340 | 12.51 |
| 3 | 52 683 | 506 | 9.60 |
| 4 | 23 227 | 317 | 13.65 |
| 5 | 13 032 | 146 | 11.20 |
| 6 | 17 787 | 213 | 11.98 |
| 7 | 23 517 | 208 | 8.84 |
| 8 | 8 059 | 67 | 8.31 |
| 9 | 2 321 | 12 | 5.17 |
| 10 | 35 124 | 337 | 9.59 |
| 11 | 9 198 | 92 | 10.00 |
| 合计 | 243 486 | 2 567 | 10.54 |

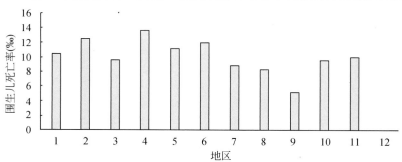

图 7-21　某省各地围生儿死亡率

## （二）围生儿死亡原因

表 7-31 显示了 2005～2009 年某省围生儿主要死亡原因。

**表 7-31　2005～2009 年某省围生儿主要死因发生情况**　（单位：‰）

| 年份 | 母亲因素 | 胎盘因素 | 脐带因素 | 胎儿因素 | 新生儿疾病 | 出生缺陷 | 其他或不详 |
|------|---------|---------|---------|---------|-----------|---------|-----------|
| 2005 | 1.22 | 0.91 | 1.47 | 2.28 | 1.11 | 2.69 | 1.44 |
| 2006 | 1.69 | 0.70 | 1.40 | 2.05 | 0.88 | 3.49 | 1.86 |
| 2007 | 1.52 | 0.75 | 1.21 | 1.69 | 0.78 | 3.73 | 1.71 |
| 2008 | 1.25 | 0.70 | 1.13 | 1.78 | 0.62 | 3.81 | 1.49 |
| 2009 | 1.19 | 0.62 | 1.01 | 1.56 | 0.86 | 3.60 | 1.70 |

## （三）围生儿死亡率变化趋势

2005～2009 年某省各地市监测点围生儿死亡变化情况，见表 7-32 和图 7-22。

**表 7-32　2005～2009 年某省各地市监测点围生儿死亡率变化情况**

| 地市 | 围生儿死亡率（‰） | | | | |
|------|--------|--------|--------|--------|--------|
|      | 2005 年 | 2006 年 | 2007 年 | 2008 年 | 2009 年 |
| 1 | 11.97 | 13.15 | 11.82 | 11.24 | 10.49 |
| 2 | 12.06 | 14.63 | 13.56 | 12.47 | 12.51 |
| 3 | 11.42 | 11.46 | 11.18 | 10.62 | 9.60 |
| 4 | 13.53 | 12.76 | 12.27 | 12.24 | 13.65 |
| 5 | 9.93 | 11.65 | 12.75 | 11.42 | 11.20 |
| 6 | 10.96 | 11.77 | 11.81 | 12.71 | 11.98 |
| 7 | 10.06 | 11.86 | 10.12 | 8.67 | 8.84 |
| 8 | 11.38 | 12.47 | 11.35 | 10.88 | 8.31 |
| 9 | 10.13 | 9.28 | 9.40 | 7.75 | 5.17 |
| 10 | 9.75 | 10.15 | 9.21 | 8.56 | 9.59 |
| 11 | 8.81 | 13.01 | 12.69 | 11.24 | 10.00 |
| 合计 | 11.11 | 12.06 | 11.48 | 10.76 | 10.54 |

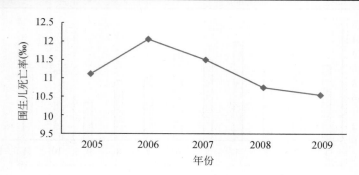

图 7-22　2005～2009 年某省围生儿死亡率

## 六、妇女疾病普查

定期开展妇女疾病普查普治，不仅可以及时发现和治疗妇科常见病、多发病，而且可以扩大对妇女进行的卫生保健知识宣传和指导，提高防治疾病的效果；同时可以进行计划生育指导，进一步推动计划生育开展，2009 年全省妇女疾病普查率为 58.25%，其中城市为 62.75%，农村为 48.63%，较前几年有较大幅度的增长。图 7-23 给出了 2003～2009 年某省妇女病检查率和检出率。

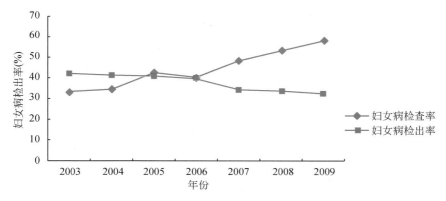

图 7-23　2003～2009 年某省妇女病检查和检出疾病情况

## 七、艾滋病、梅毒和乙肝母婴阻断

为提高人群对预防艾滋病、梅毒和乙肝母婴传播的认识，最大程度地降低母婴传播，为孕产妇提供艾滋病、梅毒和乙肝母婴传播的综合防治服务已成为妇女保健新形式下的常规工作。根据工作方案要求，可以对各指标进行描述，见表 7-33。针对感染孕产妇特征可以进行表述分析。

表 7-33　某地区预防艾滋病母婴阻断报表

| 编号 | 项　目 | | 人数 |
|---|---|---|---|
| 1 | 接受婚前保健人数 | 男 | 16 447 |
| 2 | | 女 | 16 573 |
| 3 | 接受艾滋病咨询人数 | 男 | 16 447 |
| 4 | | 女 | 16 573 |
| 5 | 接受 HIV 抗体检测人数 | 男 | 16 440 |
| 6 | | 女 | 16 567 |
| 7 | HIV 抗体阳性人数 | 男 | 3 |
| 8 | | 女 | 4 |

编号 1~8 的"婚前保健"为合并单元格。

| 编号 | 项　目 | | 人数 |
|---|---|---|---|
| 9 | 孕期 | 接受初次产前保健的孕妇数 | 21 245 |
| 10 | | 接受艾滋病咨询孕妇数 | 20 203 |
| 11 | | 接受 HIV 抗体检测孕妇数 | 19 655 |
| 12 | | HIV 抗体阳性孕妇数 | 3 |
| 13 | | 住院分娩产妇数 | 21 484 |
| 14 | 住院分娩 | 孕期接受艾滋病咨询产妇数 | 19 667 |
| 15 | | 孕期接受 HIV 抗体检测产妇数 | 19 634 |
| 16 | | 仅产时接受艾滋病咨询产妇数 | 1790 |
| 17 | | 仅产时接受 HIV 抗体检测产妇数 | 1788 |
| 18 | | 仅产时 HIV 抗体检测阳性产妇数 | 1 |
| 19 | | HIV 抗体阳性产妇总数 | 3 |
| 20 | | 住院分娩活产数 | 21 566 |
| 21 | | HIV 抗体阳性产妇所娩活产数 | 3 |
| 22 | 非住院分娩 | 非住院分娩产妇数 | 5 |
| 23 | | 孕期接受艾滋病咨询产妇数 | 1 |
| 24 | | 孕期接受 HIV 抗体检测产妇数 | 1 |
| 25 | | 仅产时接受 HIV 抗体检测产妇数 | 0 |
| 26 | | 仅产时 HIV 抗体检测阳性产妇数 | 0 |
| 27 | | HIV 抗体阳性产妇数 | 0 |
| 28 | | 非住院分娩活产数 | 5 |
| 29 | | HIV 抗体阳性产妇所娩活产数 | 0 |
| 30 | 干预措施 | HIV 抗体阳性孕产妇人工终止妊娠数 | 1 |
| 31 | | HIV 抗体阳性孕产妇服药数 | 2 |
| 32 | | HIV 抗体阳性孕产妇分娩婴儿服药数 | 2 |
| 33 | | HIV 抗体阳性孕产妇婴儿人工喂养数 | 3 |
| 34 | 地区产妇总数 | | 21 489 |
| 35 | 地区活产总数 | | 21 571 |
| 36 | 已接受检测的 18 月龄儿童数 | | 0 |
| 37 | HIV 抗体阳性 18 月龄儿童数 | | 0 |

# 第四节　妇女保健效果评价

　　新中国成立以来至今妇女保健工作的开展已取得初步成效。孕产妇死亡率大幅下降，妇女常见疾病的普查普治，威胁围产儿健康的出生缺陷也得到政府极大重视等。妇女保健工作的开展可以通过一系列效果指标进行评价。

## 一、主要评价指标

(1) 建卡率 $=\dfrac{\text{该年该地区产妇建卡人数}}{\text{某年某地区产妇数}}\times 100\%$。

(2) 产前检查率 $=\dfrac{\text{该年该地区产妇产前检查人数}}{\text{某年某地区活产数}}\times 100\%$。

(3) 5 次及以上产前检查率 $=\dfrac{\text{该年该地区产妇产前检查 5 次及以上人数}}{\text{某年某地区活产数}}\times 100\%$。

(4) 孕早期检查率 $=\dfrac{\text{该年该地区产妇孕早期产前检查人数}}{\text{某年某地区活产数}}\times 100\%$。

(5) 孕产期中重度贫血率 $=\dfrac{\text{该年该地区产妇孕产期中重度贫血人数}}{\text{某年某地区产妇数}}\times 100\%$。

(6) 产妇艾滋病病毒检测率 $=\dfrac{\text{该年该地区产妇艾滋病病毒检测人数}}{\text{某年某地区产妇数}}\times 100\%$。

(7) 孕产妇艾滋病病毒感染率 $=\dfrac{\text{该年该地区孕产妇艾滋病病毒感染人数}}{\text{某年某地区产妇艾滋病病毒检测人数}}\times 100\%$。

(8) 产妇梅毒检测率 $=\dfrac{\text{该年该地区产妇梅毒检测人数}}{\text{某年某地区产妇数}}\times 100\%$。

(9) 产妇梅毒感染率 $=\dfrac{\text{该年该地区产妇梅毒感染人数}}{\text{某年某地区产妇梅毒检测人数}}\times 100\%$。

(10) 产妇乙肝表面抗原检测率 $=\dfrac{\text{该年该地区产妇乙肝表面抗原检测人数}}{\text{某年某地区产妇数}}\times 100\%$。

(11) 产妇乙肝表面抗原阳性率 $=\dfrac{\text{该年该地区产妇乙肝表面抗原阳性人数}}{\text{某年某地区产妇乙肝表面抗原检测人数}}\times 100\%$。

(12) 孕产妇产前筛查率 $=\dfrac{\text{该年该地区孕产妇产前筛查人数}}{\text{某年某地区产妇数}}\times 100\%$，（孕产妇产前筛查率仅包括血清学筛查，不包括超声学筛查）。

(13) 孕产妇产前筛查高危百分比 $=\dfrac{\text{该年该地区孕产妇产前筛查高危人数}}{\text{某年某地区孕产妇产前筛查人数}}\times 100\%$（孕产妇产前筛查高危百分比仅包括血清学筛查，不包括超声学筛查）。

(14) 孕产妇产前诊断率 $=\dfrac{\text{该年该地区孕产妇产前诊断人数}}{\text{某年某地区产妇数}}\times 100\%$。

(15) 孕产妇产前诊断确诊率 $=\dfrac{\text{该年该地区孕产妇产前诊断确诊人数}}{\text{某年某地区孕产妇产前诊断人数}}\times 100\%$。

(16) 产后访视率 $=\dfrac{\text{该年该地区产妇产后访视人数}}{\text{某年某地区活产数}}\times 100\%$。

(17) 孕产妇系统管理率 $=$ 孕产妇接受系统管理的人数/年内该地区活产数 $\times 100\%$[①]。

---

① 系统管理是指孕妇在 13 周前接受早孕检查；城市孕妇产前检查次数大于等于 8 次，农村大于等于 5 次，分娩时候消毒接生（或住院分娩），接受全程产后访视。

出生缺陷发生率＝监测大于等于 28 周出生缺陷例数/围产儿数（1000‰）。

（18）住院分娩率＝$\dfrac{该年该地区住院分娩活产数}{某年某地区活产数}\times 100\%$。

（19）剖宫产率＝$\dfrac{该年该地区剖宫产活产数}{某年某地区活产数}\times 100\%$。

（20）非住院分娩中新法接生率＝$\dfrac{该年该地区非住院分娩中新法接生活产数}{某年某地区非住院分娩的活产数}\times 100\%$。

（21）新法接生率＝$\dfrac{该年该地区新法接生活产数}{某年某地区活产数}\times 100\%$。

（22）高危产妇占总产妇数的百分比＝$\dfrac{该年该地区高危产妇人数}{某年某地区产妇数}\times 100\%$。

（23）高危产妇管理百分比＝$\dfrac{该年该地区高危产妇管理人数}{某年某地区高危产妇人数}\times 100\%$。

（24）高危产妇住院分娩百分比＝$\dfrac{该年该地区高危产妇住院分娩人数}{某年某地区高危产妇人数}\times 100\%$。

（25）孕产妇死亡率＝$\dfrac{该年该地区孕产妇死亡人数}{某年某地区活产数}\times 10 万/10 万$。

（26）产科出血占孕产妇死亡百分比＝$\dfrac{该地区孕产妇产科出血死亡人数}{某年某地区孕产妇死亡人数}\times 100\%$。

（27）低出生体重儿百分比＝$\dfrac{该年该地区低出生体重儿数}{某年某地区活产数}\times 100\%$。

（28）围产儿死亡率＝$\dfrac{该年该地区围产儿死亡数}{某年某地区活产数＋死胎数＋死产数}\times 1000‰$。

（29）新生儿破伤风发病率＝$\dfrac{该年该地区新生儿破伤风发病人数}{某年某地区活产数}\times 10000/万$。

（30）新生儿破伤风死亡率＝$\dfrac{该年该地区新生儿破伤风死亡人数}{某年某地区活产数}\times 10000/万$。

（31）婚检率＝（参加婚检人数/结婚登记人数）$\times 100\%$。

（32）出生缺陷发生率＝发生出生缺陷人数/围产儿数。

## 二、主要分析方法

### （一）描述性研究

对妇女保健各时期信息进行描述性分析，不需要对照，不需要干预。通过描述性分析，研究疾病和健康状态的分布特点，即研究疾病在时间、地区和人群方面的差异发现病因线索或疾病发生和流行有关的因素。可采用的方法包括流行病学的现况研究（横断面研究）、疾病监测（纵向研究）、生态学研究、个案调查（病例调查）。

### （二）分析性研究

分析性研究在描述性研究的基础上根据病因假设来验证病因的研究方法。在妇女保健工作上主要是病例对照研究和队列研究。病例对照研究又称为回顾性研究，通过比较病例组和对照组暴露于某可能的危险因素百分比差异，分析该因素是否和疾病存在关联。队列研究又称为前瞻性研究，将特定人群是否暴露于某因素分为暴露组和对照组，随访一段时间比较两组的发病率或死亡率，从而判断暴露因素是否与疾病有关联。

### （三）理论性研究

理论性研究主要是通过统计建模进行分析。常用模型比如多元回归模型、logistic 回归模型、Cox 风险比例模型等进行影响因素分析，也可以通过通径分析和结构方程模型进行潜在因素分析。

### （四）综合评价

采用综合评价方法对妇女保健有关信息进行提取分析。目前用于综合评价方法较多，总体上分为定性与定量评价。其中定量评价结合了统计学、经济学方法，通过指数化、数量化数据等使结果更客观，是当今研究最普遍运用最广泛的评价方法。秩和比法灵活直观，采用秩和思想，可以对多个指标进行综合分析。TOPSIS 法通过对数据同趋化及归一化处理，综合指数法通过对数据相对化处理，均可以消除不同量纲的影响，且两者对资料无特殊要求，应用方便、广泛。多种评价方法机制不同，结果可能出现一定差距。如果采取单一方法评价，可能出现一定偏差，可以对多种方法联合使用，对评价结果进行集结。

## 三、运用举例

### （一）利用某监测数据，对双胎及多胎出生缺陷发生率的分析

由表 7-34 可看出双胎出生缺陷发生的风险是单胎的 17.21 倍。表 7-35 可以看出单胎与多胎发生的畸形儿在围生期结局、出生体重和出生孕周三方面都有差距。

表 7-34　单胎与双胎出生缺陷发生率比较　　　　　（单位：/万）

| 胎数 | 出生数 | 出生缺陷报告数 | 出生缺陷报告率 | OR（95%CI） |
|---|---|---|---|---|
| 单胎 | 537 593 | 14 352 | 266.97 | |
| 双胎* | 14 606 | 656 | 449.13 | 17.21（15.66~18.91） |

*以单胎进行对比。

表 7-35　不同胎数出生缺陷的人口学特征　　　　　（单位：/万）

| 变量 | 单胎 | 多胎 | OR（95%CI） |
|---|---|---|---|
| 畸形数目 | | | |
| 单发畸形 | 13 749（95.80） | 629（94.59） | 1.31（0.92~1.84） |
| 多发畸形 | 603（4.20） | 36（5.41） | |
| 性别 | | | |
| 男性 | 8351（58.19） | 350（52.63） | 1.16（0.99~1.36） |
| 女性 | 5949（41.45） | 290（43.60） | |

续表

| 变量 | 单胎 | 多胎 | OR（95%CI） |
|---|---|---|---|
| 性别不明 | 52（0.36） | 25（3.77） | |
| 居住地 | | | |
| 　城市 | 7405（51.60） | 367（55.19） | 0.867（0.74～1.01） |
| 　农村 | 6947（48.40） | 298（44.81） | |
| 围生期结局 | | | |
| 　活产 | 9952（69.34） | 528（79.40） | $\chi^2$=53.68；$P$<0.001 |
| 　早期新生儿死亡 | 315（2.19） | 28（4.21） | |
| 　死胎、死产 | 4085（28.46） | 109（16.39） | |
| 出生体重（g） | 2622.51±1061.11 | 1893.25±785.61 | $T$=17.53；$P$<0.001 |
| 孕周 | 35.15±6.28 | 33.2±3.76 | $T$=7.90；$P$<0.001 |

## （二）综合评价妇幼保健机构医疗质量

表 7-36 通过 3 种方法进行组合评价，使评价对象的性质与特点得到全面展现，按组合评价值大小进行排序，使各种方法互补结果更加稳定。同时相对管理角度，将综合评价用于妇幼保健机构各项运营情况的绩效评级，有利于客观比较各机构建设，促进妇幼保健机构发展。

表 7-36　3 种方法评价指标结果

| 医院 | 秩和比法 | | TOPSIS 法 | | | | 综合指数法 | | 名次合计 | 排序 |
|---|---|---|---|---|---|---|---|---|---|---|
| | RSR | 排序 | $D^+$ | $D^-$ | $C_i$ | 排序 | 综合指数 | 排序 | | |
| 1 | 0.643 | 2 | 0.167 | 64.480 | 0.997 | 1 | 5.756 | 1 | 4 | 1 |
| 2 | 0.500 | 6 | 34.223 | 30.269 | 0.469 | 2 | 2.181 | 4 | 12 | 3 |
| 3 | 0.714 | 1 | 41.603 | 22.897 | 0.355 | 4 | 2.649 | 2 | 7 | 2 |
| 4 | 0.482 | 7 | 44.433 | 20.050 | 0.311 | 6 | 2.255 | 3 | 16 | 5 |
| 5 | 0.482 | 7 | 44.302 | 20.189 | 0.313 | 5 | 1.622 | 6 | 18 | 6 |
| 6 | 0.589 | 3 | 64.472 | 1.028 | 0.016 | 8 | 0.954 | 8 | 19 | 7 |
| 7 | 0.571 | 4 | 61.522 | 3.088 | 0.048 | 7 | 1.584 | 7 | 18 | 6 |
| 8 | 0.517 | 5 | 37.441 | 27.043 | 0.419 | 3 | 1.624 | 5 | 13 | 4 |

# 第五节　小　　结

"国家数字卫生关键技术和区域示范运用研究"项目建立的"居民健康档案系统"能动态地记录妇女健康事件，并收集海量的健康信息，定期对其进行统计分析，比较相邻区域及全省的平均水平，分析有关指标干预前后的效果和变化，可作出相应评价，可帮助各级行政管理机构及时了解管辖范围内影响妇女保健的主要因素，并制定针对性强的措施，减少健康不利因素。社区医生也可通过信息平台详细地了解妇女的健康状况及相关影响因素，开展个性化服务。家庭成员也可通过健康信息平台及时获得妇女健康信息，配合社区医生做好孕产妇保健工作。

妇女保健不仅涉及青春期女性、围绝经期女性，还包括了围生期妇女，涉及胎婴儿健康。尤其是孕产妇死亡率是衡量一个国家和地区社会经济、文化发展的重要指标，也是反映母婴安全的重要指标。研究分析妇女保健有关指标，有利于提出针对性意见，有效进行干预，促进妇女健康，降低孕产妇死亡率和提高出生人口素质，是当前妇幼保健的重要任务。

（邱丽倩　张晓辉）

# 第八章　儿童保健信息分析

"国家数字卫生关键技术和区域示范运用研究"建立的"居民电子健康档案系统"之"儿童保健"专项，按照儿童生长发育规律、喂养与营养和儿童保健内容进行设计，动态记录了辖区0～6岁儿童从出生开始的体格、生长发育、喂养、营养、出生缺陷、听力筛查、心理测验、宏（微）量元素的相关数据。

为了充分的分析和利用儿童保健专项信息，有必要对儿童保健有关内涵和知识，儿童的生长发育规律、体格生长、生长监测、听力检测、心理检测、喂养与营养、儿童保健的重点内容、重点疾病等进行简要的回顾。

# 第一节　儿童生长发育

儿童的生长发育规律是儿童保健的基本知识。生长是指小儿身体各器官、系统的长大和形态变化，可以用测量方法表示其量的变化；发育是指细胞、组织、器官的分化完善与功能上的成熟。生长和发育两者紧密相关，生长是发育的物质基础，而身体、器官、系统的发育成熟状况又反映在生长的量的变化上。

## 一、生长发育规律

人体的生长发育是指从受精卵到成人期的整个过程，生长发育是儿童不同于成人的重要特点。人体各器官、系统生长发育的速度和顺序都遵循一定的规律进行。生长发育是连续的过程，在整个小儿时期不断进行，但各年龄阶段生长发育速度不同，如体重和身长在出生后第一年，尤其在前三个月增加很快，出现出生后的第一个生长高峰；第二年以后生长速度逐渐减慢；至青春期生长速度又加快，出现第二个生长高峰。

### （一）各系统器官发育不平衡

人体各系统的发育顺序遵循一定规律，有各自的生长特点。神经系统发育较早，脑在出生后2年内发育较快；淋巴系统在儿童期生长迅速，于青春期前达高峰，此后逐渐降至成人水平；生殖系统发育较晚；其他如心、肝、肾、肌肉等系统的增长基本与体格生长平行。

## （二）生长发育的一般规律

生长发育遵循由上到下、由近到远、由粗到细、由低级到高级、由简单到复杂的规律。出生后运动发育的规律是：先抬头、后抬胸，再会坐、立、行（由上到下）；从臂到手，从腿到脚的活动（由近到远）；从全掌抓握到手指拾取（由粗到细）；先画直线后画圆、图形（由简单到复杂）；先会看、听、感觉事物，认识事物，再发展到有记忆、思维、分析和判断（由低级到高级）。

## （三）生长发育的个体差异

小儿生长发育虽按一定的规律发展，但在一定范围内受遗传、营养、教养、环境的影响而存在相当大的个体差异，每个人的生长"轨道"不会完全相同。因此，儿童的生长发育水平有一定的范围，所谓的正常值不是绝对的，必须考虑影响个体的不同的因素，才能做出正确的判断。

# 二、体格生长

反映体格生长的常用指标有：体重、身高（长）、坐高（顶臀长）、头围、胸围、上臂围和骨龄等。为了纵向观察和相互比较的需要，这些测量应力求准确，对所有量具和测量方法都要严格按照规范操作。

## （一）体格生长的规律

**1. 体重**　体重为各器官、系统、体液的总重量。体重易于准确测量，是反映儿童生长与营养状况的灵敏指标；小儿体重的增长不是等速的，年龄愈小、增长速率愈快。新生儿出生初期由于摄入不足、胎粪排出和水分丢失等可出现暂时性体重下降（3%～9%），称为生理性体重下降，在出生后3～4日达最低点，以后逐渐回升，7～10日应恢复到出生时的体重。出生后及时喂哺可减轻或避免生理性体重下降的发生。出生至6足月呈现第一个增长高峰：出生后前3个月为700～800g/月，其中第1个月可>1000g；4～6个月时为500～600g/月；7～12个月时为300～400g/月。因此，出生后3月龄的婴儿体重约为出生时2倍（6kg），12个月龄时婴儿体重约为出生时的3倍（9kg）。出生后第二年体重增加2.5～3.5kg，2岁时体重约为出生时的4倍（12kg）；2岁至青春前期体重增长减慢，年增长值约2kg。进入青春期后，由于性激素和生长激素的协同作用，体格生长速度加快，体重猛增达4～5kg/年，约持续2～3年，是第二个增长高峰期。

**2. 身高（长）**　身高指头顶到足底的全身长度；<3岁儿童立位测量不易准确，应仰卧位测量，称身长。立位与仰卧位测量值相差1～2cm。

身高增长与种族、遗传、营养、内分泌、运动和疾病等因素有关，但短期的疾病与营养波动不会明显影响身高。身高的增长规律与体重相似，年龄越小增长越快。也出现婴儿期和青春期两个生长高峰。出生时身长平均为50cm，出生后第一年身长增长最快，约为25cm，其中前3个月增长11～12cm，与后9个月的增长量相当。第二年身高增速减慢，约每年 10cm，即 2 岁时身高约 85cm。2 岁后身高增长平稳，每年5～7cm。2～12 岁身高的估算公式为：年龄×7+70cm。身高在进入青春早期时出现第二个增长高峰，其增长速率达儿童期的 2 倍，持续 2～3 年。女孩进入青春期较男孩约早 2 年，故女孩在 10～13 岁时常较同龄男孩为高；但因男孩的青春发育期虽开始晚，而持续时间较女孩长，故男孩最终成人身高通常较女孩为高。

**3. 坐高**　坐高是由头顶到坐骨结节的高度，<3 岁儿童取仰卧位测量，称为顶臀长。坐高的增长代表头颅与脊柱的发育。由于下肢增长速度随年龄增加而加快，坐高占身高的百分数即随年龄而下降，由出生时的 67%降到 14 岁的 53%。

**4. 指距**　指距是两上肢水平伸展时两中指尖的距离，代表上肢长骨的生长。正常人指距值略小于身高值，如果指距值大于身高值 1～2cm，则有长骨生长异常的可能。

**5. 头围**　头围与脑的发育密切相关，胎儿期脑发育居全身各系统的领先地位，故出生时头围相对较大，为 33～34cm；在第一年的前 3 个月和后 9 个月头围都约增长 6cm，故 1 岁时头围为 46cm；出生后第 2 年头围增长减慢，2 岁时头围 48cm；5 岁时为 50cm；15 岁时头围接近成人，约为 54～58cm。头围测量值在 2 岁以内最有价值，连续追踪测量比单次测量更重要。较小的头围（<$\bar{x}-2s$）常提示脑发育不良；头围增长过速则常提示脑积水。

**6. 胸围**　胸围的大小与肺和胸廓的发育有关。出生时胸围平均为 32cm 左右，比头围小 1～2cm；1 岁左右胸围等于头围；1 岁以后胸围应逐渐超过头围，头围与胸围的增长曲线形成交叉。头围、胸围增长线的交叉时间与儿童的营养和胸廓发育有关，发育较差者头、胸围交叉时间延后。

**7. 上臂围**　上臂围值代表上臂肌肉、骨骼、皮下脂肪和皮肤的发育水平，反映了小儿的营养状况。1 岁以内上臂围增长迅速，1～5 岁期间增长缓慢。在无条件测体重和身高的地方，可测量上臂围以普查 5 岁以下小儿的营养状况：>13.5cm 为营养良好；12.5～13.5cm 为营养中等；<12.5cm 为营养不良。

## （二）骨骼的发育

**1. 颅骨的发育**　在头颅骨发育过程中，除头围外，尚需根据前后囟关闭及骨缝闭合时间来衡量颅骨的骨化程度。前囟由额骨和顶骨形成的菱形间隙，出生时斜径 1.5～2cm，前囟大小个体差异较大，其范围为 0.6～3.6cm。在出生后数月随头围增大而变大，6 个月以后逐渐缩小，一般至出生后 12～18 个月闭合，个别儿童可推迟至 2 岁左右。后囟门由顶骨与枕骨的骨缝构成，呈三角形，在出生时或出生后 2～3 个月内闭合。如果出生时摸不到前囟，要区别是否为颅骨畸形。囟门早闭见于头小畸形，囟门迟闭要区别维生素 D 缺乏病（佝偻病）、脑积水、克汀病；前囟饱满见于颅内压增加，囟门凹陷见于严重脱水及营养不良。

**2. 脊柱的发育**　脊柱的增长代表扁骨的发育，出生后 1 岁内增长特别快，以后增长速度落后于身高的增长。新生儿出生时脊柱是直的，至 3 个月能抬头时，脊柱出现第 1 个弯曲，颈部脊柱前凸；至 6 个月会坐，出现第 2 个弯曲，胸部脊柱后凸；到儿童 1 岁能行走时，出现第 3 个弯曲，腰部脊柱前凸，这样就形成成人脊柱的自然弯曲，这种脊柱的自然弯曲至 6～7 岁才为韧带所固定。青春后期的脊柱增长主要是椎间垫的持续形成。如果骨骼发育不良，如软骨发育不良则出现鸡胸或驼背。如坐立姿势、写字姿势、背包姿势不正确，可出现脊柱侧弯，但脊柱侧弯也可与遗传有关。

**3. 长骨的发育** 长骨的生长主要由于干骺的软骨逐步骨化，骨膜下成骨，使长骨增长、增粗，当骨骺与骨干融合标志长骨停止生长。骨的生长一般通过 X 线检查长骨骺端的骨化中心出现的时间、数目、形态及其融合时间，可判断骨骼发育情况。常选腕部为检测部位。正常儿童的骨化中心随年龄增长按一定时间和顺序先后出现，该年龄简称骨龄。出生时腕部无骨化中心，股骨远端及胫骨近端已出现骨化中心，因此对小婴儿和骨发育明显延迟的儿童应加摄膝部 X 线骨片。6～8 岁前腕部骨化中心数约为：年龄（岁）＋1。骨发育与生长激素有关，生长激素、雄激素均明显加速骨的发育，如果这些内分泌激素不足，即可出现骨龄延迟。正常骨化中心出现的年龄差异较大，因此诊断骨龄延迟应慎重，应结合身高、体重综合评价。

**4. 牙齿的发育** 牙齿的发育与骨骼有一定关系，但因胚胎来源不完全相同，牙齿与骨骼的发育不完全平行。儿童出生时无牙，乳牙胚隐藏在颌骨中，被牙龈覆盖，出生时乳牙已骨化。恒牙的牙胚此时在乳牙之下，恒牙的骨化从新生儿期开始。

乳牙共 20 个。乳牙萌出的早晚和出牙的顺序有较大的个体差异，与遗传也有一定关系。早的 4 个月就开始出牙，迟的可以 10～12 个月。2 岁以内儿童乳牙总数是月龄减 4～6，2 岁半乳牙出齐。6 岁以后乳牙开始脱落换恒牙，先出第一磨牙，12 岁以后出第二磨牙，17 岁以后出第三磨牙（智齿），恒牙共 32 个，一般于 20～30 岁时出齐，也有终身不出第三磨牙者。

健康的牙齿结构需要健康的身体和适当的食品，包括蛋白质、钙、磷及维生素 C、维生素 D 等营养素和甲状腺激素。食物的咀嚼有利于牙齿发育。牙齿发育异常可见于外胚层发育不良与甲状腺功能低下等疾病。

# 三、体格生长偏离

大多数儿童体格生长的遗传潜力在良好适宜的环境下都能得到较好的发挥，能遵循一定的规律或"轨道"稳定发展。但如受到体内、外某些因素的影响，使生长速度异常、造成体格生长水平或（和）匀称程度不正常时，即出现生长偏离正常规律或"轨道"的现象。因此，必须通过定期纵向观察尽早发现生长偏离发生的时间和程度，寻找原因加以干预。

体格生长偏离是儿童生长过程中最常见的问题，有些可起始于胎儿期；多数为后天营养与疾病影响造成；部分为遗传、内分泌代谢疾病所致；还有少数因神经心理因素所致。

## （一）体重增长的偏离

（1）体重过重：为体重超出同龄正常儿童平均数加 2 个标准差（或第 97 百分位）者。体重过重可见于：体重与身高的发育均超过同龄儿童的正常小儿；肥胖症，即体重的发育超过身高的发育水平；水肿患儿，因肾脏病等其他疾病所致。

（2）低体重：为体重低于同龄正常儿童体重平均数减 2 个标准差（或第 3 百分位）者，低体重可见于：与身高发育平行的情况，如家族性矮小；部分有严重宫内营养不良史的儿童，出生后体重发育未能追上同龄儿童；因喂养不当、慢性疾病、神经-心理压抑（如虐待）以及严重畸形所致的重症营养不良。

（二）身高增长的偏离

（1）高身材：为身高超过同龄正常儿童身高平均数加 2 个标准差（或第 97 百分位）者。高身材可见于家族性高身材、垂体性肢端肥大症、Marfan 综合征等。

（2）矮身材：为身高低于同龄正常儿童身高平均数减 2 个标准差（或第 3 百分位）者。矮身材可见于家族性矮小、体质性发育延迟者；部分有严重宫内营养不良的儿童，出生后生长发育未能追上同龄儿童；因长期喂养不良、慢性疾病及严重畸形所致重症营养不良者；某些影响骨骼生长的内分泌疾病如甲状腺功能低下症、生长激素不足症、肾上腺皮质增生症等。骨代谢疾病如软骨发育不良、黏多糖病；染色体疾病如 Turner 综合征、21-三体综合征等。

## 四、青春期的发育

青春期持续 6～7 年，除明显的体格生长外，还合并明显的性发育。

（一）青春期分期

开始和持续时期个体差异也较大，可分 3 个阶段。①青春期：2～3 年，女童为 9～12 岁、男童为 11～13 岁，体格生长开始加速，第二性征出现（性发育Ⅱ～Ⅲ）；②青春中期：2～3 年，女童为 13～16 岁、男童为 14～17 岁，出现第二体格生长高峰，第二性征全部出现（性发育Ⅲ～Ⅳ期）；③青春后期：3～4 年，女性为 17～19 岁、男性为 18～21 岁，体格生长停止，生殖系统完全成熟（性发育Ⅴ期）。

（二）青春期的性发育

**1. 女性的性征发育**　女性第二性征发育的顺序通常是乳房发育、阴毛生长和腋毛生长。正常乳房开始发育的时期在 9～14 岁，常将乳房发育的全过程分为 5 个阶段。①Ⅰ期：青春前期阶段，乳房尚未发育；②Ⅱ期：乳房发育初期，乳头下的乳房胚芽开始生长，呈明显的圆丘形隆起；③Ⅲ期：乳房变圆，形如成人状，但仍较小；④Ⅳ期：乳房迅速增大，乳头乳晕向前突出，形如小球；⑤Ⅴ期：正常成人型乳房，乳头乳晕的小球与乳房的圆形融成一体。

**2. 男性的性征发育**　男性第二性的发育主要表现为阴毛、腋毛、胡须及喉结的出现。男性第二性征发育的顺序依次是睾丸、阴茎、阴毛、腋毛、胡须、喉结、变声。男性生殖器官发育：Tanner 把青春期男性生殖器官发育分为 5 个阶段。①Ⅰ期：青春期睾丸发育前；②Ⅱ期：睾丸和阴囊开始增大，阴囊皮肤变红；③Ⅲ期：阴茎增长，直径亦增加，睾丸和阴囊继续增大；④Ⅳ期：阴茎头充分发育，阴茎、阴囊进一步增大，阴囊皮肤颜色变深；⑤Ⅴ期：外生殖器官发育成熟。男性外生殖器官从Ⅱ期至Ⅴ期需1～5年，平均3年。

# 五、神经发育与心理发育

在小儿成长过程中，神经与心理的正常发育与体格生长具有同等重要意义。神经与心理功能的发育是在神经系统生长成熟的基础上进行的，包括感知、运动、语言、情感、思维、判断和意志性格等方面。除先天遗传因素外，小儿的神经与心理发育健康与其处的环境和受到的素质教养水平的关系尤为密切。

## （一）神经系统的发育

神经系统的发育在胎儿期领先于其他系统，新生儿脑重平均为370g，占其体重的10％～12％，已达成人脑重（约1500g）的25％左右。出生后第一年脑的生长发育特别迅速，1岁时脑重达900g，为成人脑重的60％；4～6岁时脑重已达成人脑重的85％～90％左右。出生时大脑已有全部主要的沟回，但皮质较薄、沟裂较浅；新生儿神经细胞数目已与成人相同，但其树突与轴突少而短。出生后脑重的增加主要由于神经细胞体积增大和树突的增多、加长，以及神经髓鞘的形成和发育；3岁时神经细胞分化已基本完成，8岁时接近成人。神经纤维髓鞘化到4岁时才完成，故在婴儿期中各种刺激引起的神经冲动传导缓慢，且易于泛化，不易形成兴奋灶，易使其疲劳而进入睡眠状态。出生时大脑皮质下中枢如丘脑、下丘脑、苍白球等系统的发育已较成熟，初生婴儿的活动主要由皮质下系统调节，因此动作多而缓慢如蠕动样，且肌张力高。脑实质逐渐增长、成熟，运动转为由大脑皮质中枢调节，对皮质下中枢的抑制作用也趋明显。

## （二）心理活动的发展

人的心理活动包括感觉、记忆、思维、想象、情绪、性格等众多方面。初生小儿不具有心理现象，待条件反射形成即标志着心理活动发育的开始，且随年龄的增长，一直处于不断发育的过程中。了解不同年龄小儿的心理特征，对保证小儿心理活动的健康发展十分重要。

**1. 注意的发展**　注意是认知过程的开始。人对某一部分或某一方面环境的选择性警觉，或对一种刺激的选择性反应就是注意力。注意分为无意注意和有意注意；前者是在感知发育基础上自然发生的；后者是自觉的、有目的的。婴儿期以无意注意为主，随着年龄的增长、语言的丰富和思维能力的发展，逐渐出现有意注意。5～6岁后儿童能较好地控制自己的注意力。

**2. 记忆的发展**　记忆是将所学得的信息储存和"读出"的神经活动过程，可分为感觉、短暂记忆和长久记忆3个不同的系统；长久记忆又分为再认和重现两种，再认是以前感知的事物在眼前重现时能被认识，重现是以前感知的事物虽不在眼前重现，但可在脑中重现，即"被想起"。1岁内婴儿只有再认而无重现，随年龄的增长，重现能力亦增强。幼年儿童只按事物的表面性质记忆信息，即以机械记忆为主，而不能抽象概念化，随着年龄的增加和理解、语言、思维能力的加强，小儿有意识的逻辑记忆开始逐渐发展。

**3. 思维的发展**　思维是人应用理解、记忆和综合分析能力来认识事物的本质和掌握其发展规律的一种精神活动，是心理活动的高级形式。思维分为具体形象思维和抽象概括的逻辑思维两种，前者依据具体事物的形象联想进行，后者以概念、判断、推理进行。1岁以后的儿童开始产生思维，在3岁以前只有具体形象思维，即直觉活动思维，思维与客观物体或行动联系在一起，如拿玩具汽车边推边说"汽车来了"；3岁以后儿童生活范围扩大，开始有了初步抽象概括性思维；6～11岁以后儿童逐渐学会综合分析、分类比较等抽象思维方法，具有进一步独立思考的能力。

**4. 想象的发展**　想象也是一种思维活动，是人感知客观事物后，在脑中创造出以往从来未有过的、或将来可能实现的事物形象的思维活动。新生儿无想象能力；1～2岁儿童仅有想象的萌芽，如模仿妈妈动作给布娃娃喂饭；3岁后儿童随经验和语言的发展，已有初步有意想象，如将几个布娃娃放在一起，设想是妈妈、弟弟和自己等。学龄前期儿童仍以无意想象为主，有意想象和创造性想象到学龄期才迅速发展。

**5. 意志的发展**　意志是自觉地、有目的地调节自己的行动、克服困难以达到预期目的或完成任务的心理过程。初生时没有意志；随着语言、思维的发展，婴幼儿开始有意识行动或抑制自己时的表现即为意志的萌芽。随着年龄增长，语言思维发展渐深入，社会交往渐增多，在成人教育的影响下，意志逐步形成和发展。积极的意志品质有自觉、坚持、果断、自制等特性；消极的意志品质则表现为依赖、顽固和易冲动等品性。在日常生活、游戏和学习过程中应注意培养儿童的积极意志，增强其自制能力、责任感和独立性。

**6. 情绪、情感的发展**　情绪是人们对事物情景或观念所产生的主观体现和表达。外界环境对情绪的影响甚大，新生儿因出生后不易适应宫外环境，较多处于消极情绪中，表现不安、啼哭，而哺乳、抱、摇、抚摸等则可使情绪愉快。婴幼儿情绪表现特点常为时间短暂，反应强烈，容易变化，外显而真实，易冲动和反应不一致。随着年龄的增长，儿童对不愉快因素的耐受性逐渐增加，能够有意识的控制自己，情绪趋向稳定。

情感是在情绪的基础上产生对人、对物的关系的体验。幼儿期儿童已有高级情绪初步发展，可区分好与不好、喜欢与不喜欢；随年龄的增长和与周围人交往增加，使儿童对客观事物的认识逐步深化，情感也日益分化，产生信任感、安全感、同情感、友谊感、荣誉感等。

**7. 个性和性格的发展**　个性是每个人处理环境关系的心理活动的综合模式，包括思想方法，情绪反应、行为风格等。每个人都有特定的生活环境和自己的心理特点，因此表现在兴趣、能力、性格、气质等方面的个性各不相同。婴儿期由于一切生理需要均依赖成人，逐渐建立对亲人的依赖性和信赖感。幼儿时期已能独立行走，说出自己的需要，故有一定自主感，但又未脱离对亲人的依赖，常出现违拗言行与依赖行为相交替现象。学龄前期小儿生活基本能自理，主动性增强，但主动行为失败时易出现失望和内疚。学龄期开始正规学习生活，重视自己勤奋学习的成就，如不能发现自己学习潜力将产生自卑。青春期体格生长和性发育开始成熟，社交增多，心理适应能力加强但容易波动，在感情问题、伙伴问题、职业选择、道德评价和人生观等问题上处理不当时易发生性格变化。性格一旦形成即有相对稳定性。故家长、老师和社会的关切爱护和正确引导对青春期少年建立优秀品质十分重要。

**8. 早期社会行为**　儿童的社会行为是各年龄阶段相应心理功能发展的综合表现。智能的判断很多基于社会行为的成熟状况。小儿社会行为与家庭经济、文化水平、育儿方式、小儿性格、性别、年龄等有关。

# 六、影响生长发育的因素

## （一）遗传

小儿生长发育的特征、潜力、趋向等都受到父母双方遗传因素的影响；种族和家庭的遗传信息影响深远，如皮肤、头发的颜色、面型特征、身材高矮、性成熟的迟早以及对疾病的易感性等都与遗传有关；遗传性代谢缺陷病、内分泌障碍、染色体畸变等更会严重影响小儿生长发育。

## （二）性别

男、女孩生长发育各有其规律与特点，如女孩的青春期开始约较男孩早2年，但其最终成人期平均身高、体重却较男孩小，这是因为男孩青春期虽然开始较晚，但其延续时间较女孩为长，故最终体格发育明显超越女孩；又如女孩的语言、运动发育略早于男孩等。故在评估小儿生长发育水平时应分别按男、女孩标准进行。

## （三）营养

小儿的生长发育必须有完善的营养素供给，重组和调配合理的营养素可使生长潜力得到最好的发挥。宫内营养不良的胎儿不仅体格生长落后，还严重影响脑的发育；出生后营养不良，特别是第1~2年的严重营养不良，可影响体重、身高的增长，使机体的免疫、内分泌和神经等调节功能低下。

## （四）疾病

疾病对生长发育的干扰作用十分明显，急性感染常使体重减轻；长期慢性疾病则影响体重和身高的发育；内分泌疾病常引起骨骼生长和神经系统发育迟缓；先天性心脏病、肾小管酸中毒、糖原累积病等先天性疾病对生长发育的影响更为明显。

## （五）孕母情况

胎儿在宫内的发育受孕母的生活环境、营养、情绪和疾病等各种因素的影响。妊娠早期的病毒性感染可导致胎儿先天畸形；孕母严重营养不良可引起流产、早产和胎儿体格生长以及脑的发育迟缓；孕母受到某些药物、放射线辐射、环境毒物和精神创伤等影响，并导致胎儿发育受阻。

## （六）生活环境

良好的居住环境包括阳光充足、空气新鲜、水源清洁、无噪音、住房宽敞等。健康的生活习惯和科学的护理、正确的教养和体育锻炼、完善的医疗保健服务等都是保证儿童生长发育达到最佳状态的重要因素。

# 七、体格发育评价

评价儿童体格发育的状况是儿童保健的重要工作内容之一。儿童经体格发育的定期或不定期测量后，只有通过比较正确和客观的评价，才能及早发现问题，并及时给予指导和干预，从而促进儿童的健康成长。

## （一）选择评价标准

选择评价标准是评价儿童个体和群体体格发育状况的必要前提。标准不同，结果不同。评价标准一般分现况标准和理想标准两类。

**1. 现况标准**  现况标准的产生，由于其选择的人群对象一般未做严格的挑选，只剔除患有各种明显可能影响体格发育的急慢性疾病和畸形，这个标准值可以代表一个地区一半儿童的体格发育水平，而不是体格发育最好的儿童水平，在发展中国家可随社会经济发展逐步提高，故通常每5年或10年制定一次。

**2. 理想标准**  理想标准值的制定，其选择的人群样本是生活在最适宜的环境中，有合理安排的膳食和喂养，能得到足够的热量和营养素，有良好的生活条件，并得到良好的卫生服务，在这样的环境中生活的儿童，体格发育状况较理想。因此，所测得的数值制定出来的标准，作为理想标准，实际上高于现况标准。如目前国际上常用的美国国家健康统计中心制定出的国际标准或称WHO标准即为理想标准。

## （二）评价方法

目前，我国常用的体格发育评价方法有标准差法、百分位法、中位数法、标准差离差法、曲线图法、指数法和骨龄评价。这里详细介绍标准差法、百分位法和指数法。

**1. 标准差法**  适用于正态分布状况，是我国目前在儿童保健门诊及基础保健人员最常见的体格发育评价方法。根据不同年龄、性别，固定分组，通过大量人群的横断面调查算出的均值和标准差，制定出五等级评价和六等级评价。

这种评价法的优点是简单易行，缺点是只能用单项指标评价，不能对小儿体型进行评价，也不能对生长动态进行评价。

**2. 百分位法**  适用于正态和非正态分布状况，这是近年来世界上常用来评价体格生长的方法。百分位法就是把某一组变量值按大小顺序排列起来，求出某个百分位的数值，通常用到第3百分位数和第97百分位数。当变量值不完全呈正态分布时，百分位法比标准差法能更准确地反映实际数值。

**3. 指数法**  指数法是根据人体各部分之间有一定的比例，用数学公式将几项有关体格发育的指标联系起来判断体格发育、营养状况、体型、体质。这也是一种综合评价方法，在儿童保健工作中保健医师根据不同的目的和要求，选择不同的指数法进行评价，如判断是否有瘦或胖的倾向，选择BMI；身体比例不正常要选用身高（长）、坐高指数判断。指数法常用于研究工作，教学工作以及体格发育判断有疑难时。

（1）BMI：BMI＝体重（kg）/［身高（m）］$^2$

这是将身高的平方设想为儿童的体积，它既反映一定体积的重量，又反映机体组织的密度。该指数有一个先渐渐增大后渐渐缩小的过程。我国的转折点在 6 个月以后。该指标数也是评价婴幼儿营养状况的一个较好的指标。目前已有 BMI 参考标准值（上海市区标准）。

（2）身高胸围指数：身高胸围指数＝［胸围（cm）/身高（cm）］×100

新生儿身高胸围指数约为 64.3，3 岁幼儿约为 53。

这是一个体质指数，当小儿长高时胸廓随之发育，呼吸功能增强。胸部的皮下脂肪随年龄、营养状况、生活习惯、男女性别而不同。粗壮型小儿该指数较高，瘦长型小儿则较低。

（3）身高坐高指数：身高坐高指数＝［坐高（cm）/身高（cm）］×100

这是表明上下长度的比例。随着年龄的增加，上身所占的比例逐渐减小，下身所占的比例逐渐增加。肢体发育与躯干发育不正常的儿童该指数异常。

### （三）评价内容

对儿童的体格发育进行评价是依据儿童体格生长规律来判断其生长状况的，包括生长水平、生长速度及匀称程度 3 个方面。

**1. 生长水平**　将某一年龄所获得的某一项体格发育测量值与人群参考值相比较，得出该儿童在同质人群（同年龄、同性别）中所处的位置，即为此儿童该项体格发育指标在此年龄的生长水平。

**2. 生长速度**　对某一项体格发育指标进行定期连续测量（纵向观察），所获得的该项指标在某一年龄阶段的增长值即为该儿童该项体格发育指标的速度值，将其与人群参考值的生长速度相比较，可得出正常、不增、下降和增长不足的结果。这种动态纵向观察个体儿童生长的方法最能反映出个体儿童的生长轨道和趋势，体现生长的个体差异。

**3. 匀称程度**　是用多项生长指标进行综合评价，反映体型和身材的匀称度。如以体重/身高表示一定身高的相应体重增长范围，间接反映身体的密度和充实度；以坐高（顶臀高）/身高（长）的比值反映下肢发育状况。

## 八、听力检测

听力损害是小儿常见的异常之一，国外报道新生儿发病率为 1‰～3‰，我国报道围产儿发病率为 9.52‰、6 个月婴幼儿发病率为 10.4‰。如果不能及时发现婴幼儿的听力损害，将会严重影响到患儿的言语、认知和情感发育，其受教育及就业机会也会受到极大的影响，并会给社会和家庭增加沉重的负担。美国和欧盟等国都已有关于《婴幼儿和小儿听力损害早期确认》的声明，我国也在 1999 年的一个通知中明确要求"把新生儿听力筛选纳入妇幼保健的常规项目，做到早期发现，早期干预"。

"国家数字卫生关键技术和区域示范运用研究"项目建立的"居民电子健康档案系统"包含了小儿（0～6 岁）早期听力检测，其目的是：尽可能早发现听力损伤患儿，并尽早对其实施干预、治疗，使其语言、智力与同龄人相当，并获得受教育机会、社会交往机会和就业机会，使得他们在整个一生中均能完全融入社会。

## （一）婴幼儿听觉发育状况

婴幼儿的听觉及言语功能与中枢神经系统的成熟和发育密切相关。婴幼儿不同阶段对声音的反应不同，具体情况见表 8-1。

表 8-1　婴幼儿不同阶段对声音的反应

| 年龄 | 对声音的反应 |
| --- | --- |
| 0~3 个月 | 惊跳反射（对大声可惊醒、闭目、拥抱、吸吮等） |
| 4~7 个月 | 寻找声源（闻声后转头、盯着看、惊奇） |
| 8~12 个月 | 对自己的名字或其他感兴趣的名词做出反应 |
| 2 岁时 | 能完成一些简单的指令 |

## （二）儿童听力检测

**1. 听力检测方法**　目前对于儿童听力检测方法有主观和客观两种方法。主观测听法是需受试者对测试声音判断后作出反应为依据的方法，如纯音测听、行为测听等。客观测听法是不受主观意识支配，以客观行为反应或听觉系统电生理改变来判断结果的方法。如耳声发射（OAE）、听性诱发电位（AEP）、声导抗测听。

**2. 小儿听力筛查策略**

（1）对新生儿（出生至 28 周）和婴幼儿（29 周至 2 岁）的听力筛查，目前大部分医院以客观测试法为主要手段。先采用耳声发射（OAE）作为初筛，筛选失败者再进行听性脑干反应测听（ABR），这两种方法联合进行已成为当代推荐的最佳小儿听力筛查测试方法。由于上述方法设备昂贵及技术复杂，结合我国国情，对暂无条件进行上述方法测试的地区也可采用听性反射观察法和主观行为测听法。

（2）对 6 个月至 5 岁婴幼儿和小儿，可采用 ABR 和 OAE 联合法或行为测听法进行听力评估。行为测听法几乎可筛查出全部有较明显听力损失的小儿，筛查出有听力损失或可疑的小儿需转诊到医院耳鼻喉科做 ABR 以明确诊断，但行为测听法对轻度听力损失的敏感度要差。

（3）对 5 岁以上小儿可采用纯音测听法。

**3. 定期听力监测**　应对以上所述的听力筛查无反应或可疑有听力损害的小儿应追踪、监测听力，以便尽早做出诊断外，对已通过听力筛查的新生儿和婴幼儿仍需定期进行听力监测。因为并非所有的听力损害均可在其出生时或婴幼儿期就得以明确，还存在其他类型的听力损害，如进行性或迟发性或获得性（后天性）的听力损害。

与进行性、迟发性、获得性感音神经性聋或传导性聋有关的指征包括：遗传性耳聋家族史、宫内感染（巨细胞病毒、风疹、梅毒等）、脑膜炎等感染性疾病、分泌性中耳炎、解剖学畸形和影响耳咽管功能的疾病、神经退变性疾病。具有这些指征的小儿，3 岁前每 6 个月查一次听力，此后适当间期作听力检查。

**4. 早期干预** 早期干预的目的是明确改善患儿的言语、认知和发育。

（1）耳科学的诊断和治疗：治疗包括处理反复发作的分泌性中耳炎，对外、中耳畸形做听力重建手术，对极重度感音神经性聋儿做人工耳蜗植入。

（2）听力、言语康复：双耳感音神经性聋患儿早诊断，早配助听器，充分利用残余听力开展听力言语康复训练，通过学习发声、言语、唇读、手语提高患儿的言语、交往、认知能力，提高其文化水平，使之早日回归主流社会。这项工作需要医师、特殊教育教师和家长的共同努力。

# 九、心理检测

现代健康的新概念除身体健康外，还包括心理健康和社会健全。这一概念表明，健康不单纯是指没有疾病，还需要有良好的个性，能与人融洽相处，在生活上有顽强的适应能力，在工作及学习上能发挥高效率。身体健康与心理健康之间密切相关，相互影响共同组成一个整体。儿童心理卫生的总目标在于按照儿童心理的发展规律和不同年龄阶段的心理特征，在禀赋的气质基础上，尤其在家庭和社会的影响下，通过教育、训练以及医疗预防措施，来培植儿童的健康心理、良好的性格、顽强的适应能力和融洽的人际关系，以增进儿童身心的全面健康，提高人口素质。

## （一）儿童心理发展特征

对具体形象的、直观的事物易于接受理解，对新鲜事物易于产生兴趣。任何接触儿童的活动诸如：护理、游戏、手工作业、体育等都对儿童的心理发育有启蒙作用。良好的外部客观条件会使婴儿产生愉快的情绪与情感，反之则会恐惧与烦躁。

**1. 婴儿期**（出生～1岁） 新生儿很早就表现出人们预料之外的适应性知觉-运动能力，使其与周围人亲近和建立相互联系，母亲则通常在孩子和环境之间起协调作用，母爱是婴儿保健的首要因素，母亲爱抚的动作、微笑的面容、亲切的语言，都有利于儿童的心理发展。

**2. 幼儿期**（1～3岁） 断乳是幼儿期的大事，强迫改食，往往可引起小儿不时哭闹、夜惊和拒食，从而影响小儿的身心发展。该期幼儿语言、思维、想象力发展较快，此期的教育仅属于启蒙阶段，不可操之过急，要尊重孩子，而不能以恐吓和训斥为教育方法。幼儿的心理发育直接受成人的影响，成人应多与他们交流，并要防止幼儿口吃。

**3. 学龄前期**（3～6岁） 学前儿童的无意注意有很大的发展，但有意注意在逐步形成中，思维活动仍以具体形象性为主，因此不要随便就认为活泼好动、多言多语，是多动症。学龄前期是性格开始形成的时期，成人和蔼可亲的态度、恰当的言行举止、鼓励性的话语，都有助于儿童形成活泼开朗、自强向上的性格。

## （二）心理检测

根据儿童心理的发展规律和不同年龄阶段的心理特征，对6岁以下小儿采用丹佛智能筛查法（Denver Development Screening Test，DDST）进行心理检测，DDST属筛查性质，而并非诊断方法，故不能测定智商，其评定结果可分为正常、可疑、异常和无法测定。

# 第二节　营养与喂养

人类为了维持生命和保证正常活动，从生命开始至生命结束要不断地从外界摄取营养素。小儿除了需要营养素以维持生命和一切生理活动以及修补组织损耗外，尚需要满足其生长发育所需。因此，生长发育越迅速，所需的营养也相对越多，而喂养是提供小儿营养的物质保证。

## 一、营养

营养是保证小儿正常生长发育、身心健康的重要因素，良好的营养可促进体格生长和智力发育；而营养不足则可导致生长迟缓、体重不增，甚至发生营养障碍和缺乏，严重者造成死亡。合理的营养是维持小儿健康成长的重要因素，也是使患儿康复的必要条件之一。

### （一）能量

人体依靠碳水化合物，脂肪和蛋白质三大营养素供给能量，它们在体内的实际产出能量为：碳水化合物 16.8kJ/g（4kcal/g）；蛋白质 16.8 kJ/g（4kcal/g）；脂肪 37.8 kJ/g（9kcal/g）。机体的各种生理功能都需要消耗能量。

小儿对能量的需要包括 5 个方面：

**1. 基础代谢**　基础代谢是指在清醒、安静、空腹的情况下，于 20～25℃环境中，人体各种器官为了维持生命进行最基本的生理活动所消耗的能量。婴幼儿基础代谢的能量需要约占总能量的 60%。如果用单位体重或体表面积来计算，小儿较成人为高，婴儿每日平均约需 230kJ/g（55kcal/kg），并随着年龄的增长而逐渐减少；7 岁时每日约需 184kJ/g（44kcal/kg）；12 岁时每日约需 126 kJ/g（30kcal/kg），与成人相仿。不同器官在基础代谢中所占的比例也随年龄而有所不同，如婴幼儿期的脑代谢比例占总基础代谢的 1/3，到成人期则减少到 1/4；而肌肉消耗的能量在婴儿期仅占 8%，成人期则占 30%。

**2. 食物的特殊动力作用**　人体进食以后产热比进食前有所增加，称为食物的特殊动力作用。它包括两个不同成分：摄食后的即刻影响是胃肠道消化、吸收、器官蠕动增强等活动所致；其后是食物代谢过程中如氨基酸的脱氨，以及转化成高能磷酸键时所产生的热。对婴儿来说食物的特殊动力作用占总能量的 7%～8%，采用混合膳食的年长儿则约占 5%。

**3. 活动所需**　不同小儿用于肌肉活动的能量相差很大，婴儿需 63～84kJ（15～20kcal）/kg，年龄增大后会走、要玩，故需要量也相应增加，到 12～13 岁时，约需 126kJ（30kcal）/kg。

**4. 生长所需**　这部分能量为小儿所特需，其需要量与小儿的生长速度成正比：<6 个月的婴儿每日需要的能量可达 167～209kJ（40～50kcal）/kg；6 个月～1 岁时需 63～84kJ（15～20kcal）/kg；周岁以后减少到 20kJ（5kcal）/kg，到青春期又增高。

**5. 排泄的消耗**　在正常情况下，每天摄入的食物不能完全被消化吸收，正常婴幼儿摄取混合食物时，这部分能量损失不超过总能量的 10%。

上述五方面能量的总和就是总的能量需要。每日所需的总能量在出生后第一周的新生儿约为 250kJ（60kcal）/kg，第 2、3 周约为 419kJ（100kcal）/kg；2～6 个月婴儿需461～502kJ（110～120kcal）/kg；6～12 个月婴儿需 419～461kJ（100～110kcal）/kg。

### （二）蛋白质

蛋白质是构成人体组织、细胞的基本物质，也是体液、酶和激素的重要组成部分，与各种生命的功能和活动紧密相关，是维持生命不可缺少的营养素。蛋白质由多种氨基酸组成。不同食物的蛋白质所含的各种必需氨基酸数量间的适宜比例决定了其蛋白质的营养价值，必需氨基酸的种类齐全并且相互间数量比例符合人体所需，蛋白质可以被充分吸收利用，其生物价就高。同时摄入几种不同食物的蛋白质，则常产生蛋白质互补作用而提高膳食中的蛋白质生物利用价值，称为蛋白质互补作用。人乳蛋白质的生物价非常高，吸收率高达 90%，因此母乳喂养儿的蛋白质供应量每天只需 2g/kg，牛乳蛋白质的生物价略低，牛乳喂养儿需 3.5g/kg；植物蛋白质的利用率更低，完全用植物蛋白质喂养的婴儿每日需4.0g/kg。1 岁以后蛋白质的供应量逐渐减少。

### （三）脂肪

脂肪的主要功能是提供热量。另外还有以下功能：①作为脂溶性维生素的载体，促进其吸收利用；②提供必需脂肪酸；③是组成人体组织细胞的重要部分；④保护脏器；⑤防止散热；⑥增加人体饱腹感。

### （四）糖类

糖类是人体主要的供热营养素，也是构成细胞和组织的重要成分，还可与脂肪酸或蛋白质结合成糖脂、糖蛋白和蛋白多糖，成为具有重要功能的物质，参与细胞的多种生理活动。婴幼儿对糖类的需要量比成人相对较多，1 岁以内婴儿每日约需 12g/kg；2 岁以上儿童每日约需 10g/kg，其所供能量应占总能量的 35%～65%。

### （五）维生素和矿物质

**1. 维生素**　维生素是维持机体正常生理功能的一大类低分子有机化合物，它们在体内不能合成或合成量不足，虽需要量很小，但绝不能缺少，必须由外界供给。维生素可分为脂溶性和水溶性两大类，前者有维生素 A、维生素 D、维生素 E、维生素 K，后者包括B 族维生素和维生素 C。

脂溶性维生素，溶于脂肪及脂溶剂而不溶于水，主要改变复合分子及细胞膜的结构，为高度分化组织的发育所必需；其吸收转运需要脂肪的协助，大部分储存在脂肪组织中，不需要每天供给，通过胆汁缓慢排出，缺乏症状出现缓慢，过量易引起中毒。水溶性维生素，溶于水而不溶于脂肪及脂溶剂，主要参与辅助酶的形成，有高度的分子特异性；满足体内需要后多余的由尿排出，在体内仅有少量储存，毒性很小，缺乏时出现症状也较快。

**2. 矿物质**　人体内除碳、氢、氧、氮以外的元素统称矿物质，包括无机盐和微量元素，占人体总重量 0.01％以上者称宏量元素，占体重 0.01％以下者称微量元素。宏量元素有钙、磷、镁、钾、钠、氯、硫 7 种。目前已知人体至少有 14 种必需微量元素：铁、锌、铜、碘、硒、氟、钼、锰、铬、镍、矾、锡、硅、钴。这些元素需要量都不高，但是对维持正常生理功能和促进生长发育都是不可缺少的。

**3. 水**　水为人体内的重要成分，所有的物质代谢和生理活动都需要水参与。水主要从饮用水和食物中获得，组织代谢和食物在体内氧化过程也可产生一部分水，每 418kJ（100kcal）能量约可产生水 12g。水主要由肾脏排出（约占 60％），其次由肺和皮肤排出（约占 30％），由消化道排出的水仅占 10％以下。每日水的需要量按体重计算，且与代谢旺盛与否以及摄入蛋白质和矿物质多少有关，年龄越小，需水分越多，婴儿每日每千克体重约需水 150ml，以后每 3 岁减去 25ml/kg，9 岁时为 75ml/kg，成人为 50ml/kg。

**4. 膳食纤维**　膳食纤维是植物性食物中的一组多糖类化合物，人体肠道内没有分解这类糖类的酶，所以基本不能被消化吸收。具有生理功能的膳食纤维有纤维素、半纤维素、木质素、果胶等。其对人体的生理功能大致有 4 个方面：①吸水功能；②结合功能；③酵解功能；④助通便。

## 二、婴儿喂养

乳类是婴儿的主要食品，包括以下主要喂养方式。

### （一）母乳喂养

母乳是婴儿最理想的天然食品，母乳不仅营养丰富，容易被婴儿消化吸收，而且含有多种免疫成分，故母乳喂养可降低婴儿死亡率，母乳喂养的婴儿患病率较低。用母乳哺喂还有经济、方便、温度适宜、不易过敏和加快乳母子宫复原，增进母婴感情等优点。婴儿出生后应在 2 小时内用母乳按需哺喂，一般健康母亲的乳汁分泌量常可满足 4～6 个月以内婴儿营养的需要。

### （二）人工喂养

由于各种原因，母亲不能亲自哺喂 6 个月以下的婴儿时，可采用其他动物乳如牛乳、羊乳、马乳等或其他代乳品喂哺婴儿，称为人工喂养。由于代乳品所含的营养素与天然的人乳有较大的差异，而且还要经过一定的消毒程序才能应用，故非万不得已不宜采用人工喂养。不同哺乳动物的生长发育速度各不相同，故其乳汁的营养成分也有很大的差别，一般说来，生长发育快的动物，乳汁中营养素的含量也较高。

**1. 牛乳**　牛乳是最常用的代乳品，其蛋白质含量虽较人乳为高，但以酪蛋白为主，酪蛋白易在胃中形成较大的凝块且它所含的胱氨酸很少。牛乳的脂肪滴大而且缺乏脂肪酶故较难以消化，它所含的不饱和脂肪酸（亚麻酸）仅 2%，明显低于人乳（8%），致使人工喂养儿体内脂肪含亚麻酸的量也明显低于母乳喂养者。牛乳含乳糖少，且以甲型乳糖为主，与母乳中乙型乳糖为主迥然不同，可促进大肠杆菌的生长；牛乳含矿物质比人乳多 3~3.5 倍，易使胃酸下降、不利于消化，并可增加肾脏的溶质负荷，尤其含磷特别多，磷易与酪蛋白结合，可影响钙的吸收。牛乳最大的缺点在于缺乏各种免疫因子，故牛乳喂养婴儿患传染病的机会较多。牛乳易为细菌所污染，加热消毒后，细菌虽可被杀灭，但细菌的有害代谢产物依然存在。市售鲜牛乳应符合以下标准：每瓶 220ml，脂肪应>3.5g/dl，糖>4.0~4.5g/dl，酸度<20°（即 100ml 乳汁加 0.1mol/L 氢氧化钾 20ml）；特级牛乳细菌总数<5000/ml，甲级<10 000/ml，乙级<50 000/ml；大肠杆菌滴度<1：10，绝不可含有致病菌。乙级牛乳必须煮沸后方可食用。

**2. 羊乳**　羊乳的营养价值与牛乳大致相同。羊较易饲养，偏远地区亦易获得，羊乳的蛋白质凝块较牛奶细而软，脂肪颗粒大小与人乳相仿，但羊乳中叶酸含量很少，长期哺以羊乳易导致巨幼红细胞性贫血。

**3. 辅助食品**（断乳期食品）　对 4 个月以上的乳儿，单纯母乳喂养已不能满足其生长发育的需要，即使是人工喂养者也因胃容量有限，不能单靠增加牛乳量来满足其营养需要。添加辅助食品的好处：①补充乳类营养素的不足；②改善婴儿食物的质量以满足其生理需要并为断乳作好准备；③逐步培养婴儿良好的饮食习惯。添加辅助食品的原则：从少到多；由稀到稠；由细到粗；由一种到多种；应在婴儿健康、消化功能正常时逐步添加。

添加辅食的具体步骤：母乳所含的维生素 C 和 D 不足，故从出生后 2 周起即可逐步添加浓鱼肝油和维生素 C，但不作为辅食对待。从 4 月龄起，添加米汤以促进淀粉酶的生成并补充 B 族维生素。5~6 个月的婴儿，除上述食品外，需再补充淀粉类食物（如乳儿糕、米粉糊、粥类），动物性食物（肝、蛋、鱼），果蔬类及植物油。7~9 个月的婴儿多已出牙，故应及时添加饼干、面包干等固体食物以促进牙齿的生长和培养咀嚼、吞咽等良好习惯。在粥和烂面的基础上，可添加碎菜、肝类、全蛋、禽肉、豆腐等食品，以使食谱丰富多彩、菜肴形式多样，增加小儿食欲。10~12 个月时，因消化功能进一步完善，故在上述食谱的基础上可添加瘦肉。肉类不宜煎、炒、爆，应剁成碎末加入粥内或面条内同煮，以利消化吸收。羊肉中的脂肪熔点较高，难以消化，故应在年龄稍大后，再行添加。

添加辅食应遵循：①由少到多，如蛋黄从 1/4 个渐增到 1 个；②由稀到稠，先加半流质食物，逐渐过渡到半固体、固体食物；③由细到粗，如从菜汤到菜泥、碎菜；④由一种到多种，一种一种逐个添加，当婴幼儿习惯了一种再加另一种。其他食品应在婴幼儿身体健康时添加，并随时观察其消化功能，如出现腹泻、呕吐等不良反应，可暂缓添加，待症状消失后再从小量开始添加。对每种新食物的添加，不要因为孩子一两次的拒绝而误以为其不喜欢而放弃，应耐心反复多次给婴儿尝试直至接受。

# 三、营养状况评价

儿童营养状况评价是指对儿童从膳食中摄取的营养素与机体生理需要之间是否适合的评价。获取平衡的营养是保证小儿健康和正常生长发育的物质基础。通过营养状况评价能及时发现儿童的营养问题，积极采取相应的营养干预措施，以改善儿童机体的营养状况，减少营养性疾病的发生。

儿童营养状况评价的内容根据儿童个体差异略有不同，大致包括以下内容。

### （一）临床评价

询问饮食史，大致了解小儿每日能量及各种营养素的摄入情况。此外还应进行体格检查，了解小儿有无营养缺乏症或紊乱的体征，如身材胖瘦、皮下脂肪厚薄、有无水肿等，还应观察小儿面色、皮肤、毛发、眼角膜、口角、骨骼及神经反射等有无异常。

### （二）营养调查

调查儿童饮食情况，饮食行为、饮食习惯、膳食构成、各种食物的进食量；体格发育评价，身高、体重、头围、胸围、上臂围、皮褶厚度的测量以及由这些指标综合计算的比值；实验室检查，体液或排泄物中各种营养素及其代谢产物、其他有关的化学成分（如血清总蛋白、白蛋白、球蛋白、血红蛋白、胆固醇、血钙、磷、锌及维生素 A、$B_1$、$B_2$、C、D 等；24 小时尿中维生素 $B_1$、$B_2$、C 的排出量；血液有关代谢的酶或辅酶测定，如碱性磷酸酶、谷胱甘肽还原酶等）的测定。

# 第三节　儿　童　保　健

儿童保健属于预防医学范畴，专门研究各年龄期小儿的生长发育、营养保障、疾病防治和健康管理，采取有效措施，防止不利因素，以达到促进和保证儿童身心的健康成长。

## 一、胎儿期及围生期保健

胎儿的发育与孕母的健康、营养状况、疾病、生活环境和情绪等密切相关，故胎儿期保健亦即是以孕母的保健为主。①预防遗传性疾病与先天畸形；②保证充足营养，妊娠后期应加强铁、锌、钙、维生素 D 等重要微量营养素的补充；③给予孕母良好的生活环境，注意劳逸结合、减少精神负担，以避免妊娠期发生合并症，预防流产、早产、异常产的发生；④预防产时感染，对早产儿、低体重儿、宫内感染、产时异常等高危儿应予以特殊监护；⑤预防并及时处理围生期小儿缺氧、窒息、低体温、低血糖、低血钙和颅内出血等疾病。

## 二、新生儿期保健

初生新生儿需经历一段时间的调整，才能适应宫外环境。新生儿期，特别是出生后 1 周内的新生儿发病率和死亡率极高，婴儿死亡中约 2/3 是新生儿，且 <1 周的新生儿占新生儿死亡数的 70% 左右。故新生儿保健重点在出生后 1 周内。①出生时护理：产房室温保

持在 25～28℃；新生儿娩出后迅速清理口腔内黏液，保证呼吸道通畅；严格消毒、结扎脐带；记录出生时评分、体温、呼吸、心率、体重与身长；设立新生儿观察室，出生后观察6 小时，正常者进入婴儿室，高危儿送入新生儿重症监护室；母婴同室，尽早喂母乳。②新生儿居家保健：新生儿居室的温度与湿度应随气候温度变化调节，有条件的家庭在冬季应使室内温度保持在 20～22℃，湿度以 55％为宜，无条件时可用热水袋保暖，避免体温不升；夏季应避免室内温度过高。指导母亲正确的哺乳方法以维持良好的乳汁分泌，满足新生儿生长所需；新生儿皮肤娇嫩，应每日洗澡保持皮肤清洁，根据室温选择合适的衣服与尿布；父母应多与婴儿说话，抚摸、摇、抱婴儿以交流感情。

## 三、婴儿期保健

体格生长发育在婴儿期最迅速，必须有丰富的易于消化的各种营养素满足需要，但其消化功能尚未成熟，易患消化紊乱、腹泻、营养不良等疾病。因此，应提倡纯母乳喂养至4～6 个月；部分母乳喂养或人工喂养婴儿则应正确选择奶粉；自 4 个月开始可添加辅食，为断母乳做准备。定期进行体格检查，便于早期发现缺铁性贫血、佝偻病、发育异常等疾病。坚持户外活动，进行空气浴、日光浴和被动体操；用带有声、光、色的玩具促进其感知发育。按计划免疫程序完成基础免疫。

## 四、幼儿期保健

由于此期儿童心理活动、尤其自我意识的发展，对周围环境产生好奇心、尤多模仿，但易被成人过分呵护而抑制其独立能力的发展。因此对幼儿除供给丰富的营养素外，应注意训练儿童的自行进食技能；重视与幼儿的语言交流，通过游戏、讲故事、唱歌等促进幼儿语言发育与大脑运动能力的发展；培养幼儿的自我生活能力，安排规律生活，养成良好的生活习惯，如睡眠、进食、排便、沐浴、游戏、户外活动等；每 3～6 个月应进行体格检查一次，预防龋齿，筛查听、视力异常；预防疾病与异物吸入、烫伤、跌伤等意外事故。

## 五、学龄前期保健

学龄前期儿童智力发展快、独立活动范围扩大，是性格形成的关键时期。因此，加强学龄前期儿童的教育较为重要，应注意培养其学习习惯、想象与思维能力，使之具有良好的心理素质；通过游戏、体育活动增强体质，在游戏中学习遵守规则和与人交往。每年应体检 1～2 次，进行视力、龋齿、缺铁性贫血、寄生虫等常见病的筛查与矫治。保证充足营养，预防外伤、溺水、误服药物以及食物中毒等意外事故。

## 六、学龄期与青春期保健

此期儿童求知欲强，为体格发育的第 2 个高峰期。因此，应提供适宜的学习条件，培养良好的学习习惯，加强素质教育；开展体育锻炼，不仅可增强体质同时也培养了儿童的毅力和奋斗精神。合理安排生活，供给充足营养，预防屈光不正、龋齿、缺铁性贫血等常见病的发生；进行法制教育，学习交通规则和意外事故的防范知识，减少伤残的发生。在青春期应进行正确的性教育以使其在生理和心理上有正确健康的认识。

## 七、重点疾病

处于生长发育期的小儿，如果营养物质摄入不足，易造成维生素、钙和铁等营养素的缺乏，进而导致相应的疾病。维生素 D 缺乏性佝偻病和缺铁性贫血是小儿时期的高发病，严重威胁儿童健康，是儿童保健重点关注对象。除此之外，其他体弱儿和出生缺陷也是重点管理对象，新生儿筛查是儿童保健的一项重要任务。

### （一）佝偻病

佝偻病也称维生素 D 缺乏性佝偻病，是由于骨胶原基质矿化受阻而导致的骨骼畸形（即骨矿化不良），是影响到全身各系统发生功能改变的一种代谢性疾病。该病最多见于 3 岁以下的婴幼儿，经过我国多年的防治工作，现中度以上的佝偻病发病率已经显著减少，但是轻度、中度佝偻病发病率仍然较高。

**1. 发生佝偻病的原因**　包括：①阳光照射不足；②母乳喂养维生素 D 摄入不足；③食物中钙磷含量过低或比例不当；④疾病的影响，如小儿常见的胃肠道疾病、肝肾疾病等都使小儿容易患佝偻病。

**2. 佝偻病诊断**　佝偻病对人体的危害是巨大的，多发生于出生后 3 个月至 3 岁的婴幼儿，初期症状不明显，根据其症状的发展可以分为早期、活动期、恢复期和后遗症期。

（1）早期：多在 3 个月左右发病。表现为：①睡眠不安：夜啼、夜惊，常在睡眠中或轻微刺激后惊醒、哭闹；②多汗：尤其是头部多汗，使婴儿枕部不适，常常不自主地在枕头上摇头擦枕，使枕部脱发而形成枕秃；③烦躁：易兴奋、爱哭闹，好发脾气。

（2）活动期：主要为骨骼改变。表现为：①头颅骨软化：在婴幼儿 3~6 个月，头顶部仍有软化，用手轻压顶骨中央，可有暂时的内陷，手松后又弹回；②方颅：在 8~9 个月以上的小儿，可见头顶两侧对称性隆起，形成方颅；③前囟增大或闭合延迟：正常小儿前囟在 1 岁到 1 岁半闭合，佝偻病小儿前囟门过大或延迟到 2~3 岁才闭合；④出牙延迟，易患龋齿；⑤肋骨串珠、肋膈沟、鸡胸和漏斗胸；⑥“O”形腿或“X”形腿，均为佝偻病导致的骨骼畸形；⑦肌肉松弛无力，患儿的坐、立、行均比正常小儿晚；⑧机体抵抗力差，易患感冒、腹泻、肺炎等疾病。

（3）恢复期：经治疗和日光照射后上述表现明显减少，精神活泼，肌张力恢复，血钙回升，骨碱性磷酸酶（BALP）下降。该期多出现在晚春、夏季和早秋季。

（4）后遗症期：3 岁以后仍留有原先佝偻病时表现的骨骼畸形，但随着生长发育可逐渐好转，该期血生化正常，X 线片恢复正常。

**3. 治疗与护理**

（1）保持室内阳光充足：多给小儿晒太阳，多到户外活动；每日清洁皮肤，勤换内衣和枕套。尽量减少小儿的负重，避免久坐、久站、久行，护理动作要轻柔，防止骨骼畸形和损伤。

（2）改善营养：多给小儿蛋、动物肝、奶、鱼、新鲜蔬菜，坚持母乳喂养，及时添加辅食，无母乳者要哺以维生素 D 强化牛奶。

（3）补充维生素 D：在医生的指导下正确使用维生素 D 制剂，初期每天给予维生素 D2000～3000 单位，活动期每天 3000～5000 单位口服给药，连用 1 个月后改为预防量（每天 400 单位）至 2 岁，北方地区延长至 3 岁；症状重者可肌注维生素 D30 万单位，1 个月后用预防量口服。

（4）后遗症期：重者可开展外科手术进行矫形，轻者可采用俯卧撑、扩胸运动进行矫正。

## （二）贫血

**1. 临床表现**　贫血是小儿时期常见的一种症状，小儿血液中红细胞数目和血红蛋白含量低于正常水平，即为贫血。但小儿发生贫血的原因不同，其临床表现也可有很大的差别。一般较多的有由于营养缺乏，缺铁而引起的营养不良性贫血；由于红细胞本身缺陷或由外界因素而发生红细胞溶解的溶血性贫血；由于多量出血而引起的失血性贫血；由于恶性肿瘤抑制骨髓正常造血的贫血以及由于骨髓造血功能不良而造成的再生障碍性贫血等。

小儿慢性贫血的起始症状主要表现为皮肤黏膜逐渐苍白，尤以口腔黏膜、眼结膜、手掌和指甲甲床部位苍白最为明显。此外，患儿常有烦躁不安、精神不振、疲乏无力、性情改变、多动、智力发育迟滞、学业退步、厌食、体重不增或增加缓慢等。在非造血系统方面，患儿还可出现一些不易联系起来的症状，如口腔炎、舌炎、呕吐、腹泻、异食癖（如喜食泥土、煤渣等）及皮肤干燥，毛发易于脱落，指甲发生反甲等。

**2. 实验室检查**　主要有 3 种检查方式，即血常规检查、网织红细胞检查和骨髓象检查。这里主要介绍一下血常规检查。

血常规检查主要是根据小儿红细胞数目、血红蛋白含量，大致评判出小儿是否存在贫血，贫血程度如何等。贫血在程度上可依血红蛋白的多少分为轻度、中度、重度和极重度，对大多数年龄段的小儿而言，血红蛋白在 90～110g/L 为轻度，60～90g/L 为中度，30～60g/L 为重度，而小于 30g/L 即为极重度。

## （三）体弱儿

体弱儿包括活动性佝偻病、中度以上贫血、营养不良、早产、双胎或多胎、小样儿、先天性心脏病、腭裂、反复发作性气管炎、哮喘、慢性疾病（如结核、慢性肾炎等）影响生长发育者，以及免疫功能低下或缺陷、智力低下，反复感染疾病、消化功能紊乱等。体弱儿多病，患病后病情较重，死亡率较高，是儿童保健的重点对象。

## （四）出生缺陷

出生缺陷是指出生婴儿存在的任何形态结构、功能、行为和代谢方面的异常，有些异常在婴儿出生时就很明显，也有些异常在出生后经过一段时间才被发现，有些出生缺陷很明显，用肉眼便可诊断，但也有些出生缺陷需依靠特殊设备与技术才能诊断。

出生缺陷可以造成胎儿、婴儿的死亡，少年儿童的夭折，并且会导致大量儿童的体弱多病和长期残疾。据卫生部公布的调查结果显示，我国新生儿中出生缺陷的发病率为13‰，按此数据估计我国每年约有26万多出生缺陷儿出生，在我国大城市中，围产儿和婴儿死亡中20%～25%是由出生缺陷造成的，其危害十分严重。

**1. 发生原因**　出生缺陷发生的原因至今还不十分明确，大致可分为遗传和环境这两种因素相互作用的结果和一些至今尚未认知的因素。遗传因素作为病因约占出生缺陷的25%，其中包括染色体异常、基因突变。环境因素作为病因约占出生缺陷的10%，其中包括物理性的（如X射线、放射性物质等）、化学性的（如甲基汞、多氨联苯等）及生物性的（如宫内感染等）。而遗传与环境两种因素相互作用的结果及原因不明的因素作为病因约占出生缺陷的65%。

**2. 预防**　出生缺陷的预防对每个家庭都十分必要，其主要的预防方法有3个方面：

（1）除去病因：大量的临床研究证实，对孕妇进行大剂量的放射线照射可以诱发新生儿小头、小眼睛及矮小等畸形，同样风疹病毒也可导致流产、死胎与畸形，要对孕妇实行预防性干预，人为地避免上述情况的出现。

（2）早发现、早诊断、早防治：对有些出生缺陷虽不能从病因上去除，但可以通过产前羊水检测及其他检查（包括健康普查），做到早发现，早诊断并提前予以防治。此外对一些局部出生缺陷的新生儿可以用外科手术尽早进行治疗，也可收到较好的疗效。

（3）减少痛苦、延长生命：对于有先天性智力低下、耳聋、无眼等出生缺陷患儿，关心他们并尽量给予治疗，减轻痛苦，延长其生命。

**3. 干预**　出生缺陷包括因各种遗传性、先天性和产伤疾患所致的缺陷，可分为以结构形态为主的先天畸形和因代谢及功能缺陷所致的机能异常。出生缺陷是由基因和环境推移而导致的。目前所提倡的出生缺陷干预就是应用遗传学和现代医学的成果，将遗传规律应用于人类生育，控制先天诱因，并加强其后天的保健，做到早诊断、早预防、早矫治，尽可能减少出生缺陷儿的出生，使残疾儿童降低到最低限度，从而提高下一代的身体素质。

### （五）先天畸形

新生儿身体的任何部位因在胎儿时期发育不全而发生的畸形即为先天畸形。新生儿畸形的种类很多，常见的有100余种，一般可分为3类。

**1. 严重畸形**（major anomalies）　是指那些需要进行较复杂内科、外科及矫形科处理的、或能够引起明显残疾的、或威胁患儿生命的、或为致死性的重大畸形。严重畸形可以表现为某种单一畸形，也可表现为多发性畸形。例如，脊髓脊膜膨出是一种畸形，可以导致患儿双下肢永久性瘫痪。其他严重畸形如无脑畸形、前脑无裂畸形、唇腭裂、先天性心脏畸形、食管闭锁、肛门闭锁、双肾缺如等。

**2. 中度畸形**　介于严重畸形和轻微畸形之间的一种畸形状态。

**3. 轻微畸形**（minor anomalies）　是指那些不需要进行内科、外科或矫形科处理的、不引起明显残疾的异常。轻微畸形比严重畸形更常见，它常常是出现严重畸形的一种有价值的诊断线索。常常有助于某些综合征的发现与诊断，如第三囟门、内眦赘皮、附耳、悬垂裂、颈蹼、通贯掌、并趾、副乳头、轻度尿道下裂等，这些轻微畸形本身并不会引起明显的医学问题。

对新生儿要进行体格检查，提高先天性畸形检出率，及早发现、及早治疗，避免小儿畸形的发展。

# 第四节　儿童保健基本信息分析

儿童保健专项收集到的信息主要包括儿童家庭居住类型、年龄分布、性别分布、父母亲年龄及文化程度和职业，健康状况、户口属性、出生胎次、产次、孕周、分娩方式、出生体重、身高、头围、胸围、母亲孕期正常与否、出生畸形与疾病以及评分；42 天婴儿包括喂养方式、身长、体重、体重指数（BMI）、头围、前囟、营养、皮肤状况、食欲、大便性状、户外活动情况、有无多汗与夜惊；0～3 岁儿童包括身高、体重、体重指数（BMI）、头围、前囟、营养、皮肤，其实验室检查包括铜、铁、锌、钙、镁、血红蛋白；3～6 岁儿童包括身高、体重、体重指数（BMI）、营养、皮肤、淋巴结、出牙数、龋齿，其实验室检查包括铜、铁、锌、钙、镁、血红蛋白。

通过分析相关数据，可了解影响儿童生长发育的主要影响因素（如营养），针对这些影响因素采取相应措施，使之对健康的影响程度降低。通过分析儿童生长发育趋势、不同时间段各影响因素的改变情况又可评价健康教育或干预等措施的实施效果，并验证各影响因素对健康的影响程度，指导儿童健康管理，提高儿童健康水平。

## 一、儿童个体及家庭情况

儿童个体及家庭基本情况包括年龄、性别、父母年龄、文化程度、职业、家居类型、户口属地、家庭收入等。

### （一）年龄分布

欲了解某年某省建档儿童中新生儿、29～42 天、43 天～3 个月、4～6 个月、7～9 个月、10～12 个月、1～3 岁、3～6 岁年龄段人数情况，根据"居民电子健康档案系统"儿童保健数据库，进行相应数据提取和分析，绘制出图 8-1，图 8-1 显示某省建档儿童中男女性别比例交叉变化，其中新生儿男婴比例大于女婴，且相差比例较大，其他年龄段中，男女性别比例变化适中。全省各地市儿童各年龄段男女性别比例状况详见图 8-1（注：新生儿特指自出生至 28 天的小儿）。

### （二）性别分布

某年某省全省建档儿童的性别比例中男孩占 53.44%，女孩占 46.56%，男孩要多于女孩，各地市儿童性别比例详见表 8-2 和图 8-2。

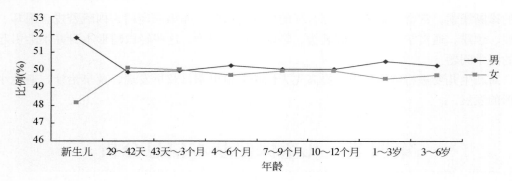

图 8-1　某省男女儿童各年龄段分布

**表 8-2　某省各地市儿童性别比例**

| 地区 | 男性（人） | 比例（%） | 女性（人） | 比例（%） | 合计 |
| --- | --- | --- | --- | --- | --- |
| 1 | 40 596 | 51.00 | 39 004 | 49.00 | 79 600 |
| 2 | 42 420 | 60.00 | 28 280 | 40.00 | 70 700 |
| 3 | 41 789 | 55.00 | 34 191 | 45.00 | 75 980 |
| 4 | 20 862 | 45.00 | 25 498 | 55.00 | 46 360 |
| 5 | 24 122 | 57.00 | 18 198 | 43.00 | 42 320 |
| 6 | 14 946 | 53.00 | 13 254 | 47.00 | 28 200 |
| 7 | 22 664 | 44.00 | 28 846 | 56.00 | 51 510 |
| 8 | 12 705 | 57.00 | 9 585 | 43.00 | 22 290 |
| 9 | 6 535 | 62.00 | 4 005 | 38.00 | 10 540 |
| 10 | 35 613 | 62.00 | 21 827 | 38.00 | 57 440 |
| 11 | 9 200 | 40.00 | 13 800 | 60.00 | 23 000 |
| 合计 | 271 453 | 53.44 | 236 487 | 46.56 | 507 940 |

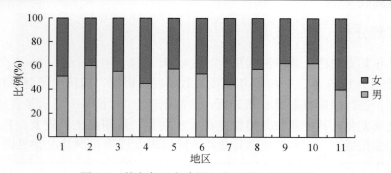

图 8-2　某省各地市建档儿童性别比例柱形图

## （三）户口属地

　　某年某省建档儿童中农业户口比例（为 45%）少于非农业户口比例（为 48%），但两种户口类型较接近，其他户口类型为 7%，各地市建档儿童户口类型情况详见表 8-3 和图 8-3。

**表 8-3 某省建档各地市儿童户口类型**

| 地区 | 农业户口 | | 非农业户口 | | 其他 | | 合计 |
|---|---|---|---|---|---|---|---|
| | 人数 | 比例（%） | 人数 | 比例（%） | 人数 | 比例（%） | |
| 1 | 37 412 | 47.00 | 42 188 | 50.00 | 2 388 | 3.00 | 81 988 |
| 2 | 28 280 | 40.00 | 42 420 | 46.00 | 9 898 | 14.00 | 80 598 |
| 3 | 27 353 | 36.00 | 48 627 | 56.00 | 6 078 | 8.00 | 82 058 |
| 4 | 26 889 | 58.00 | 19 471 | 41.00 | 464 | 1.00 | 46 824 |
| 5 | 21 583 | 51.00 | 20 737 | 43.00 | 2 539 | 6.00 | 44 859 |
| 6 | 17 202 | 61.00 | 10 998 | 32.00 | 1 974 | 7.00 | 30 174 |
| 7 | 33 482 | 65.00 | 18 029 | 31.00 | 2 060 | 4.00 | 53 570 |
| 8 | 12 928 | 58.00 | 9 362 | 32.00 | 2 229 | 10.00 | 24 519 |
| 9 | 4 111 | 39.00 | 6 429 | 48.00 | 1 370 | 13.00 | 11 910 |
| 10 | 24 125 | 42.00 | 33 315 | 49.00 | 5 170 | 9.00 | 62 610 |
| 11 | 12 880 | 56.00 | 10 120 | 35.00 | 2 070 | 9.00 | 25 070 |
| 合计 | 246 244 | 45.25 | 261 696 | 48.09 | 36 240 | 7.13 | 544 180 |

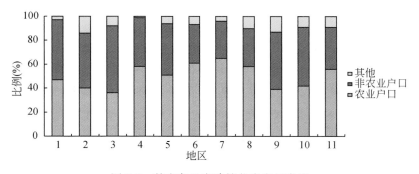

图 8-3 某省各地市建档儿童户口类型

## （四）母亲文化程度

有研究表明，母亲的文化素质与优生优育密切相关，它在很大程度上决定孩子的聪明程度，并直接影响到孕期对幼儿的保护意识和幼儿的智力开发。

欲了解某省 0～6 岁建档儿童母亲的文化程度和各地市儿童母亲文化程度构成比较，通过分析儿童保健数据信息可得知具体比例和程度，文盲或半文盲 2%，小学 13%，初中 18%，高中 22%，大专 22%，本科 16%，研究生及以上学历 7%。详见图 8-4 和图 8-5。父亲文化程度参照执行。

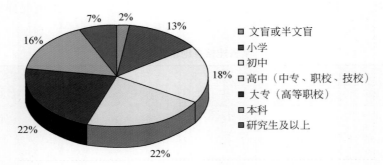

图 8-4　某省 0～6 岁建档儿童母亲文化程度

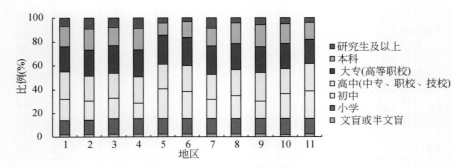

图 8-5　某省各地市 0～6 岁建档儿童母亲文化程度比较

## (五)母亲年龄

某年欲查询某省 0～6 岁建档儿童出生时母亲的年龄,通过数据信息分析得知:年龄段在 20～35 岁的占 76.23%,年龄<20 岁的占 12.90%,年龄>35 岁的占 10.87%。某省各地市建档儿童出生时母亲年龄分布状况详见表 8-4 和图 8-6。

表 8-4　某省各地市 0～6 岁建档儿童出生时母亲年龄

| 地区 | <20 岁 | | 20～24 岁 | | 25～29 岁 | | 30～34 岁 | | >35 岁 | | 合计 |
| | 人数 | 比例(%) | 人数 | 比例(%) | 人数 | 比例(%) | 人数 | 比例(%) | 人数 | 比例(%) | |
| --- | --- | --- | --- | --- | --- | --- | --- | --- | --- | --- | --- |
| 1 | 9 552 | 12.00 | 11 940 | 15.00 | 15 920 | 20.00 | 27 860 | 35.00 | 14 328 | 18.00 | 79 600 |
| 2 | 10 605 | 15.00 | 9 191 | 13.00 | 16 261 | 23.00 | 26 866 | 38.00 | 7 777 | 11.00 | 70 700 |
| 3 | 6 838 | 9.00 | 12 917 | 17.00 | 18 995 | 25.00 | 26 593 | 35.00 | 10 637 | 14.00 | 75 980 |
| 4 | 5 100 | 11.00 | 12 981 | 28.00 | 13 908 | 30.00 | 9 736 | 21.00 | 4 636 | 10.00 | 46 360 |
| 5 | 5 078 | 12.00 | 11 426 | 27.00 | 13 119 | 31.00 | 12 273 | 29.00 | 423 | 1.00 | 42 320 |
| 6 | 4 794 | 17.00 | 5 922 | 21.00 | 7 896 | 28.00 | 8 742 | 31.00 | 846 | 3.00 | 28 200 |
| 7 | 9 787 | 19.00 | 8 242 | 16.00 | 17 513 | 34.00 | 12 878 | 25.00 | 3 091 | 6.00 | 51 510 |
| 8 | 2 452 | 11.00 | 2 898 | 13.00 | 7 579 | 34.00 | 6 910 | 31.00 | 2 452 | 11.00 | 22 290 |

续表

| 地区 | <20岁 | | 20～24岁 | | 25～29岁 | | 30～34岁 | | >35岁 | | 合计 |
| | 人数 | 比例(%) | 人数 | 比例(%) | 人数 | 比例(%) | 人数 | 比例(%) | 人数 | 比例(%) | |
|---|---|---|---|---|---|---|---|---|---|---|---|
| 9 | 1 476 | 14.00 | 2 003 | 19.00 | 3 900 | 37.00 | 1 581 | 15.00 | 1 581 | 15.00 | 10 540 |
| 10 | 6 893 | 12.00 | 12 637 | 22.00 | 17 806 | 31.00 | 12 062 | 21.00 | 8 042 | 14.00 | 57 440 |
| 11 | 2 990 | 13.00 | 6 440 | 28.00 | 6 440 | 28.00 | 5 750 | 25.00 | 1 380 | 6.00 | 23 000 |
| 合计 | 65 564 | 12.90 | 96 596 | 19.02 | 139 337 | 27.43 | 151 250 | 29.78 | 55 193 | 10.87 | 507 940 |

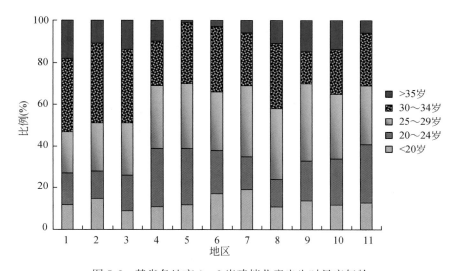

图 8-6 某省各地市 0～6 岁建档儿童出生时母亲年龄

## 二、营养与喂养情况

合理的营养是维持小儿健康成长的重要因素，也是使患儿康复的必要条件之一。小儿的生长发育必须有完善的营养素供给，调配合理和充足的营养素可使小儿生长潜力得到最好的发挥。宫内营养不良的胎儿不仅体格生长落后，还严重影响脑的发育；出生后营养不良，特别是 0～36 个月的严重营养不良，可影响体重、身高的增长，并使机体的免疫、内分泌和神经等调节功能低下。合理的营养需合理的喂养支撑，乳类是小儿喂养的主要食物来源，小儿的喂养乳品种类、添加辅食种类、婴儿喂养方式以及婴儿食欲均会影响小儿营养状况。

### (一) 婴儿喂养方式

婴儿喂养方式主要有母乳喂养、人工喂养、混合喂养及其他方式喂养。本数据库可统计已建档的任何年份某省各地区婴儿的主要喂养方式。如，以 0～6 个月婴儿为例，经儿童保健数据信息分析，某年全省 0～6 个月婴儿母乳喂养占 55.27%，混合喂养为其次，占 30.28%，单纯采用人工喂养的婴儿占 13.24%。详情见表 8-5 和图 8-7。另外，农村纯母乳喂养率比城市高，分别为 79.8%、36.5%，见图 8-8。

**表 8-5　某省各地市建档 0～6 月婴儿喂养方式**

| 地区 | 母乳喂养 | | 人工喂养 | | 混合喂养 | | 其他 | | 合计 |
| --- | --- | --- | --- | --- | --- | --- | --- | --- | --- |
| | 人数 | 比例（%） | 人数 | 比例（%） | 人数 | 比例（%） | 人数 | 比例（%） | |
| 1 | 41 631 | 52.30 | 12 099 | 15.20 | 25 552 | 32.10 | 318 | 0.40 | 79 600 |
| 2 | 41 642 | 58.90 | 9 191 | 13.00 | 19 160 | 27.10 | 707 | 1.00 | 70 700 |
| 3 | 46 538 | 61.25 | 7 218 | 9.50 | 22 110 | 29.10 | 114 | 0.15 | 75 980 |
| 4 | 30 134 | 65.00 | 5 823 | 12.56 | 9 782 | 21.10 | 621 | 1.34 | 46 360 |
| 5 | 23 699 | 56.00 | 5 163 | 12.20 | 12 273 | 29.00 | 1 185 | 2.80 | 42 320 |
| 6 | 16 130 | 57.20 | 4 286 | 15.20 | 7 614 | 27.00 | 169 | 0.60 | 28 200 |
| 7 | 25 497 | 49.50 | 4 765 | 9.25 | 19 574 | 38.00 | 1 674 | 3.25 | 51 510 |
| 8 | 10 755 | 48.25 | 3 388 | 15.20 | 7 244 | 32.50 | 903 | 4.05 | 22 290 |
| 9 | 5 396 | 51.20 | 1 286 | 12.20 | 3 815 | 36.20 | 42 | 0.40 | 10 540 |
| 10 | 27 571 | 48.00 | 9 880 | 17.20 | 19 644 | 34.20 | 345 | 0.60 | 57 440 |
| 11 | 11 730 | 51.00 | 4 140 | 18.00 | 7 015 | 30.50 | 115 | 0.50 | 23 000 |
| 合计 | 280 725 | 55.27 | 67 239 | 13.24 | 153 783 | 30.28 | 6 193 | 1.21 | 507 940 |

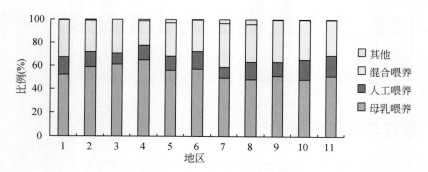

图 8-7　某省各地市建档 0～6 个月婴儿喂养方式

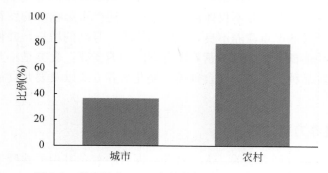

图 8-8　某省城乡 0～6 个月婴儿纯母乳喂养率比较

## （二）喂养乳品种类

根据数据库还可分析当年某省建档 0～6 个月婴儿喂养乳品种类及所占比例为母乳 36.69%、牛乳 19.21%、羊乳 11.00%、配方奶粉 11.87%、豆奶 5.29%、其他 15.74%，详情见图 8-9。

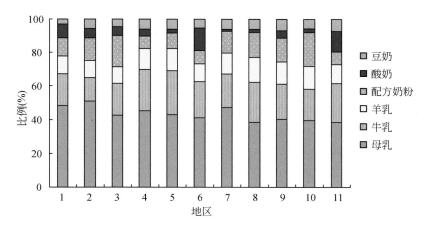

图 8-9 某省各地市建档 0～6 个月婴儿喂养乳品种类

## （三）添加辅食种类

较大婴儿辅食的添加是否合理也影响婴儿的营养状况，尤其是母乳不足和人工喂养的婴儿。以 9 个月婴儿添加辅食种类为例，根据儿童保健信息系统，可统计分析某年某省建档 9 个月婴儿添加营养米粉或粥的人数比例为 29.23%，添加全蛋的人数比例为 15.22%，添加碎菜的人数比例为 8.72%，添加水果泥的人数比例为 9.40%，添加鱼（肝）泥的人数比例为 4.19%，添加豆腐的人数比例为 12.48%，添加肉末的人数比例为 9.83%，添加其他辅食的人数比例为 10.94%。某省各地市建档 9 个月婴儿添加辅食种类状况详见表 8-6 和图 8-10。

表 8-6 某省各地市建档 9 个月婴儿添加辅食种类

| 地区 | 营养米粉或粥 人数 | 比例（%） | 全蛋 人数 | 比例（%） | 碎菜 人数 | 比例（%） | 水果泥 人数 | 比例（%） | 鱼（肝）泥 人数 | 比例（%） | 豆腐 人数 | 比例（%） | 肉末 人数 | 比例（%） | 其他 人数 | 比例（%） | 合计 |
|---|---|---|---|---|---|---|---|---|---|---|---|---|---|---|---|---|---|
| 1 | 870 | 28.74 | 360 | 11.89 | 200 | 6.61 | 204 | 6.74 | 158 | 5.22 | 400 | 13.21 | 385 | 12.72 | 450 | 14.87 | 3 027 |
| 2 | 800 | 35.67 | 243 | 10.83 | 174 | 7.76 | 236 | 10.52 | 95 | 4.24 | 324 | 14.44 | 241 | 10.74 | 130 | 5.80 | 2 243 |
| 3 | 700 | 26.66 | 356 | 13.56 | 185 | 7.04 | 356 | 13.56 | 103 | 3.92 | 452 | 17.21 | 264 | 10.05 | 210 | 8.00 | 2 626 |
| 4 | 542 | 27.39 | 389 | 19.66 | 192 | 9.70 | 123 | 6.22 | 65 | 3.28 | 250 | 12.63 | 156 | 7.88 | 262 | 13.24 | 1 979 |
| 5 | 589 | 30.28 | 370 | 19.02 | 190 | 9.77 | 132 | 6.79 | 32 | 1.65 | 154 | 7.92 | 300 | 15.42 | 178 | 9.15 | 1 945 |

| 地区 | 营养米粉或粥 | | 全蛋 | | 碎菜 | | 水果泥 | | 鱼(肝)泥 | | 豆腐 | | 肉末 | | 其他 | | 合计 |
|---|---|---|---|---|---|---|---|---|---|---|---|---|---|---|---|---|---|
| | 人数 | 比例(%) | 人数 | 比例(%) | 人数 | 比例(%) | 人数 | 比例(%) | 人数 | 比例(%) | 人数 | 比例(%) | 人数 | 比例(%) | 人数 | 比例(%) | |
| 6 | 754 | 31.50 | 400 | 16.71 | 192 | 8.02 | 145 | 6.06 | 256 | 10.69 | 178 | 7.44 | 204 | 8.52 | 265 | 11.07 | 2 394 |
| 7 | 698 | 33.14 | 306 | 14.53 | 188 | 8.93 | 200 | 9.50 | 21 | 1.00 | 285 | 13.53 | 158 | 7.50 | 250 | 11.87 | 2 106 |
| 8 | 562 | 23.95 | 398 | 16.96 | 250 | 10.65 | 250 | 10.65 | 35 | 1.49 | 360 | 15.34 | 247 | 10.52 | 245 | 10.44 | 2 347 |
| 9 | 600 | 30.35 | 306 | 15.48 | 196 | 9.91 | 213 | 10.77 | 69 | 3.49 | 268 | 13.56 | 160 | 8.09 | 165 | 8.35 | 1 977 |
| 10 | 598 | 28.19 | 321 | 15.13 | 230 | 10.84 | 356 | 16.78 | 35 | 1.65 | 258 | 12.16 | 145 | 6.84 | 178 | 8.39 | 2 121 |
| 11 | 489 | 26.07 | 302 | 16.10 | 151 | 8.05 | 102 | 5.44 | 163 | 8.69 | 145 | 7.73 | 162 | 8.64 | 362 | 19.30 | 1 876 |
| 合计 | 7 202 | 29.23 | 3 751 | 15.22 | 2 148 | 8.72 | 2 317 | 9.40 | 1 032 | 4.19 | 3 074 | 12.48 | 2 422 | 9.83 | 2 695 | 10.94 | 24 641 |

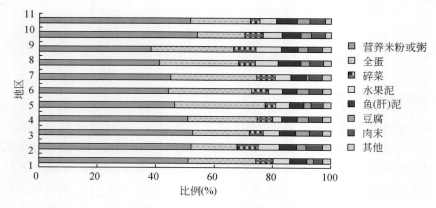

图 8-10　某省各地市建档 9 个月婴儿添加辅食种类

## （四）婴儿食欲状况

某年某省建档 6～9 个月婴儿食欲状况：评价为"好"的占 14.79%，为"中"的占 72.31%，为"差"的占 12.90%，详见表 8-7 和图 8-11。

表 8-7　某省建档各地市 6～9 个月婴儿食欲状况

| 地区 | 差 | | 中 | | 好 | | 合计 |
|---|---|---|---|---|---|---|---|
| | 人数 | 比例（%） | 人数 | 比例（%） | 人数 | 比例（%） | |
| 1 | 9 711 | 12.20 | 54 128 | 68.00 | 15 761 | 19.80 | 79 600 |
| 2 | 8 201 | 11.60 | 53 025 | 75.00 | 9 474 | 13.40 | 70 700 |
| 3 | 7 826 | 10.30 | 61 544 | 81.00 | 6 610 | 8.70 | 75 980 |
| 4 | 7 093 | 15.30 | 38 062 | 82.10 | 1 205 | 2.60 | 46 360 |

| 地区 | 差 | | 中 | | 好 | | 合计 |
|---|---|---|---|---|---|---|---|
| | 人数 | 比例（%） | 人数 | 比例（%） | 人数 | 比例（%） | |
| 5 | 6 433 | 15.20 | 33 644 | 79.50 | 2 243 | 5.30 | 42 320 |
| 6 | 3 102 | 11.00 | 21 150 | 75.00 | 3 948 | 14.00 | 28 200 |
| 7 | 4 636 | 9.00 | 35 542 | 69.00 | 11 332 | 22.00 | 51 510 |
| 8 | 1 226 | 5.50 | 15 826 | 71.00 | 5 238 | 23.50 | 22 290 |
| 9 | 1 033 | 9.80 | 6 788 | 64.40 | 2 719 | 25.80 | 10 540 |
| 10 | 10 914 | 19.00 | 32 166 | 56.00 | 14 360 | 25.00 | 57 440 |
| 11 | 5 336 | 23.20 | 15 410 | 67.00 | 2 254 | 9.80 | 23 000 |
| 合计 | 65 510 | 12.90 | 367 285 | 72.31 | 75 145 | 14.79 | 507 940 |

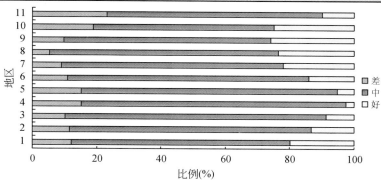

图 8-11　某省各地市建档 6～9 个月婴儿食欲状况

# 三、生长发育情况

生长发育是个连续的过程，整个小儿时期生长发育在不断进行，但各年龄阶段生长发育速度不同，如体重和身长在出生后第一年，尤其在前三个月增长很快，出现出生后的第一个生长高峰；第二年以后生长速度逐渐减慢；至青春期生长速度又加快，出现第二个生长高峰。出生体重、出生身长、各年龄段体重、身高和头围均为重要的生长发育指标，而具体的各年龄段及其他生长发育指标（如前囟、脊柱、长骨、牙齿、皮肤、眼、耳、鼻、口腔、心脏、肝、脾、肺、外生殖器、骨骼、肌肉发育等）情况的分析可以参照执行。

## （一）体重

**1. 出生体重**　出生体重是儿童生长发育过程中的重要监测指标，以此为例，查询某省 0～6 岁建档儿童出生体重，数据信息显示：体重＜2500g 的占 5.93%，在 2500～4500g 的占 84.98%，＞4500g 的占 9.09%。某省各地市 0～6 岁儿童出生体重情况，详见表 8-8 和图 8-12。

表 8-8　某省各地市 0～6 岁建档儿童出生体重

| 地区 | <2 500g | | 2 500～3 000g | | 3 000～3 500g | | 3 500～4 000g | | 4 000～4 500g | | >4 500g | | 合计 |
| --- | --- | --- | --- | --- | --- | --- | --- | --- | --- | --- | --- | --- | --- |
| | 人数 | 比例(%) | 人数 | 比例(%) | 人数 | 比例(%) | 人数 | 比例(%) | 人数 | 比例(%) | 人数 | 比例(%) | |
| 1 | 58 | 3.56 | 100 | 6.14 | 360 | 22.11 | 870 | 53.44 | 200 | 12.29 | 40 | 2.46 | 1 628 |
| 2 | 98 | 6.53 | 121 | 8.06 | 243 | 16.19 | 800 | 53.30 | 174 | 11.59 | 65 | 4.33 | 1 501 |
| 3 | 85 | 5.54 | 132 | 8.60 | 356 | 23.21 | 700 | 45.63 | 185 | 12.06 | 76 | 4.95 | 1 534 |
| 4 | 95 | 6.64 | 124 | 8.67 | 389 | 27.20 | 542 | 37.90 | 192 | 13.43 | 88 | 6.15 | 1 430 |
| 5 | 86 | 6.04 | 112 | 7.86 | 370 | 25.96 | 589 | 41.33 | 190 | 13.33 | 78 | 5.47 | 1 425 |
| 6 | 94 | 5.69 | 123 | 7.45 | 400 | 24.21 | 754 | 45.64 | 192 | 11.62 | 89 | 5.39 | 1 652 |
| 7 | 89 | 6.02 | 112 | 7.58 | 306 | 20.70 | 698 | 47.23 | 188 | 12.72 | 85 | 5.75 | 1 478 |
| 8 | 101 | 6.55 | 132 | 8.55 | 398 | 25.79 | 562 | 36.42 | 250 | 16.20 | 100 | 6.48 | 1 543 |
| 9 | 98 | 6.90 | 132 | 9.30 | 306 | 21.55 | 600 | 42.25 | 196 | 13.80 | 88 | 6.20 | 1 420 |
| 10 | 100 | 6.86 | 111 | 7.61 | 321 | 22.02 | 598 | 41.02 | 230 | 15.78 | 98 | 6.72 | 1 458 |
| 11 | 95 | 7.64 | 121 | 9.73 | 302 | 24.30 | 489 | 39.34 | 151 | 12.15 | 85 | 6.84 | 1 243 |
| 合计 | 999 | 6.12 | 1 320 | 8.09 | 3 751 | 23.00 | 7 202 | 44.15 | 2 148 | 13.17 | 892 | 5.47 | 16 312 |

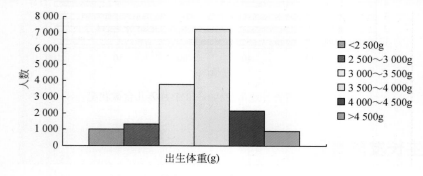

图 8-12　某省 0～6 岁建档儿童出生体重

**2. 儿童生长监测**　生长监测（growth monitoring）是对个体儿童的体重进行定期连续的测量，并将测量值记录在生长发育图中，观察分析其体重曲线在生长发育图中的走向（图 8-13）。小儿生长曲线与参考曲线走向平行，说明体重增长正常；若曲线往上偏离甚至与上线交叉，说明体重超重或肥胖；曲线低偏、平坦，说明体重增长速度减慢，存在喂养不当，或者反复感染性疾病、能量消耗性疾病和或食欲低下情况，应及时查找原因；若曲线平坦、下斜，并与参考曲线交叉，提示情况严重，应查明原因、积极控制。

**3. 12 月龄儿童体重情况**　根据"居民电子健康档案信息系统"查得某区域建档的 12 月龄儿童 546 名，见图 8-14，其中，体重 9～11kg 占 57.14%，体重为 8kg、11kg 均为 14.28%，超过 14kg 有 3 例，占 0.55%，低于 7kg 有 6 例，占 1.28%，12 月龄儿童体重分布呈正态图形。

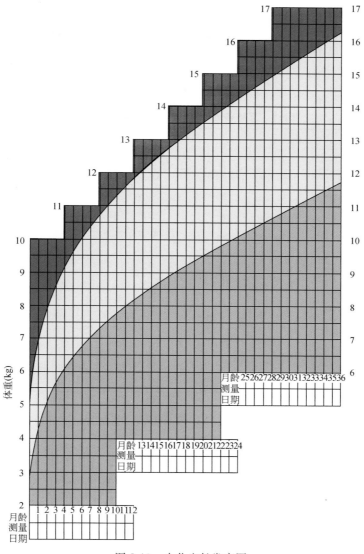

图 8-13　小儿生长发育图

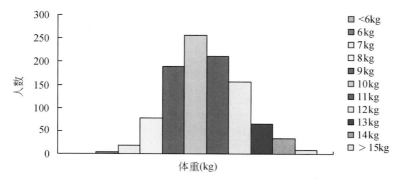

图 8-14　某区建档 12 月龄儿童体重情况

## （二）身长

**1. 出生身长**　某省 0~6 岁建档儿童中出生身长＜46cm 的占 4.40%，身长在 46~52cm 的占 90.87%，身长＞52 cm 的占 4.73%。各地市 0~6 岁儿童出生身长状况详见表 8-9 和图 8-15。

表 8-9　某省各地市 0~6 岁建档儿童出生身长

| 地区 | ＜46cm | | 46~52cm | | ＞52cm | | 合计 |
|---|---|---|---|---|---|---|---|
| | 人数 | 比例（%） | 人数 | 比例（%） | 人数 | 比例（%） | |
| 1 | 4 219 | 5.30 | 75 222 | 94.50 | 159 | 0.20 | 79 600 |
| 2 | 3 676 | 5.20 | 65 892 | 93.20 | 1 131 | 1.60 | 70 700 |
| 3 | 3 419 | 4.50 | 69 294 | 91.20 | 3 267 | 4.30 | 75 980 |
| 4 | 1 993 | 4.30 | 41 817 | 90.20 | 2 550 | 5.50 | 46 360 |
| 5 | 1 354 | 3.20 | 39 823 | 94.10 | 1 143 | 2.70 | 42 320 |
| 6 | 987 | 3.50 | 25 154 | 89.20 | 2 059 | 7.30 | 28 200 |
| 7 | 3 142 | 6.10 | 45 432 | 88.20 | 2 936 | 5.70 | 51 510 |
| 8 | 490 | 2.20 | 18 969 | 85.10 | 2 831 | 12.70 | 22 290 |
| 9 | 264 | 2.50 | 9 686 | 91.90 | 590 | 5.60 | 10 540 |
| 10 | 2 010 | 3.50 | 49 513 | 86.20 | 5 916 | 10.30 | 57 440 |
| 11 | 805 | 3.50 | 20 746 | 90.20 | 1 449 | 6.30 | 23 000 |
| 合计 | 22 360 | 4.40 | 461 549 | 90.87 | 24 031 | 4.73 | 507 940 |

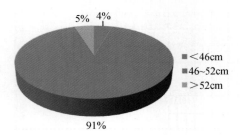

图 8-15　某省 0~6 岁建档儿童出生身长

**2. 0~12 月龄男童身长与体重相关性分析**　欲了解正常婴儿体重和身高的关系如何，提取社区居民健康档案信息系统中儿童保健部分 0~12 月龄男童身长、体重信息，测得平均数，如表 8-10 和图 8-16 所示，通过观察值的分布可了解观察点的密集度和相关趋势。

表 8-10　某地 0~12 月男童身长与体重的平均数

| 年龄（月） | 0 | 1 | 2 | 3 | 4 | 5 | 6 | 7 | 8 | 9 | 10 | 11 | 12 |
|---|---|---|---|---|---|---|---|---|---|---|---|---|---|
| 身长（cm） | 50.5 | 54.6 | 58.1 | 61.1 | 63.7 | 65.9 | 67.8 | 69.5 | 71 | 72.3 | 73.6 | 74.9 | 75.4 |
| 体重（kg） | 3.3 | 4.3 | 5.2 | 6 | 6.7 | 7.3 | 7.8 | 8.3 | 8.8 | 9.2 | 9.5 | 9.9 | 10.3 |

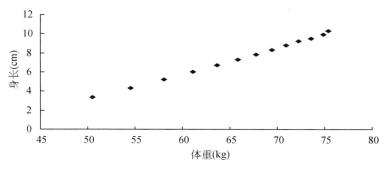

图 8-16　0～12 月龄儿童身长与体重分布

## （三）头围

头围反映脑和颅骨的发育程度，头围过小称为小头畸形，大脑发育不全时头围常偏小；头围过大时应注意有无脑积水。根据数据信息得知，某年某区域 1～2 岁建档男童头围情况：＜43.4cm 的 4 例，43.4～44.7cm 的 7 例，44.7～46.0cm 的 15 例，46.0～48.7cm 的 37 例，48.7～50.0cm 的 16 例，50.0～51.4cm 的 13 例，＞51.4cm 的 6 例，可绘制 1～2 岁建档男童头围正态分布图 8-17。某省各地市 1～2 岁儿童头围状况详见表 8-11。

表 8-11　某省建档 1～2 岁男童头围情况

| 地区 | ＜43.4cm（下） | | 43.4～44.7cm（中下） | | 44.7～46.0cm（中⁻） | | 46.0～48.7cm（中） | | 48.7～50.0cm（中⁺） | | 50.0～51.4cm（中上） | | ＞51.4cm（上） | | 合计 |
|---|---|---|---|---|---|---|---|---|---|---|---|---|---|---|---|
| | 人数 | 比例（%） | 人数 | 比例（%） | 人数 | 比例（%） | 人数 | 比例（%） | 人数 | 比例（%） | 人数 | 比例（%） | 人数 | 比例（%） | |
| 1 | 98 | 3.57 | 188 | 6.86 | 301 | 10.98 | 904 | 32.97 | 650 | 23.71 | 400 | 14.59 | 201 | 7.33 | 2 742 |
| 2 | 99 | 4.12 | 152 | 6.32 | 333 | 13.85 | 799 | 33.22 | 500 | 20.79 | 324 | 13.47 | 198 | 8.23 | 2 405 |
| 3 | 89 | 4.16 | 165 | 7.72 | 352 | 16.47 | 688 | 32.19 | 236 | 11.04 | 452 | 21.15 | 155 | 7.25 | 2 137 |
| 4 | 88 | 3.97 | 155 | 6.99 | 354 | 15.97 | 884 | 39.89 | 350 | 15.79 | 250 | 11.28 | 135 | 6.09 | 2 216 |
| 5 | 79 | 3.63 | 154 | 7.08 | 370 | 17.00 | 844 | 38.79 | 450 | 20.68 | 154 | 7.08 | 125 | 5.74 | 2 176 |
| 6 | 79 | 4.33 | 142 | 7.78 | 321 | 17.59 | 684 | 37.48 | 256 | 14.03 | 178 | 9.75 | 165 | 9.04 | 1 825 |
| 7 | 85 | 3.72 | 142 | 6.21 | 322 | 14.09 | 880 | 38.50 | 450 | 19.69 | 285 | 12.47 | 122 | 5.34 | 2 286 |
| 8 | 68 | 3.31 | 122 | 5.93 | 356 | 17.32 | 795 | 38.67 | 213 | 10.36 | 360 | 17.51 | 142 | 6.91 | 2 056 |
| 9 | 79 | 4.20 | 133 | 7.08 | 280 | 14.90 | 844 | 44.92 | 152 | 8.09 | 268 | 14.26 | 123 | 6.55 | 1 879 |
| 10 | 98 | 4.75 | 122 | 5.92 | 321 | 15.57 | 689 | 33.41 | 452 | 21.92 | 258 | 12.51 | 122 | 5.92 | 2 062 |
| 11 | 88 | 5.93 | 145 | 9.76 | 266 | 17.91 | 578 | 38.92 | 163 | 10.98 | 145 | 9.76 | 100 | 6.73 | 1 485 |
| 合计 | 950 | 4.08 | 1 620 | 6.96 | 3 576 | 15.37 | 8 589 | 36.91 | 3 872 | 16.64 | 3 074 | 13.21 | 1 588 | 6.82 | 23 269 |

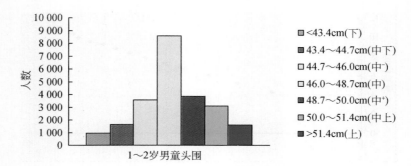

图 8-17 某省建档 1～2 岁男童头围情况

## 四、听力检测情况

"国家数字卫生关键技术和区域示范运用研究"项目建立的"居民电子健康档案系统"包含了小儿（0～6 岁）早期听力检测，重点为 3 岁以前的婴幼儿，尤其是具有听力高危因素的婴幼儿，其目的是尽可能早发现听力损伤患儿，并尽早对其实施干预、治疗，使其语言、智力与同龄人相当，并获得受教育机会、社会交往机会和就业机会，使得他们在整个一生中均能完全融入社会。下面以 6 个月婴儿右耳听力检测情况为例说明。

某年某省建档 6 个月婴儿右耳听力检测中正常的人数比例占 97.98%，异常的人数比例占 2.02%。某省各地市 6 个月婴儿右耳听力检测情况，详见表 8-12 和图 8-18。

表 8-12 某省各地市建档 6 个月婴儿右耳听力情况

| 地区 | 正常 | | 异常 | | 合计 |
| --- | --- | --- | --- | --- | --- |
| | 人数 | 比例（%） | 人数 | 比例（%） | |
| 1 | 2 563 | 99.03 | 25 | 0.97 | 2 588 |
| 2 | 2 142 | 98.35 | 36 | 1.65 | 2 178 |
| 3 | 2 102 | 97.41 | 56 | 2.59 | 2 158 |
| 4 | 2 000 | 97.80 | 45 | 2.20 | 2 045 |
| 5 | 1 985 | 96.83 | 65 | 3.17 | 2 050 |
| 6 | 1 584 | 97.42 | 42 | 2.58 | 1 626 |
| 7 | 1 654 | 97.35 | 45 | 2.65 | 1 699 |
| 8 | 1 987 | 96.83 | 65 | 3.17 | 2 052 |
| 9 | 2 036 | 98.03 | 41 | 1.97 | 2 077 |
| 10 | 2 159 | 99.72 | 6 | 0.28 | 2 165 |
| 11 | 1 854 | 97.17 | 54 | 2.83 | 1 908 |
| 合计 | 22 066 | 97.87 | 480 | 2.13 | 22 546 |

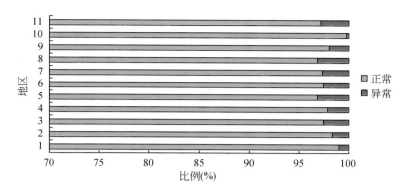

图 8-18　某省各地市建档 6 个月婴儿右耳听力情况

## 五、心理检测情况

现代健康的新概念除身体健康外，还包括心理健康和社会健全。这一概念表明，健康不单纯是指没有疾病，还需要有良好的个性，能与人融洽相处，在生活上有顽强的适应能力，在工作及学习上能发挥高效率。身体健康与心理健康之间密切相关，相互影响共同组成一个整体。

"居民电子健康档案系统"中详细收集了婴儿不同时期心理行为的有无状况。

（1）新生儿～42 天：若将衣服全脱掉时手脚是否会不停地动；动作是否对称；若铃铛在耳边响起时，是否有活动减少；注意人脸或 20～30 公分以内的鲜明物体（新生儿特指未满月的婴儿或出生至 28 天的孩子）。

（2）43 天～3 个月：12 周时俯卧抬头，头与床面保持 45°角；16 周时俯卧抬头，头与床面保持 90°角；若将宝宝竖抱时，宝宝的脖子能否挺直；逗引宝宝时是否会微笑；是否能注视移动的物体。

（3）4～6 个月：会翻身，会撑坐；向着玩具或人"讲话"；辨认出陌生人；伸手抓玩具，玩具从手中掉下后再取起。

（4）7～9 个月：会双手传递、摇、敲玩具；扶着东西时能站立；不需要支持能坐得稳；会迅速、直接地寻找声源；能发出重复音节"ma ma ba ba"等；是否能一个人很愉快地玩。

（5）10～12 个月：独立站立；扶着东西时能走；用拇指、食指捏小丸；简单句子（如给我、过来）能否听懂，看东西是否靠得很近。

## 六、0～6 岁儿童健康水平及新生儿筛查情况

"居民电子健康档案系统"除了上述儿童营养与喂养、生长发育监测、听力检测和心理检测外，还有新生儿筛查，为儿童健康的三级预防做好准备，以加强儿童的健康管理工作，促进和保障儿童健康。

## （一）0~6 岁儿童健康水平

儿童健康管理中，一项重要工作是针对高危人群进行重点管理和干预，如出生缺陷、体弱儿、营养缺乏性疾病等。比如通过本数据信息系统可测得：某年某省建档的 0~6 岁儿童中，健康的儿童占 90.87%，出生缺陷的占 2.07%，体弱儿占 2.34%，患有营养缺乏性疾病的占 2.83%，其他类型的占 1.88%。某省各地市 0~6 岁儿童健康状况详见表 8-13 和图 8-19。

表 8-13　某省各地市建档 0~6 岁儿童健康状况

| 地区 | 健康 | | 营养缺乏性疾病 | | 体弱儿 | | 出生缺陷 | | 其他 | | 合计 |
|---|---|---|---|---|---|---|---|---|---|---|---|
| | 人数 | 比例（%） | 人数 | 比例（%） | 人数 | 比例（%） | 人数 | 比例（%） | 人数 | 比例（%） | |
| 1 | 75 222 | 94.50 | 1 990 | 2.50 | 955 | 1.20 | 1 194 | 1.50 | 239 | 0.30 | 79 600 |
| 2 | 65 892 | 93.20 | 2 969 | 4.20 | 1 131 | 1.60 | 354 | 0.50 | 353 | 0.50 | 70 700 |
| 3 | 69 294 | 91.20 | 912 | 1.20 | 1 672 | 2.20 | 2 431 | 3.20 | 1 672 | 2.20 | 75 980 |
| 4 | 41 817 | 90.20 | 1 066 | 2.30 | 974 | 2.10 | 974 | 2.10 | 1 530 | 3.30 | 46 360 |
| 5 | 39 823 | 94.10 | 1 100 | 2.60 | 635 | 1.50 | 466 | 1.10 | 296 | 0.70 | 42 320 |
| 6 | 25 154 | 89.20 | 423 | 1.50 | 1 184 | 4.20 | 620 | 2.20 | 818 | 2.90 | 28 200 |
| 7 | 45 432 | 88.20 | 1 339 | 2.60 | 773 | 1.50 | 1 803 | 3.50 | 2 163 | 4.20 | 51 510 |
| 8 | 18 969 | 85.10 | 250 | 1.12 | 1 159 | 5.20 | 557 | 2.50 | 1 355 | 6.08 | 22 290 |
| 9 | 9 686 | 91.90 | 268 | 2.54 | 264 | 2.50 | 221 | 2.10 | 101 | 0.96 | 10 540 |
| 10 | 49 513 | 86.20 | 2 585 | 4.50 | 2 585 | 4.50 | 1 781 | 3.10 | 976 | 1.70 | 57 440 |
| 11 | 20 746 | 90.20 | 1 495 | 6.50 | 575 | 2.50 | 138 | 0.60 | 46 | 0.20 | 23 000 |
| 合计 | 461 549 | 90.87 | 14 397 | 2.83 | 11 906 | 2.34 | 10 538 | 2.07 | 9 550 | 1.88 | 507 940 |

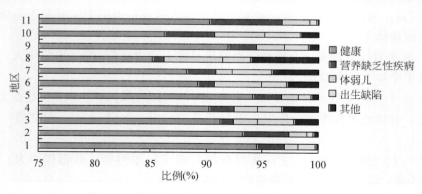

图 8-19　某省各地市 0~6 岁儿童健康状况比较

## （二）新生儿筛查情况

新生儿筛查主要是筛查出不健康的新生儿，包括苯丙酮尿症（PKU）、先天性甲状腺功能减退症（CH）等遗传代谢性疾病，出生缺陷（先天畸形、机能异常）及其他不健康的新生儿。

**1. 新生儿筛查率及召回率**　例如，1999～2008 年，某省开展新生儿疾病筛查 10 年来累计筛查新生儿 592 万名，全省新生儿疾病筛查网络覆盖面达到 100％。新生儿筛查率从 1999 年 6.1％，逐年提高，至 2008 年达到 97.17％；新生儿苯丙酮尿症和先天性甲状腺功能低下初筛可疑病例召回率，1999 年 100％，至 2008 年仍达 95.27％，详见图 8-20。

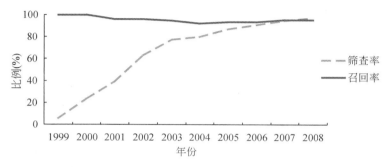

图 8-20　1999～2008 年某省新生儿筛查率与召回率

**2. 新生儿出生缺陷筛查情况**　1999～2008 年，某省共筛查出苯丙酮尿症（PKU）和先天性甲状腺功能低下（CH）和其他先天缺陷患儿共 2122 例，其中 CH85％，PKU5％，其他 10％，构成情况见图 8-21。

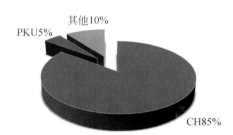

图 8-21　1999～2008 年某省新生儿出生缺陷筛查情况

# 第五节　重点疾病信息分析

佝偻病和贫血属于体弱儿，是 0～6 岁儿童的多发病和常见症状，患病后病情较重，死亡率较高，能敏感地反映一个地区儿童健康状况和儿童保健工作水平，是儿童保健的重点监测对象。

## 一、佝偻病

佝偻病也称维生素 D 缺乏性佝偻病，多发生于出生后 3 个月至 3 岁的婴幼儿，初期症状不明显，该病的诊断指标概述中已经详细介绍，本节主要介绍一些常用指标，如多汗、方颅、出牙数、"X"形腿或"O"形腿、骨碱性磷酸酶（BALP）等。"居民电子健康档案系统"详细收集并分析了这些指标数据，并展示出建档儿童的佝偻病发病情况，以 1～2 岁儿童为例，根据儿童保健资料分析佝偻病症状情况。

## （一）方颅

某年某省建档 1～2 岁儿童中有方颅的人数所占比例为 15.35%，无方颅的人数所占比例为 84.65%。某省各地市建档 1～2 岁儿童方颅的状况详见表 8-14、图 8-22。

表 8-14　某省建档 1～2 岁儿童方颅情况

| 地区 | 有 | | 无 | | 合计 |
| --- | --- | --- | --- | --- | --- |
| | 人数 | 比例（%） | 人数 | 比例（%） | |
| 1 | 256 | 14.10 | 1 560 | 85.90 | 1 816 |
| 2 | 301 | 17.46 | 1 423 | 82.54 | 1 724 |
| 3 | 265 | 15.45 | 1 450 | 84.55 | 1 715 |
| 4 | 325 | 23.60 | 1 052 | 76.40 | 1 377 |
| 5 | 214 | 12.58 | 1 487 | 87.42 | 1 701 |
| 6 | 356 | 20.64 | 1 369 | 79.36 | 1 725 |
| 7 | 214 | 12.23 | 1 536 | 87.77 | 1 750 |
| 8 | 154 | 10.14 | 1 365 | 89.86 | 1 519 |
| 9 | 254 | 14.89 | 1 452 | 85.11 | 1 706 |
| 10 | 256 | 17.11 | 1 240 | 82.89 | 1 496 |
| 11 | 214 | 12.05 | 1 562 | 87.95 | 1 776 |
| 合计 | 2 809 | 15.35 | 15 496 | 84.65 | 18 305 |

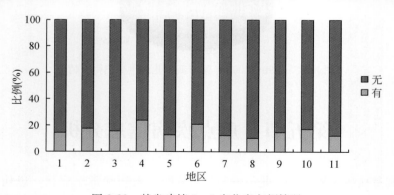

图 8-22　某省建档 1～2 岁儿童方颅情况

## （二）"X"形腿或"O"形腿

某年某省建档 1～2 岁儿童中，其中腿形正常的人数比例为 96.54%，"X"形腿的人数比例为 1.65%，"O"形腿的人数比例为 1.33%，其他腿形的人数比例为 0.47%，详见表 8-15、图 8-23。

表 8-15 某年某省各地市建档 1～2 岁儿童腿形

| 地区 | 正常 | | "X" 形腿 | | "O" 形腿 | | 其他 | | 合计 |
|---|---|---|---|---|---|---|---|---|---|
| | 人数 | 比例（%） | 人数 | 比例（%） | 人数 | 比例（%） | 人数 | 比例（%） | |
| 1 | 59 700 | 96.69 | 857 | 1.39 | 855 | 1.38 | 331 | 0.54 | 61 743 |
| 2 | 50 904 | 96.75 | 856 | 1.63 | 654 | 1.24 | 200 | 0.38 | 52 614 |
| 3 | 52 426 | 96.94 | 951 | 1.76 | 581 | 1.07 | 121 | 0.22 | 54 079 |
| 4 | 32 916 | 95.81 | 765 | 2.23 | 541 | 1.57 | 135 | 0.39 | 34 357 |
| 5 | 32 671 | 96.10 | 685 | 2.01 | 400 | 1.18 | 240 | 0.71 | 33 996 |
| 6 | 20 868 | 95.62 | 388 | 1.78 | 354 | 1.62 | 213 | 0.98 | 21 823 |
| 7 | 35 027 | 96.49 | 600 | 1.65 | 551 | 1.52 | 124 | 0.34 | 36 302 |
| 8 | 15 937 | 96.24 | 213 | 1.29 | 258 | 1.56 | 151 | 0.91 | 16 559 |
| 9 | 27 715 | 97.34 | 322 | 1.13 | 301 | 1.06 | 135 | 0.47 | 28 473 |
| 10 | 38 829 | 96.65 | 764 | 1.90 | 455 | 1.13 | 125 | 0.31 | 40 173 |
| 11 | 27 250 | 96.46 | 355 | 1.26 | 501 | 1.77 | 144 | 0.51 | 28 250 |
| 合计 | 394 243 | 96.54 | 6 756 | 1.65 | 5 451 | 1.33 | 1 919 | 0.47 | 408 369 |

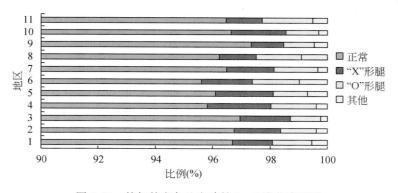

图 8-23 某年某省各地市建档 1～2 岁儿童腿形

## （三）骨碱性磷酸酶（BALP）

某年某省建档 1～2 岁儿童中 BALP≤200U/L 的人数比例占 85.23%，>200U/L 的人数比例占 8.05%，>250U/L 比例为 6.72%。某省各地市建档 1～2 岁儿童的 BALP 情况详见表 8-16 和图 8-24（BALP 标准正常值≤200U/L，200～250U/L 为可疑病例，高于此值提示缺钙或有佝偻病）。

表 8-16 某省各地市建档 1～2 岁儿童 BALP 情况

| 地区 | ≤200U/L | | 200～250U/L | | 250～300U/L | | >300U/L | | 合计 |
|---|---|---|---|---|---|---|---|---|---|
| | 人数 | 比例（%） | 人数 | 比例（%） | 人数 | 比例（%） | 人数 | 比例（%） | |
| 1 | 987 | 87.97 | 75 | 6.68 | 55 | 4.90 | 5 | 0.45 | 1 122 |
| 2 | 875 | 86.04 | 85 | 8.36 | 54 | 5.31 | 3 | 0.29 | 1 017 |
| 3 | 456 | 83.06 | 48 | 8.74 | 41 | 7.47 | 4 | 0.73 | 549 |
| 4 | 510 | 85.28 | 45 | 7.53 | 36 | 6.02 | 7 | 1.17 | 598 |

续表

| 地区 | ≤200U/L | | 200～250U/L | | 250～300U/L | | >300U/L | | 合计 |
|---|---|---|---|---|---|---|---|---|---|
| | 人数 | 比例（%） | 人数 | 比例（%） | 人数 | 比例（%） | 人数 | 比例（%） | |
| 5 | 450 | 83.96 | 46 | 8.58 | 35 | 6.53 | 5 | 0.93 | 536 |
| 6 | 641 | 84.68 | 65 | 8.59 | 45 | 5.94 | 6 | 0.79 | 757 |
| 7 | 578 | 84.26 | 58 | 8.45 | 45 | 6.56 | 5 | 0.73 | 686 |
| 8 | 546 | 86.39 | 41 | 6.49 | 39 | 6.17 | 6 | 0.95 | 632 |
| 9 | 489 | 83.59 | 55 | 9.40 | 35 | 5.98 | 6 | 1.03 | 585 |
| 10 | 398 | 84.68 | 46 | 9.79 | 21 | 4.47 | 5 | 1.06 | 470 |
| 11 | 387 | 84.13 | 33 | 7.17 | 35 | 7.61 | 5 | 1.09 | 460 |
| 合计 | 6 317 | 85.23 | 597 | 8.05 | 441 | 5.95 | 57 | 0.77 | 7 412 |

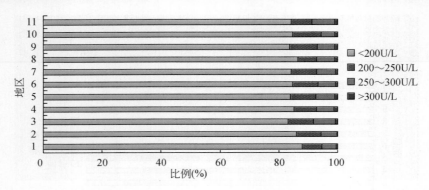

图 8-24　某省各地市建档 1～2 岁儿童 BALP 情况

## （四）小儿户外活动情况

某年某省建档儿童中，6～9 个月婴儿户外活动<0.5h/d 的人数比例占 72.00%，户外活动在 0.5～1h/d 的人数比例占 7.00%，户外活动在 1～2h/d 的人数所占比例最小为 4.00%，户外活动>2h/d 的人数比例占 17.00%。某省各地市建档 6～9 个月婴儿日户外活动情况详见表 8-17 和图 8-25。其他指标如睡眠、吵闹或夜惊、多汗、骨骼佝偻病体征、脊柱、四肢等的分析可以参照执行。

表 8-17　某省各地市建档 6～9 个月婴儿日户外活动情况

| 地区 | <0.5h | | 0.5～1h | | 1～2h | | >2h | | 合计 |
|---|---|---|---|---|---|---|---|---|---|
| | 人数 | 比例（%） | 人数 | 比例（%） | 人数 | 比例（%） | 人数 | 比例（%） | |
| 1 | 59 700 | 75.00 | 4 935 | 6.20 | 1 831 | 2.30 | 13 134 | 16.50 | 79 600 |
| 2 | 50 904 | 72.00 | 3 606 | 5.10 | 3 182 | 4.50 | 13 009 | 18.40 | 70 700 |
| 3 | 52 426 | 69.00 | 5 319 | 7.00 | 1 672 | 2.20 | 16 564 | 21.80 | 75 980 |
| 4 | 32 916 | 71.00 | 3 709 | 8.00 | 3 292 | 7.10 | 6 444 | 13.90 | 46 360 |
| 5 | 32 671 | 77.20 | 2 751 | 6.50 | 2 201 | 5.20 | 4 698 | 11.10 | 42 320 |
| 6 | 20 868 | 74.00 | 1 269 | 4.50 | 1 184 | 4.20 | 4 879 | 17.30 | 28 200 |

续表

| 地区 | <0.5h | | 0.5~1h | | 1~2h | | >2h | | 合计 |
|---|---|---|---|---|---|---|---|---|---|
| | 人数 | 比例（%） | 人数 | 比例（%） | 人数 | 比例（%） | 人数 | 比例（%） | |
| 7 | 35 027 | 68.00 | 4 687 | 9.10 | 3 348 | 6.50 | 8 448 | 16.40 | 51 510 |
| 8 | 15 937 | 71.50 | 1 070 | 4.80 | 1 226 | 5.50 | 4 057 | 18.20 | 22 290 |
| 9 | 7 715 | 73.20 | 706 | 6.70 | 358 | 3.40 | 1 760 | 16.70 | 10 540 |
| 10 | 38 829 | 67.60 | 4 251 | 7.40 | 2 585 | 4.50 | 11 775 | 20.50 | 57 440 |
| 11 | 17 250 | 75.00 | 1 886 | 8.20 | 644 | 2.80 | 3 220 | 14.00 | 23 000 |
| 合计 | 364 244 | 72.00 | 34 188 | 7.00 | 21 522 | 4.00 | 87 986 | 17.00 | 507 940 |

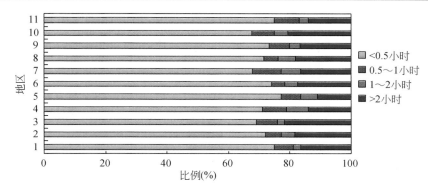

图 8-25　某省建档各地市 6~9 个月婴儿日户外活动情况

## （五）佝偻病发病情况

佝偻病的发生原因主要是维生素 D 的缺乏，其发病情况可分为初期、激期、恢复期和后遗症期 4 种。据统计某年某省建档 1~2 岁儿童中，诊断为佝偻病初期的人数比例约为 7%，激期的人数比例为 10%，处于恢复期的人数比例为 4%，处于后遗症期的人数比例为 2%。某省各地市建档 1~2 岁儿童佝偻病发病情况详见图 8-26。

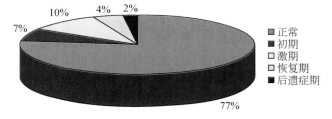

图 8-26　某省建档 1~2 岁儿童佝偻病发病情况

# 二、贫血

贫血是小儿时期常见的一种症状，小儿发生贫血的原因不同，其临床表现也可有很大的差别。一般较多的有由于营养缺乏、缺铁而引起的营养不良性贫血；由于红细胞本身缺陷或由外界因素而发生红细胞溶解的溶血性贫血；由于出血而引起的失血性贫血；由于恶性肿瘤抑制骨髓正常造血的贫血以及由于骨髓造血功能不良而造成的再生障碍性贫血等。

"居民电子健康档案系统"根据贫血检查常用指标血红蛋白及小儿临床表现等收集数据并进行分析，最终按照四个等级详细展示了某省各地市建档儿童的贫血状况。

由于儿童生长发育迅速，如果营养不足易致造血原料相对不足，红细胞和血红蛋白可较正常人低 10%～20%，9 个月婴儿血红蛋白正常值范围是 110～160g/L。高于 160g/L 说明血红蛋白较高，主要原因有连续剧烈呕吐、大面积烧伤、甲亢等；低于 110g/L 说明血红蛋白偏低，主要原因有再生障碍性贫血、缺铁性贫血或其他原因所致贫血等。

通过本数据库可测得某年某省建档 9 个月婴儿血红蛋白＜110g/L 的人数比例为 7.72%，血红蛋白在 110～160g/L 的人数比例为 88.18%，血红蛋白＞160g/L 的人数比例为 4.10%。全省 9 个月婴儿血红蛋白呈正态分布图形，见图 8-27。

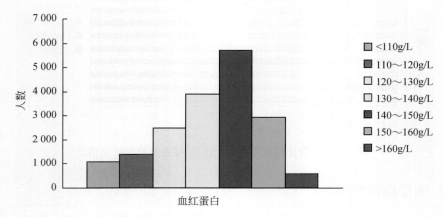

图 8-27　某省各地市建档 9 个月婴儿血红蛋白分布图

# 第六节　儿童保健效果评价

通过评价儿童保健效果可以获知"居民电子健康档案系统"的建立对儿童健康的保健作用，以促进儿童健康，利于儿童的正常生长和发育。本节主要对儿童体格发育影响因素、营养状况、先天畸形检出率、体弱儿检出率、重点疾病检出率等进行评价。

## 一、体格发育影响因素及评价

### （一）评价的指标

体格发育的常用指标，有体重、身高（长）、坐高（顶臀长）、头围、胸围、上臂围、皮下脂肪和牙齿的发育等。体格发育主要受遗传、性别、营养、疾病、孕母情况和生活环境等因素的影响。采用体格发育指标评价儿童生长状况，神经心理行为指标评价儿童发育水平。营养状况、先天畸形检出率、体弱儿检出率、重点疾病检出率等进行评价可反映儿童保健工作的成效。

### （二）评价的内容

主要评价"居民电子健康档案系统"搜集的各年龄段儿童的体格生长发育指标，如身高、地区间儿童身高比较、不同时期同年龄同性别儿童身高比较和评价，分析影响身高发育异常的因素。其他体格发育影响因素的评价可以参照执行。

### （三）评价的方法

运用定量研究方法中的横断面方法评价不同地区之间"居民电子健康档案系统"建立，不同时期同年龄（月龄）、同性别儿童体格发育指标，如身高的变化情况和影响因素的情况，运用定量研究方法中的队列研究方法进行评价，可采用卡方检验等统计方法来检验生长迟缓儿或身高超高儿的差异是否有统计学意义。

## 二、营养状况评价

儿童营养状况评价是指对儿童从膳食中摄取的营养素与机体生理需要之间是否适合的评价。获取平衡的营养是保证小儿健康和正常生长发育的物质基础。通过营养状况评价能及时发现儿童的营养问题，积极采取相应的营养干预措施，以改善儿童机体的营养状况，减少营养性疾病的发生。

### （一）评价的指标

儿童营养状况的相关指标较多，如超重、肥胖（轻、中、重度）、低体重、消瘦及生长迟缓等。

### （二）评价的内容

本节主要介绍"居民电子健康档案系统"的建立和加强儿童健康管理对于儿童营养状况中的重度肥胖儿和低体重儿的影响，其他的营养状况评价可以参照执行。

### （三）评价的方法

运用定量研究方法中的横断面方法评价不同地区之间"居民电子健康档案系统"不同时期，同年龄（月龄）、同性别儿童营养状况中的重度肥胖儿和低体重儿的比例情况，可采用卡方检验等统计方法比较儿童不同时期重度肥胖儿和低体重儿比例的差异是否有统计学意义；运用定量研究方法中的队列研究方法评价"居民电子健康档案系统"不同时间段，同年龄（月龄）、同性别重度肥胖儿和低体重儿比例的变化情况，并采用卡方检验等统计方法来检验重度肥胖儿和低体重儿比例变化差异是否有统计学意义。

## 三、先天畸形检出率

新生儿身体的任何部位因在胎儿时期发育不全而发生的畸形即为先天畸形。新生儿畸形的种类很多，常见的有 100 余种，一般可分为严重畸形、中度畸形和轻微畸形 3 类。

### （一）评价的指标

评价的指标有严重畸形、中度畸形和轻微畸形检出率（参照第七章）。

### （二）评价的内容

主要评价"居民电子健康档案系统"的建立和加强妇女儿童保健对于儿童先天畸形检出率的影响。

### （三）评价的方法

运用定量研究方法中的横断面方法评价不同地区之间"居民电子健康档案系统"不同时期，新生儿先天畸形检出率的变化情况，可采用卡方检验等统计方法比较儿童不同时期新生儿先天畸形检出率差异是否有统计学意义；运用定量研究方法中的队列研究方法评价"居民电子健康档案系统"建档后不同时间段，新生儿先天畸形检出率的变化情况，并采用卡方检验等统计方法来检验新生儿先天畸形检出率的变化差异是否有统计学意义。

## 四、体弱儿检出率

体弱儿多病，患病后病情较重，死亡率较高，是儿童保健的重点对象。

### （一）评价的指标

评价的指标包括体弱儿检出率、召回率、管理率、控制率。

### （二）评价的内容

"居民电子健康档案系统"对体弱儿进行了专项管理，主要介绍该系统的建立对于体弱儿检出率的影响及某干预方法的控制率。

### （三）评价的方法

运用定量研究方法中的横断面方法评价不同地区之间"居民电子健康档案系统"不同时期，同年龄（月龄）、同性别体弱儿检出率的变化情况，可采用卡方检验等统计方法比较儿童不同时期体弱儿检出率差异是否有统计学意义；运用定量研究方法中的队列研究方法评价"居民电子健康档案系统"建立后的不同时间段，同年龄（月龄）、同性别体弱儿检出率的变化情况，并采用卡方检验等统计方法来检验体弱儿检出率的变化差异是否有统计学意义。

## 五、重点疾病检出率

儿童保健重点疾病中主要有佝偻病、贫血、体弱儿和出生缺陷。

## （一）评价的指标

儿童重点疾病较多，最常用的指标是发病率和患病率。发病率（增加率的调查）是某一时期内（年、季、月）特定儿童人群中发生某种疾病的新发生病例的频率（‰），如急性传染病、急性感染、新生儿破伤风等。患病率是横断面调查受检儿童中某疾病的现患情况（%），如儿童贫血、佝偻病、体弱儿、出生缺陷等调查。

## （二）评价的内容

主要评价"居民电子健康档案系统"中不同时期对贫血检出率和佝偻病检出率的影响，其他重点疾病检出率可以参照执行。

## （三）评价的方法

运用定量研究方法中的横断面方法评价不同地区之间"居民电子健康档案系统"中不同时期，同年龄（月龄）、同性别儿童贫血检出率和佝偻病检出率的变化情况，可采用卡方检验等统计方法比较儿童不同时期贫血检出率和佝偻病检出率差异是否有统计学意义；运用定量研究方法中的队列研究方法评价"居民电子健康档案系统"建立后的不同时间段，同年龄（月龄）、同性别儿童贫血检出率和佝偻病检出率的变化情况，并采用卡方检验等统计方法来检验贫血检出率和佝偻病检出率的变化差异是否有统计学意义。

# 第七节　小　　结

"国家数字卫生关键技术和区域示范运用研究"项目建立的"居民健康档案系统"能动态地记录儿童出生以来的健康事件，并收集海量的健康信息，定期对其进行统计分析，比较相邻区域及全国、全省的平均水平，分析有关指标干预前后的效果和变化，可做出相应评价，可帮助各级行政管理机构及时了解管辖范围内影响儿童健康的主要因素，并制定针对性强的措施，减少健康不利因素。社区医生也可通过信息平台详细地了解儿童的健康状况及相关影响因素，开展个性化服务。家庭成员也可通过健康信息平台及时获得儿童健康信息，配合社区医生做好儿童保健工作。

儿童是祖国的未来和希望，国家和政府从 1949 年以来一直关注儿童的健康发展。进入 21 世纪后，国务院批准并正式公布实施《中国儿童发展纲要（2011～2020 年）》，提出了 2001～2010 年我国儿童发展的目的、任务以及有关政策措施。儿童保健工作也一直是卫生工作的重点，"居民电子健康档案"积极响应国家政策，保障儿童保健工作的稳步实施，真正的坚持"儿童优先"原则，使儿童保健走进每个家庭，并有助于针对性地开展儿童健康教育和儿童个性化服务，更好地发挥家庭和社区的优势来进行儿童保健工作，保障儿童生存、发展、受保护和参与的权利，提高儿童整体素质，促进儿童身心健康发展。

（张良吉　王市敏）

# 第九章 免疫规划分析

免疫规划是指按照国家或者省、自治区、直辖市确定的疫苗品种、免疫程序或接种方案，在人群中有计划地进行预防接种，以预防和控制针对传染病的发生和流行。免疫规划是疾病预防控制工作的重要内容之一，预防接种是预防传染病发生的一项有效措施，是疾病一级预防的主要措施之一。

常规免疫接种率和免疫效果监测是免疫规划工作的核心内容之一，客观地监测和分析常规免疫接种情况，及时分析接种率的影响因素及预防接种与疫苗针对疾病流行的关系，可以评价国家免疫规划执行情况，了解区域预防接种水平及效果，发现预防接种工作的薄弱地区及存在的问题，并结合当地实际情况，采取针对性的措施，努力提高免疫规划各类疫苗接种率水平，最大限度地预防、控制乃至消除疫苗针对性疾病的发生。

将预防接种信息引入和整合到个人健康档案，应用其相关信息数据可以更便捷地进行免疫规划分析，使数据信息得到更大限度的挖掘和利用。

本章节主要对"国家数字卫生关键技术和区域示范运用"建立的"居民电子健康档案系统"中免疫规划相关数据进行趋势分析，动态地记录和观察一个群体预防接种的变化趋势及其与疫苗针对性疾病流行情况的关系。

## 第一节 概　　述

接种率监测和评价资料是预防接种工作的基础性资料，直接反映了预防接种工作的数量及其动态变化。客观分析不同疫苗的接种率，比较不同疫苗的合格和及时接种率，可了解和掌握统计地区和时段国家免疫规划疫苗预防接种工作的实施情况，评估统计地区人群的不同疫苗接种率水平，为了解不同地区、不同疫苗针对传染病的免疫屏障的建立情况提供科学依据。

### 一、国家免疫规划疫苗免疫程序

目前，纳入国家免疫规划的适合儿童接种的疫苗有乙型肝炎疫苗（HepB，乙肝疫苗）、卡介苗（BCG）、口服脊髓灰质炎减毒活疫苗（OPV，脊灰疫苗）、无细胞百日咳-白喉-破伤风联合疫苗（DTP，无细胞百白破疫苗）和吸附白喉破伤风联合疫苗（DT，白破疫苗）、麻疹-风疹联合减毒活疫苗（MR，麻风疫苗）、麻疹减毒活疫苗（MV，麻疹疫苗）、麻疹-流行性腮腺炎-风疹联合减毒活疫苗（MMR，麻腮风疫苗）或麻疹-流行性腮腺炎联合减毒活疫苗（MM，麻腮疫苗）或麻疹疫苗、A群脑膜炎球菌多糖疫苗（MenA，A群流脑疫苗）和A＋C群脑膜炎球菌多糖疫苗（MenAl，A＋C群流脑疫苗）、流行性乙型脑炎减毒活疫苗（JEV，乙脑疫苗）、甲型肝炎减毒活疫苗（HepA，甲肝疫苗）。具体免疫程序见表9-1。

表 9-1　儿童疫苗免疫程序

| 疫苗 | 接种对象月（年）龄 | 接种剂次 |
| --- | --- | --- |
| 乙肝疫苗 | 0、1、6 月龄 | 3 |
| 卡介苗 | 出生时 | 1 |
| 脊灰疫苗 | 2、3、4 月龄，4 周岁 | 4 |
| 百白破疫苗 | 3、4、5 月龄，18～24 月龄 | 4 |
| 白破疫苗 | 6 周岁 | 1 |
| 麻风疫苗<br>（麻疹疫苗） | 8 月龄 | 1 |
| 麻腮风疫苗（麻腮疫苗、麻疹疫苗） | 18～24 月龄 | 1 |
| 乙脑减毒活疫苗 | 8 月龄，2 周岁 | 2 |
| A 群流脑疫苗 | 6～18 月龄 | 2 |
| A＋C 流脑疫苗 | 3 周岁，6 周岁 | 2 |
| 甲肝减毒活疫苗 | 18 月龄 | 1 |

## 二、常规免疫接种判定标准

常规免疫由基础免疫和加强免疫两部分组成。对于预防接种的个体，其接种合格和及时的判定标准如下。

### （一）基础免疫接种判定标准

**1. 基础免疫合格判定标准**

（1）卡介苗、脊灰疫苗、无细胞百白破疫苗和麻风疫苗合格接种标准

1）第1剂次疫苗接种日期不早于免疫程序规定的起始月龄。

2）脊灰疫苗和无细胞百白破疫苗各针次间隔时间不少于28天。

3）12月龄内完成全程免疫。

（2）乙肝疫苗合格接种标准

1）第1、2剂次间隔应不少于28天。第2、3剂次间隔应不少于60天。

2）12月龄内完成全程免疫。

（3）乙脑疫苗、A群流脑疫苗和甲肝疫苗合格接种标准

1）乙脑疫苗在12月龄内完成。

2）A群流脑疫苗在6～18月龄完成，2剂次间隔时间不少于3个月。

3）甲肝疫苗在18～24月龄完成。

**2. 基础免疫及时接种判定标准**

（1）卡介苗、脊灰疫苗、无细胞百白破疫苗和麻风疫苗及时接种标准

1）第1剂次疫苗接种日期不早于免疫程序规定的起始月龄，不晚于免疫程序规定的起始月龄后1个月。

2）剂次间隔时间最短的28天，最长60天。

3）12月龄内完成全程免疫。

（2）乙肝疫苗首针及时接种标准：首针在出生后24小时内接种。

（3）乙脑和甲肝疫苗及时接种标准：不早于免疫程序规定的起始年龄，不晚于免疫程序规定的起始年龄后1个月。

（4）A群流脑疫苗及时接种标准

1）A群流脑疫苗第1针及时接种，不早于免疫程序规定的起始年龄，不晚于免疫程序规定的起始年龄后1个月。

2）针次间隔时间最短3个月，最长6个月。

## （二）加强免疫合格接种判定标准

**1. 脊灰疫苗合格接种**　在4~5岁内完成，与基础免疫间隔1年以上。

**2. 无细胞百白破疫苗合格接种**　在1.5~2岁内完成，与基础免疫间隔半年以上。

**3. 白破疫苗合格接种**　在6~7岁内完成。

**4. 麻腮风疫苗合格接种**　在1.5~2岁内完成。

**5. 乙脑疫苗合格接种**　在2~3岁内完成，与基础免疫间隔半年以上。

**6. A+C群流脑疫苗合格接种**

（1）3岁组的合格接种：在3~4岁内完成。与第2剂A群流脑疫苗接种间隔时间超过1年。若之前只接种过1剂次A群流脑疫苗，需间隔≥3个月。

（2）6岁组的合格接种：在6~7岁完成。与A+C群第1剂接种间隔时间超过3年。

# 三、接种率分析指标

扩大国家免疫规划规定的接种率工作指标为：到2010年，适龄儿童乙肝疫苗、卡介苗、脊灰疫苗、百白破疫苗（包括白破疫苗）、麻疹疫苗（包括麻腮风疫苗）、接种率以乡镇（街道）为单位达到90％以上，逐步实现甲肝疫苗在全国范围对适龄儿童普及接种。

各地可根据工作进展与要求，对指标进行适度调整。目前浙江省可参照的常规免疫接种指标如下。

**1. 脊灰疫苗**

（1）基础免疫合格接种率≥95％。

（2）基础免疫及时接种率≥90％。

（3）加强免疫合格接种率≥90％。

**2. 无细胞百白破疫苗**

（1）基础免疫合格接种率≥90％。

（2）基础免疫及时接种率≥90％。

（3）加强免疫合格接种率≥90％。

**3. 白破疫苗**  加强免疫合格接种率≥90％。

**4. 含麻疹类成分（麻疹、麻风、麻腮、麻腮风）疫苗**

（1）基础免疫（初种）合格接种率≥95％。

（2）基础免疫及时接种率≥90％。

（3）复种合格接种率≥90％。

**5. 乙脑疫苗**

（1）基础免疫合格接种率≥90％。

（2）加强免疫合格接种率≥90％。

**6. 流脑疫苗**

（1）基础免疫合格接种率≥90％。

（2）加强免疫合格接种率≥90％。

**7. 甲肝疫苗**  合格接种率≥90％。

# 第二节  接种率描述性分析

接种率是反映预防接种数量的工作指标，分析、比较人群接种率的动态变化，即描述接种率在哪段时间较高、在哪段时间较低，在什么地区较高、在什么地区较低，在哪些人群中较高、在哪些人群较低，为科学评价国家免疫规划疫苗预防接种实施提供依据，进而为合理制订疾病防治对策及措施提供科学依据。

虽然预防接种有明确的接种程序，不同的疫苗有明确的接种时间安排，但由于预防接种工作是一项面广量大、艰巨复杂的社会性、系统性工作，同时也是一项科学性强、管理要求高的技术性工作，接种率在不同时期、在不同地区和不同人群中可表现为不同的分布特征。

## 一、接种率分析

根据建档的个人资料，查找适龄儿童的预防接种信息资料，通过出生年月与各种疫苗（各剂次）的接种日期比对，对照国家免疫程序要求，判定查找儿童相应疫苗预防接种的完成情况。通过个人健康档案，可以统计的国家免疫规划疫苗的接种率有：

### （一）国家免疫规划疫苗单苗常规免疫接种率

**1. 基础免疫疫苗单苗接种率**  指到统计日期为止，所有符合统计要求（地区、出生年月等）的在档儿童中完成乙肝疫苗、卡介苗、脊灰疫苗、百白破疫苗、麻风或麻疹疫苗、乙脑疫苗、A群流脑疫苗（第1和第2剂次）、甲肝疫苗8种单苗基础免疫的受种人数所占的比例（表9-2，图9-1）。

表 9-2　2010 年度某地区儿童基础免疫疫苗单苗接种率

| 疫苗种类及剂次 | 应种人数 | 实种人数 | 接种率（%） |
|---|---|---|---|
| 乙肝疫苗第 1 针 | 708 945 | 708 818 | 99.98 |
| 乙肝疫苗第 2 针 | 707 213 | 706 556 | 99.91 |
| 乙肝疫苗第 3 针 | 706 058 | 700 012 | 99.14 |
| 卡介苗 | 698 765 | 694 324 | 99.36 |
| 脊灰疫苗第 1 剂 | 703 546 | 702 689 | 99.88 |
| 脊灰疫苗第 2 剂 | 702 473 | 701 987 | 99.93 |
| 脊灰疫苗第 3 剂 | 701 452 | 700 284 | 99.83 |
| 百白破疫苗第 1 剂 | 702 879 | 701 598 | 99.82 |
| 百白破疫苗第 2 剂 | 701 365 | 701 021 | 99.95 |
| 百白破疫苗第 3 剂 | 700 879 | 699 873 | 99.86 |
| 麻风疫苗 | 700 123 | 694 568 | 99.21 |
| 乙脑疫苗 | 701 014 | 699 879 | 99.84 |
| A 群流脑疫苗第 1 针 | 699 873 | 698 975 | 99.87 |
| A 群流脑疫苗第 2 针 | 698 512 | 693 125 | 99.23 |
| 甲肝疫苗 | 699 654 | 698 345 | 99.81 |

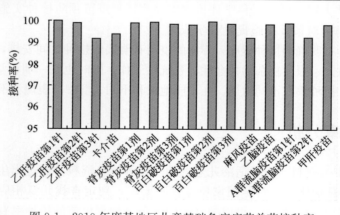

图 9-1　2010 年度某地区儿童基础免疫疫苗单苗接种率

根据表 9-2 及图 9-1 可知：该地区 2010 年度适龄儿童基础免疫疫苗接种率处于较高水平，高于国家规定的各单苗接种率的达标水平。

**2. 加强免疫疫苗单苗接种率**　指到统计日期为止，所有符合统计要求（地区、年度等）的在档儿童中完成脊灰疫苗、百白破疫苗、麻腮风（或麻腮、麻疹）疫苗、白破疫苗、乙脑疫苗、A＋C 群流脑疫苗（第 1 和第 2 剂次）6 种单苗加强免疫的受种人数所占的比例（表 9-3，图 9-2）。

表 9-3　2010 年度某地区儿童加强免疫疫苗单苗接种率

| 疫苗种类及剂次 | 应种人数 | 实种人数 | 接种率（%） |
|---|---|---|---|
| 脊灰疫苗 | 657 821 | 655 245 | 99.61 |
| 百白破疫苗 | 654 321 | 650 234 | 99.38 |
| 麻腮风疫苗 | 655 687 | 651 234 | 99.32 |
| 白破疫苗 | 613 245 | 610 198 | 99.50 |
| 乙脑疫苗 | 657 894 | 653 685 | 99.36 |
| A+C 群流脑疫苗第 1 针 | 648 576 | 643 521 | 99.22 |
| A+C 群流脑疫苗第 2 针 | 612 456 | 611 025 | 99.77 |

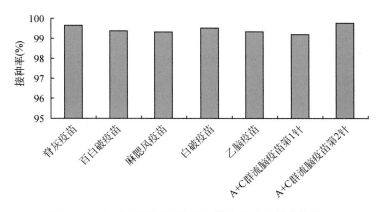

图 9-2　2010 年度某地区儿童加强免疫疫苗单苗接种率

根据表 9-3 和图 9-2 可知，该地区 2010 年度适龄儿童加强免疫疫苗接种率处于较高水平，高于国家规定的各单苗接种率的达标水平。

## （二）国家免疫规划疫苗常规免疫合格接种率

**1. 基础免疫疫苗单苗合格接种率**　指到统计日期为止，所有符合统计要求（地区、年度等）的在档儿童中按合格接种标准完成乙肝疫苗、卡介苗、脊灰疫苗、百白破疫苗、麻风或麻疹疫苗、乙脑疫苗、A 群流脑疫苗（第 1 和第 2 剂次）、甲肝疫苗 8 种单苗基础免疫的受种人数所占的比例（表 9-4，图 9-3）。

表 9-4　某地区 2008 年度出生的儿童基础免疫疫苗单苗合格接种率

| 疫苗种类 | 应种人数 | 合格实种人数 | 合格接种率（%） |
|---|---|---|---|
| 乙肝疫苗 | 671 038 | 625 489 | 93.21 |
| 卡介苗 | 670 532 | 635 872 | 94.83 |
| 脊灰疫苗 | 670 116 | 628 759 | 93.83 |
| 百白破疫苗 | 671 235 | 629 854 | 93.84 |
| 麻风疫苗 | 669 876 | 635 874 | 94.92 |
| 乙脑疫苗 | 670 325 | 620 312 | 92.54 |
| A 群流脑疫苗 | 671 594 | 617 654 | 91.97 |
| 甲肝疫苗 | 669 576 | 617 963 | 92.29 |

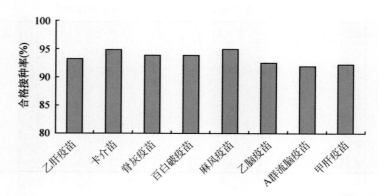

图 9-3　某地区 2008 年度出生的儿童基础免疫疫苗单苗合格接种率

合格接种率既反映了某一群体规范完成各类疫苗情况，从而间接反映该人群疫苗针对性疾病免疫屏障的建立情况，又能反映某地区近几年来规范开展常规免疫接种率监测的情况。表 9-4 和图 9-3 分析了到 2010 年年底为止，2008 年度出生的儿童规范合格地完成各类基础免疫疫苗接种的情况。总体而言，2008 年度出生的儿童基础免疫疫苗单苗合格接种率均大于 90%，处于较高的水平。

**2. "五苗"全程接种率**　指到统计日期为止，乙肝疫苗、卡介苗、脊灰疫苗、百白破疫苗、麻风或麻疹疫苗五种疫苗全部合格完成基础免疫的受种人数占所有符合统计要求（地区、出生年月等）的在档儿童的比例。

**3. 加强免疫疫苗单苗合格接种率**　指到统计日期为止，所有符合统计要求（地区、出生年月等）的在档儿童中按合格接种标准完成脊灰疫苗、百白破疫苗、麻腮风（或麻腮、麻疹）疫苗、白破疫苗、乙脑疫苗、A＋C 群流脑疫苗（第 1 和第 2 剂次）六种单苗加强免疫的受种人数所占的比例（表 9-5，图 9-4）。

表 9-5　某地区 2003 年度出生的儿童加强免疫疫苗单苗合格接种率

| 疫苗种类 | 应种人数 | 合格实种人数 | 合格接种率（%） |
|---|---|---|---|
| 脊灰疫苗 | 645 879 | 588 974 | 91.19 |
| 百白破疫苗 | 646 076 | 598 745 | 92.67 |
| 麻腮风疫苗 | 645 765 | 600 256 | 92.95 |
| 白破疫苗 | 645 865 | 585 256 | 90.62 |
| 乙脑疫苗 | 645 801 | 601 589 | 93.15 |
| A＋C 群流脑疫苗 | 645 799 | 586 148 | 90.76 |

表 9-5 和图 9-4 分析了到 2010 年年底为止，2003 年度出生的儿童规范合格地完成各类加强免疫疫苗接种的情况。总体而言，2003 年度出生的儿童加强免疫疫苗单苗合格接种率均大于 90%，处于较高的水平。

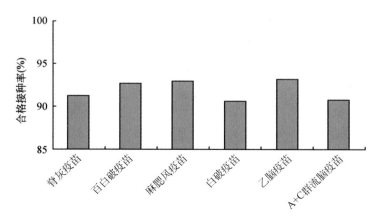

图 9-4 某地区 2003 年度出生的儿童加强免疫疫苗单苗合格接种率

### （三）国家免疫规划疫苗基础免疫及时接种率

**1. 乙肝疫苗首针及时接种率** 新生儿在出生 24 小时内受种乙肝疫苗的儿童数占所有符合统计要求（地区、出生年月等）的在档儿童的比例。

**2. 其他基础免疫疫苗单苗及时接种率** 指到统计日期为止，所有符合统计要求（地区、出生年月等）的在档儿童中按及时接种标准完成卡介苗、脊灰疫苗、百白破疫苗、麻风或麻疹疫苗、乙脑疫苗、A 群流脑疫苗（第 1 和第 2 剂次）、甲肝疫苗 7 种单苗基础免疫的受种人数所占的比例（表 9-6，图 9-5）。

表 9-6 某地区 2008 年度出生的儿童基础免疫疫苗单苗及时接种率

| 疫苗种类 | 应种人数 | 及时实种人数 | 及时接种率（%） |
| --- | --- | --- | --- |
| 乙肝疫苗 | 671 038 | 621 123 | 92.56 |
| 卡介苗 | 670 532 | 624 561 | 93.14 |
| 脊灰疫苗 | 670 116 | 631 264 | 94.20 |
| 百白破疫苗 | 671 235 | 619 786 | 92.34 |
| 麻风疫苗 | 669 876 | 638 792 | 95.36 |
| 乙脑疫苗 | 670 325 | 610 897 | 91.13 |
| A 群流脑疫苗 | 671 594 | 618 967 | 92.16 |
| 甲肝疫苗 | 669 576 | 610 895 | 91.24 |

表 9-6 和图 9-5 反映了到 2010 年年底为止，2008 年度出生的儿童及时完成各类基础免疫疫苗接种的情况。总体而言，2008 年度出生的儿童基础免疫疫苗单苗合格接种率均大于 90%，处于较高的水平。

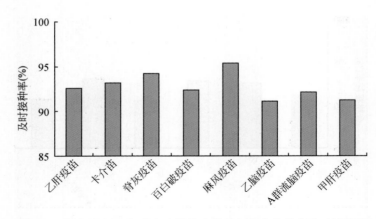

图 9-5　某地区 2008 年度出生的儿童基础免疫疫苗单苗及时接种率

## 二、接种率的时点和时段分析

时间是物质存在的一种客观形式，是物质运动、变化的持续性表现。接种率的时间分布形式是描述接种率分布特征的重要组成部分，其时间分布形式是一个能提供信息资料的极有意义的描述性特性，能为行政和业务部门掌握和评估辖区预防接种工作提供依据。

### （一）接种率分布长期趋势

对某一地区的接种率进行动态的连续数年乃至数十年的观察，探讨接种率的变化，从而了解和掌握该地区接种率监测工作的总体情况及变化趋势。

通过收集常规免疫各疫苗接种、合格接种和及时接种的年度资料，综合分析基础免疫、加强免疫疫苗接种率、合格接种率和及时接种率分布特点，同时结合同种疫苗不同剂次（比如脊灰基础免疫第 1、2、3 剂次，加强免疫剂次）接种率和合格接种率的比较，可以了解各种疫苗各针次接种率的水平及变化趋势，便于发现接种率偏低的相关疫苗或剂次，全面掌握当地预防接种工作的开展情况和动态变化。

表 9-7 和图 9-6 显示：2000～2010 年间，麻疹疫苗接种率、合格接种率和及时接种率总体上呈稳步上升趋势，到 2010 年度接种率达 99％以上，合格接种率达 90％以上，及时接种率达 85％以上。

表 9-7　2000～2010 年某地区麻疹疫苗接种率、合格接种率和及时接种率（单位：％）

| 年份 | 接种率 | 合格接种率 | 首针及时接种率 |
|---|---|---|---|
| 2000 | 89.12 | 85.12 | 80.23 |
| 2001 | 90.65 | 86.31 | 81.56 |
| 2002 | 92.73 | 89.32 | 83.14 |
| 2003 | 94.05 | 86.03 | 81.38 |
| 2004 | 93.45 | 87.32 | 82.97 |

续表

| 年份 | 接种率 | 合格接种率 | 首针及时接种率 |
|------|--------|------------|----------------|
| 2005 | 93.12 | 89.78 | 83.69 |
| 2006 | 95.12 | 90.06 | 83.74 |
| 2007 | 96.02 | 90.49 | 84.59 |
| 2008 | 97.15 | 91.31 | 84.05 |
| 2009 | 99.81 | 91.09 | 85.19 |
| 2010 | 99.22 | 90.35 | 85.28 |

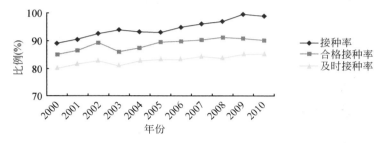

图 9-6　2000～2010 年某地区麻疹疫苗接种率、合格接种率和及时接种率

## （二）国家免疫规划策略调整后新纳入疫苗接种率的变化

国家扩大免疫规划具有两方面内涵，即扩大纳入免疫规划的疫苗和扩大预防接种受益人群。可以分析比较新纳入的疫苗或受益人群的预防接种在时间上分布情况，评价新纳入疫苗或受益人群的预防接种的推广普及情况。一般而言，随着国家免疫规划工作的推进，新纳入疫苗在某地区的接种率会逐年提高至较高水平，以后将维持较高水平，如以乡镇（街道）为单位达到 90% 以上。

首先，可以利用新纳入疫苗的接种率、合格接种率和及时接种率资料，以年度为横轴、接种率为纵轴绘制接种率折线图，分析上述 3 个接种率的变化趋势及变化特点，找出接种率在时间上的变化规律，如需要经过多少年该疫苗的接种率可以达到较高的稳定水平，可持续的较稳定的接种率处于多高水平等。同时，可以将该种新纳入的疫苗接种率在时间上的分布特点与国内外相关文献资料相比较，与其他地区的相关资料进行比较，总结本地区近段时间预防接种工作的成功或不足之处，便于及时总结经验、分析原因和寻找对策。

2002～2010 年乙肝疫苗接种率、合格接种率及首针及时接种率，见表 9-8 和图 9-7。

表 9-8　2002～2010 年乙肝疫苗接种率、合格接种率及首针及时接种率　（单位：%）

| 年份 | 接种率 | 合格接种率 | 首针及时接种率 |
|------|--------|------------|----------------|
| 2002 | 88.73 | 85.12 | 78.56 |
| 2003 | 88.02 | 86.03 | 80.12 |
| 2004 | 89.95 | 87.32 | 85.79 |

续表

| 年份 | 接种率 | 合格接种率 | 首针及时接种率 |
|------|--------|------------|----------------|
| 2005 | 91.02 | 90.35 | 87.64 |
| 2006 | 95.12 | 92.56 | 89.97 |
| 2007 | 96.02 | 92.12 | 89.01 |
| 2008 | 97.15 | 93.71 | 90.76 |
| 2009 | 98.75 | 93.05 | 91.32 |
| 2010 | 99.01 | 92.79 | 93.57 |

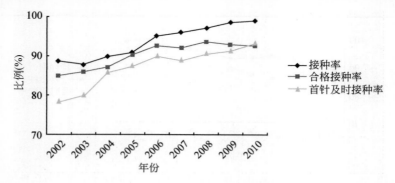

图 9-7　2002～2010 年乙肝疫苗接种率、合格接种率及首针及时接种率

乙肝疫苗于 2002 年正式纳入扩大国家免疫规划，乙肝疫苗接种是预防乙肝流行的最经济有效的手段，乙肝疫苗首针及时接种（在出生后 24 小时内接种）对阻断乙肝母婴传播意义重大。从图 9-7 可见，乙肝疫苗接种率从 2002 年的 88.78%，上升到 2005 年的 91.02%，2006 年起稳定在 95% 以上。乙肝疫苗首针及时接种率上升幅度较快，从 2002 年的 78.56%，到 2008 年的 90.76%，2010 年达到 93.57%。

### （三）重大预防接种相关事件发生前后的接种率分布

随着我国疫苗接种的种类与剂次的日渐增多和疫苗有效接种率的提高，接种疫苗后的反应已日益受到人们的高度重视，特别是网络等传媒系统的高度发达，疫苗接种相关事件的发生会不同程度地影响各地预防接种工作。因此，做好重大预防接种相关事件发生前后的接种率分析工作，可以直接评估该重大事件对预防接种工作的影响程度，有利于各相关组织机构采取相应对策，最大限度地降低由此带来的负面影响。

在较大地域范围内，如在全国或全省范围内，以月度为单位，比较重大预防接种事件发生前 1 个月、发生后几个月，包括乙肝疫苗首针、卡介苗、脊灰疫苗第 1 剂、无细胞百白破疫苗第 1 剂、麻风疫苗、乙脑疫苗、A 群流脑疫苗第 1 剂在内的基础免疫疫苗的及时接种情况，可以分析以下情况。

（1）比较重大事件发生前后 1 个月内各疫苗及时接种率，总体分析该重大事件对疫苗及时接种情况有无影响。若有影响，分析受该事件影响较大（波动幅度超过平常水平）的疫苗及时接种率波动幅度，即（重大事件发生后疫苗及时接种率－重大事件发生前疫苗及时接种率）÷重大事件发生前疫苗及时接种率（表 9-9，图 9-8）。

表 9-9　卡介苗事件前后 1 个月某地区卡介苗、麻疹疫苗及时接种率比较（单位：%）

| 疫苗种类 | 事件前 1 个月及时接种率 | 事件后 1 个月及时接种率 | 波动幅度 |
| --- | --- | --- | --- |
| 卡介苗 | 90.02 | 82.13 | 8.76 |
| 麻疹疫苗 | 86.73 | 86.23 | 0.58 |

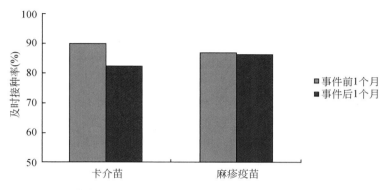

图 9-8　卡介苗事件前后 1 个月某地区卡介苗、麻疹疫苗及时接种率比较

　　卡介苗事件发生后，预防接种成为媒体和民众关注的热点，分析该事件发生前后重点疫苗及时接种率后发现，卡介苗及时接种率由事件发生前 1 个月的 90.02% 下降到事件发生后 1 个月的 82.13%，下降幅度为 8.76%。麻疹疫苗的及时接种率波动幅度为 0.58%。说明该卡介苗事件对卡介苗的接种产生较大的影响，但对其他疫苗接种影响不大。

　　（2）对及时接种率波动幅度较大的疫苗，再追踪数月，通过及时接种率数据的比较分析，了解该重大事件对预防接种工作影响的持续时间。

　　也可以选择周门诊和日门诊的接种单位的数据，以周为单位，比较重大预防接种事件发生前几周、发生后几周基础免疫各种疫苗的及时接种情况，更及时准确地掌握该事件是否对预防接种工作造成影响及其影响的程度。

### （四）接种率的季节性分布

　　理论上讲，各接种单位按照月、旬、周或日门诊开展常规免疫接种工作，且目前国家制订的免疫程序也不考虑季节因素，疫苗接种已成为各地常态工作，接种率的季节性差异不显著。但由于受人们的生活方式、风俗习惯、医疗机构传统观念、疾病流行等因素影响，接种率可能呈现季节性变化的特点。

　　以季度为单位，分析辖区疫苗接种率、合格接种率和及时接种率，可以了解该地区疫苗接种率、合格接种率和及时接种率总体的变化特点。将本年度接种率季节性分布资料，与历年的季节变化趋势相比较，有无出现异常分布；同时还可以分析同一年度不同季度的各种疫苗接种率、合格接种率和及时接种率变化是否一致，同一种疫苗在不同年度的接种率的季节性变化是否一致。若在接种率季度性分析中，疫苗总体接种率出现明显异常、同时期不同疫苗接种率变化或同一种疫苗不同年度接种率变化较大的，应加以重点关注。结合进一步的调查研究，分析引起这些变化的主要原因，采取针对性措施。

### 三、接种率的地区分析

由于各地免疫规划的工作基础、执行力度不同，各地的社会文化背景如交通条件、目标接种对象监护人的接种意识和文化水平的差异，接种率也呈现地区分布的特点。了解接种率的不同地区分布，有助于探讨分析地区接种率差异的原因，以便采取针对性措施，尽可能减少免疫规划工作的地区差异，有效地提高和稳定接种率，建立全面有效的免疫屏障。

#### （一）不同地理区域目标人群的疫苗接种水平

根据国家人口普查资料，全国被划分为东北、华北、华东、华南、西南和西北六个地区。采用设定的统计口径（如某时间段内出生的，按照免疫程序，在某统计截止日前应该完成疫苗接种的儿童），对六类不同地理区域儿童的各种疫苗接种率、合格接种率和及时接种率进行比较，分析不同地域目标人群的疫苗接种的差别。

以省（自治区、直辖市），地市、县（市、区）和乡镇（街道）为单位，汇总比较各种统计口径下儿童各种疫苗的接种率、合格接种率和及时接种率，分析不同行政区划目标人群的接种率分布特点。

2010 年度××省基础免疫五苗接种率中，卡介苗、脊灰疫苗、百白破疫苗、麻风疫苗和乙肝疫苗依次为 98.85%、97.27%、95.96%、96.38% 和 96.70%，处于较高水平。具体到各地，"五苗"的总体覆盖水平不尽相同，地区 5 相对较高，地区 3 相对较低。具体到各苗，不同的覆盖率也略有区别，卡介苗接种率相对较高，百白破疫苗接种率相对较低（表 9-10，图 9-9）。

表 9-10　2010 年度××省所辖各地基础免疫五苗接种率　　　　（单位：%）

| 地区 | 卡介苗 | 脊灰疫苗 | 百白破疫苗 | 麻风疫苗 | 乙肝疫苗 |
|---|---|---|---|---|---|
| 1 | 100.00 | 99.52 | 98.57 | 99.05 | 97.62 |
| 2 | 99.56 | 97.81 | 97.37 | 96.49 | 96.93 |
| 3 | 97.14 | 97.62 | 95.24 | 99.05 | 97.62 |
| 4 | 99.52 | 95.24 | 92.38 | 91.43 | 97.62 |
| 5 | 100.00 | 98.57 | 100.00 | 99.52 | 99.52 |
| 6 | 98.57 | 97.14 | 94.29 | 95.24 | 97.62 |
| 7 | 98.10 | 94.76 | 94.29 | 94.76 | 91.90 |
| 8 | 100.00 | 98.57 | 97.62 | 97.62 | 94.76 |
| 9 | 96.67 | 96.19 | 93.81 | 94.29 | 96.67 |
| 10 | 98.25 | 97.99 | 96.38 | 98.12 | 96.68 |
| 11 | 99.24 | 97.01 | 95.34 | 94.67 | 95.79 |
| 合计 | 98.85 | 97.27 | 95.96 | 96.38 | 96.70 |

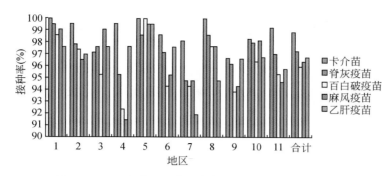

图 9-9 2010 年度××省所辖各地基础免疫五苗接种率

## （二）接种率的城乡分布

城市与农村由于生活条件、人口密度、交通条件、人口流动、卫生资源配置等情况不同，接种率分布也会出现差异，这种差异是有其各自的特点所决定的。

在某一设定的统计口径下，如以某时间段内出生的，按照免疫程序，在某统计截止日前应该完成疫苗接种的儿童为统计对象，分析城市（可再分为大城市、中小城市）、农村（可再分为一类、二类、三类和四类农村）的接种率、合格接种率和及时接种率，探讨城市和农村疫苗接种率的分布特点。

# 四、接种率的人群分析

与接种率相关的一些人群特征可成为接种率分布的影响因素，这些信息包括户籍类型、年龄、民族等。

## （一）户籍类型

我国免疫规划接种率统计，按照户籍类型，可以分成本地和流动两类。有关文献资料报道，流动儿童常规免疫接种情况不容乐观，流动儿童与当地儿童预防接种水平存在较大的差距，流动儿童的免疫服务可及性较低。流动儿童较低的预防接种率，难以形成有效的人群免疫屏障，甚至削弱了当地人群的免疫屏障，导致流入地疫苗针对传染病的发病率上升。因此，比较不同户籍人口接种率的分布差异，有助于全面了解辖区预防接种工作水平，有助于了解本流动儿童与本地儿童预防接种工作的差距，及时发现和掌握免疫空白点。

2010 年度某地不同户籍类型儿童基础免疫五苗接种率情况，见表 9-11 和图 9-10。

表 9-11 2010 年度某地不同户籍类型儿童基础免疫五苗接种率 （单位:%）

| 户籍类型 | 卡介苗 | 脊灰疫苗 | 百白破疫苗 | 麻风疫苗 | 乙肝疫苗 |
|---|---|---|---|---|---|
| 本地 | 99.56 | 99.81 | 98.37 | 99.49 | 99.93 |
| 流动 | 90.02 | 95.26 | 91.25 | 93.52 | 91.08 |

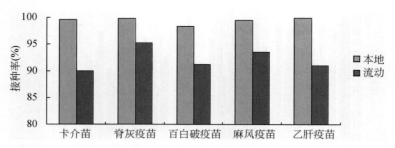

图 9-10　2010 年度某地不同户籍类型儿童基础免疫五苗接种率

总体而言，不管是本地适龄儿童，还是流动适龄儿童，基础免疫五苗接种率均达到国家要求。但是，流动儿童各苗接种率明显低于本地儿童。说明流动儿童预防接种工作是该免疫规划的薄弱点，流动儿童管理是近期乃至较长时期免疫规划工作的重点。

## （二）年龄

我国的免疫程序基础免疫疫苗安排在两岁以内接种，且大多数集中在周岁内，而加强免疫疫苗接种时间间隔相对较长，预防接种人员和儿童监护人对不同年龄儿童接种重视程度不尽相同，儿童在不同年龄段的疫苗接种特别是及时接种完成情况存在差别。

比较同一时期不同年龄组人群各种疫苗的接种率，分析该时期需重点关注的疫苗在不同年龄组人群的接种水平，结合疫苗针对传染病流行特征，可考虑对某些重点年龄段人群采取包括疫苗应急接种在内的相应的预防控制措施。

分析不同时期同一年龄组人群相应疫苗的接种率水平，可了解和掌握不同时期预防接种工作的开展情况及可能存在的问题，为进一步的免疫策略的制订或免疫措施的采取提供依据。

## （三）民族

不同民族间的社会经济状况、风俗习惯和生活习惯不同，各民族所处的地理环境、自然条件和社会条件不同，各民族所拥有的医疗卫生资源也不尽相同，分析不同民族人群的接种率、合格接种率和及时接种率，一方面可以了解不同民族集聚区域预防接种工作的开展情况，另一方面可以初步掌握不同民族人群的免疫屏障的建立状况，以便针对各民族的特点，落实包括开展有效的健康教育、提高免疫服务质量在内能提高免疫规划工作成效的各项措施。

# 第三节　接种率影响因素分析

很多国家的研究表明，如果知道带孩子接种的时间和地点，而且免疫服务可用、方便、可靠和友善，多数监护人都会接受预防接种。免疫目标的实现受包括政治家、社区领导、卫生保健服务人员、免疫规划管理和督导人员、育龄期妇女、家长、儿童及其家庭在内的很多人行为和因素的影响，一般认为，未接到通知者、对服务不满意者、太忙碌者、贫穷和弱势者、获得错误信息者和离接种点距离较远者接受免疫服务的机会较少。

本节通过个人档案资料及其家庭档案资料分析，主要讨论家长、儿童及家庭对接种率的影响。

# 一、父母文化

父母是儿童的第一监护人，父母对免疫预防服务重要性的认识和理解直接影响儿童的预防接种行为。将父亲或母亲的文化程度分组，可分成文盲、小学、初中、高中/中专、大专/职大、大学本科、本科以上七组，分别统计不同文化程度的父亲和母亲，其子女接种率的水平。

如果不同文化水平父母，其子女接种率经分析比较后，无统计学差异，提示父母的文化程度对预防接种无直接的影响。

如果不同文化水平父母，其子女接种率经分析比较后，差异有统计学显著性，或结果显示随着文化程度增加，接种率呈上升或下降趋势，则提示父母的文化程度对预防接种行为产生影响，应考虑针对不同文化程度的父母采取不同的有针对性的健康教育和沟通交谈方式，以提高全部目标儿童父母，特别是接种率较低儿童父母对免疫接种工作的认同水平，从而提高整体接种率水平（表9-12，图9-11）。

表 9-12　不同文化程度母亲子女麻疹疫苗接种率比较　　　　　（单位：%）

| 母亲文化程度 | 应种人数 | 实种人数 | 接种率 |
| --- | --- | --- | --- |
| 文盲 | 5 467 | 4 688 | 85.76 |
| 小学 | 3 084 | 2 782 | 90.21 |
| 初中 | 9 141 | 8 753 | 95.76 |
| 高中 | 8 177 | 7 921 | 96.87 |
| 大专 | 9 141 | 9 051 | 99.01 |
| 本科 | 5 819 | 5 774 | 99.23 |
| 本科以上 | 1 891 | 1 874 | 99.12 |

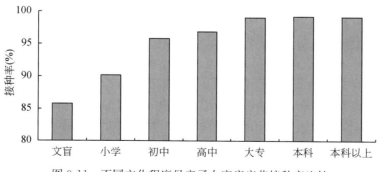

图 9-11　不同文化程度母亲子女麻疹疫苗接种率比较

不同文化程度母亲子女麻疹疫苗接种率经卡方检验，差异有显著性（$P < 0.05$），显

示母亲的文化程度影响其子女的麻疹疫苗接种率。

## 二、父母职业

不同职业父母的信息获取途径不同，其工作的压力和忙闲程度也不一，这些因素可能造成其子女免疫接种的机会不同。按父亲或母亲的职业进行分组，分别统计从事不同职业的父亲和母亲，其子女接种率的水平。

如果不同职业父母，其子女接种率经分析比较后，无统计学差异，则说明父母的职业对预防接种无直接的影响。

如果不同职业的父母，其子女接种率经分析比较后，差异有统计学显著性，则提示父母的职业对预防接种行为有影响。针对接种率偏低的父母职业类型，在这些重点职业场所开展多形式健康教育，尽可能详尽地提供免疫预防相关信息资料，同时通过改进预防接种服务等方式，提高当地疫苗接种水平。

## 三、儿童健康状况

预防接种是指利用人工制备的疫苗通过适宜的途径对机体接种，使机体获得对某种传染病的特异免疫力，以提高个体或群体的免疫水平，预防和控制针对传染病的发生和流行。预防接种能提高儿童个体抵御疾病的能力，接种率的提高能提高儿童群体的健康水平。理论上讲体质较差的儿童，更容易感染各种传染病，而且发生疫苗可预防传染病后，病情远比体质强壮的儿童严重。家长都有保护幼小儿童免患疾病的愿望，健康状况较差儿童的家长对疫苗接种的关注程度可能更高。

如果机体某些反应不正常或处于某种病理或生理状态，接种疫苗后可能对机体带来某些损害，甚至引起严重的异常反应。患急性传染病或其他严重疾病者是所有疫苗的禁忌对象，另外，不同的疫苗还有其他特殊的禁忌证。接种前，应对接种对象进行预检，对有禁忌证的儿童建议延缓接种或不接种疫苗。

儿童健康状况可影响接种行为，从而影响人群的接种率、合格接种率和及时接种率。及时分析儿童健康状况对接种率的影响，可以更加客观地评价辖区预防接种工作质量。

## 四、出生体重

免疫起始月龄的确定综合考虑了婴幼儿接种疫苗来自母传抗体的干扰、个体免疫系统发育状况、传染病暴露机会三方面因素。出生体重太低者的免疫系统发育不完善，接种疫苗后血清抗体阳转率较低，免疫往往不成功。并且低体重儿淋巴细胞的功能比正常体重儿更不成熟，更容易感染各种传染病，而且发生疫苗可预防传染病后病情远比正常体重儿严重。我国规定出生时接种的疫苗有卡介苗和乙肝疫苗两种，目前除暂定出生体重<2500g的早产儿暂缓接种卡介苗外，其他疫苗接种可按常规进行。

按出生体重的不同将儿童分为低体重儿、正常体重儿和超重儿三类，分析不同出生体重类别的儿童各类疫苗的接种率、合格接种率有无差异。若有差异，可为进一步的调查研究提供线索（表9-13）。

**表 9-13　不同出生体重儿童卡介苗、乙肝及麻疹疫苗接种率比较** （单位：%）

| 出生体重 | 卡介苗 | 乙肝疫苗 | 麻疹疫苗 |
| --- | --- | --- | --- |
| 低体重 | — | — | 99.85 |
| 正常体重 | 99.01 | 99.98 | 99.57 |
| 超重 | 99.12 | 99.89 | 99.67 |

注：《预防接种工作规范》规定低出生体重儿童暂缓接种卡介苗和乙肝疫苗。

不同出生体重儿童卡介苗、乙肝及麻疹疫苗接种率经卡方检验，差异无显著性（$P>0.05$），显示除暂缓接种儿童外，出生体重不影响卡介苗、乙肝疫苗和麻疹疫苗的接种率。

## 五、家庭经济状况

纳入国家免疫规划的疫苗（称一类疫苗）由国家免费向公民提供预防接种。理论上讲，家庭经济状况不应成为一类疫苗接种的直接影响因素，但家庭经济状况可作为免疫服务可及性、父母职业及文化程度等混杂因素，影响接种率分布。按家庭年收入的不同进行分组，分析不同家庭经济状况的儿童各类疫苗的接种率、合格接种率有无差异。若差异较显著，可完善资料，进行深层次分析。

可分析家庭经济状况是否影响二类疫苗接种及影响程度。将家庭年收入划分成不同等级，进行分组，分析不同种类二类苗的接种率。如果分析结果提示，家庭经济状况对二类疫苗的总体接种情况或对某些种类的疫苗的接种有影响。可以进一步调查分析，人们在二类疫苗接种选择时，主要的考虑因素有疫苗针对传染病严重程度、疫苗的价格等（表9-14，图9-12）。

**表 9-14　不同家庭经济状况的儿童乙脑和麻疹疫苗接种率** （单位：%）

| 家庭经济状况 | 乙脑 | 麻疹 |
| --- | --- | --- |
| 好 | 98.78 | 99.12 |
| 一般 | 98.43 | 99.22 |
| 差 | 98.56 | 99.15 |

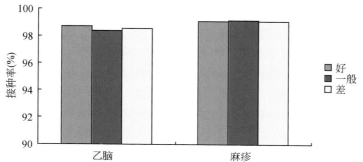

图 9-12　不同家庭经济状况的儿童乙脑和麻疹疫苗接种率

不同家庭经济状况的儿童乙脑和麻疹疫苗接种率经卡方检验，差异无显著性（$P>$ 0.05），提示家庭经济状况不影响儿童乙脑和麻疹疫苗的接种率。

# 第四节　预防接种与传染病防治

预防接种与群体健康关系相当密切。预防医学主要从群体效应的角度研究病因、宿主和环境三者的相互关系。预防接种可使易感者获得针对传染病的免疫力，从而免患该种传染病。对易感者进行的预防接种，在提高个体免疫水平的同时，必然会提高整个人群的免疫水平，有助于群体免疫屏障的形成。当疫苗接种率达到一定水平时，即使有传染源侵入，由于大部分易感者接种了疫苗，得到了免疫保护，人与人之间传播的机会大大减少，传染病的传播链也被阻断，传播的范围受到限制，减少了传染病扩散和蔓延的可能性。

预防接种是三级预防中第一级预防的主要内容，在采取预防控制传染病措施中，常采取管理传染源、切断传播途径和提高人群免疫水平的综合措施，其中预防接种起到了相当重要的作用。

## 一、麻疹与预防接种

麻疹是由麻疹病毒引起的急性全身发疹性呼吸道传染病，人类对麻疹普遍易感。在特异性免疫预防问世前，几乎每个人都患过麻疹，麻疹的真实发病数基本等于存活的儿童数。由于传染性极强和病后免疫力持久，麻疹为呈典型的周期性流行的儿童传染病，同时由于感染百分之百表现为显性，因此发病率甚高，除少数年份外，在传染病谱中常居首位或次位，严重危害儿童身体健康。

20 世纪 60 年代初期，国外、国内相继成功研制出可供广泛使用的麻疹疫苗，从而使麻疹的防治工作进入免疫预防阶段。我国自 1965 年开始使用麻疹疫苗，1978 年实施计划免疫，并制定了全国统一的免疫程序。随着疫苗质量和接种率的逐步提高，麻疹流行得到有效的控制，发病率大幅下降，但近年有所回升。世界卫生组织已将麻疹列为继全球开展消灭脊灰行动之后又一个拟通过免疫手段消除的传染病。

由于受母传抗体的干扰，过早免疫容易失败，我国常规免疫接种规定满 8 月龄进行麻疹疫苗接种，并一律要求在满周岁前完成接种。麻疹疫苗免疫成功后，其免疫力一般能维持 16 年以上，且再免疫效果不理想，因此在短期内不必重复接种。但考虑到我国不少地方前些年接种率不高，加之冷链建设不够完善导致基层疫苗质量得不到完全保证而致免疫成功率较低。为弥补这些缺陷，目前我国规定在儿童 18~24 月龄时进行复种。

实施麻疹疫苗接种是消除麻疹最有效的管理措施之一，达到并保持高水平的免疫接种率和及时接种率是控制麻疹的主要策略之一。根据人群麻疹发病资料和当地麻疹疫苗接种情况，分析麻疹流行特征及存在的问题，评价疫苗免疫接种工作，提出对策。

（一）麻疹患者的年龄构成与免疫接种

通过麻疹患者的年龄构成分析，可以判断造成麻疹流行的薄弱环节，采取有针对性的措施。

麻疹患者的年龄构成直接反映各年龄组人群的免疫状况，也间接反映当地麻疹免疫接种工作现况。因此，麻疹患者不同年龄构成的意义不同，造成发病原因和采取的对策也是不同的。

（1）发病集中在两周岁内的婴幼儿，提示免疫规划工作未做好，应进一步提高基础免疫接种率、及时接种率和免疫成功率。

（2）发病集中在低年龄和学龄儿童，提示免疫规划工作滑坡，基础免疫和复种工作均存在问题，应全面加强预防接种工作。

（3）发病以成年人为主，提示该历年免疫规划工作较好，重点应放在免疫的巩固和提高上。

（4）患者散在分布在各年龄段，提示该历年计划免疫工作较好，且疫情报告较敏感。

（5）疫情集中在某年龄组，提示可能存在特殊的共同原因，应进一步分析并追踪调查，查明原因后确定对策。

（二）低年龄麻疹患者与免疫接种

通过对低年龄患者免疫史的分析，以判断当地免疫规划工作存在的主要问题。

（1）患者绝大多数为未免疫者

1）如果同时发病率也比较高，提示该接种率低，或疫苗质量、冷链运转和接种技术较好。

2）如果发病率很低，则提示存在免疫空白。

（2）患者主要为未免疫者，已免疫者也不少，提示主要问题是接种率低。

（3）患者中未免疫者和已免疫者几乎各占一半，提示各方面问题都可能存在，要作进一步调查分析。

（4）患者主要为已免疫者，未免疫者也占一定比例，提示主要问题是接种质量差。

（5）患者绝大多数为已免疫者

1）如果同时发病率也高，提示疫苗质量差，或接种率已很高，但冷链运转或接种技术存在严重问题。

2）如果发病率低，提示疫苗免疫原性不理想，或接种质量有问题。

（6）当一个低年龄段患者免疫史"不详"的比例较大时，提示该地近年免疫规划档案未建好。

（7）如已过免疫起始月龄，但未达周岁患者中无免疫史的比例较大，提示接种不及时；患者中未达到免疫起始月龄的比例较大，提示免疫程序规定的起始免疫月龄偏大。

（三）麻疹疫情监测与预防接种

对无病例报告的应加强麻疹疫情监测，并进行疫情漏报调查。首先核实无病例的可靠性，然后根据当地历年麻疹疫情、麻疹疫苗接种率和免疫成功率及人群免疫状况检测资料作出综合判断。

（1）历年麻疹疫苗接种工作良好，或近年曾有较大麻疹流行而导致各年龄组人群免疫状况良好的，提示近年该地不会有麻疹疫情的较大流行。

（2）人群免疫状况不良，或某几个年龄组人群免疫状况不良，提示存在麻疹暴发流行的威胁，一旦传染源进入，就有可能造成麻疹的暴发和流行。

（3）那些历年来麻疹疫苗接种工作存在问题，近年来又无麻疹流行的危险性更大，必须提高警惕，加强疫情监测，一旦出现病例，应迅速采取有效措施。

## （四）麻疹暴发与预防接种

通过常规免疫监测系统了解麻疹暴发地儿童历年含麻疹成分疫苗报告及估算接种率，也可通过个人档案中免疫接种信息资料，对当地8月龄～14周岁儿童含麻疹成分疫苗接种率进行快速评估，为暴发原因的分析和防控措施的采取提供依据。

麻疹暴发后，可对不同年龄段儿童进行病例对照研究或队列研究，结合个人档案中免疫接种信息资料，评估麻疹疫苗的效力或保护率。

采用病例对照方法在确诊的麻疹暴发病例中，选择6～15岁接种史明确的学生为病例组，共170例，与其年龄相近、性别相同、同班、接种史明确且未患过麻疹的学生为对照，共计345名。病例组和对照组接种史见表9-15。

表9-15　某地学龄儿童麻疹病例与对照组免疫史比较

| 组别 | 人数 | 接种剂次 | | |
| --- | --- | --- | --- | --- |
| | | 0（%） | 1（%） | ≥2（%） |
| 病例组 | 170 | 73（42.94） | 79（46.47） | 18（10.59） |
| 对照组 | 345 | 51（14.78） | 220（63.77） | 74（21.45） |

病例组和对照组接种史构成经统计学检验，差异有显著性（$P<0.01$），表明对照组接种史明显高于病例组。数据分析后显示：学龄儿童1剂次麻疹疫苗效力估计为75%，2剂次麻疹疫苗效力估计为83%，≥1剂次麻疹疫苗效力估计为77%；该地学龄儿童麻疹疫苗估算接种率，1剂次的为77.64%，2剂次的为41%，≥1剂次的为85%（图9-13）。

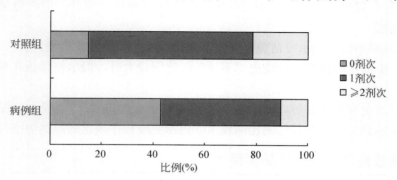

图9-13　某地学龄儿童麻疹病例与对照组免疫史比较

发现麻疹暴发疫情后，应立即进行应急接种。在采取应急接种前，要对易感人群范围作出正确的评估，确定接种的地域范围和接种对象。接种时要使每一名易感者得到免疫，并在较短时间内完成接种工作。

## 二、甲型肝炎与预防接种

甲型肝炎是甲型肝炎病毒所致的肠道传染病，是我国最常见的急性传染病之一，流行与经济条件、卫生习惯密切相关，近30年来感染率、发病率总体上明显下降。

随着我国社会和经济的发展，物质生活条件的改善，特别是20世纪90年代以来，在学龄前儿童、中小学生及食品行业人群中普遍进行甲肝疫苗接种，提高了人群的甲肝免疫水平，甲肝流行特征发生了较大的变化，我国甲肝的年发病率有较大幅度下降，发病季节高峰基本不明显，有的仅出现小的春季峰；学龄前儿童及学生发病数明显减少。但各存在差异，在部分经济欠发达、生活卫生条件较差的北方农村仍是甲肝的高流行区，在经济发达的南方及大中城市为甲肝的低流行区。

2008年扩大国家免疫规划工作中将甲肝疫苗纳入儿童常规免疫，根据疫苗生产和供应能力分步实施接种，2010年已达到全面覆盖。免疫程序规定在18月龄起接种甲肝疫苗。

### (一) 低年龄甲肝患者与免疫接种

通过对低年龄患者免疫史的分析，以判断当地免疫规划工作存在的主要问题。

(1) 患者绝大多数为未免疫者

1) 如果同时发病率也比较高，提示该接种率低，或疫苗质量、冷链运转和接种技术较好。

2) 如果发病率很低，则提示存在免疫空白。

(2) 患者主要为未免疫者，已免疫者也不少，提示主要问题是接种率低。

(3) 患者中未免疫者和已免疫者几乎各占一半，提示各方面问题都可能存在，要作进一步调查分析。

(4) 患者主要为已免疫者，未免疫者也占一定比例，提示主要为接种质量差。

(5) 患者绝大多数为已免疫者

1) 如果同时发病率也高，提示疫苗质量差，或接种率已很高，但冷链运转或接种技术存在严重问题。

2) 如果发病率低，提示疫苗免疫原性和流行病学效果不理想，或接种质量有问题。

(6) 当一个低年龄段患者免疫史"不详"的比例较大时，提示该地近年免疫规划信息档案未建好。

### (二) 健康体检与甲肝免疫

人群中甲肝抗体的水平可反映该地甲肝的流行趋势，通过对不同年龄组人群各类体检资料中甲肝抗体的分析，了解人群甲肝免疫水平。如果人群中甲肝抗体阳性率低于70%，应提高警惕，防止疾病在人群中扩散或暴发。

对发病较高的高危人群推荐接种甲肝疫苗，对易感人群及饮食从业人员推广甲肝疫苗接种，提高人群抗体水平。

### (三) 甲肝暴发与预防接种

通过常规免疫监测系统了解甲肝暴发地儿童历年甲肝疫苗报告及估算接种率，也可通过个人档案中免疫接种信息资料，对当地 8 月龄～14 周岁儿童甲肝疫苗接种率进行快速评估，为暴发原因的分析和防控措施的采取提供依据。

甲肝暴发后，可对不同年龄段儿童进行病例对照研究或队列研究，结合个人档案中免疫接种信息资料，评估甲肝疫苗的效力或保护率。

发现甲肝暴发疫情后，应立即进行应急接种。在采取应急接种前，要对易感人群范围作出正确的评估，确定接种的地域范围和接种对象。接种时要使每一名易感者得到免疫，并在较短时间内完成接种工作。

## 三、乙型肝炎与预防接种

乙型肝炎是由乙型肝炎病毒引起的，以肝脏为靶器官，并可引起多种器官损害的，主要经血传播的传染病。分布于世界各地，我国为感染高流行区，我国乙型肝炎发病为病毒性肝炎之首。1992 年全国乙肝血清学调查结果显示，人群乙肝表面抗原携带率为 9.76%。随着新生儿与儿童普及乙肝疫苗接种和纳入免疫规划，2006 年全国乙肝血清学调查结果显示，人群乙肝表面抗原携带率为 7.18%，较 1992 年下降了 6.36%，5 岁以下儿童乙肝表面抗原携带率已下降至 1% 以下。儿童乙肝发病明显减少，但成人乙肝发病率仍维持在较高水平，与之相关的慢性乙肝和肝癌的发病较严重。

我国自 2002 年起将乙肝疫苗纳入免疫规划管理，对新生儿开展乙肝疫苗接种，免疫程序为 0、1 和 6 月龄各接种 1 剂次乙肝疫苗。

根据人群乙肝发病和乙肝病毒感染水平资料及乙肝疫苗接种情况，分析乙肝流行特征，评价疫苗免疫接种工作。

通过对不同年龄组人群各类体检资料中 HBsAg、抗 HBs 和抗 HBc 水平的分析，可获取反映该人群乙肝病毒流行及免疫状况的信息。定期分析比较乙肝发病年龄构成及其变化，特别关注 15 岁以下儿童病例所占比重及其变化趋势；定期分析比较人群 HBsAg 携带率，重点是 15 岁以下儿童 HBsAg 携带率及其变化趋势；还可定期分析乙肝疫苗接种后人群抗-HBs 阳转率情况。

与妇女保健信息资料相结合，分析 HBsAg 阳性孕妇所生孩子乙肝疫苗首针及时接种率、高效免疫球蛋白注射和乙肝疫苗全程合格接种情况，还可进一步分析 HBsAg 阳性孕妇所生孩子 HBsAg 携带率和抗-HBs 阳转率，通过横向和纵向比较，评价当地乙肝疫苗免疫接种工作及其效果。

按免疫程序要求，做好新生儿乙肝疫苗规范接种，同时应加强乙肝高危人群的接种管理。乙肝高危人群为乙肝患者家属、医生、实验室检验人群、血液透析病人、血液病患者、同性恋和吸毒者等。

## 四、风疹与预防接种

风疹是由风疹病毒引起的急性呼吸道传染病，也可以通过胎盘垂直传播。风疹常见于4~10 岁儿童，成人也可发病。人群普遍易感，感染后可获得巩固的免疫力。在妊娠早期感染风疹病毒的母亲所产的新生儿，可致新生儿先天性风疹综合征，可造成多种器官先天性畸形。

风疹属世界性分布，多发于温带，一般城市发病高于农村，在人口密集的城市或岛屿常呈地方性流行。常以冬春两季发病较高，尤以 3~5 月份为高。风疹流行有周期性，其间隔长短不一。

风疹在我国属于法定管理的丙类传染病，风疹传染病管理的重点在于预防孕妇感染风疹后发生婴儿先天性畸形，最有效的管理措施是实施风疹疫苗接种和监测。1969 年美国首次批准应用风疹活疫苗，我国也于 1993 年开始试生产风疹疫苗。风疹活疫苗的推广应用对预防风疹及减少先天性风疹综合征产生了显著的效果。

2008 年扩大国家免疫规划将风疹疫苗纳入管理，规定在 8 月龄接种 1 剂次麻风（麻疹-风疹）减毒活疫苗，18~24 月龄接种 1 剂次麻腮风（麻疹-风疹-腮腺炎）减毒活疫苗。

### （一）低年龄风疹患者与免疫接种

通过对低年龄患者免疫史的分析，以判断当地免疫规划工作存在的主要问题。

（1）患者绝大多数为未免疫者

1）如果同时发病率也比较高，提示该接种率低，或疫苗质量、冷链运转和接种技术较好。

2）如果发病率很低，则提示存在免疫空白。

（2）患者主要为未免疫者，已免疫者也不少，提示主要问题是接种率低。

（3）患者中未免疫者和已免疫者几乎各占一半，提示各方面问题都可能存在，要作进一步调查分析。

（4）患者主要为已免疫者，未免疫者也占一定比例，提示主要为接种质量差。

（5）患者绝大多数为已免疫者

1）如果同时发病率也高，提示疫苗质量差，或接种率已很高，但冷链运转或接种技术存在严重问题。

2）如果发病率低，提示疫苗免疫原性不理想，或接种质量有问题。

（6）当一个低年龄段患者免疫史"不详"的比例较大时，提示该地近年免疫规划档案未建好。

### （二）风疹暴发与预防接种

通过常规免疫监测系统了解风疹暴发地儿童历年含风疹成分疫苗报告及估算接种率，也可通过个人档案中免疫接种信息资料，对当地 8 月龄~14 周岁儿童含风疹成分疫苗接种率进行快速评估，为暴发原因的分析和防控措施的采取提供依据。

风疹暴发后，对不同年龄段儿童进行病例对照研究或队列研究，结合个人档案中免疫接种信息资料，评估风疹疫苗的效力或保护率。

应根据风疹疫情的流行特征和当地免疫状况，确定应急接种范围和接种对象。应急接种要求在短时间内完成，接种率应达到95%以上。

# 第五节　小　　结

免疫规划是疾病预防控制工作的重要组成部分，疫苗预防接种是一级预防的主要措施，也是生命全程特别是生命早期传染性疾病预防工作的重要内容。课题"国家数字卫生关键技术和区域示范运用研究"建立的"居民电子健康档案系统"是基于个体生命全程而形成的个人、家庭和社区的健康档案，其中疫苗预防接种信息是个人健康档案的重要内容，这些数据信息的利用不仅可以判定个体接种的合格情况、接种的完整情况，还可以判定群体接种率水平、接种合格及完整情况。同时，免疫预防接种信息还可以与"居民电子健康档案"的其他信息联系起来，分析疫苗接种和健康的关系，家庭、个人特质对接种率的影响。

按时全程完成免疫程序规定的各类疫苗接种，并将接种信息及时输入个人健康档案信息系统是分析利用数据的前提。定期分析"居民电子健康档案"中免疫规划信息资料，可以快速、及时评估预防接种工作执行情况，了解人群疫苗针对疾病的免疫水平。长期追踪"居民电子健康档案系统"中疫苗接种儿童的疫苗针对性疾病的发生，或在建档个体发生免疫针对性疾病时追溯其相关的疫苗接种信息，不但对分析预防接种效果的持久性意义重大，而且可以为免疫规划政策和预防策略的制订提供科学依据。

（陈恩富　陈雅萍）

# 第十章　健康医疗数据挖掘技术

在国内外的卫生医疗行业快速发展的背景下，大量的信息技术信息被应用到了区域医疗的日常服务和管理工作，这些技术包括软件工程技术、网络技术、数据库技术、安全技术等。信息化技术的广泛应用不仅大大提升了区域医疗服务和管理过程中的效率和质量，同时快速积累了大量的居民基本健康数据以及妇女儿童的健康数据，这些数据种类繁多、内涵丰富，蕴含着大量待发现且有价值的信息和知识，主要包括前面各章节所描述的影响人们健康的因素、传染病的信息、慢性非传染病的信息、妇女保健的信息、儿童保健的信息，以及免疫相关的信息等。

因此，不仅这些数据的有效使用对日常工作非常重要，而且如何进一步开发利用这些数据显得尤为重要，特别在疾病控制与症状监测，疾病传播规律的研究、居民健康趋势的深度分析方面有着广泛而急迫的需求。然而，这些数据有着快速膨胀、不断变化、非集中分布、交叉关联度高、结构化与非结构化数据混合存储等特点，依靠传统的报表式的统计方法已经无法满足如此复杂和海量数据的分析工作，因此我们需要进一步利用数据挖掘（data mining）技术和机器学习（machine learning）技术对这些数据进行深度挖掘和分析，从而大大提升区域医疗信息平台的价值和水平。

本章立足区域医疗平台的数据特点，介绍常用健康数据挖掘技术以及数据挖掘可视化展示技术，在此基础上，围绕利用数据为疾病控制服务的迫切需求，重点介绍数据挖掘技术在症状监测、疾病趋势分析方面的应用。由于这部分技术在国内区域医疗行业还处于起步和探索阶段，所以我们在立足国内现状的基础上较多地介绍了国外成熟的技术和经验。

# 第一节　常用的健康数据分析挖掘技术

随着医疗系统的信息化逐步发展和完善，大量的健康医疗数据开始积累，这包括关于病人的病史、诊断、检验和治疗的临床信息、药品管理信息、医院管理信息等。这些海量的医疗健康数据蕴含了大量有用的模式和知识。我们需要数据挖掘技术来发现这些数据中所隐含的那些有价值和有意义的知识。本节将对医疗健康领域常用的数据分析挖掘技术做一个概述性介绍。

## 一、基于数据仓库的健康数据挖掘技术

随着信息化的不断发展，各种健康信息正在逐步施行数字化储存。但由于需要记录的

健康数据种类繁多，同时人口数量十分庞大，导致整个数据量急剧增加，从而影响了监控和处理的性能，给信息反馈提出了更高的要求。为了满足不断增长的大数据量处理的需要，同时也对现有的监控方法进行补充，我们将数据仓库技术引入到健康数据监控系统中，通过建立多维数据模型，大幅度提高数据处理能力。建立健康信息监控 OLAP 系统，分析以往数据中潜在的变化规律，并进一步分析产生问题内在的原因，为疾病的预防提供依据。

数据仓库是一种理论概念，涉及的计算公式较少，而更多的是一种直观的感受，因此，本节将用较为直观的办法代替公式理论说明来讲解数据仓库对于健康数据挖掘的意义。

世界公认的数据仓库概念创始人、美国著名信息工程学家 W. H. Inmon 在他的 *Building the Data Warhouse* 一书中对数据仓库给出了一个定义：数据仓库是一个面向主题的、集成的、时变的、非易失的数据集合，用于支持经营管理中的决策制定过程。Stanford 大学的数据仓库研究小组认为，数据仓库是集成信息的储存中心，这些信息可以用来查询或分析。还有其他一些专业人士认为，将不同信息岛中的信息整合起来，制作成为一个单一集成的关系数据库，即是一个数据仓库。利用这些整合信息，决策人员可以很方便地对信息进行访问，更高效地进行历史数据分析和未来发展趋势的研究。

概言之，数据仓库是一种语义上一致的数据存储，它充当决策支持数据模型的物理实现，并存放决策所需信息。数据仓库也常常被看成一种体系结构，通过将异种数据源中的数据集成在一起而构造，支持结构化和启发式查询、分析报告和决策制定。

### （一）数据仓库与关系数据库的比较

相比于大多数人都熟悉关系数据库系统，数据仓库有着很多不同的概念理论与模型上的差异。

联机操作数据库系统的主要任务是执行联机事务和查询处理。这种系统称为联机事务处理（OLTP）系统。它们涵盖了一个组织的大部分健康数据信息，如性别、年龄、血压、心率、血型等。另外，数据仓库系统在数据分析和决策方面为健康数据分析与疾病监测人员提供服务。这种系统可以用不同的格式组织和提供数据，以便满足不同用户的形形色色需求。这种系统称为联机分析处理（OLAP）系统。

OLTP 和 OLAP 的主要区别概述如下。

**1. 用户和系统的面向性**　OLTP 是面向普通用户的，用于正常人群、患者和普通医生的事务和查询处理。OLAP 是面向分析预测的，用于分析检测人员的数据分析。

**2. 数据内容**　OLTP 系统管理当前数据。通常，这种数据太琐碎，难以方便地用于决策。OLAP 系统管理大量历史数据，提供汇总和聚集机制，并在不同的粒度级别上存储和管理信息。这些特点使得数据容易用于见多识广的决策。

**3. 数据库设计**　通常，OLTP 系统采用实体-联系（ER）模型和面向应用的数据库设计。而 OLAP 系统通常采用星形或雪花模型和面向主题的数据库设计。

**4. 视图**　OLTP 系统主要关注一个群体内部的当前数据，而不涉及历史数据或不同组织的数据。相比之下，由于组织的变化，OLAP 系统常常跨越数据库模式的多个版本。

OLAP 系统也处于访问模式；OLTP 系统的访问主要由短的、原子事务组成。这种系统需要并行控制和恢复机制。然而，对 OLAP 系统的访问大部分是只读操作（由于大部分数据仓库存放历史数据，而不是当前数据），尽管许多可能是复杂的查询。

OLTP 和 OLAP 的其他区别包括数据库大小、操作的频繁程度、性能度量等。

## （二）多维数据模型和数据立方体

数据仓库和 OLAP 工具基于多维数据模型。多维数据模型较以往单一维度模型的储存方式有着重大的改进意义。多维模型允许用户从各个维度下访问所需要的数据，而不是像以往单一维度的方式来遍历。例如一个实际数据样例——某高校的感冒患病人数。这个实际数据样例包括许多可能与疾病传播有关系的数据信息，如年级、患病时间、学院等。很可能我们从某一方面观察数据，可以很直接地分析出哪些人在哪些时间段中患病可能性较大，需要提前防范。这对于疾病预测有着十分重要的意义。

例如，我们可以根据患病的时间知道哪几个月可能是疾病传播的高发期，或者是哪个校区不同的学院人流活动量较大，交叉感染可能性较大，从而适时向相应校区增加药品供应并安排更多医疗人员出勤。这两个是完全不同的数据维度需要，按照以往单一维度的储存办法，只能每次遍历一遍全部数据方能得到正确的分析结果。而当数据量非常庞大时，这个遍历带来的代价太高，不利于频繁、有效地进行合理化分析，同时两个属性的联合分析将更加困难。

相比之下，多维模型将数据看作数据方形式。数据方允许以多维对数据建模和观察。

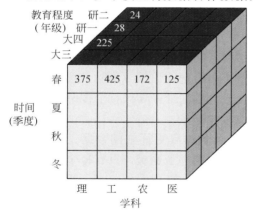

图 10-1　感冒患者数据仓库 3D 模型

它由维和事实定义。一般而言，维是透视或关于一个组织想要记录的实体。每一个维都有一个表与之相关联，该表称为维表，它进一步描述维。维表可以由用户或专家设定，或者根据数据分布自动产生和调整。针对上面问题，我们就可以将原始数据在时间和学科校区两个信息上各增加一个维度，使得我们能够很轻松地从时间和学科校区维度上索引到我们需要的数据，大大缩短了数据准备的时间消耗，为分析提供更加便捷的服务。

例如，感冒患者数据仓库可用 3D 模型表示，如图 10-1。

目前较为流行的数据仓库多维数据模型有星形模式、雪花模式或事实星座模式。

**1. 星形模式**　最常见的模型范例为星形模式；其中数据仓库包括：①一个大的、包含大批数据、不含冗余的中心表（事实表）；②一组小的附属表（维表），每维一个。这种模式图很像星星暴发，维表围绕中心表显示在射线上。

**2. 雪花模式**　雪花模式是星型模式的变种，其中某些维表是规范化的，因而把数据进一步分解到附加的表中。结果，模式图形成类似于雪花的形状。

**3. 事实星座**　复杂的应用可能需要多个事实表共享维表。这种模式可以看作星形模式集，因此称为星系模式，或事实星座。

在数据仓库中，数据仓库和数据集市是有区别的。数据仓库收集了关于整个组织的主题（如患者数量，教育程度，专业等）信息，因此是整个群体范围的。对于数据仓库，通常使用事实星座模式，因为它能对多个相关的主题建模。另一方面，数据集市是数据仓库的一个部门子集，它针对选定的主题，因此是部门范围的。对于数据集市，流行星形或雪花模式，因为它们都适合对单个主题建模，尽管星形模式更流行、更有效。

### （三）多维数据模型上的 OLAP 操作

建立多维模型仅仅是一种手段，而当我们要在多维模型上对某一维有关的数据进行统计分析时，还需要多维模型能够有足够多的操作来帮助我们具体化。

在多维数据模型中，数据组织成多维，每维包含由概念分层定义的多个抽象层。这种组织为用户从不同角度观察数据提供了灵活性。例如，在时间维度，可以对时间有着月份、季度等不同的抽象层概念。在每种层次上，可以有着不同粒度的数据统计分析的概念。为了更好地实现不同层次以及特定属性的分析过程，多维模型提供了很多 OLAP 操作方法。

**1. 上卷**　有些时候得到的数据往往太过于具体了，而我们需要更高层次上的概括信息。例如，有了各个年级的患病人员数据，但此时我们关心的只是研究生还是本科生这种高层次下的统计信息，上卷操作恰好能满足这一要求。

上卷操作（有些人称之为"上钻"操作）或者通过沿概念分层向上攀升，或者通过维归约，在数据方上进行聚集。图 10-2 展示了给出的教育程度维层次向上攀升，在中心数据方执行上卷操作的结果。分层被定义为全序年级（学历）。展示的上卷操作沿教育程度的分层，由年级层向上到学历层聚集数据。换句话说，结果数据方按学历，而不是按年级对数据分组。当用维归约进行上卷时，一个或多个维由给定的数据方删除。例如，考虑只包含两维教育程度和时间的数据方。上卷可以删除教育程度维，导致整个按时间而不是按时间和教育程度聚集。

**2. 下钻**　下钻是上卷的逆操作，它由不太详细的数据到更详细的数据。相比于上卷而言，下钻更适用于将信息细化分解。类似于得到的数据过于笼统，只有每个季度的患病人数信息。但一个季度作为一个衡量标准有些过长，不方便细化责任分工。因此，我们可能需要较低层次，类似月份层面的分析统计数据。

下钻可以通过沿维的概念分层向下或引入新的维来实现。图 10-3 展示了沿着日期-月份-季度-年份定义的时间维的概念分层向下，在中心数据方执行下钻操作的结果。这里，下钻由时间维的分层向下，由季度层到更详细的月份层。结果数据方详细地列出每月的总数，而不是按季度求和。由于下钻操作对给定数据添加更多细节，它也可以通过添加新的维到数据方来实现。

**3. 切片和切块**　切片操作在给定的数据方的一个维上进行选择，导致一个子方。相当于需要对某一维度上的特定数据的集合进行分析，发现此集合中的潜在关联规则。图 10-4 展示了一个对维时间的切片操作，它对中心数据方使用条件教育程度＝"大三"来选择患者数据。

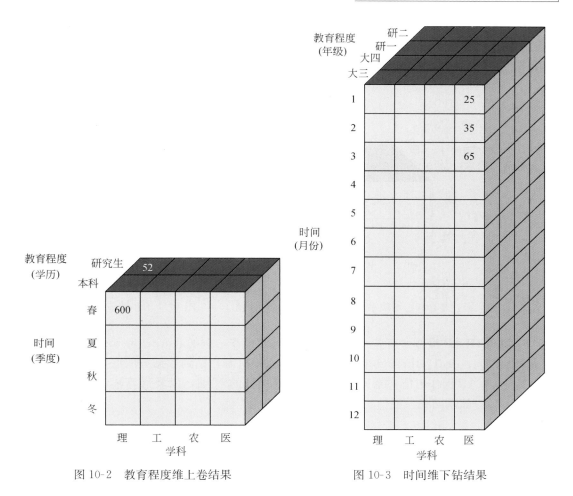

图 10-2　教育程度维上卷结果　　　　　　图 10-3　时间维下钻结果

图 10-4　切片结果

　　切块操作通过对两个或多个维执行选择，定义子方。图 10-5 展示了一个切块操作，它涉及三个维，根据如下条件对中心表切块：（时间＝"春"或"夏"）和（教育程度＝"大三"或"大四"）和（学科＝"理"或"工"）。

**4. 转轴**    转轴（又称旋转）是一种目视操作，它转动数据的视角，提供数据的替代表示。图 10-6 给出一个图 10-4 的转轴操作，这里学科和时间在一个 2D 切片上转动。其他例子包括转动 3D 数据方，或将一个 3D 立方转换成 2D 平面序列。

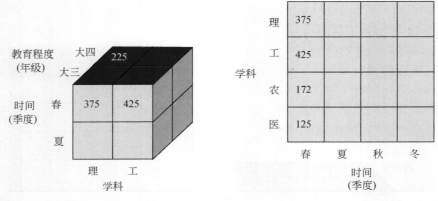

图 10-5    切块结果              图 10-6    图 10-4 的转轴结果

**5. 其他 OLAP 操作**    有些 OLAP 还提供其他操作。例如，drill _ across 执行涉及多个事实表的查询；drill _ through 操作使用关系 SQL 机制，钻到数据方的底层，到后端关系表。其他 OLAP 操作可能包括列出表中最高或最低的 N 项，以及计算移动平均值、增长率、利润、内部返回率、贬值、流通转换和统计功能。

## （四）数据仓库应用实例

鉴于数据仓库在处理大数据量的各种维度下的统计速度的优势，而健康数据中需要的数据挖掘技术恰好需要此类理论的支持，因此在健康数据的统计处理过程中，已经有很多应用数据仓库的实例。其中，就是数据档案管理与建设。

数据仓库是以传统的数据库技术作为存储数据和管理资源的基本手段，以统计分析技术作为分析数据和提取信息的有效方法，以人工智能技术作为挖掘知识和发现规律的科学途径，是诸多学科相互结合、综合应用的学科。数据仓库技术是当今计算机领域研究的热点，其成果也广泛应用于图书情报领域。

数据仓库融入档案管理与建设中是由诸多背景产生的。一方面，现代社会的广泛电子化、数字化提供了前所未有的、有待加工和处理的原始数据。另外，数据的形式也突破了传统的数字和符号，包括了原始文件和档案、多种图形、图像数据等。另一方面，现代企业经常面临各种挑战，如何最大限度地挖掘各种有用信息，使企业在激烈的市场竞争中立于不败之地。并获得最大的商业利润，也为计算机信息处理技术提出了新的要求。由此导致了数据仓库技术的提出。数据仓库是计算机应用领域里的一个崭新方向，已成为信息系统体系结构新的技术焦点。运用到数字档案馆中，它可将来自多个数据源的档案数据进行拷贝和集成，从多种角度来组织和存储档案资源数据，同时保证关键任务档案数据的完整性和安全性，从而为数字档案馆的建设和发展提供了有效的技术支持。

　　与此同时，数据仓库也在医院决策支持系统开发中得到应用。近年来，国内医疗市场竞争日趋激烈，社会对医疗质量、医院工作效率和服务质量的要求越来越高。人们需要随时获取患者、资金、物流、工作量等方面的数据、指标和报表，需要采用复杂的统计分析方法和数据挖掘技术反复处理海量历史数据，从中总结出临床医学和医院管理方面的新知识。原有医院信息系统 HIS（hospital information system）相对简单的功能已不能满足这些需要，而数据仓库作为数据管理和利用的综合性技术，以其独有的特点和优势逐步得到了广泛的应用，于是以数据仓库为基础的医院决策支持系统建设已成为数字化医院建设又一新的发展方向。在医院决策支持系统的设计过程中，数据仓库的设计和实现是重中之重，是整个系统成功实现的基础。

　　更重要的，数据仓库可以是医疗数据质量监控变得更加方便迅速。随着信息化的不断发展和数据量的不断增加，进行监控和处理数据的时间越来越长，给信息反馈提出了更高的要求。为了满足不断增长的大数据量处理的需求，同时也是对原先使用的监控方法的补充，将建立在多维数据库基础上的数据仓库技术引入到医疗数据质量监控中，大幅度提升数据的处理能力。建立与数据质量监控有关的 OLAP 系统，分析以往的数据的变化规律，进一步太久产生问题的原意，为数据的预防性监控提供依据。

　　通过数据仓库和 OLAP 分析系统，既可以在多维数据库中快速查找和定位具有缺漏项的数据，还能通过各种分析手段，提前掌握各种数据的变化趋势，在数据出现错漏高峰期之前提早做好各方面的准备工作，预防性的迹象医疗数据质量监控。建立在多维数据技术之上的数据仓库以及 OLAP 等分析技术，丰富了数据质量监控的手段，为数据质量监控提供了强有力的支持。

　　从上面诸多应用实例可以看出，数据仓库和 OLAP 分析技术的理论已经广泛被分析人员所接受，并且对分析工作起了很显著的作用，对健康数据的数据挖掘有着非常重要的意义。

## 二、基于分类和预测的健康数据挖掘技术

　　医疗数据往往具有信息量大、内容丰富的特征，可能含有病人的医学影像、相关病理参数、化验与测量结果、诊断记录以及其他一些相关数据（如年龄、性别、病史等）。实际的临床诊断往往依靠医生的临床经验对这些数据进行分析而得出。医疗数据库中包含有海量的医疗数据信息，即使是临床经验丰富的医生也很难充分的利用这些海量数据中所蕴含的知识。数据挖掘中的分类和预测方法是帮助我们从这些海量的医疗数据中获得有用模式和知识的有效手段。本章将对分类和预测方法以及他们在医疗数据分析和挖掘中的应用做一个概述性的介绍。

### （一）分类和预测的定义

　　医学研究者往往希望通过分析病人的病情数据，来预测病人应当接受几种具体治疗方案中的哪一种。这种数据分析任务就是分类（classification）。分类是数据挖掘中的一个重要课题。

分类可描述为输入数据，或称训练集（training set）是一条条记录组成的。每一条记录包含若干条属性（attribute），组成一个特征向量。训练集的每条记录还有一个特定的类标签与之对应。该类标签是系统的输入，通常是以往的一些经验数据。一个具体样本的形式可为样本向量，即 $(v_1, v_2, \cdots, v_n : c)$。在这里 $v_i$ 表示字段值，c 表示类别。

分类的目的是分析输入数据，通过在训练集中的数据表现出来的特性，为每一个类找到一种准确的描述或者模型。这种描述常常用谓词表示。由此生成的类描述用来对未来的测试数据进行分类。尽管这些未来的测试数据的类标签是未知的，仍可以由此预测这些新数据所属的类。注意是预测，而不能肯定。我们也可以由此对数据中的每一个类有更好的理解。也就是说，我们获得了对这个类的知识。分类的目的是学会一个分类函数或分类模型（也常常称作分类器），该模型能把数据库中的数据项映射到给定类别中的某一个。分类可用于提取描述重要数据类的模型或预测未来的数据趋势。

对分类器的好坏有 3 种评价或比较尺度。

**1. 预测准确度**　预测准确度是用得最多的一种比较尺度，特别是对于预测型分类任务，目前公认的方法是 10 番分层交叉验证法。

**2. 计算复杂度**　计算复杂度依赖于具体的实现细节和硬件环境，在数据挖掘中，由于操作对象是巨量的数据库，因此空间和时间的复杂度问题将是非常重要的一个环节。

**3. 模型描述的简洁度**　对于描述型的分类任务，模型描述越简洁越受欢迎；例如，采用规则表示的分类器构造法就更有用。

分类技术有很多，如决策树、贝叶斯网络、神经网络、遗传算法、关联规则等。

## （二）决策归纳分类

决策树技术是用于分类和预测的主要技术，决策树学习是以实例为基础的归纳学习算法。它着眼于从一组无次序、无规则的事例中推理出决策树表示形式的分类规则。它采用自顶向下的递归方式，在决策树的内部节点进行属性值的比较并根据不同属性判断从该节点向下的分支，然后进行剪枝，最后在决策树的叶节点得到结论。所以从根到叶节点就对应着一条合取规则，整棵树就对应着一组析取表达式规则。决策树的构造不需要任何领域知识或参数设置，并且可以处理高维数据，获取的知识用树的形式表示也很直观，因此决策树归纳算法已经成功应用于医学、制造和生产、金融分析、天文学等应用领域的分类。

基于决策树的分类有很多实现算法。ID3 和 C4.5 是较早提出并普遍使用的决策树算法。

（1）Quinlan 提出的著名的 ID3 学习算法是较早的经典算法。它通过选择窗口来形成决策树，是利用信息论中的互信息寻找训练集具有最大信息量的属性字段，建立决策树的一个节点，再根据该属性字段的不同取值建立树的分支；在每个分支子集中重复建立树的下层节点和分支过程。ID3 算法的思想描述如下。

1）算法：Generate_decision_tree。

2）输入：数据划分 D 是训练元组和对应类标号的集合。

attribute_list，候选属性的集合。

Attribute_selection_method，一个确定"最好"地划分数据元组为个体类的分裂准则的过程。这个准则由分类属性和分裂点或分裂子集组成。

3）输出：一颗决策树。

4）方法：

A. 创建一个节点 N；

B. if D 中的元组都是同一类型 C then；

C. 返回 N 作为叶节点，以类 C 标记；

D. if attribute_list 为空 then；

E. 返回 N 作为叶节点，标记为 D 中的多数类；

F. 使用 attribute_selection_method（D，attribute_list），找出"最好"的 splitting_criterion；

G. 使用 splitting_criterion 标记节点 N；

H. if splitting_criterion 是离散值的，并且允许多路划分 then；

I. attribute_list＝attribute_list-splitting_criterion；//删除划分属性；

J. for splitting_criterion 的每个输出 j // 划分元组并对每个划分产生子树；

K. ｛设 Dj 是 D 中满足输出 j 的数据元组的集合；//一个划分；

L. if Dj 为空 then；

M. 加一个树叶到节点 N，标记为 D 中的多数类；

N. else 加一个有 Generate_decision_tree（Dj，attribute_list）返回的节点到节点 N；｝；

O. 返回 N。

（2）ID3 算法是决策树的一个经典的构造算法，但它也有一些问题，具体如下。

1）信息增益的计算依赖于特征数目较多的特征，而属性取值最多的属性并不一定最优。

2）ID3 是非递增算法。

3）ID3 是单变量决策树（在分枝节点上只考虑单个属性），许多复杂概念的表达困难，属性相互关系强调不够，容易导致决策树中子树的重复或有些属性在决策树的某一路径上被检验多次。

4）抗噪性差，训练例子中正例和反例的比例较难控制。

（3）Quilan 改进了 ID3，提出了 C4.5 算法。C4.5 算法和 ID3 算法相似，它是对 ID3 算法的一种改进，它是根据信息增益（information gain）值选择作为分裂结点的属性及标准，按照此标准将训练集分成若干个子集。C4.5 算法继承了 ID3 算法的优点，并在以下几方面对 ID3 算法进行了改进。

1）用信息增益率来选择属性，克服了用信息增益选择属性时偏向选择取值多的属性的不足。

2）在树构造过程中进行剪枝。

3）能够完成对连续属性的离散化处理。

4）能够对不完整数据进行处理。

C4.5 算法的优点为产生的分类规则易于理解、准确率较高，其缺点是在构造树的过程中需要对数据集进行多次的顺序扫描和排序，因而导致算法的低效。此外，C4.5 只适合于能够驻留于内存的数据集，当训练集大得无法在内存容纳时程序无法运行。

这两种方法的共同优点是描述简单，分类速度快，分类较准确，特别适合大规模的数据处理。ID3、C4.5 是两种最常用的决策树分类算法，除此之外，还有 SLIQ 和 SPRINT 等算法，它们可以有效地处理可伸缩性问题，也都能处理分类属性和连续值属性。随着算法研究的进行，也出现了许多其他基于决策树的算法，它们与神经网络、遗传算法等技术结合，从不同的方面对算法进行了提高。相信以后会出现更多效率更好、准确度更高的算法。

### （三）贝叶斯分类

贝叶斯分类是统计学分类方法，它是一类利用概率统计知识进行分类的算法。在许多场合，朴素贝叶斯（Naive Bayes，NB）分类算法可以与决策树和神经网络分类算法相媲美，该算法能运用到大型数据库中，且方法简单、分类准确率高、速度快。

在分类（classification）问题中，常常需要把一个事物分到某个类别。一个事物具有很多属性，把它的众多属性看做一个向量，即 $X=(x_1, x_2, x_3, \cdots, x_n)$，用 $x$ 这个向量来代表这个事物。类别也是有很多种，用集合 $Y=\{y_1, y_2, \cdots, y_m\}$ 表示。如果 $x$ 属于 $y_1$ 类别，就可以给 $x$ 打上 $y_1$ 标签，意思是说 $x$ 属于 $y_1$ 类别。这就是所谓的分类（classification）。

$x$ 的集合记为 $X$，称为属性集。一般 $X$ 和 $Y$ 的关系是不确定的，你只能在某种程度上说 $x$ 有多大可能性属于类 $y_1$，比如说 $x$ 有 80% 的可能性属于类 $y_1$，这时可以把 $X$ 和 $Y$ 看做是随机变量，$P(Y|X)$ 称为 $Y$ 的后验概率（posterior probability），与之相对的，$P(Y)$ 称为 $Y$ 的先验概率（prior probability）。

在训练阶段，我们要根据从训练数据中收集的信息，对 $X$ 和 $Y$ 的每一种组合学习后验概率 $P(Y|X)$。分类时，来了一个实例 $x$，在刚才训练得到的一堆后验概率中找出所有的 $P(Y|x)$，其中最大的那个 $y$，即为 $x$ 所属分类。根据贝叶斯公式，后验概率为

$$P(Y|X) = \frac{P(X|Y)P(Y)}{P(X)} \qquad \text{公式（10-1）}$$

在比较不同 $Y$ 值的后验概率时，分母 $P(X)$ 总是常数，因此可以忽略。先验概率 $P(Y)$ 可以通过计算训练集中属于每一个类的训练样本所占的比例容易地估计。

我们来举个简单的例子，考虑一个医疗诊断问题，有两种可能的假设：①病人有癌症。②病人无癌症。样本数据来自某化验测试，它也有两种可能的结果：阳性和阴性。假设我们已经有先验知识：在所有人口中只有 0.008 的人患病。此外，化验测试对有病的患者有 98% 的可能返回阳性结果，对无病患者有 97% 的可能返回阴性结果。

上面的数据可以用以下概率式表示：

$$P \text{（cancer）} = 0.008$$
$$P \text{（无 cancer）} = 0.992$$
$$P \text{（阳性｜cancer）} = 0.98$$
$$P \text{（阴性｜cancer）} = 0.02$$

$$P（阳性|无 cancer）=0.03$$

$$P（阴性|无 cancer）=0.97$$

假设现在有一个新病人，化验测试返回阳性，是否将病人断定为有癌症呢？

在这里，$Y=\{cancer，无 cancer\}$，共两个类别，这个新病人是一个样本，他有一个属性阳性，可以令 $x=$（阳性）。我们可以来计算各个类别的后验概率：

$P（cancer|阳性）=P（阳性|cancer）P（cancer）=0.98×0.008=0.0078$

$P（无 cancer|阳性）=P（阳性|无 cancer）×P（无 cancer）=0.03×0.992=0.0298$

因此，应该判断为无癌症。

在这个例子中，类条件概率，$P（cancer|阳性）$ 和 $P（无 cancer|阳性）$ 直接告诉了我们。一般对类条件概率 $P（X|Y）$ 的估计，有朴素贝叶斯分类器和贝叶斯信念网络两种方法，这里介绍朴素贝叶斯分类器。

给定类标号 $y$，朴素贝叶斯分类器在估计类条件概率时假设属性之间条件独立。条件独立假设可以形式化的表达如下：

$$P(X|Y=y) = \prod_{i=1}^{n} P(x_i|Y=y) \qquad 公式（10-2）$$

其中每个训练样本可用一个属性向量 $X=(x_1，x_2，x_3，\cdots，x_n)$ 表示，各个属性之间条件独立。比如，对于一篇文章，"Good good study，Day day up"可以用一个文本特征向量来表示，$x=$（Good，good，study，Day，day，up）。一般各个词语之间肯定不是相互独立的，有一定的上下文联系。但在朴素贝叶斯文本分类时，我们假设个单词之间没有联系，可以用一个文本特征向量来表示这篇文章，这就是"朴素"的来历。

有了条件独立假设，就不必计算 $X$ 和 $Y$ 的每一种组合的类条件概率，只需对给定的 $Y$，计算每个 $x_i$ 的条件概率。后一种方法更实用，因为它不需要很大的训练集就能获得较好的概率估计。

在计算 $P（x_i|Y=y）$ 的时候，一般根据类别 $y$ 下包含属性 $x_i$ 的实例的比例来估计。以文本分类为例，$x_i$ 表示一个单词，$P（x_i|Y=y）=$ 包含该类别下包含单词的 $x_i$ 的文章总数/该类别下的文章总数。

假设给定了训练样本数据见表 10-1，我们学习的目标是根据给定的聋儿情况表，为聋儿确定更加适合的训练模式。

表 10-1　聋儿基本情况表

| 编号 | 性别 | 出生日期 | 人工耳蜗开机时间 | 性格 | 人工耳蜗植入前是否有听觉经验和语言基础 | 学习习惯 | 家庭教养情况 | 采用模式 |
|---|---|---|---|---|---|---|---|---|
| 1 | 男 | 2003-1-16 | 2004-5-14 | 外向 | 否 | 一般 | 父母教养 | 模式一 |
| 2 | 女 | 2005-3-13 | 2006-7-7 | 外向 | 否 | 一般 | 父母教养 | 模式一 |
| 3 | 女 | 2005-5-31 | 2006-6-27 | 外向 | 否 | 一般 | 父母教养 | 模式二 |
| 4 | 女 | 2002-10-16 | 2007-1-11 | 内向 | 是 | 好 | 父母教养 | 模式二 |
| 5 | 女 | 2004-3-31 | 2007-1-12 | 内向 | 否 | 一般 | 父母教养 | 模式一 |

| 编号 | 性别 | 出生日期 | 人工耳蜗开机时间 | 性格 | 人工耳蜗植入前是否有听觉经验和语言基础 | 学习习惯 | 家庭教养情况 | 采用模式 |
|---|---|---|---|---|---|---|---|---|
| 6 | 男 | 2000-10-9 | 2007-1-11 | 外向 | 是 | 好 | 父母教养 | 模式二 |
| 7 | 女 | 2002-7-11 | 2007-1-26 | 内向 | 是 | 好 | 老人教养 | 模式二 |
| 8 | 男 | 2006-2-6 | 2007-9-1 | 外向 | 否 | 一般 | 父母教养 | 模式三 |
| 9 | 女 | 2004-11-23 | 2007-2-3 | 外向 | 否 | 一般 | 老人教养 | 模式一 |
| 10 | 女 | 2005-8-7 | 2007-2-15 | 外向 | 否 | 一般 | 老人教养 | 模式二 |
| 11 | 男 | 2006-4-26 | 2007-8-31 | 外向 | 否 | 好 | 父母教养 | 模式三 |
| 12 | 女 | 2006-5-13 | 2007-12-24 | 外向 | 否 | 好 | 老人教养 | 模式三 |
| 13 | 男 | 2002-9-11 | 2007-1-26 | 外向 | 是 | 一般 | 父母教养 | 模式一 |
| 14 | 女 | 2006-12-19 | 2008-4-11 | 外向 | 否 | 一般 | 父母教养 | 模式三 |
| 15 | 女 | 2003-8-23 | 2006-5-13 | 外向 | 否 | 一般 | 父母教养 | 模式一 |
| 16 | 男 | 2004-5-24 | 2005-10-14 | 内向 | 否 | 一般 | 老人教养 | 模式一 |
| 17 | 男 | 2003-6-6 | 2005-5-6 | 外向 | 否 | 好 | 父母教养 | 模式三 |
| 18 | 男 | 2004-11-30 | 2006-12-7 | 内向 | 否 | 一般 | 父母教养 | 模式一 |
| 19 | 女 | 1999-10-24 | 2005-11-23 | 外向 | 是 | 好 | 父母教养 | 模式三 |
| 20 | 男 | 2004-4-11 | 2006-6-28 | 内向 | 否 | 一般 | 老人教养 | 模式一 |

注：模式一，班级授课与个别训练结合；模式二，普班融合与亲子同训结合；模式三，家庭训练与亲自同训结合。

　　假设现有一名儿童需要进行康复训练，怎样用朴素贝叶斯分类器决定推举他使用哪一种训练方法呢？首先需要获得该聋儿的各属性信息。假设信息表如表 10-2 所示。

表 10-2　个案 1 的各属性信息

| 性别 | 出生日期 | 人工耳蜗开机时间 | 性格 | 人工耳蜗植入前是否有听觉经验和语言基础 | 学习习惯 | 家庭教养情况 |
|---|---|---|---|---|---|---|
| 男 | 2004-4 | 2005-8 | 内向 | 是 | 一般 | 父母教养 |

　　由该表得知，该聋儿年龄 3 岁以上，人工耳蜗开机时年龄 0～3 岁。根据朴素贝叶斯分类器的公式，利用训练集计算出各方法的概率：

$$P（模式一）=8/20=0.4$$
$$P（模式二）=6/20=0.3$$
$$P（模式三）=6/20=0.3$$

然后，针对属性需要的数据计算得出：

$$P（男｜模式一）=4/8=0.5$$
$$P（年龄 3 岁以上｜模式一）=8/8=1$$
$$P（植入时 0～3 岁｜模式一）=7/8=0.875$$
$$P（内向｜模式一）=4/8=0.5$$
$$P（是｜模式一）=1/8=0.125$$
$$P（一般｜模式一）=8/8=1$$
$$P（父母教养｜模式一）=5/8=0.625$$

从以上数据可以得出：

$$P（模式一｜个案 1）=0.4×0.5×1×0.875×0.5×0.125×1×0.625=0.00684$$

同理可得：

$$P（模式二｜个案 1）=0.3×1/3×1×0.5×1/3×0.5×0.5×2/3=0.00278$$
$$P（模式三｜个案 1）=0.3×0.5×0.5×5/6×0×1/6×1/3×5/6=0$$

因为 $P$（模式一｜个案 1）是最大的，所以，该聋儿应选择模式一即班级授课与个别训练结合进行康复训练。

### （四）基于规则的分类

规则是表示信息或少量知识的好方法。基于规则的分类法使用一组 IF-THEN 规则进行分类。一个 IF-THEN 规则是一个如下形式的表达式：

IF 条件 THEN 结论

其中"IF"部分是规则前件或前提，"THEN"部分是规则的结论。在前提中，条件由一个或多个用逻辑连接词（如 AND）连接起来。如果对于给定的元组，规则前件中的条件都成立，则说明规则覆盖该元组。规则的覆盖率是规则覆盖的元组的百分比，规则的准确率是它覆盖元组和其中可以被规则正确分类的元组的百分比。

接下来介绍两种建立基于规则的分类器的方法。

**1. 从决策树提取规则**　为了从决策树提取规则，对从根到树叶节点的每条路径创建一个规则。沿着给定路径上的每个分裂准则的逻辑 AND 形成规则的前件，存放类预测的树叶节点形成规则的后件。

所提取的每个规则之间蕴含着析取关系（逻辑 OR）。由于这些规则直接从树中提取，因此它们是穷举和互斥的，不存在规则冲突；但提取的规则集会很大并且难以理解，因此需要对结果规则集剪枝。这里往往采用 C4.5 方法。

**2. 使用顺序覆盖算法的规则归纳**　使用顺序覆盖算法可以直接从训练数据中提取 IF-THEN 规则，不必产生决策树。在这里，规则被顺序地学习（一次一个），其中给定类的每个规则理想的覆盖该类的许多元组（并且希望不覆盖其他类的元组）。流行的顺序覆盖算法包括 AQ、CN2 和 RIPPER。算法的一般策略如下：一次学习一个规则。每当学习一个规则，就删除该规则覆盖的元组，并对剩下的元组重复该过程。

（1）算法：顺序覆盖。学习一组 IF-THEN 分类规则。

（2）输入：D，类标记的元组的数据集合。

Att_vals，所有属性与它们的可能值的集合。

（3）输出：IF-THEN 规则的集合。

（4）方法

1）Rule_set＝｛｝；//学习的规则的初始集为空；

2）for 每个类 c do；

3）repeat；

4）Rule＝Learn_One_Rule（D，Att-vals，c）；

5）从 D 中删除 Rule 覆盖的元组；

6）until 终止条件满足；

7）Rule_set＝Rule_set ＋ Rule；

8）endfor；

9）返回 Rule_set。

在学习规则的过程中，规则以从一般到特殊的方式增长。与束搜索相似，从空规则开始，然后逐渐地向它添加属性测试。添加属性测试作为规则前件当前条件的逻辑合取。每当面临添加一个新的属性测试（合取）到当前规则时，根据训练样本选择最能提高规则质量的属性测试。但这种贪心算法往往会有不好的选择，故可以选择最好的 $k$ 个而不是最好的一个属性测试添加到当前规则中。即，进行宽度为 $k$ 的束搜索，在每一步维持 $k$ 个最佳候选，而不是一个最佳候选。

## （五）支持向量机

支持向量机（support vector machine，SVM）是一种处理线性和非线性数据的新分类方法。它通过某种事先选择的非线性映射（核函数）将输入向量映射到一个高维特征空间，在这个空间中构造最优分类超平面。

（1）使用 SVM 进行数据集分类工作的过程首先是通过预先选定的一些非线性映射将输入空间映射到高维特征空间，使得在高维属性空间中有可能对训练数据实现超平面的分割，避免了在原输入空间中进行非线性曲面分割计算。SVM 数据集形成的分类函数具有这样的性质：它是一组以支持向量为参数的非线性函数的线性组合，因此分类函数的表达式仅和支持向量的数量有关，而独立于空间的维度。在处理高维输入空间的分类时，这种方法尤其有效。

概括来讲，SVM 有如下主要几个特点。

1）非线性映射是 SVM 方法的理论基础，SVM 利用内积核函数代替向高维空间的非线性映射。

2）对特征空间划分的最优超平面是 SVM 的目标，最大化分类边际的思想是 SVM 方法的核心。

3）支持向量是 SVM 的训练结果，在 SVM 分类决策中起决定作用的是支持向量。

4）SVM 是一种有坚实理论基础的新颖的小样本学习方法。它基本上不涉及概率测度及大数定律等，因此不同于现有的统计方法。从本质上看，它避开了从归纳到演绎的传统过程，实现了高效的从训练样本到预报样本的"转导推理"，大大简化了通常的分类和回归等问题。

5）SVM 的最终决策函数只由少数的支持向量所确定，计算的复杂性取决于支持向量的数目，而不是样本空间的维数，这在某种意义上避免了"维数灾难"。

6）少数支持向量决定了最终结果，这不但可以帮助我们抓住关键样本、"剔除"大量冗余样本，而且注定了该方法不但算法简单，而且具有较好的"鲁棒"性。这种鲁棒性主要体现在增、删非支持向量样本对模型没有影响；支持向量样本集具有一定的鲁棒性；有些成功的应用中，SVM 方法对核的选取不敏感。

对于数据线性可分的情况，SVM 通过搜索最大边缘超平面（maximum marginal hyperplane，MMH）来处理问题。假设一个给定的数据集 D 为 $(X_1，y_1)$，$(X_2，y_2)$，…，$(X_{|D|}，y_{|D|})$，其中 $X_i$ 是训练元组，具有相关联的标号 $y_i$。每个 $y_i$ 取两个值之一，$+1$ 或 $-1$。此二维数据线性可分，故分离超平面可记做：$W·X+b=0$，其中 $W$ 是权重向量，即 $W=\{w_1，w_2，…，w_n\}$，$n$ 是属性值，$b$ 是标量，通常称为偏倚（bias）。

分离超平面可写成：$w_0+w_1x_1+w_2x_2=0$；

位于分离超平面上面的点满足：$w_0+w_1x_1+w_2x_2>0$；

位于分离超平面下面的点满足：$w_0+w_1x_1+w_2x_2<0$；

调整权重使得定义边缘"侧面"的超平面可以记为：

$H_1$：$w_0+w_1x_1+w_2x_2≥1$，对于所有的 $y_i=±1$；

$H_2$：$w_0+w_1x_1+w_2x_2≤1$，对于所有的 $y_i=-1$；

结合起来为：$y_i(w_0+w_1x_1+w_2x_2)≥1$，$\forall i$；

即落在超平面 $H_1$ 或 $H_2$ 上的训练元组使得上式成立时，称为支持向量。本质上，支持向量是最难分类的元组，并且给出最多的分类信息。

进而可得到最大边缘的计算公式。分离超平面到 $H_1$ 上任意点的距离是 $\dfrac{1}{\|W\|}$，其中 $\|W\|$ 是欧几里得范数，即 $\sqrt{W·W}$，由此可计算出最大边缘为 $\dfrac{2}{\|W\|}$。

SVM 寻找 MMH 和支持向量的方法，可通过改写 $y_i(w_0+w_1x_1+w_2x_2)≥1$，$\forall i$，将它变换成被约束的（凸）二次优化问题来求解，则二次规划问题的目标函数变为

$$\min W(\alpha)=\frac{1}{2}\sum_{i=1}^{n}\sum_{j=1}^{n}y_iy_j\alpha_i\alpha_jK(x_i x_j)-\sum_{j=1}^{n}\alpha_j \qquad 公式（10-3）$$

约束条件为

$$\sum_{i=1}^{n}y_i\alpha_i=0；0≤\alpha_i≤C，i=1,2,…,n$$

在训练完成后，只需要计算符号函数：

$$f(x)=\text{sgn}(\sum_{支持向量}y_ia_i^0K(x，x_i)+b_0) \qquad 公式（10-4）$$

只需选择合适的核函数 $K$ 就可以确定一个支持向量机。常用的核函数有以下几种：

1）线性核函数：$K(x，y)=x·y$；

2）多项式核函数：$K(x，y)=|(x·y)+1|^2$；

3）高斯径向基核函数（RBF）：$K(x，y)=\exp(-\|x-y\|^2/2\sigma^2)$。

对于数据非线性可分的情况，可以使用扩展的 SVM。首先，用非线性映射将原输入数据变换到较高维空间，这里可以使用多种常用的非线性映射。第二步，在新的空间搜索线性分离超平面。这里可用线性 SVM 公式求解，在新空间找到的最大边缘超平面对应于原空间中的非线性的分离超曲面。

（1）支持向量机同样可以运用在医学研究上，以下是使用支持向量机对五类心脏疾病进行分类的例子。本例提取了 MIT.BIH 心律失常数据库 45 条 Ⅱ 导联记录中的 5 种类别，其中一种为正常心律（NORM），4 种为异常心律，4 种异常心律分别为右束支阻滞（RBBB）、左束支阻滞（LBBB）、室性期前收缩（PVC）和房性期前收缩（PAC）。训练数据和测试数据如表 10-3 所示。

表 10-3　训练与测试数据个数

| 类别 | 训练数据个数 | 测试数据个数 |
| --- | --- | --- |
| NORM | 36 369 | 42 741 |
| RBBB | 2 752 | 3 344 |
| LBBB | 1 988 | 2 399 |
| PVC | 909 | 1 104 |
| PAC | 587 | 694 |
| 合计 | 43 244 | 50 282 |

对分类方法的效果评估通常采用灵敏度（sensitivity，$SE$）和特异度（specificity，$SP$）两个参数来衡量，其定义分别如下：

$$SE=\frac{TP}{TP+FN}, \quad SP=\frac{TN}{TN+FP} \qquad 公式（10-5）$$

其中 $TP$ 表示算法预测正确的阳性样本；$FP$ 表示算法预测错误的阴性样本；$FN$ 表示算法预测错误的阳性样本；$TN$ 表示算法预测正确的阴性样本。所以，$TP+FN$ 就是阳性样本的实际总数，$TN+FP$ 就是阴性样本的实际总数。这里的灵敏度反映出算法对该类心拍的正确判断率，特异度反映出算法对该类心拍的特异性。

另外，我们还用总的正确率来描述分类结果，总的正确率＝训练数据中分类正确的心搏个数/总的训练心搏个数。这里，阳性样本即指我们所关注的心律样本，阴性样本即指在实验中我们不关注的心律样本，则总的正确率＝$\frac{TP+TN}{TP+FN+TN+FP}$。

这里，我们根据经验选取了 RBF 为核函数，所以需要事先确定两个参数 $C$ 和 $\sigma$。这里确定 $C=8000$，$\sigma=\sqrt{2}/2$，得到的实验结果和灵敏度、特异度如表 10-4 和表 10-5 所示。

表 10-4　支持向量机的分类结果

| 类别 | NORM | RBBB | LBBB | PVC | PAC | 合计 |
| --- | --- | --- | --- | --- | --- | --- |
| NORM | 42 405 | 82 | 79 | 38 | 137 | 42 741 |
| RBBB | 76 | 3 250 | 1 | 3 | 14 | 3 344 |
| LBBB | 42 | 2 | 2 344 | 9 | 2 | 2 399 |
| PVC | 104 | 5 | 15 | 978 | 2 | 1 104 |
| PAC | 129 | 17 | 2 | 4 | 542 | 694 |
| 合计 | 42 756 | 3 356 | 2 441 | 1 032 | 697 | 50 282 |

**表 10-5　支持向量机的灵敏度和特异度**　　　　　　　　（单位：%）

| 类别 | 灵敏度 | 特异度 |
|------|--------|--------|
| NORM | 99.21 | 94.34 |
| RBBB | 97.20 | 98.92 |
| LBBB | 97.71 | 98.52 |
| PVC | 88.59 | 98.70 |
| PAC | 78.10 | 98.77 |

由此可计算出，支持向量机的总正确率为 98.48%。

## 三、基于线性回归的健康数据挖掘技术

在医疗健康数据挖掘中，常遇到各种病种诊断数据的整理、推断和分析，最常用的建模方法便是线性回归模型。如医疗数据集中属性之间存在关联性，年龄、饮食习惯、是否吸烟等因素与身体的某些器官功能指数间有某种联系。本节随后的应用将用到前列腺病人的特殊抗原与临床指标之间关系的例子。

我们先介绍回归的一些基本定义：统计学习理论中往往对给定输入的预测定量输出称作回归（regression），而预测定性输出称为分类（classification），两者均可看作函数逼近任务。本章主要讨论简单有效的使用最小二乘的线性回归模型。线性模型在过去的几十年直到现在一直都是统计学的重要研究模型之一，该模型简单并对输入如何影响输出提供充分可解释的描述，特别是在训练数据少，信噪比低或稀疏数据的情况下的预测性能远优于非线性模型。若将线性方法用于变换后的输入上（基函数方法），则它们的应用范围大大增加，医疗健康数据挖掘的线性模型仅是其中一个应用而已。此外，对于线性模型的深入理解有助于对非线性模型的掌握，因为目前许多非线性技术正是线性方法的直接拓展。

本节主要介绍健康数据挖掘技术中常用到的线性回归模型及其使用的最小二乘方法、多元线性回归以及两种收缩方法（岭回归和套索）。

### （一）线性回归模型和最小二乘法

给定一个输入向量 $X=(X_1, \cdots, X_p)$，预测输出 $Y$ 可通过线性模型表达为如下形式：$\hat{Y}=\hat{\beta}_0+\sum_{j=1}^{p} X_j\hat{\beta}_j$，其中 $\hat{\beta}_0$ 称作偏移或截距（bias）。通常 $x$ 中包含常数变量 1，故将 $\hat{\beta}_0$ 纳入到系数变量 $\beta_0$ 中，这样线性模型的向量形式写作内积：$\hat{Y}=X^T\hat{\beta}$，其中 $X$ 为列向量，$X^T$ 表示向量或矩阵的转置。在统计决策理论中，给定输入 $X$ 的值预测 $Y$，需要寻找某个函数 $f(X)$，使得处罚预测误差的损失函数最小。$\Pr(X, Y)$ 为 $X$ 和 $Y$ 的联合分布，并选定期望预测误差为衡量标准：

$$\text{EPE}(f) = \text{E}(Y - f(X))^2$$

$$= \int (y - f(x))^2 \mathrm{Pr}(dx, dy) \qquad \text{公式 (10-6)}$$

对上式在 $X$ 上取条件期望，则 EPE $(f) = \mathrm{E}_X \mathrm{E}_{Y|X}\ ((Y - f(X))^2|X)$，模型的目标是使得期望预测误差最小，即 $f(x) = \mathrm{argmin}_c \mathrm{E}_{Y|X}\ ((Y - c)^2|X = x)$，该优化函数的解便是条件期望 $f(x) = \mathrm{E}(Y|X = x)$，也称为回归函数。当平方误差的均值最佳时，点 $X = x$ 上 $Y$ 的最佳预测即条件均值。预测线性回归是利用称为线性回归方程的最小二乘函数对一个或多个自变量和因变量之间关系进行建模的一种回归分析。这种函数是一个或多个称为回归系数的模型参数的线性组合。线性模型假设回归函数 $f(x)$ 是线性的或合理的近似，则线性回归模型形如：$f(X) = \beta_0 + \sum_{j=1}^{p} X_j \beta_j$，这里，$\beta_j$ 是未知参数或系数，而变量 $X_j$ 的来源有多个：定量输入及其变换，如对数或平方根；基函数展开，如多项式表示（$X = X_1^2$）；定性输入级的数值或哑元编码；变量之间的相互作用，如 $X_3 = X_1 X_2$。

现有一个训练数据集 $(x_i,\ y_i)$，$i = 1, \cdots, N$，需通过它们对参数 $\beta$ 进行估计，$x_i = (x_{i1},\ x_{i2}, \cdots,\ x_{ip})^T$ 表示第 $i$ 个数据点的特征向量。我们使用最流行的最小二乘估计方法对模型进行评估，最小二乘方法最初由高斯发表于 1809 年的著作《天体运动论》中并在 1829 年提供了最小二乘法的优化效果强于其他方法的证明。这里通过选择一组系数 $\beta = (\beta_0,\ \beta_1, \cdots,\ \beta_p)^T$ 使得残差平方和函数最小，即

$$\mathrm{RSS}(\beta) = \sum_{i=1}^{N} (y_i - f(x_i))^2 = \sum_{i=1}^{N} (y_i - \beta_0 - \sum_{j=1}^{p} x_{ij}\beta_j)^2 \qquad \text{公式 (10-7)}$$

从统计学的角度看，如果训练数据点 $(x_i,\ y_i)$ 是随机独立地从总体样本中选择，该准则是合理有效的，即使 $x_i$ 不是随机抽取的，但 $y_i$ 条件独立于给定 $x_i$，该准则依然成立。图 10-7 给出对 $(X,\ Y)$ 所处的 $p+1$ 空间中的最小二乘拟合的几何图解，直观地从图中可看出：不管数据来源何处，该最小二乘拟合是令人满意的。

现考虑如何将 RSS 最小化，设 $\mathbf{X}$ 为 $N \times (p+1)$ 的矩阵，每一行为一个输入向量（第一行全为 1），同样地，设 $\mathbf{y}$ 为训练集中的 $N$ 个输出向量，则 RSS 可重写为

$$\mathrm{RSS}(\beta) = (y - \mathbf{X}\beta)^T (y - \mathbf{X}\beta) \qquad \text{公式 (10-8)}$$

这是一个关于 $p+1$ 个参数的二次函数，对 $\beta$ 求一阶导数并将其设定为 0，暂假设矩阵 $\mathbf{X}$ 为满列秩，则矩阵 $\mathbf{X}^T\mathbf{X}$ 是正半定的，从而得到唯一解：

$$\hat{\beta} = (\mathbf{X}^T\mathbf{X})^{-1}\mathbf{X}^T\mathbf{y} \qquad \text{公式 (10-9)}$$

在输入向量 $x_0$ 上的预测值为 $\hat{f}(x_0) = (1 : x_0)^T \hat{\beta}$，类似地，若 $\hat{y}_i = \hat{f}(x_i)$，则在整个训练数据输入上的拟合值表示为：$\hat{\mathbf{y}} = \mathbf{X}\hat{\beta} = (\mathbf{X}^T\mathbf{X})^{-1}\mathbf{X}^T\mathbf{y}$，等式中的矩阵 $\mathbf{H} = (\mathbf{X}^T\mathbf{X})^{-1}\mathbf{X}^T\mathbf{y}$ 有时称为"帽"矩阵，因为 $\mathbf{y}$ 上有顶"帽子"，又因其可用于计算正交投影，$\mathbf{H}$ 也称为投影矩阵。图 10-8 给出了在 $N$ 空间里的最小二乘估计的几何表示，结果向量 $\mathbf{y}$ 正交投影到输入向量 $x_1$ 和 $x_2$ 生成的超平面上。列向量 $\mathbf{X} = (x_0,\ x_1, \cdots,\ x_p)$，其中 $x_0 = 1$，这些列向量生成了 $N$ 中的一个子空间，也称为 $\mathbf{X}$ 的列空间。通过选择 $\hat{\beta}$ 最小化 $\mathrm{RSS}(\beta) = \|\mathbf{y} - \mathbf{X}\beta\|^2$ 使得残差向量 $\mathbf{y} - \hat{\mathbf{y}}$ 正交于这个子空间，$\hat{\mathbf{y}}$ 即从 $\mathbf{y}$ 到该子空间的正交投影。

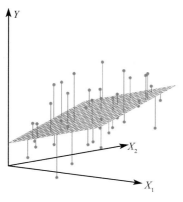
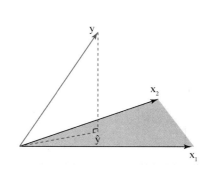

图 10-7　线性最小二乘拟合图　　图 10-8　最小二乘回归的 $N$ 维几何表示

矩阵 $\mathbf{X}$ 的列并非总是线性独立的，这样它也不一定是满秩，例如，如果两个输入向量完全相关（$\mathbf{x}_2 = 3\mathbf{x}_1$）。这样 $\mathbf{X}^T\mathbf{X}$ 变为奇异的，且最小二乘系数 $\hat{\beta}$ 不会是唯一定义。然而，拟合值 $\hat{\mathbf{y}} = \mathbf{X}\hat{\beta}$ 仍然是从 $\mathbf{y}$ 到 $\mathbf{X}$ 的列空间投影，只是以 $\mathbf{X}$ 的列向量表达的投影有多种方式。非满秩常出现在一个或多个定性输入以冗余方式编码的情形。通过重编码或删除冗余列是一种很自然的解决非奇异表达的方法。许多软件包都能够检测这些冗余并能自动使用某种技术删除它们。秩缺失也出现在信号和图像分析当中，因为输入数可以超过训练样本数，在这种情形下，主要由过滤来减少特征或正则化控制拟合过程。

到现在我们主要对数据的真实分布做了比较少的假设，为了确定系数 $\hat{\beta}$ 的采样特性，假设观测值是不相关的，有共同的常数方差，且 $x_i$ 固定不变。那么最小二乘参数估计的方差——协方差很容易得到：$\mathrm{Var}(\hat{\beta}) = (\mathbf{X}^T\mathbf{X})^{-1}\sigma^2$，其中方差的估计表达式为

$$\sigma^2 = \frac{1}{N-p-1}\sum_{i=1}^{N}(y_i - y_i)^2 \qquad\text{公式（10-10）}$$

为了得到参数和模型的推论，需要些另外的假设，如假定 $f(X) = \beta_0 + \sum_{j=1}^{p}X_j\beta_j$ 是均值的正确模型，也即 $Y$ 的条件期望在 $X_1$，$\cdots$，$X_p$ 上是线性的。同时假设 $Y$ 的期望周围的偏差是叠加的和高斯的，可得到

$$Y = E(Y|X_1, \cdots, X_p) + \varepsilon = \beta_0 + \sum_{j=1}^{p}X_j\beta_j + \varepsilon \qquad\text{公式（10-11）}$$

其中 $\varepsilon$ 是一个服从 $N(0, \sigma^2)$ 分布的高斯随机变量。从而估计值 $\hat{\beta} \sim N(\beta, (X^TX)^{-1} \cdot \sigma^2)$，这是服从多元正态分布的，其均值和方差协方差如上所示。$(N-p-1)\hat{\sigma}^2 \sim \sigma^2 \chi^2_{N-p-1}$ 是拥有 $N-p-1$ 个自由度的卡方分布。此外，$\hat{\beta}$ 和 $\sigma^2$ 是统计独立的。

## （二）多元线性回归模型

当输入的参数大于 1 时的线性回归模型称作多元线性回归模型（multiple linear regression model）。现假设输入向量为 $X_0$，$X_1$，$X_2$，$\cdots$，$X_p$，预测多个输出 $Y_1$，$Y_2$，$\cdots$，$Y_k$。对每个

输出可依照前面介绍的线性模型写为

$$Y_k = \beta_{0k} + \sum_{j=1}^{p} X_j \beta_{jk} + \varepsilon_k = f_k(X) + \varepsilon_k \qquad \text{公式 (10-12)}$$

对 $N$ 个训练样本，上述模型可表达成矩阵形式：$\mathbf{Y} = \mathbf{XB} + \mathbf{E}$，其中 $\mathbf{Y}$ 是大小为 $N \times K$ 的响应矩阵，$\mathbf{X}$ 是大小为 $N \times (p+1)$ 的输入矩阵，$\mathbf{B}$ 是大小为 $(p+1) \times K$ 的参数矩阵，$\mathbf{E}$ 是大小为 $N \times K$ 的误差矩阵。公式（10-7）中的一元损失函数的拓展为

$$\text{RSS}(\mathbf{B}) = \sum_{k=1}^{K} \sum_{i=1}^{N} (y_{ik} - f_k(x_i))^2 = \text{tr}[(\mathbf{Y} - \mathbf{XB})^T (\mathbf{Y} - \mathbf{XB})] \quad \text{公式 (10-13)}$$

而多元线性回归的最小二乘估计与一元的形式相同：

$$\hat{\mathbf{B}} = (\mathbf{X}^T \mathbf{X})^{-1} \mathbf{X}^T \mathbf{Y} \qquad \text{公式 (10-14)}$$

所以第 $k$ 个结果的系数正好是 $y_k$ 在输入 $x_0$，$x_1$，$\cdots$，$x_p$ 上的回归最小二乘估计，多元输出并不会影响其他的最小二乘估计。

如果公式（10-12）中的误差 $\varepsilon = (\varepsilon_1, \cdots, \varepsilon_k)$ 是相互关联的，则修改公式（10-13）能得到多元情形下的版本。特别地，假定 $\text{Cov}(\varepsilon) = \sum$，则可由多元高斯理论得到多元加权准则为

$$\text{RRS}(\mathbf{B}; \sum) \sum_{i=1}^{N} (y_i - f(x_i))^T \sum{}^{-1} (y_i - f(x_i)) \qquad \text{公式 (10-15)}$$

这里 $f(x)$ 是向量函数 $[f_1(x), \cdots, f_K(x)]$，$y_i$ 是第 $i$ 个观测值的 $K$ 个响应值组成的向量。然而，该式的解可由公式（10-14）给出 $K$ 个忽略关联的分离回归函数。如果 $\sum_i$ 在观测值中变化，情况就不一样了，并且 $\mathbf{B}$ 的解不能再分解。

## （三）收缩回归

在健康数据挖掘的回归模型中用于估计或预测的收缩方法被称为收缩回归（shrinkage regression），有时也称为正则化（regularization）。这里主要介绍岭回归（ridge regression）和套索（lasso）方法。

**1. 岭回归**  岭回归主要通过惩罚系数的大小来收缩回归系数，以极小化惩罚残差平方和为

$$\hat{\beta}^{ridge} = \arg \min_{\beta} \left\{ \sum_{i=1}^{N} (y_i - \beta_0 - \sum_{j=1}^{p} x_{ij} \beta_j)^2 + \lambda \sum_{j=1}^{p} \beta_j^2 \right\} \qquad \text{公式 (10-16)}$$

这里 $\lambda \geqslant 0$ 是控制收缩量的复杂度参数，$\lambda$ 的取值越大，收缩量越大，回归系数甚至可收缩到零值。在神经网络中也常用到这种参数平方和的惩罚思想，称作权重衰减。岭回归问题的一种等价表达为

$$\hat{\beta}^{ridge} = \arg \min_{\beta} \sum_{i=1}^{N} (y_i - \beta_0 - \sum_{j=1}^{p} x_{ij} \beta_j)^2$$

$$\text{subject to} \sum_{j=1}^{p} \beta_j^2 \leqslant t \qquad \text{公式 (10-17)}$$

该式明确地显示了参数上的大小约束，而且公式（10-16）的参数 $\lambda$ 和（10-17）中的 $t$ 之间存在一一对应的关系。当线性回归模型中有许多变量关联时，它们的系数变得难以决定

且呈现较大的方差。一个变量上的大正系数可以被相关变量上的类似大小的负系数抵消，通过在系数上添加大小约束可缓解这种问题。在输入缩放下，岭回归的解是不等价的，故需要在解 $\hat{\beta}$ 前对这些输入进行标准化。此外，注意截距 $\beta_0$ 在惩罚项外，截距的惩罚使得过程依赖 $Y$ 的原始选择，即对每个目标 $y_i$ 加入一个常数 $c$ 不会简单导致相同量预测的转换。

使用中心化的输入参数化后，每个 $x_{ij}$ 被 $x_{ij} - \bar{x}_j$ 替换，此时公式（10-16）的 $\hat{\beta}^{ridge}$ 可分解为两部分。我们使用 $\bar{y} = \frac{1}{N} \sum_1^N y_i$ 估计 $\beta_0$，而剩余的系数通过没有截距的岭回归使用中心化 $x_{ij}$ 估计。此后假定中心化已完成，使得输入矩阵 $\mathbf{X}$ 具有 $p$ 列。将公式 3-11 写成矩阵形式：$\text{RSS}(\lambda) = (\mathbf{y} - \mathbf{X}\beta)^T (\mathbf{y} - \mathbf{X}\beta) + \lambda \beta^T \beta$。从而岭回归的解表示为：$\hat{\beta}^{ridge} = (\mathbf{X}^T \mathbf{X} + \lambda I)^{-1} \mathbf{X}^T \mathbf{y}$，其中 $\mathbf{I}$ 是大小为 $p \times p$ 的单位矩阵。使用二次惩罚项 $\beta^T \beta$ 后，岭回归的解仍是 $\mathbf{y}$ 的线性函数。在求逆前，这个解在 $\mathbf{X}^T \mathbf{X}$ 的对角线上添加了一个正常数。这使问题变成非奇异的，即使 $\mathbf{X}^T \mathbf{X}$ 非满秩，这也是岭回归被引入统计学的主要动机。

图 10-9 描绘的是前列腺癌数据的岭系数估计，系数按有效自由度 $\mathrm{d}f(\lambda)$ 绘制，图中的垂直线所处的位置为交叉验证所取的值。

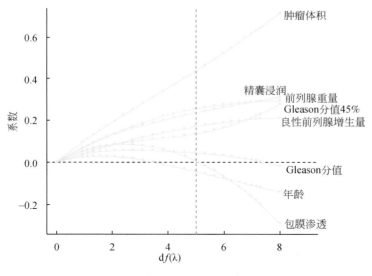

图 10-9 前列腺癌例子的岭系数随参数 $\lambda$ 的变化曲线

对于正交输入，岭估计恰好是最小二乘估计的缩放版本，即 $\hat{\beta}^{ridge} = \hat{\beta}/(1+\lambda)$。通过选择合适的先验分布，岭回归可由后验分布的均值或众数得到。更详细地说，设输出量 $y_i \sim N(\beta_0 + x_i^T \beta, \sigma^2)$，参数 $\beta_j \sim N(0, \tau^2)$，彼此间相互独立。同时假定 $\tau^2$ 和 $\sigma^2$ 已知，则 $\beta$ 的负 log 后验密度等价与公式（10-16）括号内的部分，其中 $\lambda = \sigma^2 / \tau^2$。这样岭估计成了后验分布的众数，即使是高斯分布，它仍是后验均值。

**2. 套索（lasso）** 套索和岭回归一样也是一种收缩方法，但具有一些不同于岭回归的细微差别，其数学定义如下：

$$\hat{\beta}^{lasso} = \arg\min_{\beta} \sum_{i=1}^{N}(y_i - \beta_0 - \sum_{j=1}^{p} x_{ij}\beta_j)^2,$$

$$\text{subject to} \sum_{j=1}^{p} |\beta_j| \leqslant t, \qquad\qquad 公式（10-18）$$

　　同样地，通过标准化预测算子对常数 $\beta_0$ 进行重新参数化，其估计值的解为 $\bar{y}$，此后我们拟合不包括截距在内的模型。在信号处理文献中，lasso 也称为基寻踪。现将 lasso 问题的等价拉格朗日形式写为：

$$\hat{\beta}^{lasso} = \arg\min_{\beta}\left\{ \frac{1}{2}\sum_{i=1}^{N}(y_i - \beta_0 - \sum_{j=1}^{p} x_{ij}\beta_j)^2 + \lambda \sum_{j=1}^{p} |\beta_j| \right\} \qquad 公式（10-19）$$

公式 10-19 的 $L_2$ 岭惩罚 $\sum_{j=1}^{p} \beta_j^2$ 被换成了 $L_1$ 的 lasso 惩罚 $\sum_{j=1}^{p} |\beta_j|$，后者的约束使得 $y_i$ 的解呈非线性，而且岭回归中没有闭合式的表达。计算 lasso 解是一个二次编程问题，由于约束使得 $t$ 最够小并将造成某些系数变为零，这样 lasso 做了一种连续的子集选择。如果选取的 $t > t_0 = \sum_{1}^{p} |\hat{\beta}_j|$，则 lasso 估计是这些 $\hat{\beta}_j$ 组成。另一方面，对于 $t = t_0/2$，最小二乘系数平均被收缩约一半，但这种收缩的特性并不明显。像变量子集选择中的子集大小或岭回归中的惩罚参数，$t$ 应该自适应地选择以极小化期望的预测误差估计。图 10-10 给出的是随标准化调整参数 $s = t/\sum_{1}^{p} |\hat{\beta}_j|$ 改变套索系数变化的分布图，在 $s = 1.0$ 处是最小二乘估计，随 $s$ 逼近 0，它们递减到 0，画垂直线处为交叉验证处。

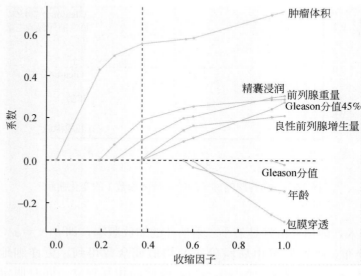

图 10-10　套索系数随参数 $t$ 变化的分布图

## （四）线性回归应用实例

本例使用的数据来自 Stamey 等人的研究，主要考察的是做前列腺根治的病人的特殊抗原与一些临床指标的关联性。其中指定为变量的有肿瘤体积记录（lcavol）、前列腺的重量（lweight）、年龄（age）、良性前列腺增生量（lbph）、精囊浸润（svi）、包膜穿透（lcp）、Gleason 积分（gleason）和 Gleason4 或 5 分所占比例（pgg45）。表 10-6 给出的预测子的关联矩阵显示了很多较强的相关性。从表中可以看到 lcavol 和 lcp 都表现出与响应 lpsa 之间的强相关，需要拟合这种联合效应来揭示预测和效应间的联系。先对预测子规范化使其具有单位方差，然后用线性拟合模型对前列腺特殊抗原记录 lpsa 进行拟合。现将提供的数据集随机地分为大小为 67 的训练集和大小为 30 的测试集，对训练集使用最小二乘估计得到估计值、标准差和 Z-得分，表 10-7 给出了这些结果。Z-得分主要评估从模型中删除某些变量的效果，当它的绝对值大于 2 时，在 5％ 的置信度水平上是近似显著的。预测子 lcavol 显示最强的效应时，lweight 和 svi 也是强的。但是 lcavol 在模型中的 lcp 不是显著的。使用统计量能检验一次而排除多个不显著项的情况。如考虑表 10-7 中的非显著项，即 age，lcp，gleason，pgg45，可得到：$F = \dfrac{(32.81-29.32)/(9-5)}{29.43/(67-5)} = 1.67$，而 $\Pr (F_{4,58} > 1.67) = 0.17$，因此是不显著的。测试数据的均值预测误差为 0.545，而使用 lpsa 的平均训练值的预测的检验误差为 1.05，称为"基本误差率"，故线性模型将这个基本误差率降低了约一半。

**表 10-6　前列腺癌数据中的预测子的关联表**

| 项 | 肿瘤体积 | 前列腺重量 | 年龄 | 良性前列腺增生量 | 精囊浸润 | 包膜穿透 | Gleason 积分 |
|---|---|---|---|---|---|---|---|
| 前列腺重量 | 0.300 | | | | | | |
| 年龄 | 0.286 | 0.317 | | | | | |
| 良性前列腺增生量 | 0.063 | 0.437 | 0.287 | | | | |
| 精囊浸润 | 0.593 | 0.181 | 0.129 | −0.139 | | | |
| 包膜穿透 | 0.692 | 0.157 | 0.173 | −0.089 | 0.671 | | |
| Gleason 积分 | 0.426 | 0.024 | 0.366 | 0.033 | 0.307 | 0.476 | |
| pgg45 | 0.483 | 0.074 | 0.276 | −0.030 | 0.481 | 0.663 | 0.757 |

**表 10-7　线性模型拟合前列腺癌数据的各参量结果（$P = 0.05$）**

| 项 | 系数 | 标准差 | Z-得分 |
|---|---|---|---|
| 偏差 | 2.48 | 0.09 | 27.66 |
| 肿瘤体积 | 0.68 | 0.13 | 5.37 |
| 前列腺重量 | 0.30 | 0.11 | 2.75 |
| 年龄 | −0.14 | 0.10 | −1.40 |
| 良性前列腺增生量 | 0.21 | 0.10 | 2.06 |
| 精囊浸润 | 0.31 | 0.12 | 2.47 |
| 包膜穿透 | −2.9 | 0.15 | −1.87 |
| Gleason 积分 | −0.02 | 0.15 | −0.15 |
| pgg45 | 0.27 | 0.15 | 1.74 |

## 四、基于关联规则的健康数据挖掘

近年来，数据挖掘已经成为一个非常活跃的研究领域，它的技术在医疗等许多领域得到广泛应用。数据挖掘的方法也有很多，其中应用最广泛的方法之一就是发现数据中的关联规则，关联规则用于分析购物篮、人口普查、金融等数据。目前，有很多专家致力于探索在医疗数据中发现关联规则的方法，并已证明了一些运用于医疗专家系统的有效的规则，这些规则能够辅助疾病诊断，发现了一些新的医疗规则，丰富了专家诊断系统。

对关联规则进行挖掘能够发现大量数据的属性之间的有趣的关联或相关联系。关联规则最重要的特点就是关联是自然组合的，这对发现所有属性的子集存在的模式是非常有用的。如果能够发现医疗数据集中各属性的关联，特别是诸如年龄、吸烟习惯等一般因素与测量所得的与疾病存在可能性有关的身体器官功能指标间的规则，得到规律，那么医生可以通过病人的特征来准确判断患病的可能性，这对医疗诊断是十分有意义的。

数据挖掘理论中的多维数据关联分析技术旨在发现数据中存在的隐含知识。两个或多个变量的取值之间存在某种规律性，就称为关联，关联可分为简单关联、时序关联、因果关联。关联分析的目的是找出多维数据中隐藏的关联规则，有时并不知道数据中的关联函数，即使知道也是不确定的，因此，关联分析生成的规则带有可信度。所以关联分析也是目前糖尿病数据库这类多维数据分析课题中应用最广泛和有效的强有力工具，由于医学生理参数的作用机理的复杂程度还远远高于目前基础理论研究的水平，对于糖尿病这类多并发症疾病的认识还不足以定量监控和描述长时期血糖浓度过高和一些并发症之间的关系。随着人口老龄化问题日趋严重，糖尿病这类老年性疾病及其并发症的研究越来越引起人们的重视。研究工作者开始建立糖尿病患者生理数据库，对患者血糖浓度、年龄、性别、骨密度、心电图、血压、肌肉脂肪组织含量等生理参数进行分析，期望能发现新的医学知识。

综上所述，基于关联规则的健康数据挖掘有着广泛的应用和重要意义，本节将首先介绍基于关联规则的数据挖掘的基本概念和一般算法，然后以简单的实例来说明基于关联规则在健康数据挖掘中的应用，最后对今后的研究方向做出一些展望。

### (一) 基于关联规则的数据挖掘

关联规则是数据挖掘技术所能发现的非常重要的一类规则，它首先由 Agrawal，Imieliski 和 Swamiu 于 1993 年提出，用于发现交易数据库中不同商品（项）之间的联系，这些规则找出顾客购买行为模式，如购买了某一商品对购买其他商品的影响。发现这样的规则可以应用于商品货架设计、货存安排以及根据购买模式对用户进行分类。以后诸多的研究人员对关联规则的挖掘问题进行了大量的研究。他们的工作包括对原有的算法进行优化，如引入随机采样、并行的思想等，以提高算法挖掘规则的效率。

**1. 关联规则的问题描述**　设 $I = \{i_1, i_2, i_3, \cdots, i_m\}$ 是所有项目的集合，$D$ 是所有事务的集合（即数据库），每个事务 $T$ 是一些项目的集合，$T$ 包含在 $I$ 中，每个事务可以用唯一的标识符 TID 来标识。设 $X$ 为某些项目的集合，如果 $X$ 包含在 $T$ 中，则称事务 $T$ 包含 $X$，关联规则则表示为：($X$ 包含在 $T$)$=>$($Y$ 包含在 $T$)，这里 $X$ 包含在 $I$ 中，$Y$ 包含在 $I$ 中，并且 $X \cap Y = \Phi$。这样做的意义在于从一个事务中某些项的出现，可推导出另一些项在同一事务中也出现。为简单化，将 ($X$ 包含在 $T$)$=>$($Y$ 包含在 $T$) 表示为 $X=>Y$，其中："$=>$" 称为"关联"操作；$X$ 称为关联规则的先决条件；$Y$ 称为关联规则的结果。

事务集 $D$ 中的规则 $X=>Y$ 是由支持度 $s$（support）和置信度 $c$（confidence）约束。置信度表示规则的强度，支持度表示在规则中出现的频度。数据项集 $X$ 的支持度 $s$（$X$）是 $D$ 中包含 $X$ 的事务数量与 $D$ 的总事务数量之比，但为便于叙述，本文中数据项集 $X$ 的支持度是用数据库 $D$ 中包含 $X$ 的数量来表示。规则 $X=>Y$ 的支持度 $s$ 定义为：在 $D$ 中包含 $X \cap Y$ 的事务所占比例为 $s\%$，表示同时包含 $X$ 和 $Y$ 的事务数量与 $D$ 的总事务量之比；规则 $X=>Y$ 的置信度 $c$ 定义为：在 $D$ 中，$c\%$ 的事务包含 $X$ 的同时也包含 $Y$，表示 $D$ 中包含 $X$ 的事务中有多大可能性包含 $Y$。

最小支持度阈值（minsupport）表示数据项集在统计意义上的最低主要性。最小置信度阈值（mincontinence）表示规则的最低可靠性。如果数据项集 $X$ 满足 $X.\text{support} \geqslant \text{min-support}$，则 $X$ 是大数据项集。一般由用户给定最小置信度阈值和最小支持度阈值。置信度和支持度大于相应阈值的规则称为强关联规则，反之称为弱关联规则。发现关联规则的任务就是从数据库中发现那些置信度、支持度大小等于给定值的强壮规则。

基于上述概念，很容易得到一些基本结论：

（1）$K$ 维数据项集 $X_K$ 是频繁项集的必要条件是它所有 $K-1$ 维子项集也为频繁项集，记为 $X_{K-1}$；

（2）如果 $K$ 维数据项集 $X_K$ 的任意一个 $K-1$ 维子集 $X_{K-1}$ 不是频繁项集，则 $K$ 维数据项集 $X_K$ 本身也不是最大数据项集；

（3）$X_K$ 是 $K$ 维频繁项集，如果所有 $K-1$ 维频繁项集集合 $X_{K-1}$ 中包含 $X_K$ 的 $K-1$ 维子项集的个数小于 $K$，则 $X_K$ 不可能是 $K$ 维最大频繁数据项集。

很明显，数据项集 $X_{K-1}$ 的 $K-1$ 维子项集的个数为 $K-1$。如果高频繁数据项集 $X_{K-1}$ 中包含 $X_K$ 的 $K-1$ 维子项集的个数小于 $K$，则存在 $X_K$ 的 $K-1$ 维子项集不是频繁数据项集，由结论（2）知 $K$ 维数据项集本身也不是高频繁数据项集。

**2. 经典频集算法 Apriori 算法描述**　Apriori 算法的第 1 步是简单统计所有含一个元素的项集出现的频率，以此决定最大的一维项目集。在第 $K$ 步分 2 个阶段：首先用一函数 sc-candidate（候选），通过第 $K-1$ 步中生成的最大项目集 $L_{K-1}$ 来生成候选项目集 $C_k$；然后搜索数据库计算候选项目集 $C_k$ 的支持度。为了更快速地计算 $C_k$ 中项目的支持度，本文中使用函数 count-support 计算支持度。

Apriori 算法描述如下：

$C_1 = \{\text{candidate1} - \text{itemsets}\}$；

$L_1 = \{c \in C_1 \text{ Ic. count} \geqslant \text{minsupport}\}$；

For（$k=2$，$L_{K-1} \neq \Phi$，$k++$）

$C_k = \text{sc} - \text{candidate}（L_{K-1}）$；

for all transactions t∈D

$C_t$＝count-support（$C_k$，t）；

for all candidates c∈$C_t$

c. count＝c. count＋1；

next

$L_k$＝{c∈$C_k$ Ic. count≥minsupport}；

Next

resultset＝resultset∪$L_k$

其中 D 表示数据库；minsupport 表示给定的最小支持度；resultset 表示所有最大项目集。sc-candidate 函数的参数为 $L_{K-1}$，即所有最大后 $K-1$ 维项目集，结果返回含有 $k$ 个项目的候选项目集 $C_k$。事实上，$C_k$ 是 $k$ 维最大项目集的超集，通过函数 count-support 计算项目的支持度，然后生成 $L_k$。该函数是完成这些功能的步骤如下：

首先，通过对 $L_{K-1}$ 自连接操作生成 $C'_k$，称 join（连接）步，该步可表述为：

insert into $C_k$ select P. item1, P. item2，⋯ P. itemk-l, Q. itemk-1 from $L_{K-1}$ P, $L_{K-1}$ Q where P. item1＝Q. item1, ⋯ P. itemk-2＝Q. itemk-2, P. itemk-1＜Q. itemk-l

若用集合表示：$C_k'＝\{X∪X' | X, X'∈L_{K-1}, |X∩X'|＝K-2\}$

然后，是 prune（修剪）步，即对任意的 $C∈C_k$，删除 $C_k$ 中所有那些 $(k-1)$ 维子集不在 $L_{K-1}$ 中的项目集，得到候选项目集 $C_k$. 表述为

for all itemset c∈$C_k$

for all $(K-1)$ 维子集 s of C

if（s 不属于 $L_{K-1}$）then delete c from $C_k$

用集合表示：$C_k＝\{X∈C_k I X 的所有 K-1 维子集在 L_{K-1}中\}$

在此函数中需要说明以下几点。

（1）最大项目集的子集必为最大项目集。这是该算法中隐含的最基本的一条性质。因为最大项目集定义为不小于最小支持度（minsupport）的项目集。若最大项目集为 $c$，即 c. count≥＝minsupport，若 $c$ 的子集为 $c'$，则 $c'$. count 必然≥minsupport，所以 $c'$ 也为最大项目集。

（2）在 prune 步中，删除 $C_k'$ 中那些所有 $k-1$ 维子集不在 $L_{K-1}$ 中的项目集（其中 $k-1$ 维子集为 $C_k$ 的所有项目数为 $k-1$ 的子集）。这里用了最大项目集的子集必为最大项目集的性质，即若某项目集的 $(k-1)$ 维子集不是最大项目集（$L_{K-1}$ 中包含所有后 $k-1$ 维最大项目集），则该项目集不是最大项目集，所以将删除 $C_k$ 中所有不在 $L_{K-1}$ 中的 $K-1$ 维子集。count-support 函数为是以 $t$ 和 $C_k$ 为条件来求出 $t$ 中所包含的候选项目集的，同时计算出所包含的候选项目集的数目。

## （二）基于关联规则的健康数据挖掘具体实例

现以关联规则数据挖掘在门诊中的应用为例，通过门诊病历数据的电子化，针对病人的症状及疾病用 Apriori 算法进行挖掘，由挖掘后所得到的信息，建立一些潜在于症状及疾病间的关联规则，将依四阶段进行。

**1. 症状确定**　要将每一位病人的电子病历档案数据，转换成可供数据挖掘处理的形式。可建立症状对照表（表 10-8），将病人可能的症状给予相应的代码。

**表 10-8　症状对照表**

| 代码 | 症状 | 代码 | 症状 |
|------|------|------|------|
| S1 | 咳嗽 | S6 | 胸痛 |
| S2 | 发热 | S7 | 吐血 |
| S3 | 腹痛 | S8 | 麻痹 |
| S4 | 头痛 | S9 | 头晕 |
| S5 | 抽筋 | … | … |

**2. 建立病人就诊数据库**　此阶段主要执行重点为扫描病人就医数据，并根据表 10-8 的症状对照表，将病人症状数据转换为可供处理的代码，并与病人疾病诊断码结合，成为病人就诊数据表（表 10-9）。

**表 10-9　病人就诊资料表**

| 交易编号 | 症状代码 | 疾病代码 |
|----------|----------|----------|
| T1 | S1、S2、S3 | A1、A2 |
| T2 | S1、S2、S4 | A1、A3 |
| T3 | S5、S6、S7、S8 | A4、A5 |
| T4 | S1、S2、S9 | A1、A6 |
| T5 | S4、S10、S11 | A6、A7 |
| T6 | S1、S2、S12 | A2、A8 |

**3. 产生频繁项集**

（1）利用表 10-9 的病人就诊数据表，以 Apriori 算法处理，产生 1-项集数据集合，如表 10-10 所示。将最小支持度设为 20%，最小可信度则设定为 75%，以期望获得较高的关联程度。通过设定最小支持度 20% 的有 S1、S2、S4、A1、A2、A6 等项目集，所以产生 2-项集时，以这 6 项为基础，不考虑其他项集。

**表 10-10　项集数据集合表**

| 1-项集 | 支持度（%） | 是否为频繁 1-项集 |
|--------|-----------|------------------|
| S1 | 66 | 是 |
| … | … | … |
| A1 | 50 | 是 |
| A2 | 33 | 是 |
| … | … | … |
| A8 | 16 | 否 |

（2）根据频繁 1-项集的项集做合并，产生 2-项集候选项集集合，依照最小支持度判断其是否能成为频繁 2-项集。结果如表 10-11 所示。其中通过最小支持度的有 S1S2、S1A1、S1A2、S2A1、S2A2 等项集。

**表 10-11　项集数据集合表**　　　　　　（单位：%）

| 2-项集 | 支持度 | 是否为频繁 2-项集 |
|---|---|---|
| S1 S2 | 66 | 是 |
| S1 S4 | 16 | 否 |
| S1 A1 | 50 | 是 |
| S1 A2 | 33 | 是 |
| S1 A6 | 16 | 否 |
| … | … | … |
| S4 A6 | 16 | 否 |
| A1 A2 | 16 | 否 |
| A1 A6 | 16 | 否 |
| A2 A6 | 0 | 否 |

（3）针对频繁 2-项集做合并，其中 S1A1、S1A2、A1A2 因 A1A2 未能超过最小支持度，故无法合出 S1 A1 A2 此候选项集。经判断后得频繁 3-项集，如表 10-12。同理，因 S1 A1 A2 未能超过最小支持度，故无法合出 S1 S2 A1 A2 次候选项集。所以产生频繁项集的阶段工作到此完成。

**表 10-12　项集数据集合表**

| 3-项集 | 支持度（%） | 是否为频繁 3-项集 |
|---|---|---|
| S1 S2 A1 | 50 | 是 |
| S1 S2 A2 | 33 | 是 |

（4）建立关联规则：见表 10-13。

**表 10-13　关联规则表**　　　　　　（单位：%）

| 可能形成的关联规则 | 可信度 | 关联规则是否成立 | 可能形成的关联规则 | 可信度 | 关联规则是否成立 |
|---|---|---|---|---|---|
| S1=>S2 A1 | 75 | 是 | S1=>S1 A2 | 50 | 否 |
| S2=>S1 A1 | 75 | 是 | S2=>S1 A2 | 50 | 否 |
| A1=>S1 S2 | 100 | 是 | A2=>S1 S2 | 100 | 是 |
| S1 S2=>A1 | 75 | 是 | S1 S2=>A2 | 50 | 否 |
| S1 A1=>S2 | 100 | 是 | S1 A2=>S2 | 100 | 是 |
| S2 A1=>S1 | 100 | 是 | S2 A2=>S1 | 100 | 是 |

根据获得的频繁 3-项集，由于 S1 S2 A1 支持度为 50%，S1 的支持度为 66%，故可计算得 S1=>S2 A1 的可信度为 75%，将符合最小可信度的要求，故关联规则成立。依上

述原则可建立如表 10-13 的关联规则表。若以 S1 代表咳嗽、S2 表示为发烧、A1 为感冒时，S1＝＞S2 A1 此关联规则的含义为，当病人出现咳嗽此症状时，表示有 75％以上的可能伴随有发烧现象产生，而这些症状之所以发生，主要的原因则可能是因感冒所引起的。一般而言，当病人到医院向医生求助时，都会主动告知身体不适的地方，医生也会根据病人对自身症状所做的描述，主动询问一些其他可能发生的症状，以进一步对病人的病情有更深入的了解。而医生之所以能询问病人其他可能发生的症状，主要也是借鉴其专业的训练以及多年累积的经验。但不可否认的是，医生也会有大意的时候。当病人没有完全描述其症状，而医生也未主动询问时，其可能发生的结果小到因病情延误而导致病人多受折磨，更严重的情形则可能造成医疗纠纷。

若能将所有关联规则置于信息系统中，应可减少上述错误发生的可能。当医生根据病人描述的症状输入到计算机时，系统便可搜寻出其症状语词对应的代码，并根据此代码，而得到 S1＝＞S2 A1 此关联规则。借系统的提示，我们可提醒医生该病人可能同时存在有 S2 症状，而这些症状可能都是因疾病 A1 所引发的。基本上，医生仍可根据其专业素质来判断病人的疾病是否与此关联规则有关，但起码医生仍可因此额外线索来避免发生错误。

此外，当病人在身体发生不适而到医院所就诊时，往往因不清楚该求助于哪一专科医生，只能根据自己主观意识进行挂号。当病人于就诊后被告知应向其他专科挂号时，此时不仅将造成医疗资源的浪费，更严重的可能耽误其治疗的黄金时段。同样，若能在服务台或挂号处的信息系统上加上关联规则搜寻功能，则柜台人员根据病人提供之症状而获知其可能发生的疾病。

## 五、基于神经网络的健康数据挖掘技术

在计算机科学的早期，人工智能的方法就尝试性的被应用于各种临床疾病诊断了。但是，直到上个世纪末，人工决策系统才得到了广泛的应用。各国医学界在计算机辅助诊断的问题上已有研究，并取得了一定的成果。但是，各种病症种类繁多，并且相关因素多种多样，使得现有的辅助诊断手段在准确性和实用性方面都存在局限性，比如建模复杂，不能适应模型随时间变化。由于很多病症在发现之初对于其发病机制并不清楚，比如癌症、艾滋病，如何建立诊断模型并确定新建立的模型在何种程度上与实际情况相符合仍是面临的问题。

早期人工决策系统主要依赖专家知识和朴素贝叶斯模型等技术。但是无论是依赖于专家知识，还是既有的模型，往往具有缺陷，有时用于新的病例库时误差可能很大。也就是说，无论是预测疾病传播还是严重程度的判断，它们都无法应对新的疾病变种的出现。它们也无法处理疾病模型随着时间的演变的情况，这在对治疗的反应预计和一种疾病对另一种疾病的影响的情况下是非常常见的情况。此外，新的知识的加入，往往意味着之前的模型被破坏，这和我们期望的智能化系统相差甚远。最后，由于医学方面的原因，我们收集的数据可能不完整，而基于专家知识或者既有模型的研究方法所建立起来的医学模型由于容错性差，对这些不完整的数据通常都难以处理。根据周宝森等人的工作，目前我国基层医院的临床门诊中肺癌误诊漏诊率高达 52.9％，40 岁以下年轻患者的误诊率高达 63.3％。

因此，我们迫切希望有一种新的、不基于既有模型的学习方法来进行辅助诊断。

人工神经网络算法起源于生物体的神经系统研究。据统计，人的大脑由几百亿个神经元组成，每个神经元平均连接其他几千个神经元。神经不断地相互收发传递能量，并通过这种方式来传播信息，并做出最终的判断。而人工神经网络，就是对这样一个模型的简化描述。模拟人类实际神经网络的数学方法问世以来，人们已慢慢习惯了把这种人工神经网络直接称为神经网络。神经网络在系统辨识。模式识别，数据挖掘等领域有着广泛而吸引人的前景。特别在医疗健康领域中，人们对神经网络的自学习功能和不基于既有模型尤其感兴趣。神经网络的优点主要集中在以下几点。

**1. 并行分布处理**　可以很好地利用到现有设备的强大运算能力，并适用于大型设备的扩展。

**2. 高度鲁棒性和容错能力**　这在医学领域里尤其重要，因为我们得到的数据可能是不枉真的和不精确的。

**3. 分布存储和学习能力**　在面对突发病症和新病症的时候，神经网络可以快速地学习并及时地调整模型以应对输入的变化。

**4. 能充分逼近复杂的非线性关系**　在医疗数据中，非线性的关系是相当常见的，所以，应对非线性关系的能力对于辅助医疗方法来说至关重要。

利用神经网络的学习能力，使它在疾病传播过程中自动学习疾病的特性，从而自动适应疾病随时间的特性变异，以求达到对疾病的最优控制；显然这是一种十分振奋人心的意向和方法。

人工智能的模型现在有数十种之多，在这一章中，主要介绍近年来较多应用于医疗健康领域的神经网络模型。这些模型包括 BP 网络、Hopfield 网络、ART 网络和 Kohonen 网络。其中，BP 网络和 Hopfield 网络是有监督的神经网络，ART 网络和 Kohonen 网络是无监督的神经网络。

## （一）神经网络基础

在生物学上，神经细胞的结构如图 10-11 所示。每个神经细胞都长着一根像电线一样的称为轴突的东西，它的长度有时伸展到几厘米，用来将信号传递给其他的神经细胞。它由一个细胞体、一些树突和一根可以很长的轴突组成。神经细胞体是一颗星状球形物，里面有一个核。树突由细胞体向各个方向长出，本身可有分支，是用来接收信号的。轴突也有许多的分支。轴突通过分支的末梢和其他神经细胞的树突相接触，形成所谓的突触，一个神经细胞通过轴突和突触把产生的信号送到其他的神经细胞。生物神经元的功能比较复杂，能够处于抑制或兴奋两种状态，能产生爆发和平台，能够产生抑制后的反冲。目前，人工神经网络的研究仅仅是对神经元的信息传递和信息综合行为的简单模拟，其他行为尚未考虑。所以，神经网络的研究只是处于起步的初级阶段，后面还有大量的工作等人们去探讨和研究。目前，神经网络的研究已向人们展示了其在医疗领域的美好的前景；只要按阶段不断取得进展，神经元的其他行为是完全可以实现人工模拟的。

这里我们不准备对生物神经元的作用机制作过多的解释，而是直接将生物神经元抽象为神经网络的基础元件——阈值逻辑单元（threshold logic unit，TLU），也就是我们所说

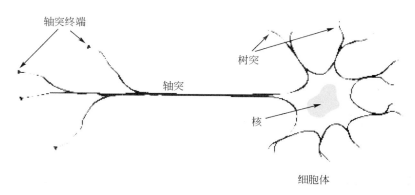

图 10-11　生物神经元示意图

引自：*AI Techniques for Game Programming*

的人工神经元。

在图 10-12 中，一个 TLU 是一个对象，它可以输入一组加权系数的量，对它们进行求和，如果这个和达到或者超过了某个阈值，输出一个量。让我们用符号标注这些功能，首先，有输入值以及它们的权系数：$x_1$，$x_2$，…，$x_n$ 和 $w_1$，$w_2$，…，$w_n$；接着，是求和计算出的 $x_i w_i$，产生了激励值 $a$，换一种方法表示：

$$a = (x_1 w_1) + (x_2 w_2) + \cdots + (x_i w_i) + \cdots + (x_n w_n) \qquad \text{公式（10-20）}$$

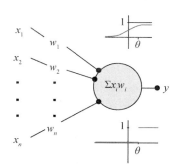

图 10-12　TLU 结构示意图

引自：*An introduction to neural networks*

阈值称为 $\theta$。最后，输出结果 $y$。当 $a > 0$ 时 $y = 1$，反之 $y = 0$。请注意输出可以是连续的，因为它也可以由一个 squash 函数 $s$（或 sigma）判定，该函数的自变量是 $a$，函数值在 0 和 1 之间，$y = s(a)$。这个函数被称为激发函数。在实际应用中，激发函数多种多样，图 10-13 是激发函数的几个例子。

为了表述方便，我们将激励值记作：

$$a = \sum_{i=1}^{n} x_i w_i \qquad \text{公式（10-21）}$$

TLU 通过改变它的权系数和阈值来学习。实际上，从数学的观点看，权系数阈值的特征有点武断。让我们回想一下当 $a > \theta$ 时 TLU 在临界点时输出的是 1 而不是 0，这相当于说临界点是出现在 $a + (-1 * \theta) \geqslant 0$ 的时候。所以，我们可以把 $-1$ 看成一个常量输入，

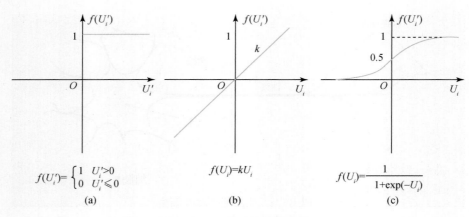

图 10-13　常见的激发函数

它的权系数 $\theta$ 在学习的过程中进行调整。这样，当 $a+(-1*\theta)\geqslant 0$ 时，$y=1$，反之 $y=0$。所以，我们可以简单地表示一个 TLU 为图 10-14 所示结构。

其中 $x_0$ 的值是 1，这样，$w_0$ 就可以看成是通过学习得到的阈值。

这样，多个 TLU 可以被组合，形成多输出、多层的神经网络，如图 10-15 所示。多层网络中的层扮演着不同的角色。给出网络输出的层叫做输出层。所有其他的层叫做隐层。上图所示的三层网络有一个输出层（第三层）和两个隐层（第一和第二层）。有些作者把输入作为第四层，这里不用这种指定。多层网络的功能非常强大。举个例子，一个两层的网络，第一层的转移函数是曲线函数，第二层的转移函数是线性函数，通过训练，它能够很好地模拟任何有有限断点的函数，而这种函数广泛存在于医疗数据的应用中。所以，通过神经网络进行医疗数据挖掘，主要采用多层神经网络。

图 10-15 由多个 TLU 形成的多层神经网络，其中每个圆圈代表一个 TLU，这个网络总共有三层，最终有 2 个输出。

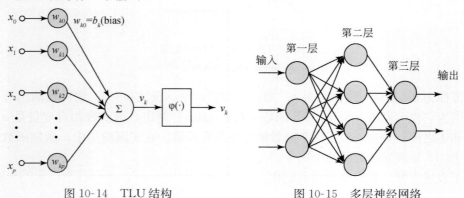

图 10-14　TLU 结构　　　　　图 10-15　多层神经网络

神经网络的训练过程分为有监督学习和无监督学习两种。其中，有监督学习必须在训练时提供对应输入的正确输出，神经网络依据正确输出和当前输出的偏差来调整网络权重；而无监督学习则直接根据当前输出的某些信息来调节网络权重，不需要知道当前输入所对应的正确输出。下面分别介绍几种有监督和无监督的神经网络。

## （二）BP 神经网络介绍

BP（back propagation）神经网络是一种神经网络学习算法，全称是基于误差反向传播算法的人工神经网络。在人工神经网络发展历史中，很长一段时间里没有找到隐层的连接权值调整问题的有效算法。直到 BP 算法的提出，成功地解决了求解非线性连续函数的多层前馈神经网络权重调整问题。

BP 网络的结构如图 10-16 所示。BP 网络可以包含不同数量的隐层，但理论上已经证明，在不限制隐层节点数的情况下，两层（只有一个隐层）的 BP 网络可以实现任意非线性映射。在模式样本相对较少的情况下，较少的隐层节点可以实现模式样本空间的超平面划分，此时，选择两层 BP 网络就可以了；当模式样本数很多时，减小网络规模，增加一个隐层是必要的，但 BP 网络隐层数一般不超过两层。

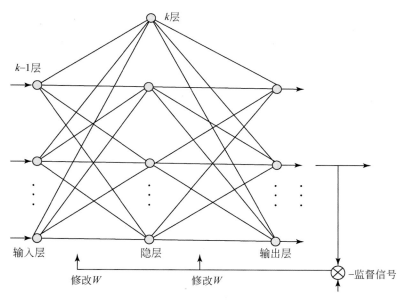

图 10-16　BP 网络结构示意图

引自《数字神经网络系统》

BP 网络中的传输函数通常采用 S（sigmoid）型函数：

$$f(x) = \frac{1}{1 + e^{-x}} \tag{公式（10-22）}$$

在某些特定情况下，还可能采用纯线性（pureline）函数。如果 BP 网络的最后一层是 sigmoid 函数，那么整个网络的输出就限制在一个较小的范围内（0～1 之间的连续量）；如果 BP 网络的最后一层是 pureline 函数，那么整个网络的输出可以取任意值。

反向传播算法分两步进行，即正向传播和反向传播。这两个过程的工作简述如下。

**1. 正向传播**　输入的样本从输入层经过隐单元一层一层进行处理，通过所有的隐层之后，则传向输出层；在逐层处理的过程中，每一层神经元的状态只对下一层神经元的状态产生影响。在输出层把现行输出和期望输出进行比较，如果现行输出不等于期望输出，则进入反向传播过程。

**2. 反向传播**　反向传播时，把误差信号按原来正向传播的通路反向传回，并对每个隐层的各个神经元的权系数进行修改，以望误差信号趋向最小。

虽然 BP 网络得到了广泛的应用，但自身也存在一些缺陷和不足，主要包括以下几个方面的问题。

（1）由于学习速率是固定的，因此网络的收敛速度慢，需要较长的训练时间。对于一些复杂问题，BP 算法需要的训练时间可能非常长，这主要是由于学习速率太低造成的，可采用变化的学习速率或自适应的学习速率加以改进。

（2）BP 算法可以使权值收敛到某个值，但并不保证其为误差平面的全局最小值，这是因为采用梯度下降法可能产生一个局部最小值。对于这个问题，可以采用附加动量法来解决。

（3）网络隐含层的层数和单元数的选择尚无理论上的指导，一般是根据经验或者通过反复实验确定。因此，网络往往存在很大的冗余性，在一定程度上也增加了网络学习的负担。

目前有大量的基于 BP 网络的医疗应用，例如，可以利用 BP 网络来对艾滋病人的病情分类。在发病初期由于 HIV 活性的增强，会严重地抑制 CD4 细胞的生成，使 CD4 会处于一个较低的水平，如果此时治疗，CD4 会有较大的反弹。当病人处于晚期时，CD4 细胞的数量会处于一个较低的水平，或者在较低水平波动。中期则会处于一种较大的波动状态。提供一些病人的 CD4 指标，通过 BP 网络的学习，可以实现对艾滋病人病情的分类。

## （三）Hopfield 神经网络介绍

1982 年，J. Hopfield 提出了可用于联想存储器的互联网络，这个网络称为 Hopfield 网络模型，也称为 Hopfield 模型。

Hopfield 网络的功能之一是联想记忆，这也是人类的智能特点之一，通常所谓的"触景生情"就是见到一些与接触过的景物相似的事物，容易产生对过去情景的回味和思忆。对于 Hopfield 网络，用它作为联想记忆时，先通过一个学习训练过程确定网络中的权系数，使所记忆的信息在网络的 $n$ 维超立方体的某一个顶角的能量最小。当网络的权系数确定之后，只要向网络给出输入向量，这个向量可能是局部数据，即不完全或部分不正确的数据，但是网络仍然产生所记忆的信息的完整输出。图 10-17 为 Hopfield 神经网络示意图，包含 3 个神经元。

Hopfield 神经网络模型是一种

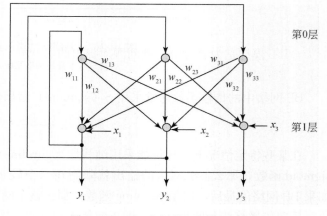

图 10-17　Hopfield 神经网络示意图

循环神经网络，从输出到输入有反馈连接。反馈神经网络由于其输出端有反馈连接到其输入端；所以，Hopfield 网络在输入的激励下，会不断产生状态变化。当有输入之后，可以求取出 Hopfield 的输出，这个输出反馈到输入从而产生新的输出，这个反馈过程一直进行下去。如果 Hopfield 网络是一个能收敛的稳定网络，则这个反馈与迭代的计算过程所产生的变化越来越小，一旦到达了稳定平衡状态，Hopfield 网络就会输出一个稳定的恒值。对于一个 Hopfield 网络来说，关键在于确定它在稳定条件下的权系数。

反馈网络有稳定的，也有不稳定的。对于 Hopfield 网络来说，还存在如何判别它是稳定网络或是不稳定网络的问题；而判别依据是什么，也是需要根据情况确定的。

Hopfield 网络分为离散型和连续型两种。在离散 Hopfield 网络中，所采用的神经元是二值神经元，所输出的离散值 1 和 0 分别表示神经元处于激活和抑制状态。连续 Hopfield 网络和离散 Hopfield 网络的不同之处在于其神经元的状态函数不是阶跃函数，而是 S 形的连续函数。

目前，医学上主要用 Hopfield 神经网络来实现图像恢复和识别。一般，Hopfield 神经网络把图像的每一个像素作为一个处理单元（神经元），像素之间的关系即神经元之间的权值作为储存单元。首先计算权值矩阵，用以存储所有样本的标准模式，然后利用网络的联想记忆能力恢复物体的图像。通常，利用 Hopfield 神经网络能达到很好的图像恢复和识别效果。

## （四）自适应共振理论 ART 模型介绍

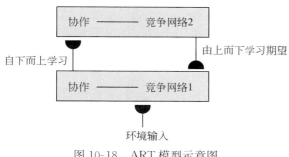

图 10-18　ART 模型示意图

自适应共振理论 ART（Adaptive Resonance Theory）模型是美国 Boston 大学的 S. Grossberg 和 A. Carpenet 在 1976 年提出的。ART 是一种自组织神经网络结构，是无监督的学习网络。当神经网络和环境有交互作用时，对环境信息的编码会自发地在神经网中产生，则认为神经网络在进行自组织活动。ART 就是这样一种能自组织地产生对环境认识编码的神经网络理论模型（图 10-18）。

ART 模型是为了解决下列问题而提出的。

**1. 系统的设计问题**　对于一个学习系统，要求它有适应性及稳定性；适应性指可以响应重要事件，稳定性指可以存储重要事件。

**2. 学习时，原有的信息和新信息要如何处理的问题**　保留有用知识与接纳新知识的关系是怎样的，以及这些关系要如何解决。

**3. 对外界信息与原存储的信息结合并决策的问题**　Grossberg 一直对人类的心理和认识活动感兴趣，他长期埋头于这方面的研究并希望用数学来刻画人类这项活动，建立人类的心理和认知活动的一种统一的数学模型和理论。ART 就是由这些理论的核心内容经过提高发展然后得出的。

目前，ART 理论已提出了 3 种模型结构，即 ART1、ART2、ART3。ART1 用于处理二进制输入的信息；ART2 用于处理二进制和模拟信息这两种输入；ART3 用于进行分级搜索。ART 理论可以用于语音、视觉、嗅觉和字符识别等领域。ART 在医学领域也有应用，有实验室利用改进的 ART（自适应共振理论）人工神经网络来进行检测心电图 QT 间期。用经过训练的 ART 网络对心电波形进行分类和识别，能较准确地测出 T 波终点位置，从而提高 QT 间期检测的正确率，该 ART 网络对单路心电波形自动检测的准确度与通常手工测量具有可比性。这充分体现了人工神经网络的优越性，在要求自动检测大量数据的场合具有显著的应用价值。

ART 的基本工作原理如下：在 ART 模型中，其工作过程是采用 2/3 规则的。所谓 2/3 规则，就是在 ART 网络中，三个输入信号中要有两个信号起作用才能使神经元产生输出信号。ART 网络的整个工作过程中，2/3 规则都在起作用。

### （五）Kohonen 模型介绍

科学家们在对人类的神经系统及大脑的研究中发现，人脑的某些区域对某种特定信息的感觉非常敏锐，如人脑的某一部分进行机械记忆效率特别高，而另一部分则对抽象思维特别有效。这个发现使得人们对大脑工作的整体性与局部性特征有了一定认识：大脑的神经网络是一个十分复杂的反馈系统；在这个系统有整体反馈，也局部反馈；另外，还有化学交互作用。在大脑处理信息过程中，聚类是极其重要的功能。大脑通过聚类从而识别并归类外界信号，然后产生自组织映射过程。

Kohonen 认为人的大脑有如下特点。

（1）大脑的神经元虽然在结构上相同，但是它们的排序不同。排序不是指神经元位置的移动，而是指神经元的有关参数在神经网络受外部输入刺激而识别事物的过程中产生变动。

（2）大脑中的神经元参数在变动之后会形成特定的参数组织；具有这种特定参数组织的神经网络对外界的特定事物将会特别敏感。

（3）根据生物学和神经生理学，大脑皮质分成多种不同的局部区域，各个区域分别管理某种专门的功能，比如听觉、视觉、思维等。

（4）大脑中神经元的排序受遗传决定，但在外界信息的刺激下，会不断接受传感信号，不断执行聚类过程，形成经验信息，对大脑皮质的功能产生自组织作用，形成新功能。

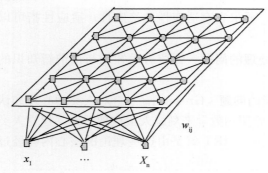

依据大脑对信号处理的特点，在 1981 年，T. Kohonen 提出了一种人工神经网络模型——Kohonen 模型，也就是自组织特征映射模型 SOM（Self-Organizing feature Map）。它的输入层是单层单维神经元；而输出层是二维的神经元，神经元之间存在以"墨西哥帽"形式进行侧向交互的作用。因而，在输出层中，神经元之间有近扬远抑的反馈特性；从而使 Kohonen 模式可以作为模式特征的检测器。图 10-19 是 Kohonen 网

图 10-19　Kohonen 网络示意图

络的示意图。可以看出，Kohonen 网络的特点就是同一层的神经元会与附近的神经元相连接，从而共享信息、侧向交互。

Kohonen 模型思想的本质是希望解决有关外界信息在人脑中自组织地形成概念的问题。对于一个系统来说，就是要解决一个系统在受外界信息作用时在内部自组织地形成对应表示形式，这包括神经网络的权系数调整。神经网络的自调整过程和大脑的自组织过程是相仿的。由于神经网络是由可以自调整的神经元组成；所以，可以自组织成对外界信息中某一种特征敏感的形式。

Kohonen 网络在医学图像分割方面已经有不少应用，一般都是通过 Kohonen 网络对输入的图像进行自适应特征映射，完成相似部分的聚类，达到图像分割的目的（图 10-20）。

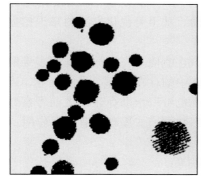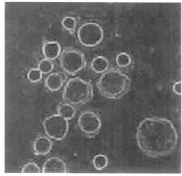

图 10-20　Kohonen 网络分割前后图像比较

左图为图像原图，右图为经过 Kohonen 网络分割后的图

# 第二节　健康数据挖掘的可视化展示技术

由于健康数据往往具有信息量大、内容丰富的特征，可能含有病人的医学影像、相关病理参数、化验与测量结果、诊断记录以及其他一些相关数据（如年龄、性别、病史等）。健康数据库中包含有海量的医疗数据信息，然而，无论数据库有多大，或是计算机有多快，最终信息必须流经一个最紧的瓶颈——人脑吸收和处理新信息的能力所能达到的速度。数据的庞大是压倒一切的，人类的视觉系统和大脑不足以满足人类以数据本身的形式来工作的要求，因此，迫切需要提供可视化的工具。利用可视化技术和新型计算机的处理能力使人脑吸收和处理新信息变得简单，从而解决这个问题。

## 一、可视化基本理论

所谓"可视化"（visualization）是指人通过视觉观察并在头脑中形成客观事物的影像的过程，这是一个心智处理过程。可视化提高了人们对事物的观察能力及整体概念的形成等；可视化结果便于人的记忆和理解，同时其对于信息的处理和表达方式具有用其他方法无法取代的优势；可视化技术以人们惯于接受的图形、图像并辅之以信息处理技术，将被感知、被认知、被想象、被推理、被综合及被抽象了的对象属性及其变化发展的形式和过程，通过形象化、模拟化、仿真化、现实化的技术手段表现出来；可视化不仅是客观现实的形象再现，也是客观规律、知识和信息的有机融合；可视化技术不仅用来表现静态的知识，同时可用于动态地描述和表达客观对象的发展演化规律以及进行动态知识的获取。

### （一）数据挖掘可视化

可视化数据挖掘现在还没有一个公认的定义，一般认为数据挖掘可视化是指使用可视化技术在大量的数据中发现潜在有用的知识的过程。其中，"可视"是指"将某些不可见的或抽象的事物表示成为看得见的图形或图像"；"可视化"是指使用计算机创建可视图像，从而为理解那些大量的复杂数据提供帮助。基于可视化方法的知识挖掘是信息可视化中的重要部分。

在数据挖掘中，可视化可用于多个方面，它能使人在视觉上理解多维数据中的复杂模式。通过观察数据在多重维数和多重图形窗体中的存在形态，可以直观、迅速地揭示数据趋势和外露层。在数据挖掘过程中，数据挖掘也可以帮助在建模之前考察数据，可以验证其数据挖掘工具的结果。此外，可视化对局部数据模式发现也有重要作用。

数据可视化具有以下的功能：

（1）发现数据的变化趋势，如数据的涨跌等；

（2）找出数据的歧异点；

（3）识别数据的边缘点，如最大值、最小值、边界数据等；

（4）显示数据的分类和分簇，并发现不同数据的特征；

（5）以一定规律在屏幕上显示更多的数据点；

（6）提供丰富的人机交互操作，帮助用户准确地找到特定的数据，实现对数据的选择、缩放、过滤等基本功能。

### （二）数据挖掘可视化的内容

可视化技术在数据挖掘中具有重要地位。可视化技术按目的可分三类，即探索型、验证型、表示型。探索型是指人们事先没有关于数据的任何知识，而利用可视化技术分析数据的结构、变化趋势，得到有关数据的假设；验证型是指人们事先有关于数据的假设，而利用可视化技术验证或拒绝这些假设；表示型是指选择有效的手段或技术表示数据。

目前，国际上可以将可视化数据挖掘过程分为数据可视化、数据挖掘过程可视化、数据挖掘结果可视化、交互式可视化数据挖掘等。

**1. 数据可视化**　数据库和数据仓库中的数据可被看成具有不同的粒度或不同的抽象级别，也可被看成是由不同属性和维组合起来的。数据能用多种可视化方式进行描述，比如盒状图、三维立方体、数据分布图表、曲线、曲面、连接图等，或者以上几种方法的任意组合，完成数据组织的可视化。传统的几何方法如点图、线图、柱状图、饼图等数据分析的目的不同，采用的方法也不同。

（1）离散点图：它可能是数据挖掘中用得最广泛的可视化工具，它帮助人们分析数据聚类，观察数据的分布、有无奇异点。对于只有两个或三个属性的数据，可采用平面或立体的表现方式，而对于有多个属性的数据集，要用到离散点矩阵。

（2）离散点矩阵：它是离散点图功能上的扩展，可以表示多维数据分布。矩阵的每一单元为数据基于某两维的表示。由于对称性，离散点矩阵画出一半即可（通常是左下角）。

（3）平行坐标系：它是另一种表示多维数据的方法。如果数据有 M 维，则有 M 条平行线，每条线表示一维。每一点用一条折线表示，折线与坐标轴的交点表示该点在这一维的值。

**2. 数据挖掘过程可视化**　数据挖掘过程的可视化指数据挖掘过程的各个环节用可视化的方式表现出来，用户可从中直观地看到内容，如数据从哪个数据仓库或数据库抽取出来、数据怎样被抽取、所选择的数据是怎样被预处理和挖掘的、数据挖掘过程中选择了什么方法及结果怎样被存储、显示的。知识发现过程的可视化使得知识发现过程易于理解并有助于知识的运用。目前，基于可视化的知识发现是指利用可视化的知识发现工具通过可视化的操作过程完成空间数据的知识发现。主要体现在两个方面：①可视化的知识发现系统界面和可视化的知识发现过程的导航；②可视化的查询和描述。

**3. 数据挖掘结果可视化**　数据挖掘结果可视化将数据挖掘后得到的知识和结果以某种图形形式表现出来，这些形式包括散列图、盒图、柱状图等。其中，数据挖掘的过程仍然由数据挖掘的算法完成，可视化的结果表示能使用户轻松地理解数据挖掘得到的信息，发现其中隐藏的特征、关系、模式和趋势等。用户往往会根据图形的信息得到一些更准确的参数，然后再重新运行数据挖掘算法，这样不断地调整，可以引导出新的预见和更高效的决策。

**4. 交互式可视化数据挖掘**　许多挖掘技术包括不同的数学步骤并且要求用户的干预，可视化能够在用户参与下支持决策过程，可视化工具可以使用户在数据挖掘过程中根据领域知识做出判断，帮助用户做出更加合理的挖掘决定。从这个观点出发，可视化数据挖掘技术不仅是应用于在分析挖掘过程中挖掘数据的可视化技术，并且在数据挖掘算法中可视化也起了重要的作用。这种将信息可视化技术用于数据挖掘算法过程，并将可视化结果反馈给挖掘算法的迭代过程，称为交互式可视化数据挖掘，它是可视化数据挖掘技术的最重要方向。PBC（Perception Based Classification）交互式决策树分类器允许用户与在决策树上建立一个数据特性分类点的多维可视化技术进行交互。将基于像素的可视化技术递归模式法和 state-of-the-art 算法相结合，使用户可以有效地创建规模小、精度高的决策树。Xmdvtool 集成了四种数据可视化方法，对每种数据可视化方法，它都实现了若干主要的数据分析技术，比如刷、数据放缩、维数控制等。同时 Xmdvtool 引入了分层聚类算法，这使得数据集以分层聚簇树的方式构造出来，这样分层显示模式就形成了。

## 二、健康数据可视化技术和常用方法

健康数据可视化是可视化技术针对大型健康关系数据库或数据仓库的应用。它旨在以图形图像的方式展示大型数据库中的多维数据，并且以可视化的形式反映对多维数据的分析以及对其内涵信息的挖掘。数据可视化技术凭借计算机的巨大处理能力、计算机图像和图形学基本算法以及可视化算法把海量的数据转换为静态或动态图或图形呈现在人们的面前，并允许通过交互手段控制数据的抽取和画面的显示，使隐含于数据之中不可见的现象成为可见，为人们分析、理解数据，形成概念、找出规律提供了强有力的手段。

人们早已熟悉的传统数据可视化技术包括折线图、条形图、柱状图、饼图、散点图、分位数图、回归曲线图等。当前流行的数据可视化技术根据其构建和显示原理可以划分为基于几何的技术、面向像素的技术、基于图标的技术和基于层次的技术。

## （一）传统数据可视化技术

**1. 折线图方法**　折线图可表示评估测试的提升图，用来比较各种分类算法。折线图最简单的形式就是在 $x$ 和 $y$ 坐标系中描出数据点，然后尽可能用线段将这些点连接起来。

折线图通常显示一个字段（数据维）的值如何与另一个字段（数据维）的值在 $x$ 和 $y$ 坐标系中对比，邻近的各数据点之间用线段连接。$x$ 轴的数据值可以是离散的，也可以是连续的。如果数据是离散的，离散的值就成为 $x$ 轴上依次排列的位置标签（label）。$y$ 轴的数据值必须是连续的。通常折线图用来描绘时间序列上的趋势。例如，视力疾病的分布折线图（图 10-21）。

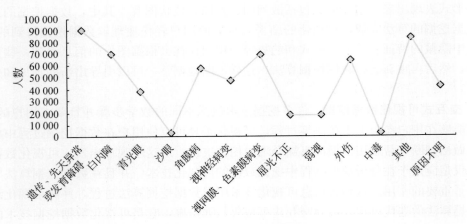

图 10-21　视力疾病分布折线图

**2. 柱状图和条形图方法**　这类图都是在 $x$ 和 $y$ 坐标系中比较离散数据维和连续数据维交叉点的值。柱形图绘制数据的方式类似折线图，都是在离散字段和连续字段的交叉点处画出数据点。它和折线图的区别在于：前者比后者多了一条在 $x$ 轴上垂直的圆柱（column）用以表示数据维的值。条形图和柱状图本质是相同的，只是 $x$ 轴和 $y$ 轴互换了位置，延伸方向不同。例如，图 10-22 与图 10-23 以视力疾病为例表现出柱状图与条形图的差异。无论那种图，都是不同数据集所对应的数据沿 $x$ 轴的标签分组，使得各组的数据通过图形更容易比较和对照。不同的数据集可以用不同的颜色或模式表示。

**3. 饼图方法**　饼图显示各种情况占总份额的分布信息。离散字段的值作为饼图中每一个切片的标签，连续字段的值在每个离散字段的值上的分组汇总，形成分布信息，饼图

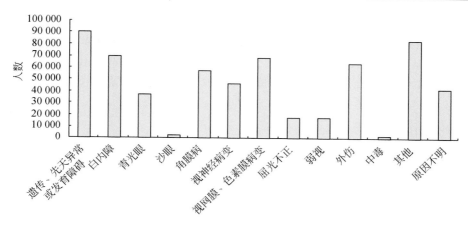

图 10-22　视力疾病分布柱状图

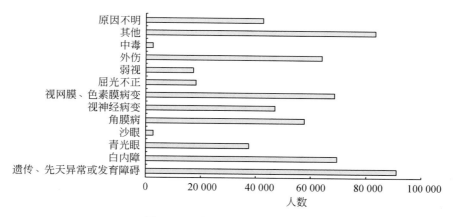

图 10-23　视力疾病分布条形图

在显示字段值的分布方面是非常有用的。图 10-24 显示了视力残疾情况。

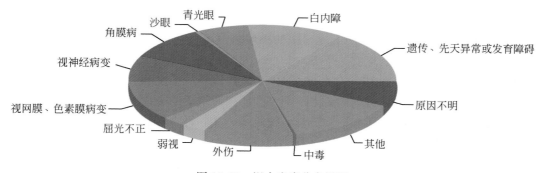

图 10-24　视力疾病分布饼图

**4. 散点图方法**　散点图典型的用途是比较成对的数据点。散点图能够将数据集中的每一条记录映射成为二维或三维坐标系中的图形实体。

　　散点图是最常用的数据挖掘可视化工具，它可以帮助用户寻找聚类、孤立点、趋势和相互关系。散点图通常用来观察二维数据的分布情况，它也是构建散点图矩阵的基本元素，它同时可以和基于图标技术结合，很容易扩展到多维数据的可视化。散点图是建立在坐标系的基础上，可以用点、十字叉或棍图等表示二维坐标上的点（图 10-25）。

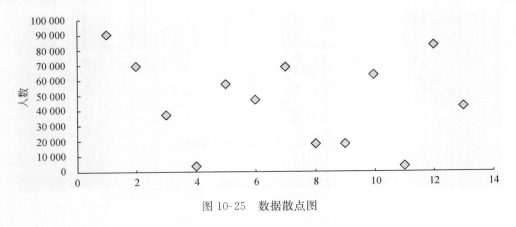

图 10-25　数据散点图

## （二）基于几何的技术

　　基于几何方法的多维数据可视化技术是以几何画法或几何投影的方式来表示数据库中的数据，以线或折线来表示数据中各变量的联系，目标是发现多维数据集的令人感兴趣的投影，从而将对多维数据的分析转化为仅对感兴趣的少量维度数据的分析。这种技术主要适用于数据量不大，但是维数较多的数据集，它比较容易观察数据的分布并发现其中的歧异点。基于几何的可视化主要包括散列图（scatter plots）、超盒图（hyperbox）、平行坐标（parallel coordinates）等方法。

　　**1. 散列图方法**　散列图是一种多维数据可视化的方法。散列图将多维数据的各变量两两对应，绘制数据在该二维上的分布图，从而得到一个数据的散列阵（scatter plot matrix），多维数据的每两个变量对应的分布图都作为散列阵中的一个元素（称为面板），从各属性的两两比较中得到隐含的信息（图 10-26）。

　　**2. 超盒图**　超盒图是一种基于散列图的扩展多维可视化方法，它将散列阵的面板放到了一个超盒上，每一个面板有一个方向，一个 $P$ 维的超盒图由 $P \times P$ 条直线和 $P \times (P-1)/2$ 个面组成，对每一条线段，存在另外 $P-1$ 条线段与之长度和方向相同，它们共同代表一个变量，散列图上的面板则成了由不同方向的线段组成的平面。下图是一个 5 维的超盒图，线段 1、2、3、4、5 代表一个变量，线段 Ⅰ、Ⅱ、Ⅲ、Ⅳ、Ⅴ 代表另一个变量，依次类推，各变量 $x$、$y$、$z$、$w$、$u$ 都可以映射到某一个方向的线段上，然后在两两相对的平面上显示数据的散列点。超盒图的优点是根据需要调整线段的长度和方向，或者只选择需要的变量而漏掉不重要的变量，从而更充分地显示数据（图 10-27）。

　　**3. 平行坐标法**　平行坐标法是最早提出的以二维形式表示多维数据的可视化技术之一。它的基本思想是将 $P$ 维数据空间的各属性通过 $P$ 条等距离的平行轴映射到二维平面上，每一条轴线代表一个属性维，轴线上的取值范围从对应属性的最小值到最大值均匀分

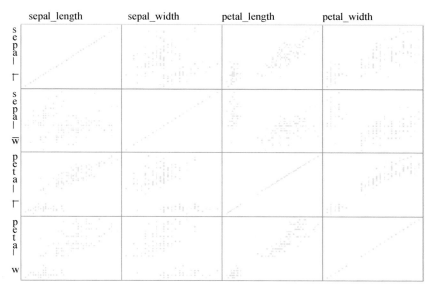

图 10-26 数据散列图表示

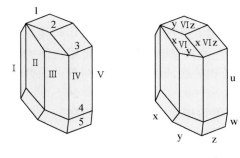

图 10-27 数据超盒图表示

布。这样，每一个数据项都可以根据其属性值用一条折线段在 $P$ 条平行轴上表示出来。折线的顶点在坐标轴上的取值即为相应的属性取值。关系数据库的 $n$ 个多维数据可用平行坐标上的 $n$ 个折线表示（图 10-28）。

这种技术能够有效地显示大范围的数据特性，与传统直角坐标相比最大的优点是表达的维数决定于屏幕的水平宽度，而不必使用矢量或其他可视图标。然而，最大的局限性是数据量很大时由于大量的交叠线使折线密度增加，图形存在重叠，层次不清，使用户难于识别。可视化的混乱和重叠严重阻碍用户解释可视化和它们之间交互的能力。

### （三）面向像素的技术

面向像素技术的基本思想是将每一个数据项的数据值对应于一个带颜色的屏幕像素，对于不同的数据属性以不同的窗口分别表示。在各个单独的子窗口表现每一维的值。其优点是一次性可以描述大量信息并且不会产生重叠，不仅能有效地保留用户感兴趣的小部分区域，还能纵览全局数据。

如果一个像素点代表一个数据值，这种技术可以对目前所陈列的最大量的数据进行可视化，对于高分辨率的显示器来说，可显示多达百万数量级的数据。主要的问题就是怎样在屏幕上排列这些像素。这类技术针对不同的图使用不同的排列。

**1. 递归模式方法** 递归模式方法递归地生成面向行与列的排列。递归图案基于一般的递归模式，它的特别之处在于按照数据属性本来存在的顺序表现数据（如时间序列），因此，适用于对多维数据集的序列分析。通过为每个递归模式所设置的参数，允许用户控

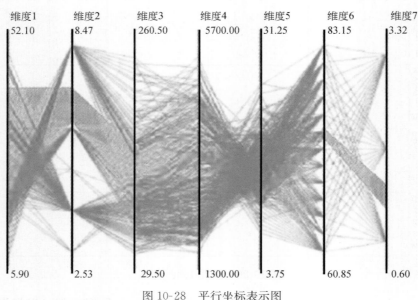

图 10-28　平行坐标表示图

制可决定属性值排列顺序有意义的语义结构。递归图案方法在分离的子窗口中可视化每一维属性。在一个子窗口中，每一维属性值由一个着色的像素表示，颜色与属性值构成映射。为了使用户在同一点上将不同的属性与属性的值相关联，每一个子窗口中的属性的排列顺序是相同的。

**2. 圆周分段方法**　圆周分段方法是针对大型高维数据集的可视化提出的。它的基本思想不再是在单个子窗口表现各维属性值，而是将整个数据集以圆环的形式表现出来，每一个属性占有圆环的一段。在这些圆环段中，属性值以单色像素表现，像素的排列从圆环的中心开始，储蓄向外围扩散。这种方法的特点是，越靠近圆的中心属性就越集中，提高了属性值的可视化的对比程度。另外，它不像其他面向像素技术那么离散，因为它在中心具有一个稳固点。

### （四）基于图标的技术

基于图标的技术是把每个多维数据项画成一个图标，图标的各个部分表示 $P$ 维数据属性。图标形状可以被任意定义，它们可以是"小脸"、"针图标"、"星图标"、"棍图标"等。基于图标的可视化方法包括表长法（table lens）、脸谱图（chemoff face）、形状编码（shape coding）、枝形图（stick figures）和颜色图标（color icon）等。

基于图标的技术适合于维数不多、某些维含有特别的含义且在二维平面上具有良好的展开属性的数据集，用户可以根据图标的显示更准确地理解这些维的意义。

**1. 枝形图**　枝形图方法的基本思想是用同一棵树枝表示多个变量，每一个变量占一节树枝。枝形图首先选取多维数据变量中的两个变量作为基本的 X-Y 平面轴，在此平面上利用小树枝表示出其他变量值的变化，树枝的多少可以根据维数大小确定。此外，还可以用树枝的颜色、粗细等特征来表示变量。

**2. 脸谱图**　脸谱图又称切诺夫脸，它希望从脸的面部表情表达数据的特点。切诺夫脸的不同部位代表了不同的变量。脸谱由六大部分组成：轮廓、鼻、口、眼、眼球和眉毛，每一部分的长度或者方向的指标和一代表变量的不同值。切诺夫脸适合在大量相似数据中发现奇异点，或者根据表情对数据进行聚类。

## （五）基于层次的技术

基于层次的技术基本思想是将 $P$ 维数据空间划分为若干子空间，对这些子空间仍以层次结构的方式组织并以图形表示出来。基于层次的可视化方法多利用树形结构，可以直接应用于具有层次结构的数据，也可以对数据变量进行层次划分，在不同层次上表示不同变量值。基于层次的技术适用于层次关系的数据信息，如人事组织、文件目录，人口调查等。基于层次的可视化技术主要包括维堆（dimensional stacking）、树图（tree map）、维嵌套（worlds within worlds）、锥形树（cone trees）、双曲线树（hyperbolic trees）等方法。

**1. 锥形树**　锥形树技术是一种三维动态的数据可视化技术，它将传统的二维树的概念扩展到了三维空间，以锥形发散形状显示树，通过颜色、形状、纹理等表现属性，通过动态缩放、手控旋转达到全面的观察效果。

**2. 双曲线树**　双曲线树是对传统树的一种变形技术，它的基本思想是先将层次信息均匀地展示在双曲线面上，然后采用庞加莱映射方法将双曲线树映射到一个圆形区域中。因为数据对空间的要求是呈指数级增长，所以以双曲线技术无疑是解决这一问题的好方法，它保留了层次的结构而只是将连接的直线弯曲成弧形，并且用圆盘将整个显示界面保护起来。双曲线技术的实现首先是在圆的中心画出树的根结点，然后以递归的形式逐个嵌入节点。用户可以移动感兴趣的节点，将其放到圆心，双曲线技术可以通过几何变化达到平滑的动画效果。

## （六）标签云

标签云（tag cloud）是用以表示相关信息的内容标签。标签的排列顺序一般依照字典排序，按照热门程度确定字体的大小和颜色。这样，依照字典或者热门程度来寻找信息便成为可能。标签通常是超链接，指向分类页面。

标签云是一套相关的标签以及与此相应的权重。典型的标签云有 30～150 个标签。权重影响使用的字体大小或其他视觉效果。同时，直方图或饼图表是最常用的代表约 12 种不同的权数。因此，标签云彩能代表更多的权，尽管不那么准确。此外，通常标签云是可以交互的：标签是典型的超链接，让用户可以仔细了解它们的内容。

标签云通常使用行内 XHTML 元素来表现，它们可以依照字典顺序、随机顺序以及热门程度等排序准则来确定顺序。一个标签云通常拥有内容相似的标签——这样可以更方便地组织数据（图 10-30）。

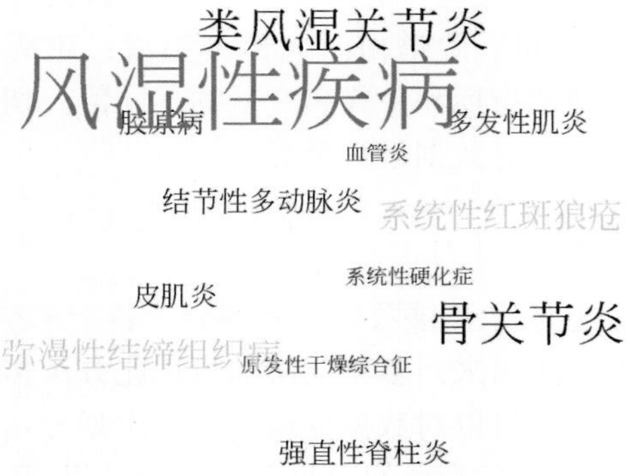

风湿性疾病

类风湿关节炎

胶原病　　　　多发性肌炎

血管炎

结节性多动脉炎　　系统性红斑狼疮

皮肌炎　　　系统性硬化症

　　　　　　　　　骨关节炎

弥漫性结缔组织病　原发性干燥综合征

强直性脊柱炎

图 10-30　文字标签云

# 第三节　症 状 监 测

## 一、概述

### （一）症状监测的目的与意义

随着城镇化已成必然趋势，大量的人口不断向城市集聚，城市人口的规模和密度逐步加大；与此同时，人与人的交流也变得比过去更加频繁。在这种背景下，无论是各种自然形成已有或未知的传染病，还是生化恐怖袭击所导致的传染病，或是工业毒素所导致的大面积中毒事件等公共卫生事件，一旦发生，往往蔓延迅速，给人民生命健康带来巨大威胁，也对社会经济发展造成重大损失。例如，1979 年苏联发生一起炭疽杆菌的事故性排放，导致 21 人死亡；1988 年我国上海甲肝暴发，短短几个月内近 30 万人发病；2003 年春季在世界范围内广泛流行的传染性非典型肺炎（SARS）；2009 年初暴发并蔓延全球的甲型 H1N1 型流感，截至 2009 年底至少造成 12 220 人死亡；2010 年开始在全球传播的超级细菌给很多国家人民带来恐慌；此外，每年有大量的季节性传染病（如流感、疟疾等）在局部地区传播和蔓延的报道，都给当地人民的健康、生活和工作带来威胁。由此，症状监测越来越多地得到重视。

症状监测不同于普通传统监测，它利用现代化的信息和智能技术快速采集包括急诊、门诊、处方与非处方药销售、缺勤、动物疾病等多方位的信息数据，通过综合、统计、比较和聚类等分析方法，较早地发现突发公共卫生事件，为启动有效的应对措施赢得宝贵的时间。同时，通过在具体调查的基础上，利用数据挖掘技术分析与采集数据的关系，找出各种不同突发公共卫生事件产生、蔓延和得到控制的发展规律，为将来防治奠定良好基础。

## （二）症状监测的概念与特点

目前，还缺乏一个统一的、全面的、明确的描述来定义症状监测（syndromic surveillance）。主要原因是如果只从字面理解，"症状"（syndromes）的监测不是很确切，因为从症状监测的目的可以看出，为了尽早探测到可能潜在暴发的疾病，数据采集可能是来自多方面的，除了临床症状以外，还包括处方和非处方药的销售、电话记录、缺勤情况等。所以，到目前为止，在实际应用中，很多为监测疾病暴发而产生的监测系统有着很多类似的名称，如早期预警系统（early warning systems）、早期症状监测（prodrome surveillance）、暴发探测系统（outbreak detection systems）、基于信息系统的哨点监测（information system-based sentinel surveillance）、生物监测系统（biosurveillance）、健康指标监测（health indicator surveillance）和基于症状的监测（symptom-based surveillance）。

当然，症状监测这个概念也是固有存在的，目前比较官方的定义主要来自美国疾病防控中心（Centers for Disease Control and Prevention，CDC）：症状监测是一种卫生部门通过数据自动实时或者接近实时地获取、比传统公共卫生方法更加快速地探测到疾病暴发的调查方法。此外，从指导实际工作出发，目前使用较多的一个定义是症状监测，是指系统、持续地收集、分析临床明确诊断前能够提示疾病暴发的相关资料并做出合理解释，以此开展公共卫生调查。症状监测收集资料包括实验室收检、急诊科主诉、救护车反应记录、处方及非处方药物销售、学校缺课或工厂缺勤、急诊记录的其他体征与症状信息等。

从以上概念可以看出，症状监测有以下主要特点。

**1. 资料来源的多样性**　要对各种现有资料充分利用。"症状"不仅包括临床症状，还包括其他现象，如非处方药销量等。

**2. 核心问题是及时性**　提高及时性是症状监测的首要目标，包括数据报送及时和事件反应及时。一些疾病由于病例症状不典型、非特异或医生警惕性不高，容易造成早期诊断困难，症状监测并不需要医生对病人进行确诊，只要对一些症候群进行监测报告，不仅报告的起点较早，而且对医生的要求亦简化、降低，这些都可以大大提高数据的及时性。

**3. 要有分析判断和预警能力**　在及时性提高的前提下，症状监测系统增强了公共卫生监测的预警能力，其发挥预警作用的理论基础主要为信号检测理论和数据挖掘理论。

## （三）症状监测的途径

2002 年，在纽约的国际症状监测大会上，与会专家对症状监测应该收集何种数据提出不同意见。一种意见认为，症状监测应利用现有的常规监测系统，收集非特异性轻症病例信息来达到监测目的，这样不会增加医生额外负担，所需费用少；另一种意见则赞成为了特定目的而建立新的"症状"收集系统，以免受到原有信息系统的限制。

目前，症状监测的应用还处于探索性阶段，数据来源广泛。从个案角度来看，症状监测信息来源包括疾病特征、患者行为、相关服务供给行为等；从群体角度来看，症状监测信息来源包括人群易感性、地方疾病流行水平、人群迁移状态等。动物相关因素、环境相关因素（空气、饮用水与污水、食品、气候、个体生活条件等）也可成为症状监测数据来源。目前在实践中应用较多的症状监测数据源如下。

**1. 医院诊疗信息**　症状监测利用较多的医院信息主要有症状与主诉记录。通过呼吸道症候信息群指示流感流行是公共卫生专家对于利用医院诊疗数据开展症状监测的常见探索。Tsui 等对病例主诉 ICD‐9 编码应用于检测流感流行的效果进行评估发现，以"呼吸道疾病"或"流感样疾病"为检测指标，与"流感与肺炎死亡"作为检测指标相比，发现流感流行的时间提前了 1～2 周。台湾根据症状监测原理收集发热患者诊疗信息并设计 SARS 评分监测系统，认为其在疾病流行阶段操作简便且效果良好，发现病例的敏感性达 95.5%，特异性达 87.2%，对于无确诊手段的疾病暴发监测具有借鉴意义。

在早期，症状监测主要利用临床医师或护士的手工记录。随着信息技术的发展，症状监测的数据来源逐渐数字化。医院信息系统（HIS）数据库能够应用于公共卫生重大事件的早期监测，主要优点包括：

（1）时效性高，就诊当日即可获得资料；

（2）信息传输直接，可迅速整合到症状监测系统中；

（3）对医师主观依赖小，避免临床医师主动报告的额外工作压力，数据的自动获取可以避免漏登现象，资料完整性好，减少了偏倚；

（4）容易统一整合分析，可以进行无病因诊断的聚集性病例评估并发现可能的公共卫生问题等。

**2. 药品销售信息**　药品销售与传染病传播之间关系的研究是一个很重要的研究领域，在该领域，目前有很多问题正在被研究。初步的研究发现，药品的销售与传染的传播存在相关性，且存在较好的利用价值。美国一项健康调查表明，77% 的居民由于健康问题，在刚过去的 6 个月内至少有一次自购非处方药物（over the counter，OTC），其中 43% 的居民曾经因为健康问题向医生咨询，38% 的居民承认使用了处方药物。Magruder 等研究认为，用于治疗呼吸困难的 OTC 药物销售量与急性支气管炎及急性毛细支气管炎诊断信息有着良好相关性；通过监测 OTC 药物销售情况，可早于临床信息 5～6 天发现呼吸道疾病的流行。

OTC 药物在人群中应用广泛，通过于药店和医院药房的联网，利用药品销售信息对流感等症状表现不太特异、流行规模较大的疾病进行监测具有一定优势。美国著名的症状监测系统——ESSENCE Ⅱ（Electronic Surveillance System for the Early Notification of Community-Based Epidemics）中已经把 OTC 的销售情况纳入监测，并提供了新的 OTC 时序信息和展示 OTC 产品聚集的展示方法。此外，法国研究也显示，通过药物销售监测预警流感流行，其效果不亚于国家哨点监测系统。

**3. 医护热线电话信息**　1993 年 4 月，美国密尔沃基市发生一起隐孢子虫感染引起的腹泻病流行，流行期间某医疗保健系统的护理热线电话明显增多，高峰期每日电话数达暴发前的 17 倍；儿科腹泻咨询电话亦然。分析表明，热线电话增多的信号较电视报道"腹泻病例增多"及卫生部门报告腹泻暴发提前了 4～5 天。美国 ESSENCE Ⅱ 系统运行结果表明，护理热线电话检测医院门诊症候群，胃肠道症状的敏感性与特异性分别为 72% 与 96%，呼吸道症状则分别为 75% 与 89%；对于同时进行电话咨询与门诊就诊的病例，其热线电话症候群记录早于门诊记录，平均提前时间分别为胃肠道症状 4 小时、呼吸道症状 5 小时、神经系统症状 11 小时、皮肤感染 4.5 小时、发热 5 小时、出血症状 25 小时。

Espino 等对某城市医院急诊服务热线（ER-TT）及面向私人诊所的下班后救护热线（AH-TT）进行评估，对每个电话按 10 个要素归纳其特征，包括初次电话时间、紧急程度、电话内容、咨询处理、电话结局（回访调查）、初始症状、主诉、住址编码、年龄、性别、治疗指南等。监测结果表明，ER-TT 信息指示流感流行的时间早于美国 CDC 流感监测系统 1~4 周时间，AH-TT 信息则滞后于 CDC 流感监测系统 1 周。由此认为，护理热线电话对于预警疾病流行效果肯定，但其数据源有待评估与选择。

**4. 群众自我申报** 2001 年，纽约市 DOHMH 对某大型企业（拥有员工 15 000 人，企业网点在全市范围内分布）进行监测发现，员工请假理由主要有发热、流感、胃肠道不适和感冒（上呼吸道感染）。分析认为，工厂缺勤信息与其他数据源相配合，对诺瓦克病毒感染、流感等疾病的流行有一定的指示意义。学校缺课监测与工厂缺勤监测效果类似。由于此类信息的来源较方便，在经济条件相对落后的发展中国家，学校或工厂疾病暴发时有发生，开展此类监测有其必要性及可行性。

**5. 其他信息来源** 除上述数据源以外，与疾病发生、流行相关的其他信息如超市纸巾销售量、猫狗等动物的死亡情况、商场电视监测顾客打喷嚏人数等，均可作为症状监测数据来源，但报道甚少。在对人兽共患或动物源性新发传染病的监测中，动物发病与死亡信息可能有效警示人间疫情的发生，比如鸟类死亡与西尼罗病毒人间感染。地理信息分析提示，鸟类死亡的增多可反映鸟类与蚊虫携带西尼罗病毒增加；如根据此监测结果开展蚊虫密度控制工作，则可能较实验室检出西尼罗病毒后再落实防控措施要提前 4 周时间，可早期有效遏制疫情发展。

## 二、基于医疗信息上时间与空间分析的症状监测

症状监测的重要任务是综合分析现有的医疗数据，当潜在疾病蔓延或生化恐怖袭击到来前，在尽可能短的时间内发出警报，并且要求警报的误报率能够控制在可以接受的范围内。症状监测系统所监测的医疗数据包括大量的历史数据和当前正在获取的数据，或者这些医疗数据是来自不同监测区域、不同医疗机构、不同社区等。在众多的监测方案中，最重要的一个策略是利用概率统计理论和机器学习方法对这些医疗数据在时间上和空间上分布进行计算，从而发现明显的偏离状态。这里需要关心两个方面分布状态：一个是正常状态或预期状态，另一个是相对正常状态或预期状态相偏离的警戒状态。

由于对症状监测的目的不同（如有的是为了对大规模流行性疾病的监测，而有的是针对生化恐怖袭击进行预警），监测的目标症状不同（如有的针对上呼吸道感染、有的针对下呼吸道感染等），监测疾病的传播途径不同（如有的空气传染，有的是接触传染等），目前已有各种针对性的时间与空间监测方法与算法的研究，以下从时间与空间的设计模型和监测方法两方面介绍目前国外的一些研究成果。

### （一）时间与空间的模型

**1. 时间序列模型** 很多症状监测系统的主要数据来源是医院的门诊和急诊数据，从这些现实数据发现，病人就医的数量和工作日/节假日的安排密切相关。经验表明，在国

外由于大部分医院周六、周日和国家节日等放假，就医人数会比较少，而节假日过后的第一天就医的人数会明显较多，随后工作日中，有逐步减少的趋势，如图 10-31 所示。

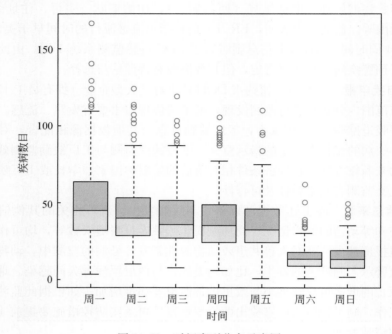

图 10-31    时间序列分布示意图

因此，在对疾病发现人数的时间序列建模时，将分为以下 3 类。

（1）周末或法定节假日。

（2）周一或节假日后的第一天。

（3）其他工作日。

这样安排的最大好处可以对监测到的数据区别对待，避免数据在不同时间所起的变化带来的不必要误报。同样道理，有些传染病是季节性的，不同季节的发病率是不同的，因此，同样对需要监测的特定的疾病，按照季节变化的特征进行序列化，从而更好地帮助监测。

在中国，大部分大医院周末门诊是开放的，并且很多就医者由于在工作日没空而选择周末就医，这样导致周末就医的人数往往较工作日更加多，因此，同样可以考虑按时间序列模型进行分类。

**2. 滑动缓冲时间模型**    在有些症状监测系统，采用流数据（data stream）的概念，对采集的数据进行聚集分析，其中包括美国著名的 ESSENC 系统。在针对特定的聚集算法中，它将时间流分成了 3 个片段：基线期、测试期和保护间隔期，如图 10-32 所示。

（1）基线期（baseline period）：用来估计预期（正常）数据的行为，通常采用平均值或方差形式；作为回归的系数因子，预期协方差的分布。

（2）保护间隔（guard band）：主要是避免基线暴发信号的干扰。

（3）测试期（test period）：测试不正常的数量，通常设定为 1 天；加长可以降低噪

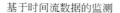

基于时间流数据的监测

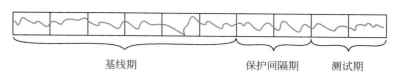

基线期　　　　　保护间隔期　　测试期

图 10-32　时间缓冲时间模型

声，当获得数据得到改善时可以缩短。

**3. 空间分布模型**　是目前最主要的空间分布模型的设计，主要根据感染者居住地之间的关系建立空间距离的矩阵，这些空间距离主要按照以下两种方式计算。

（1）欧氏距离：主要是感染者居住地之间，或者感染区域质心之间的直线，欧氏距离往往应用在对通过空气传播的疾病监测。

（2）开车距离：主要指感染者居住地之间，或者感染区域之间的开车距离，比较适用于监测接触性的地方流行性疾病。

## （二）时间与空间监测的几种主要方法

**1. GLRT（*G*-监测法）/Poisson 概率法（*P*-监测法）**　症状监测需要提供提前预警，这就需要引入概率统计的方法来发现症状或症状相关的数据上的突然变化。目前，有一种方法通过泛化似然率的测试（generalized likelihood ratio test-GLRT）来产生一个信号，从而判断是否出现突然变化。类似滑动缓冲时间模型，这个方法将在时间轴上设定一个时间窗口 $w$，在指定的时期，应用统计方法计算 $G$：

$$G_t(w) = Y_t(w)\ln[Y_t(w)/E_t(w)] - [Y_t(w) - E_t(w)] \qquad 公式（10-23）$$

其中 $Y$ 为在时间 $t$ 的最近 $w$ 天内发生事件的数目；$E$ 为在时间 $t$ 的最近 $w$ 天内预期发生事件的数目。

如果 $G$ 在某个 $t$ 时间的值超过了事先设定的阈值，则建议发起症状监测的警报。作为扩展，在一些情况下，时间窗口 $w$ 并不是固定的，而是在一定区间范围内设区间从 $u$ 到 $v$，这样 $G$-监测计算可以改写为以下形式：

$$G_t(u \text{ to } v) = \max u \leqslant w \leqslant v\, G_t(w) \qquad 公式（10-24）$$

另一种方法是利用 Poisson 概论理论的 $P$-监测法，该方法是在一个大的监测期 $T$ 中同样采用固定时间窗口 $w$ 的扫描统计方法，定义为在（0，$T$）的监测间隔期间固定时间窗口 $w$ 中所发现的最大事件数目，并近似给出以下 $P$-监测计算公式：

$$\Pr(s_w > k) = (T/w)(k-\lambda)p(k,\lambda) + s(k,\lambda) \qquad 公式（10-25）$$

其中 $p$ 是发现事件超过 $k$ 的 Poisson 概论；$s$ 是发现超过 $k+1$ 个事件的概论。

当 $s_w$ 大于预先设定的阈值 $k$ 时建议发出警报。这样，公式可以进一步改写为：

$$(T/w)[Y_t(w) - E_t(w)]\exp[-E_t(w)]E_t(w)^{Y_t(w)}/Y_t(w) < \alpha \qquad 公式（10-26）$$

根据经验 $T$ 常设定为 1 年，而一般为 0.05 或者 0.10。$P$-监测的优势是不需要像 $G$-监测那样进行模拟，但也存在曲线，就是它假设基线的风险是恒定的。

**2. CUSUM 方法**　CUSUM（cumulative sum）方法是累计计算观察到的值与预期

Poisson 分布值之间偏离量的方法，同时，预期的 Poisson 变量也随之变化。它被广泛用于工业自动化控制中监测产品质量。CUSUM 方法主要建立在以下两个假设前提下。

（1）被监测对象在数量上是正态分布的。

（2）变量没有呈现序列自相关的。

则，在时间 $t$ 的 CUSUM 的累计计算定义如下：

$$S_t = \max(0, S_{t-1} + z - k) \qquad \text{公式（10-27）}$$

其中 $z$ 是被关心的变量，被转化成平均 0、方差 1 的 $z \sim \text{score}$；$k$ 是参数，通常为 0.5。

这样 $z$ 超过 $k$ 的部分将被累计，$h$ 为阈值，超过阈值就发出一个信号。现在问题是如何确定 $h$，$h$ 值的选定将影响误报率，较高的 $h$ 值会降低误报的概率，但同时也降低监测到真正暴发的概率。因此，这里引入了受控平均运行长度（ARL- Average Run Length）的概念：

$$ARL_0 = 2(e^\alpha - \alpha) \qquad \text{公式（10-28）}$$

其中 $\alpha = h + 1$，这样可以将 $h$ 与 ARL 联系起来，解方程式等到 $h$ 如下：

$$h \approx \left(\frac{ARL_0 + 4}{ARL_0 + 2}\right) \ln\left(\frac{ARL_0}{2} + 1\right) - 1.166 \qquad \text{公式（10-29）}$$

以上是假设 $k = 0.5$，给出更加一般的公式如下：

$$h \approx \left(\frac{2k^2 ARL_0 + 2}{2k^2 ARL_0 + 1}\right) \ln\left(\frac{1 + 2k^2 ARL_0}{2k}\right) - 1.166 \qquad \text{公式（10-30）}$$

到此为止，CUSUM 方法都建立在正态分布的前提下，但有时在不太理想的状况下需要做正态分布的转化，利用 Poisson 分布来计算 CUSUM，这时 $k$ 的计算如下：

$$k = \frac{\lambda_1 - \lambda_0}{\ln\lambda_1 - \ln\lambda_0} \qquad \text{公式（10-31）}$$

其中 $\lambda_1$ 是受控 Poisson 参数，$\lambda_0$ 是预先设定的失控 Poisson 参数。

阈值 $h$ 的确定可以采用设计表、蒙特卡洛（Monte Carlo）模拟算法或者马尔科夫链（Markov chain）近似算法来获得。

## 三、基于主诉的症状监测

主诉是在病人就医过程中记录下来的最重要的、数据量最大的医疗信息。快速、准确地发现主诉中蕴含的信息和知识，将会对症状监测起到非常重要的作用。但是，运用计算机技术进行基于主诉的症状监测直接面临自然语言理解的难题，更重要的是在实际大量的主诉中普遍存在词语变异（word variation）的问题，这使得从主诉中提取有用的关键信息变得十分困难，具体体现在以下 4 个方面。

（1）一个简单的症状可能会有多种表示形式，如用同义词或短语来描述意思。

（2）很多医学用语往往使用简写或缩写的方式，这种缩写方式往往有特异性，不同的医生、医院或地区简写或缩写的习惯各有差异。

（3）同样的概念有不同的说法，有时即使人来理解也有一定难度。

（4）在繁忙的诊疗过程时，主诉中往往会有笔误和拼写错误，这些错误以前没有出现过，但在将来又会重复出现。

由于以上挑战，分析和处理主诉信息和转换这些词语变异，传统的方式往往是进行连续不断并且劳动密集型的方法。

目前，国内研究基于主诉的症状监测还处于起步阶段，还未产生突破性成果。在欧美发达国家，在这个方面已经产生一定成果，但远未达到理想效果。因此，以下初步介绍欧美国家在主诉分析方面的一些方法。

对主诉的词语变异的处理和分析主要分为两大范畴：字法变异（orthographic variation）和非字法变异（nonorthographic variation）。字法变异主要指拼写和语法上的错误，主要有拼写错误和笔误等；非字法变异主要是同一个概念用不同的方法表示，如缩写、简写或特异性表达。针对这些变异，目前比较主流的方法主要有主诉规格化方法、基于ICD-9-CM的忽略词揭示方法和基于上下文的忽略词揭示方法。

### （一）主诉规格化方法

主诉规格化的任务是对主诉文本做预处理，自动清除和纠正其中的字法错误，包括拼错、文字串联等，以发现其中对症状监测有用的词。目前，这方面已有不少技术和方法，其中最主要的有以下三种方法。

**1. 语音发音纠正法**　在英文主诉中，往往单词拼错了，但基本读音还是相同或接近；在中文主诉中，由于拼音输入法的广泛使用，往往误打的单词发音是相同或相近。对英文主诉方面，已经有很多较为成熟的算法来处理，具有代表性的有 Soundex 算法、Editex 算法、Phonix 算法等。这些算法可以较好地处理 $j$ 和 $g$、$t$ 和 $d$ 等之间的误拼，但是在很多误拼的单词，虽然仅仅是一个字母的差别，其读音可能完全不同，这时语音发音纠正法就力不从心了。

**2. 关键词和词干法**　这个方法的主要观点是在症状监测时，大部分单词包含一个统一的字符串，通常是这个单词的前面部分称为词干，通过词干可以足够用于推断这个单词的意思，而词干的拼写错误概率较小。围绕这个思路，目前有个广为人知的方法是DOHMH算法和其建立的相应词干数据库。但是在针对主诉的应用中，发现词干的误拼概率并没有想象的那么低，还有很多人工干预的工作。

**3. 修改距离法**　修改距离法的思想是通过各种修改把一个单词转换成可能潜在的正确的单词，找出其中修改最少（修改距离最小）的那个转换单词，这个单词可能就是误拼的那个单词。但是在实际应用中，这种转换往往偏离人的正常直觉，所得到的单词并不是真正要的那个单词。所以，关键是如何计算这个"修改距离"。目前有一种泛化的修改距离，不同于简单通过计算性的修改距离，它采取了一种称为心理修改距离的方法，或者可以理解为基于直觉的修改距离的计算方法，可以一定程度地改善识别效果。

### （二）基于ICD-9-CM的遗漏单词揭示方法

尽管通过主诉的规格化后主诉的文字质量有了实质上新的改善，但是还有很多单词被遗留，这些单词描述重要的症状信息。因此，现在欧美国家建立了一个标准代码 ICD-9-CM（International Classification of Diseases，Ninth Revision，Clinical Modification）来选择最有可能被忽略但却包含指定症状的词汇。当一个病人被指定了 ICD-9-CM 中的某个疾病代码时，就可以分析这个主诉中哪些单词频繁出现，而这些在另一个疾病主诉上不经常出现。这样就可能找出这些可能和该疾病的症状相关的单词。但是，在实际应用过程中有不计其数的字法变异的单词，有时也会让这种查找被遗漏单词的方法陷入无法管理的地步。

### （三）基于上下文的遗漏单词揭示方法

这种方法主要针对特定地区的特异词汇，这些词汇的查找需要个性化处理，通过查找那些在相类似的上下文同时单词来搜索类似意思的词，并认为在类似上下文出现的同时单词有着类似或者至少紧密相关的意思，并将这些单词建立对应表。对于主诉中的每个单词，与单词列表的其他单词进行比较，并建立一种优先级排序机制，来确定两者之间的相似或关联度。

## 四、基于药品数据的症状监测

目前，在公共卫生和症状监测的研究领域中，越来越重视从对药品（以非处方药为主）销售数据的监控中及时了解社区人群的健康状况。早在 1964 年，美国就已经开始研究在一个城市里非处方药（OTC）的销售与社区流行性疾病暴发之间的关系。研究发现，在两次感冒疾病暴发过程中，当感冒药销售达到阶段性的高峰时，也正是医院感冒病人开始增加的时候，似乎感冒药销售的快速增长要早于真正发现流行性感冒暴发的时间。在最后的研究里也证实，消除季节周期的影响，药品销售情况和相关疾病暴发之间存在着较为稳定的联系关系。

由此不难看出，药品销售数据似乎可以提供相对简便、及时和合理的指示来反映公共健康状况，这样有 3 个方面的优点。

（1）目前，从技术角度药品的销售电子数据可以比较准确地从药品的销售网点和医院得到，可以采集到症状监测系统中。

（2）这些药品数据都带有地理区域的信息。

（3）药品种类信息比较完整。

尽管如此，要通过基于药品销售数据的症状监测，还存在不少挑战，主要体现在：①药品种类繁多，为更好地进行分析，如何利用繁多的药品的销售数据对药品进行聚类；②如何将药品或药品类与症状、药品与疾病建立合理的关系；③在监测过程中，如何消除各种混淆的因素，如季节因素、假期因素等。

目前，药品数据可以有两个途径进行采集：一种是来自药品的销售渠道和医院药房；另一种是来自医保的数据。据估计，目前仅非处方药就有上千种，这些药品的销售数据对症状监测都有所帮助，其中有很多药品是相互竞争关系，它们对同一种疾病或症状都有效，因此，在症状监测过程中，需要对这些用于相同疾病或症状的药进行聚类，以方便将它们与相关的症状对应起来。但是，如何聚类？一个问题是这些药尽管可能用于同一种疾病或症状，但由于药效和品牌的不同，它们在疾病暴发时销售量的增量幅度是不同的，但它们都会一起增加，并且在疾病暴发结束后同时减少；另一个问题是，要聚类到什么程度比较合适？类别太多或太少都会影响分析和监测的效果。

下面介绍美国著名的症状监测系统 ESSENCE Ⅱ 中关于对药品进行聚类的策略和方法。

在 ESSENCE Ⅱ 中，将药品分为 41 个成人组、16 个儿科组和 4 个婴儿组，它的聚类策略是分成两步进行：第一步，通过定性的方法，将各种药品放入一个个较小的组，形成第一层组，这些组的数量还是比较众多；然后第二步，需要调用第一层组药品的历史销售记录，这里设定一般是 17 个月内的销售记录，一个简单的思路是比较这些不同药的销售记录，如果销售比率在不同时间段呈现相同的比率及它们会同时增长和同时下降，则认为这两个第一层的组可以聚类，形成更高一个层次的组。但是，正如前面提到的，即使两个药品组是用于同一类疾病和症状，但它们的增长率可能有不同，同时，数据中可能还存在很多噪声。这里需要一个有效的算法，计算这两组的实际距离，实现合理的聚类。为实现这个聚类算法，设两个药品组 M 和 N。该系统首先建立了以下两个模型。

模型 1：被聚类的药品组 M、N 被设为 Poisson 分布，这个分布中每天之间的平均数是变化的。通过 log，计算其中的比率是否偏离 0.1 的阈值。

模型 2：被聚类的药品组 M、N 的 Poisson 分布是按天独立的，平均数等于每天的销售额。

这样，如果两个药品组 M、N 是针对同一种疾病的，尽管它们的变化率有所区别，但在模型 1 和模型 2 下计算出的差别是很接近的，定义距离 D 为两个概率在 log 下的差。

如果 M 和 N 之间距离 D 是最小的，则将 M 和 N 聚类形成更高一级的药品组。当然其中还可能有噪声，该系统采用了称为修剪均值算法（trimmed-mean algorithm），利用平均移动 20 天值，当偏离阈值时，最近的 6～8 天的数据将被排除在聚类算法之外。在此基础上，最终形成了一个系统树图的结构，完成药品的聚类。

# 第四节　疾病趋势分析

在人类社会的发展过程中，传染病一直威胁着人类的健康，如天花、麻疹等。2003 年，非典型性肺炎（SARS）在全球蔓延，夺去了不少生命，引发了全球范围的恐慌。同时，这场疾病导致了各国经济的巨大损失。随后到来的禽流感再次给人们的人身安全和财产带来了巨大影响。2009 年，一场突如其来的甲型 H1N1 流感袭击了全球，更是一度引起了人们心理上的恐慌。

与普通的疾病不同，传染病不仅对感染者自身的健康构成威胁，而且能在人群、动物间相互传播蔓延，在更大范围内引起流行感染，是威胁人类健康的第一大杀手，同时也给社会稳定、经济发展造成严重影响。

目前，随着人口数量的迅速增长、人类活动频率及范围的增大，传染病的传播正以前所未有的速度加剧。以 2009 年开始肆虐全球的甲型 H1N1 流感为例，根据世界卫生组织网站发布的公告，该病毒的传播速度创下了流行病毒传播速度的最快记录，其在 6 周内感染病人的总人数相当于其他病毒在 6 个月内感染的病人总数；同时，甲型 H1N1 流感给全球经济造成的损失更是不可估量。在传染病传播速度急剧增长的同时，传染病的发生也更为频繁。世界卫生组织的《构建安全未来：21 世纪全球公共卫生安全》报告指出，自 20 世纪 70 年代以来，至少出现了 40 种新发现的传染病，而在 2002～2007 年 5 年间，经世界卫生组织证实的疫情更是超过了 1100 件。

传染病对人类社会的重大影响和它的严峻现实引起了研究人员对其传播模式的广泛关注。目前，传染病的研究方法主要有描述性研究、分析性研究、实验性研究和理论性研究。在理论性研究中，数学模型发挥着着重大作用。数学模型通过一些假设，设置参数并引入一些变量，把传染病的主要特征以及它们之间的关系清晰地表示出来。数学模型的分析与计算结果能提供具有说服力的理论基础和概念，用数学模型帮助分析传染病的流行趋势已成为共识。在数学模型中，常见的研究方向主要包括经典的传染病动力学模型和复杂网络模型。1760 年，D. Bernoulli 曾用数学研究过天花的传播，但确定性传染病模型的研究始于 20 世纪。1906 年 Hamer 为了理解麻疹的反复流行，构造并研究了一个离散时间的模型。1911 年公共卫生医生 Ross 博士利用微分方程对疟疾在蚊虫与人群之间传播的动态行为进行了研究。1927 年 Kermark 与 Mekendrick 为了研究 1665～1666 年黑死病在伦敦的流行规律以及 1906 年瘟疫在孟买的流行规律，构造了著名的 SIR（Susceptibles，Infectives，Recovered）模型，随后又在 1932 年提出了 SIS（Susceptibles，Infectives，Susceptibles）模型，并在分析所建立的模型的基础上，提出了区分疾病流行与否的"阈值定理"，为传染病动力学的研究奠定了基础。

在传染病动力学模型研究上，主要包括 SIR 模型、SIS 模型等。从 20 世纪 40 年代开始，以 SIR、SIS 为代表性的微分方程为主的决定模型逐渐受到重视。目前，国内外对传染病传播的研究主要是通过数学模型发现传染病的传播机制并预测传染病的流行趋势，这些模型在应用中往往能给出与实际统计结果较为符合的结果。但是此类模型基于微分动力系统，初始条件对系统的解的影响巨大，并且计算复杂，不能很好地处理现实世界的随机突发事件。

传统的传染病动力学仍然具有非常重要的学术地位，但是随着计算机技术的发展以及对复杂网络领域的不断深入研究，基于复杂网络的传染病模型成为新的研究热点。

最近几年的研究发现，真实世界中的网络并非规则网络，而是一种具有小世界效应和无标度特性的复杂网络。小世界网络和无标度网络为代表的复杂网络理论研究逐渐兴起，吸引了为数不少的学者，来自包括物理学、计算机、生态学以及社会学等众多领域。研究所涉及的网络包括生命科学的网络、社会关系网、互联网、论文引用关系网、电影演员合作网、传染病传播网等。科学家们发现现实中的许多复杂网络都具有小世界和无标度的特性，因此，不少学者开展了复杂网络上的传染病传播问题的研究。当前，已有一些关于复杂网络上传染病传播特性以及改进动力学模型的研究。

在传统动力学模型研究中，通常假设种群总数为常数，所考虑的影响传染病传播范围和速度的因素较少；而在实际系统中，疾病的潜伏期、当地人口数量的变动、政府的隔离措施等都会直接影响传染病的传播特性。同时，在复杂网络中，不同的个体成为患者的概率是不同的，跟与之相连个体的健康状况、相连的紧密程度密切相关。因此，在复杂网络上的 SIR 等经典传播模型中，个体由易感染者转化为感染者的概率会与个体及与之相邻个体的网络结构相关。尽管目前已有一些考虑上述若干因素的研究工作，但仍未见复杂网络上对这些因素的系统性融合扩展工作。

传染病传播模型的研究对揭示传染病流行规律、预测流行变化趋势以及帮助制定传染病防治决策等方面都有重大意义。

## 一、基于传染病动力学模型的疾病趋势分析

传染病动力学模型研究主要沿用的是由 Kermack 与 McKendrick 在 1927 年用动力学方法建立的 SIR 传染病模型。这个模型得到了历史上发生过的大规模传染病数据的有力支持，直到现在 SIR 模型仍被广泛地使用并在不断发展。根据不同的传染病及其传播过程的不同，相应的传染病基本模型有 SIR、SIS、SIRS、SEIR、SEIRS、SEI、SEIS 等。

### （一）SIR 模型

以 SIR 模型为例，SIR 模型基于以下基本假设。

（1）假设传染病的传播是通过与患病者接触而传播、扩散的。

（2）在疾病传播期内所考察的地区范围不考虑人口的出生、死亡、流动等种群动力因素。总人口数不变，人口始终保持一个常数 $N$。

（3）SIR 模型属于仓室（compartments）模型，就是针对某类传染病将研究对象分为若干仓室。SIR 模型将人群分为三类。

1）易感染者（susceptibles）：其数量比例记为 $s(t)$，表示 $t$ 时刻未染病但有可能被该类疾病传染的人数占总人数的比例。

2）患病者（infectives）：其数量比例记为 $i(t)$，表示 $t$ 时刻已被感染成为病人而且具有传染力的人数占总人数的比例。

3）恢复者（recovered）：其数量比例记为 $rt$，表示 $t$ 时刻已从染病者中移出的人数（这部分人既非已感染者，也非感染病者，不具有传染性，也不会再次被感染，他们已退出该传染系统）占总人数的比例。

（4）一个患病者与其他人在单位时间内接触的频率称之为接触率，它通常与总成员数 $N$ 有关，记该关系为 $F(N)$。设每次接触传染的概率为 $\beta_0$，有效接触率即为 $\beta_0 F(N)$。在传染病系统中，成员中除了该患病者外，还有其他患病者、免疫者等，当患病者与这些成员接触时不会传染，只有与易感者接触时才可能传染。因此，每一患病者对易感者的平均有效接触率为 $\beta_0 F(N)s(t)$，这就是每一个患病者对易感者的平均传播率，从而时刻在单位时间内被所有患病者传染的新人数占总人口的比例为：

$$\beta_0 F(N)s(t)i(t) \qquad 公式（10-32）$$

这被称为疾病发生率。若假设接触率与总成员数成正比，即 $F(N)=kN$，于是有效接触率为 $\beta_0 kN = \beta N$，其中 $\beta = \beta_0 k$ 被称为传播率系数。此时疾病发生率为：

$$\beta_0 F(N)s(t)i(t) = \beta Ns(t)i(t) \qquad 公式（10-33）$$

这种疾病的发生率被称为双线性发生率。但是当一个种群的数量很大时，与成员总人数成正比的接触率假设显然不符合实际，因为单位时间内一个人能够接触的人的数量是有限

的。因此，假设接触率为一个常数 $k$，从而疾病发生率为 $\beta_0 k s(t) i(t) = \beta s(t) i(t)$，这种疾病发生率是标准型发生率。一般情况下，标准型发生率更符合实际。

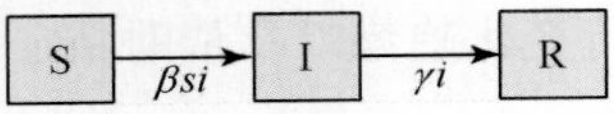

图 10-33 SIR 状态转换关系

（5）恢复率　即每天被治愈的病人占总病人数的比例，记为常数 $\gamma$，从而平均传染期为 $1/\gamma$。在以上基本假设条件下，SIR 状态转换过程如图 10-33 所示。

从假设（3）可以得出 $s(t) + i(t) + r(t) = 1$。

SIR 基础模型的微分方程组公式（10-34）：

$$\begin{cases} \dfrac{\mathrm{d}i}{\mathrm{d}t} = \beta si - \gamma i \\[2mm] \dfrac{\mathrm{d}s}{\mathrm{d}t} = -\beta si \\[2mm] \dfrac{\mathrm{d}r}{\mathrm{d}t} = \gamma i \end{cases} \qquad \text{公式（10-34）}$$

其中初值 $s(0) = S_0$，$i(0) = I_0$，$r(0) = R_0$。可以解得：

$$i = (S_0 + I_0) - s + \frac{1}{\sigma} \ln \frac{s}{S_0} \qquad \text{公式（10-35）}$$

其中 $\sigma = \beta/\gamma$，$\sigma$ 被称为传染期接触数。

## （二）基本再生数

当总种群达到稳定的平衡态且个体均为易感者时，引入一个染病者，然后他在平均染病期内所能传染的人数称为基本再生数 $R_0$，最简单的 SIR 模型情况下 $R_0 = \sigma = \beta/\gamma$。对于艾滋病，基本再生数 $R_0$ 在 $2 \sim 5$；对于天花，其基本再生数一般在 $3 \sim 5$；麻疹的基本再生数通常在 $16 \sim 18$；而对于疟疾，基本再生数非常大，通常大于 $100$。一般情况下，$R_0$ 越大，控制疾病越难。显然，$R_0 = 1$ 作为传染病是否消亡的阈值，其实际含义十分明显。当 $R_0 < 1$，即一个病人在平均染病期内最多传染人数小于 1 时，模型仅存在无病平衡点，它是全局渐近稳定的，这时疾病就会自然逐步消亡；反之，当 $R_0 \geqslant 1$ 时，模型还存在唯一的全局渐近稳定的地方病（即患病者一直在传染病传播系统中存在而不消失，进而形成地方病）平衡点，这时模型的无病平衡点是不稳定的。因此，有许多研究工作者致力于寻找一定的传染病模型的基本再生数。

## （三）相轨线分析

根据公式（10-35），在数值计算和图像观察的基础上利用相轨线讨论解 $i(t)$、$s(t)$ 的性质。$i \sim s$ 平面称为相平面，相轨线在相平面上的定义域 $(s, i) \in D$ 为：

$$D = \{(s,i) \mid s \geqslant 0, i \geqslant 0, s + i \leqslant 1\} \qquad \text{公式（10-36）}$$

（1）如图 10-34 所示，其中箭头表示了随着时间 $t$ 的增加 $s(t)$ 和 $i(t)$ 的变化趋势。根据公式（10-35）及图像分析可以得出以下结论：

1）$s(t)$ 始终随着 $t$ 的增大而减小，即 $s(t)$ 单调递减；

2）不论初始条件如何（即不论 $S_0$ 和 $I_0$ 如何），传染病疫情都将消失（即 $I_\infty = 0$）；从图像上看，无论是 $P_1$ 还是 $P_2$，当 $t$ 充分大时，相轨线都与 $S$ 轴相交；

3）最终未被感染的健康者的比例是 $S_\infty$，满足

$$(S_0 + I_0) - S_\infty + \frac{1}{\sigma}\ln\frac{S_\infty}{S_0} = 0 \qquad 公式（10-37）$$

在图像上，$S_\infty$ 是相轨线与 S 轴在（0，$1/\sigma$）范围内的交点的横坐标；

4）如果 $S_0 > 1/\sigma$，在开始时 $i(t)$ 不断增大，当 $s(t) = 1/\sigma$ 时，$i(t)$ 到达最大值

$$i_m = (S_0 + I_0) - S_\infty - \frac{1}{\sigma}(1 + \ln \sigma S_0) \qquad 公式（10-38）$$

然后 $s(t) < 1/\sigma$，$i(t)$ 随着 $t$ 增大不断减小，直至减小到 $I_\infty = 0$，在图像中即为 $P_1$ 所示的相轨线；

5）如果 $S_0 \leqslant 1/\sigma$，则 $i(t)$ 始终随着 $t$ 增大而不断减小，直至减小到 $I_\infty = 0$；在图像中即为 $P_2$ 所示的相轨线；

（2）从以上结论分析可以看出，当且仅当患病者比例 $i(t)$ 有一个增长的阶段，才认为传染病在蔓延。因此，$1/\sigma$ 是一个阈值，当 $S_0 > 1/\sigma$（即 $\sigma > 1/S_0$）时传染病就会蔓延。一般情况下，易感者的比例初始值 $S_0$ 是一定的，通常可以认为 $S_0$ 接近 1，即几乎所有人都是易感者。提高阈值 $1/\sigma$，即减小传染期接触数 $\sigma$，使得 $S_0 \leqslant 1/\sigma$

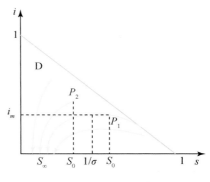

图 10-34　相轨线

（$\sigma \leqslant 1/S_0$），传染病就不会蔓延。因为 $\sigma = \beta/\gamma$，要减小传染期接触数 $\sigma$ 有两种方式。

1）减小传播率系数 $\beta$，可以通过提高卫生水平减小传染概率。

2）增大恢复率 $\gamma$，可以通过提高医疗水平使得患病者尽早移出，成为恢复者。一般情况下，恢复者也包括因病死亡的人数。因此，对于在牲畜中传播的疾病，合理采用捕杀的方法，可以有效控制疫情。

因此，提高卫生水平和医疗水平是有助于控制传染病的。

（四）免疫在 SIR 模型中的作用

为制止疾病蔓延，除了提高卫生和医疗水平，使阈值 $1/\sigma$ 变大以外，另一个途径是降低易感者的比例初始值 $S_0$（如前所述，一般情况下该值为定值），提高恢复者的比率初始值 $R_0$。为使得 $R_0$ 变大，一般可以通过诸如预防接种使群体免疫的办法做到，使得一大部分人在初始阶段就有免疫力。这部分人相当于在整个传染病传播系统中不发挥实际作用、不影响整个传染病传播系统的发展与变化。如果忽略 $I_0$，有 $R_0 = 1 - S_0$，要使得 $S_0 \leqslant 1/\sigma$，即

$$R_0 \geqslant 1 - 1/\sigma \qquad 公式（10-39）$$

也就是说，群体免疫使恢复者比例满足公式（10-39），传染病疫情就不会蔓延。

但是，群体免疫生效的前提条件是免疫者要均匀分布在人群中，事实上这是非常难做到的。据估计，当时印度等国天花传染病的传染期接触数 $\sigma \approx 5$，由公式（10-39）可计算出至少要有 80% 的人接受免疫才能使得天花不蔓延。据世界卫生组织报告，即使花费大量资金提高，也很难做到免疫者在人群中均匀分布。直到 1977 年，天花才在全世界得以根

除。而有些传染病的传染期接触数 $\sigma$ 更高，根除就更加困难。

## （五）被传染比例的估计

在一次传染病传播过程中，被感染人数的比例是易感者人数比例的初始值 $S_0$ 与最终稳定值 $S_\infty$ 之差，记为 $I_s$，即

$$I_s = S_0 - S_\infty \qquad\qquad 公式（10-40）$$

一般情况下，$I_0$ 很小，$S_0$ 接近于 1。根据公式（10-37），可以得到：

$$I_s + \frac{1}{\sigma}\ln\left(1 - \frac{I_s}{S_0}\right) = 0 \qquad\qquad 公式（10-41）$$

取泰勒展开的前两项有：

$$I_s\left(1 - \frac{1}{S_0\sigma} - \frac{I_s}{2S_0^2\sigma}\right) = 0 \qquad\qquad 公式（10-42）$$

根据公式（10-42）得到：

$$I_s = 2S_0\sigma\left(S_0 - \frac{1}{\sigma}\right) \qquad\qquad 公式（10-43）$$

若令 $\delta = S_0 - \frac{1}{\sigma}$（$\delta$ 可以理解为开始时易感者人口比例超过阈值的那部分），从而有：

$$I_s = 2S_0\sigma\left(S_0 - \frac{1}{\sigma}\right) \approx 2\sigma \qquad\qquad 公式（10-44）$$

公式（10-44）表明，被传染人数比例约为 $\delta$ 的 2 倍。当某个地区的卫生水平和医疗水平没有改变时（也就是 $\delta$ 不变），这个比例就不会改变。而当阈值 $\frac{1}{\sigma}$ 提高时，$\delta$ 减小，被传染人数比例就会降低。

## （六）SIR 模型的验证

1903 年 1～8 月，印度广大地区发生瘟疫，死亡 60 万人。1904～1905 年，孟买及西北部各省和旁遮普邦发生瘟疫，平均每周死亡 1.8 万人，有几周超过 4 万人，累计死亡 100 万人。1906～1907 年，印度瘟疫继续流行，死亡 167.27 万人。1908 年，印度持续长时间的瘟疫开始趋于平息，死亡 14.87 万人。

死亡相当于移出传染病传播系统，即成为恢复者。有关部门记录了每天恢复者的人数，这相当于有了 $\frac{\mathrm{d}r}{\mathrm{d}t}$ 的真实数据，Kermack 与 McKendrick 用这组数据对 SIR 模型作了验证。取定参数 $S_0$、$\sigma$ 等，作出真实数据与理论曲线的图形，如图 10-35 所示。其中真实数据在图中用圆点（•）表示，理论数据用圆圈（○）表示。从图中可以看出，理论曲线与真实数据吻合得相当不错。

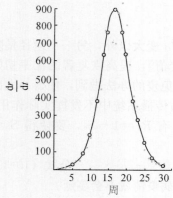

图 10-35  SIR 孟买瘟疫模型理论曲线与真实数据

## 二、带常数输入且具有垂直传播的 SIS 模型

继 SIR 模型后，Kermack 与 McKendrick 又在 1932 年提出了 SIS 仓室模型，并在分析所建立的模型的基础上，提出了区分疾病流行与否的"阈值定理"，为传染病动力学的研究奠定了坚实的基础。SIR 模型中，患病者治愈后一般具有永久免疫力，这些传染病包括天花、麻疹等。而一般通过细菌传播的疾病，如脑病、淋病、肠道传染病等，患病者治愈后不具有免疫力，即这些患病者康复后又会立刻成为易感者，有可能被再次感染，此类传染病的模型就是 SIS 模型。

SIS 的基本状态转换关系如图 10-36 所示。

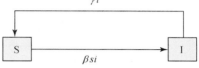

图 10-36　SIS 模型状态转换关系

有些传染病具有既可垂直传播又可通过接触传播的特征，患病者不仅能通过与人接触进行传染病的传播，还能通过母婴这种垂直方式进行传播。而目前国内外通常假设染病者不生育，传染率取标准或双线性的形式对传染病模型进行研究。实际上，患病者产生的后代中往往有相当比例一出生就成为病毒携带者。因此，考虑传染病不影响生育，并且传染率为更一般形式的模型更加合理，建立反映这种流行特性的数学模型并对其进行研究具有现实和重要意义。

### （一）SIS 模型基本假设与分析

（1）传染病的传播不仅通过与患病者接触而传播扩散，还能以母婴传播的方式进行垂直传播。

（2）传染病传播系统中的总成员数不再假设是一个常数，而是 $n(t)$，初始时总人数为 $N_0$。考虑出生率、死亡率等种群动力学因素：

1）A 是大于 0 的常数，表示外界对种群的输入率，且输入者均为易感者；

2）假设传染病传播系统中种群出生率为 B（B>0）；

3）假设传染病传播系统中种群的自然死亡率为 D。

（3）SIS 模型将人群分为两类。

1）易感染者（susceptibles）：其数量为 $s(t)$，表示 $t$ 时刻未染病但有可能被该类疾病传染的人数。

2）患病者（infectives）：其数量记为 $i(t)$，表示 $t$ 时刻已被感染成为病人而且具有传染力的人数。

（4）$\rho$（$0 \leqslant \rho \leqslant 1$）表示患病者生育的新生儿中不是患病者的比例，从而当 $\rho=0$ 时，患病者生育的新生儿中全部是染病者；当 $\rho=1$，患病者生育的新生儿中都不是染病者。

（5）（$\alpha>0$）表示患病者的因病死亡率。

（6）恢复率，即每天被治愈的病人占总病人数的比例，记为常数 $\gamma$，从而平均传染期为 $1/\gamma$。

（7）$\beta(n)$ 表示疾病通过有效接触而传播的传播系数，假定 $\beta(n)$ 是连续可微、非负

的函数，并且满足 $\beta'(n) \leqslant 0$，$[n\beta(n)]' \geqslant 0$。从而当 $\beta(n) = \lambda$ 时，即为双线性传染率；当 $\beta(n) = \dfrac{\lambda}{n}$ 时，即为标准传染率。实际上，双线性传染率与标准传染率都是较为极端的情形，介于两者之间的具有饱和特性的接触率更符合实际，比如 $\beta(n) = \dfrac{\beta}{1+cn}$（$c>0$）。以下就假设 $\beta(n)$ 为该饱和特性的接触率。

在以上基本假设条件下，SIS 状态转换过程如图 10-37 所示。

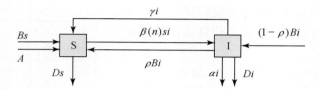

图 10-37    带常数输入且具有垂直传播的 SIS 模型状态转换关系

根据上述图形描述分析可以得到：

$$\begin{cases} \Delta s = A + (B-D)s + \rho Bi - \beta(n)si + \gamma i \\ \Delta i = \beta(n)si + (1-\rho)Bi - (\alpha+\gamma+D)i \end{cases} \qquad \text{公式（10-45）}$$

因为 $n = s + i$，所以从公式（10-45）可得到：

$$\Delta n = A + (B-D)n - \alpha i \qquad \text{公式（10-46）}$$

从上述公式（10-46）可以知道，当种群不存在传染病时，种群数量变化符合规律

$$\Delta n = A + (B-D)n \qquad \text{公式（10-47）}$$

## （二）模型分析

（1）当 $B<D$ 时，意味着出生率小于种群的自然死亡率。

上述模型总存在无病平衡点 $P_0(I_0, N_0) = \left(0, \dfrac{A}{D-B}\right)$。且当 $R_0 > 1$ 时，还存在地方病平衡点 $P^*(I^*, N^*)$，其中：

$$I^* = \frac{A - (D-B)N^*}{\alpha} \qquad \text{公式（10-48）}$$

其中 $N^*$ 是方程：

$$\beta(n)[(\alpha+D-B)n - A] = \alpha[(D+\alpha+\gamma) - B(1-\rho)] \qquad \text{公式（10-49）}$$

在 $\left(0, \dfrac{A}{D-B}\right)$ 上的唯一解，其中 $R_0 = \dfrac{\dfrac{A}{D-B}\beta\left(\dfrac{A}{D-B}\right)}{(D+\alpha+\gamma) - B(1-\rho)}$。

当 $R_0 \leqslant 1$ 时，无病平衡点 $P_0$ 是全局渐近稳定的；当 $R_0 > 1$ 时，地方病平衡点 $P^*(I^*, N^*)$ 存在且是全局渐近稳定的。

（2）当 $B=D$ 时，意味着出生率等于种群的自然死亡率。$R_0 = \dfrac{\beta}{c}\dfrac{1}{(D+\alpha+\gamma) - D(1-\rho)}$，此时没有无病平衡点。且当 $R_0 > 1$ 时，存在唯一的地方病平衡点 $P^*(I^*, N^*)$，该地方病平衡点是全局渐进稳定的。当 $R_0 \leqslant 1$ 时，最终疾病消亡，种群数量不断增长，即 $\lim\limits_{t \to +\infty} i(t) = 0$，

$\lim\limits_{t\to+\infty} n\ (t)=+\infty$。

（3）当 $B>D$ 时，意味着出生率大于种群的自然死亡率。模型不存在无病平衡点，当 $D+\alpha+\gamma-B>0$，且 $R_0=\dfrac{\beta}{c}\left(1-\dfrac{B-D}{\alpha}\right)\dfrac{1}{(D+\alpha+\gamma)-D\ (1-\rho)}>1$ 时，有全局渐近稳定的地方病平衡点 $P^*\ (I^*,\ N^*)$。

上述模型的具体证明以及更详细的分析可参考文献。带常数输入且具有垂直传播的 SIS 模型比最基本的 SIR 模型多加入了垂直传播方式以及常数输入等因素，使得整个模型在复杂程度上增大不少。

### （三）发展趋势

最简单的传染病动力学模型假设种群总数为常数，考虑的影响因素较少。但在实际问题中，由于疾病的复杂性往往涉及变动人口、年龄结构、隔离影响等多种因素，这就要求动力学模型的研究更加向实际靠拢。

国内外不少学者针对 SIR 等基础模型进行了改进扩展与深入研究，主要包括考虑人口变动因素、考虑带有接种策略的扩展模型、加入时滞因素等。

总体来说，SIR、SIS 等模型能够给出与实际统计结果符合得不错的结果，这表明这些模型抓住了传染病传播的一些基本动力学特征。传染病动力学的一个发展方向是不同仓室的建立与发展。另外，传染病动力学模型的发展方向是考虑更多的涉及因素，如人口出生死亡率、种群流动等，从而使得模型更加接近实际情况，但是随之而来的是模型复杂度的增加。从前面对 SIR 模型和带常数输入且具有垂直传播的 SIS 模型分析可以看出，随着更多考虑的因素的加入（如种群动力因素、传播方式），模型的复杂度在大幅度增加。此外，结合其他学科，进行学科之间的交叉研究，或针对某些具体的传染病进行更为细致深入的研究，也是一个未来发展方向。

国内传染病动力学研究中占主导地位的方法是 1991 年 Anderson 和 May 的经典性工作，通过建立微分方程组进行研究。学术界沿着传播动力学这一方向做了许多研究工作，也在尝试借鉴其他一些学科的理论与成果进行深入研究。随着复杂网络的兴起和计算机技术的发展，目前复杂网络上的动力学模型成为新的研究热点。

## 三、基于复杂网络模型的疾病趋势分析

近年来，真实网络中小世界效应和无标度特性的发现激起了物理学界对复杂网络的研究热潮，其中网络拓扑结构对复杂网络上动力学行为的影响是研究焦点之一。加入复杂网络研究的学者主要来自图论、统计物理学、计算机网络研究、生态学、社会学以及经济学等领域，研究所涉及的网络主要有：生命科学领域的各种网络（如细胞网络、蛋白质-蛋白质作用网络、蛋白质折叠网络、神经网络、生态网络）、互联网网络和社会网络，包括流行性疾病的传播网络、科学家合作网络、人类性关系网络、语言学网络等；所使用的主要方法是数学上的图论、物理学中的统计物理学方法和社会网络分析方法。

复杂网络研究在传统上属于图论研究范畴。图论研究最初集中在规则图上，自从 20

世纪 50 年代起，无明确设计原理的大规模网络被描述为随机图。随机图由 Erdos 和 Renyi 提出，其随机图模型被称为 E-R 随机图。按照 E-R 随机图模型的描述，有 $N$ 个节点，以概率 $P$ 连接每一对节点，建立一个大约有 $PN(N-1)/2$ 条随机分布的边的网络。对复杂网络的思考有 3 个概念需要先进行说明。

### （一）小世界

小世界的概念以简单的措辞描述了这样一个事实：在大多数网络中，尽管其规模通常很大，但任意两个节点间有一条相当短的路径。两节点间的距离定义为连接它们的最短路的边数。小世界最为通用的表现形式就是由社会心理学家 Stanley Milgram（1967）提出的"六度分离"概念，他断定在美国大多数人之间相互认识的途径的典型长度为 6（Kochen，1989）。小世界特性看起来似乎表征了大多数复杂网络的特性，如在好莱坞平均每 3 个演员彼此合演，或在一个细胞中化合物独特地用 3 种反应来分离。小世界概念不是以作为一种特殊的组织原则的象征来引起人们的兴趣的。正如 Erdos 和 Renyi 已经证实的那样，在随机图中任意两节点间的标准距离按节点数的对数换算。于是，随机图也有小世界特性。

### （二）簇

社会网络的一个共同特征是小集团形态，表示朋友圈或熟人圈，其中的每个成员认识其他每个成员。这种内在的群聚倾向用簇系数来量化。在网络中选出的节点 $i$ 上，有 $k_i$ 条边使它与其他 $k_i$ 各节点相连接。如果最初选择的节点的最近邻居节点是小集团的一部分，那么它们之间应该有 $k_i(k_i-1)k$ 条边连接。$k_i$ 个节点之间实际上有的边数 $E_i$ 与总边数 $k_i(k_i-1)/2$ 之比就给出了节点 $i$ 的簇系数值

$$C_i = \frac{2E_i}{k_i(k_i-1)} \qquad \text{公式（10-50）}$$

整个网络的簇系数为所有节点的 $C_i$ 平均值。在随机图中，由于边随机连接，簇系数 $C=P$。

### （三）度分布

在网络中不是所有节点都有相同的边数，节点的度分布用分布函数 $p(k)$ 来表示，它给出了一个任意选择的节点正好有 $k$ 条边的概率。E-R 随机模型的节点虽然是随机连接的，但是大多数节点的度大致相同，节点的度比平均度要高很多和低很多的节点都非常少。因为在随机图中边随机连接，大多数节点的度大约相同，接近网络的平均度，随机图的度分布是泊松分布。在认识复杂网络的过程中，最有趣的现象之一是发现许多大型网络的度分布与泊松分布大不相同。随着对现实社会中不同的复杂网络（如互联网、社会关系网络、科学论文引文网络等）研究的深入，发现了许多大型网络的节点度并不服从泊松分布。1999 年，Barabási 和 Albert 提出了著名的 Barabási-Albert 模型（BA 模型），其节点的度服从幂律分布，即

$$P(k) \sim k^{-r} \qquad \text{公式（10-51）}$$

这类具有幂律分布的网络被人们称为无标度网络。大量的实证研究表明，许多真实网络都具有小世界和无标度特性。

## 四、小世界网络

1998 年，Watts 和 Strogatz 建议在一个有限维规则网络和随机网络图之间插入一个一元参数模型。模型的算法如下。

（1）从规则网开始：从具有 $N$ 个节点的环形网络开始，其中每一节点都与它初始的 $k$ 个邻居节点相连，并满足 $N \gg k \gg \ln (N) \gg 1$。

（2）随机化：以概率 $P$ 随机为网络中的每条边重新连接节点，同时保证没有自身连接和重复边。这一过程引进了 $PNk/2$ 条长距离边，它们把一个节点和远处的节点连接起来。通过改变 $P$，可以观察到从规则网络（$P=0$）到随机网络（$P=1$）之间的变化（图10-38）。

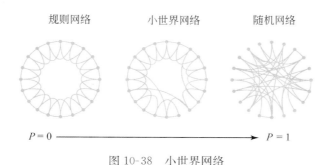

图 10-38　小世界网络

（3）小世界网络：从规则网络到随机网络。其中网络节点数量为 $N=20$，连接数 $k=4$。

这一模型在社会系统中有其根源，社会系统中大多数人是他们直接邻居的朋友，比如同学、住在隔壁的邻居、工作上的同事以及他们朋友介绍认识的人。然而，每个人都有一些远方的朋友，比如在其他国家的朋友或相识的人——他们由 Watts-Strogatz 模型中重新连线得到的长距离边来代表。小世界网络具有高的簇系数和小的平均路径长度。例如，对于一个千万人口的城市，人与人的平均接触距离是 6 左右。小的平均距离使得人与人之间的距离大大缩短。

## 五、无标度网络

在这之前讨论的网络模型均假设对一个具有 $N$ 个固定节点的网络图，生成方式是随机地连接这些节点而不改变 $N$ 值，然而大多数实际网络是通过不断地添加新节点而增长的开放系统。例如，万维网通过增加新的网页使得网页数量随时间呈指数增长；电影演员合作网中不断有许多新演员加入，使得该网络不断扩张。此外，目前为止所讨论的网络模型假设两个节点相连接的概率与节点的度无关。然而大多数实际网络呈现出择优连接迹象。这样就使得连接到某个节点的可能性与该节点的度有关。例如，一张网页更可能拥有链接到著名网站的链接，因为这些著名网站的知名度非常高。因此，实际网络中的增长和择优连接这两种因素激励了一种新的模型的提出，即 1999 年 Barabási 和 Albert 提出的著名的 Barabási-Albert 模型（BA 模型）。其节点的度服从幂律分布，即

$$P(k) \sim k^{-r}$$ 公式（10-52）

Barabási-Albert 模型的算法如下。

（1）增长：开始于较少的节点数量（$m_0$），在每个时间间隔增加一个具有 $m$（$m \leqslant m_0$）条边的新节点，连接这个新节点到 $m$ 个不同的已经存在于系统中的节点上。

（2）择优连接：在选择新节点的连接点时，假设新节点连接到节点 $i$ 的概率 $\pi$ 取决于节点 $i$ 的度数 $k_i$，即

$$\pi(k_i) = \frac{k_i}{\sum\limits_{j}^{N-1} k_j}$$ 公式（10-53）

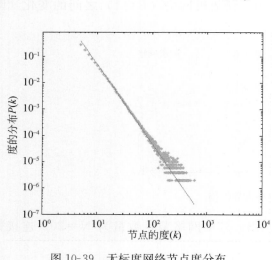

经过 $t$ 时间间隔后，该算法程序产生一个具有 $N = t + m_0$ 个节点 $mt$ 条边的网络。数量模拟表明该网络进入标度不变状态，具有 $k$ 条边的节点的概率服从指数 $r_{BA} = 3$ 的幂律分布，即在公式中，$r$ 的取值为 3。标度指数 $r$ 与这个模型中的唯一参数 $m$ 无关。

图 10-39 中红色直线为理想的曲线 $P(k) = 2m^2 k^{(-3)}$，该直线斜率为 -3.0。由于仿真中概率计算精度以及随机数生成等问题，实验仿真结果与理想曲线存在着微小差距。

图 10-39　无标度网络节点度分布

## 六、传染病传播研究中的研究实例分析

病毒在计算机网络上的蔓延、传染病在人群中的流行等都可以看成是服从某种规律的网络传播行为。自从以小世界网络和无标度网络为代表的复杂网络理论研究兴起以来，不少科学家开展了基于复杂网络的疾病传播问题的研究。

对复杂网络的研究，国外学者 Moore 和 Newman 做出了出色的贡献，国内学者如周涛、汪秉宏等人也做了大量的理论研究以及实验模型分析。学者们在复杂网络上对传染病传播、计算机病毒传播等做了不少工作。

2001 年，Pastor-Satorras 等人研究了一个由 BA 模型产生的无限大无标度网络上的 SIS 传播模型，证明对于再小的有效传播率"传播达到稳定时曾患病人所占比例"（即"流行度"）也不为零，这颠覆了以往基于随机网络传播阈值不为零的分析。这说明无标度网抵抗流行病的能力很弱，可以在任意小的有效传播率之下维持传播。Newman 在 Grassberger 等人证明的"网络上的 SIR 模型可以等价于键模型"的研究基础上进行了进一步深入的研究,证明了等价的键占据率。在国内,林国基等人用小世界网络模型研究了 SARS 病毒的传播。作者在传播模型中加入了负反馈机制与信息流效应。负反馈机制可以有效地抑制非典型肺炎的蔓延,但在某些情况下可能引起感染人数的反复性振荡。此外,作者提出保持信息的透明度也是战胜非典型肺炎的重要保证。Han 等人在复杂网络基础上分析了当地的控制力度与区域之间的控制力度对于流感的传播范围与感染案例数的影响,并对 2009 年全球 A/H1N1 的疫情情况进行了实验模拟。作者建立的模型是在区域级别的一个模型,社交结构以及个人层面的预防策略在该模型中都不会有直接的考虑。在该模型中,一个区域(比如一个国家)对应于网络中的一个节点。以此建立的网络是全连接的,但是节点之间的连接有权重。任意一个节点的感染病例的增加量由两部分组成:一是当地感染病例的增长;二是不同区域之间人口流动带来的感染病例。作者根据真实数据以及实验模拟结果发现了某区域确认的 A/H1N1 累计感染病例与该区域在所有区域感染病例数量排名中符合 Zipf 定律,以及有 A/H1N1 感染病例的国家的数量与全球总共确认病例数符合幂律等现象。Yang 等人研究了在无标度网络上具有相同感染力的 SIR 模型。作者假设每个人的传染性都是常数 A,也就是每一个时间步长中,每个感染者接触 A 个人。通过用平均场近似方法在实验模拟中发现这种模型的流行阈值为 1/A,而不是以往得到的阈值不存在的结论。

经典的传播理论认为,有一个存在大于零的传播阈值 $\sigma_c$,当 $\sigma > \sigma_c$ 时,传染病会在网络中传播,并且持续存在;当 $\sigma < \sigma_c$ 时,传染病消亡。根据经典的传播理论,若传染病持久存在,则必然波及大量个体,但实践表明,计算机病毒、麻疹等一般仅波及少数个体但长期存在。Pastor-Satorras 等利用平均场的方法求得了一般网络上 SIS 模型传播阈值为:

$$\sigma_c = \frac{\langle k \rangle}{\langle k^2 \rangle} \qquad \text{公式 (10-54)}$$

其中 $\langle k \rangle$ 表示节点的度的平均值。由于在无标度网络中 $\langle k^2 \rangle \to +\infty$,因此 $\sigma_c \to 0$。该结果表明,在无标度网络中,无论传播强度多么小,传染病都能够存在,这就很好地符合了实证显示的结果。复杂网络上的传染病传播研究的一个重要方面就是对网络本身结构对传播影响的理论研究,利用图论、物理学上的键逾渗理论对复杂网络上的传播进行理论分析,得出理论结果。

另一方面,在复杂网络上的传染病传播研究中,将复杂网络当作现实生活中的社会关系网络,而复杂网络上的每个节点当作一个个体。复杂网络上的边连接关系,即代表社会关系网络中的个体接触,从而可以将 SIR 模型和 SIS 模型等动力学模型应用在复杂网络上,对传染病进行实验模拟分析。

## (一) 研究实例简介

以 Michael S 等人的工作为例,该研究对 2003 年香港 SARS 的传播情况进行了模拟分析。该研究中采用的动力学模型为 SEIR 模型,SEIR 中的 E 对应于 Exposed,即潜伏状态,表示当易感染者成为患病者之前有一段潜伏期。针对 SARS,国内学者对于潜伏期是否有传染性的结论不统一,但是可以得出潜伏期内传染性非常弱的结论,因此在实验中,我们假设潜伏期内 SARS 不具有传染性，只有患病者（即处在 I 状态的人）才有传染性。SARS 罕见有二次感染案例，患病者转变为恢复者后，就不会再被感染，因此患病者恢复后就相当于已经脱离该传染病网络。

SEIR 状态转换关系如图 10-40 所示。

该研究中采用的小世界网络模型如图 10-41 所示。

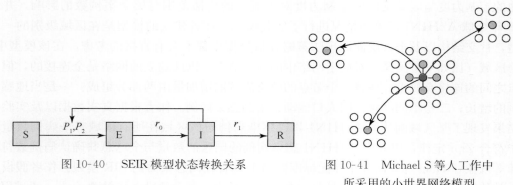

图 10-40　SEIR 模型状态转换关系　　图 10-41　Michael S 等人工作中所采用的小世界网络模型

整个网络是 $N\times N$ 大小的方阵，每个节点与其周围的上下左右四个节点是邻近节点，同时每个节点还与远处的一些节点相连。中间的空心圆环表示患病者节点，患病者节点每次能够以概率 $P_1$ 感染与之邻近的四个节点，以概率 $P_2$ 感染与之相连的远处的节点。这些节点被感染后状态成为 E，E 状态的节点又以概率 $r_0$ 转变为患病者节点，同时，患病者节点又以概率 $r_1$ 转变为恢复者。在根据医学统计数据设定 $P_1$、$P_2$、$r_0$、$r_1$ 的值后，对传染病进行传播分析，并与真实数据进行了对比。

以上将复杂网络中的节点当作一个个体进行传播模拟分析的方法被众多人所采用，国内类似的研究还有余雷、林国基等人所做的工作。然而，不同于基于个体的模型，如果只考虑区域级别的信息，忽略细节的社会关系结构、个体级别的防控因素等，可以将一个区域（如国家或者地区）当作一个节点，构建出一个基于区域的网络。Han 等人在该基础上分析了当地的控制力度与区域之间的控制力度对于 A/H1N1 的传播范围与感染总数的影响，并对 2009 年全球 A/H1N1 的疫情情况进行了实验模拟与分析。除了无标度网络和小世界网络之外，复杂网络上的传染病研究还包括元胞自动机模型和人工神经网络模型。

（二）免疫策略

免疫是抑制计算机病毒传播的一种重要方法，同样，免疫策略也是抑制传染病传播的一种重要方法。免疫节点是指当传染病传播到该节点时，该节点既不会被传染病感染，也不会将传染病向其他节点传播。即相当于该节点在传染病网络中不发挥实际作用，相当于已经退出该传染病网络。一个好的免疫策略能够在对少数节点进行免疫的情况下最大程度地延缓传染病的传播。

免疫策略主要有随机免疫和选择免疫两种。文献设计并分析了一种叫做"熟识者免疫"的策略，即每一次选择都分两步：先随机选择一个节点进行免疫，再随机选择一个与该节点相邻的节点进行免疫。该免疫策略效果比随机免疫效果要好很多。与此类似的免疫策略还有"接触免疫"和"环状免疫"。无标度网络上的"目标免疫"首先在文献提出，即对度大的节点优先免疫。如需要在无比导读网络中采用随机免疫，则免疫人数占总人数的比例 $g_c \to 1$，即几乎全部人员都需要进行免疫才能有效控制疾病传播。而如果使用"目标免疫"的方法，$g_c = e^{-2/m_0}$ 就能够有效控制疾病传播。有选择性地进行目标免疫对于控制传染病疫有着重大作用，然而如何在实际的传染病过程中找出这些需要进行目标免疫节点，并在有限的资源限制下选取最优的免疫数量进行免疫，是在实际情况中一个重要而又迫切需要解决的难题。

# 第五节 小 结

近年来，计算机科学领域中数据挖掘理论及其技术的研究和开发取得了较为快速的发展，其在健康领域的应用有着非常广阔的空间和潜力，并且将在中国国家数字卫生全面发展的基础上，提供高水平的数据分析服务。本章重点介绍了目前较为集中的研究方面，主要包括症状监测和疾病趋势分析。症状监测通过快速采集包括急诊、门诊、处方与非处方药销售、缺勤、动物疾病等多方位的信息数据，通过综合、统计、比较和聚类等分析方法，较早地发现突发公共卫生事件，为启动有效的应对措施赢得宝贵的时间。疾病趋势分析首先根据传染病的特点并集合数据挖掘的方法建立数学模型，利用数学模型的分析与计算结果，提供具有说服力的理论基础和概念，用数学模型帮助分析传染病的流行趋势已成为共识，对揭示传染病流行规律、预测流行变化趋势以及帮助制定传染病防治决策等方面都有重大意义。在数学模型中，常见的研究方向主要包括经典的传染病动力学模型和复杂网络模型。其中，对复杂网络上传播动力学的研究结果在很大程度上改变了科学家对于传播问题的看法，复杂网络不仅仅是一种新的研究对象，更重要的是它们带来了新的研究方法和研究视角。

为更清晰展示数据挖掘如何在健康领域的应用，本章还重点介绍了目前常用的健康数据分析挖掘技术和健康数据挖掘的可视化技术。其中，健康数据分析挖掘技术主要罗列和介绍了基于数据仓库的健康数据挖掘技术、基于分类和预测的健康数据挖掘技术、基于线性回归的健康数据挖掘技术、基于关联规则的健康数据挖掘和基于神经网络的健康数据挖掘技术，这些技术大多从计算机科学角度描述目前在数据挖掘和机器学习领域的主流算法，相信对目前和将来的健康数据的挖掘和分析有着广阔的发展空间。健康数据挖掘的可视化技术方面主要在可视化的基本理论基础上，着重介绍了传统数据可视化技术、基于几何的技术、面向像素的技术、基于图标的技术和基于层次的技术等。

（卜佳俊 姚诚伟）

# 参 考 文 献

曹务春 . 2008 . 传染病流行病学 . 北京：高等教育出版社 .

陈明亭，杨功焕 . 2005 . 我国疾病监测的历史与发展趋势 . 疾病监测，20（3）：113 .

陈粟蔚，宁新宝，王炜，等 . 2000 . 神经网络自适应共振理论应用于心电图 QT 间期自动检测的研究 . 南京大学学报（自然科学版），36（4）：440～447 .

陈伟 . 2003 . 科学新"钙"念 走出补钙误区 . 北京：人民卫生出版社 .

陈晓培 . 2007 . 小儿贫血 . 北京：中国医药科技出版社 .

邓宏钟，迟妍，谭跃进 . 2004 . 基于多智能体的疾病传染仿真研究 . 计算机仿真，21（6）：167～175 .

段丹，徐莉 . 2002 . 城市社区经济的结构功能分析 . 湖北社会科学，12（10）：61～64 .

范江涛，龙凤宜 . 2007 . 广西女性月经初潮年龄相关因素分析 . 中国妇幼保健，22（6）：771～772 .

丰有吉，沈铿 . 2005 . 妇产科学 . 北京：人民卫生出版社 .

冯和，孟谦谦，林哲，等 . 2005 . 蒙古族学生月经初潮年龄变化趋势与影响因素 . 中国公共卫生，21（11）：1346～1347 .

冯子健，祖荣强 . 2007 . 症状监测发展方向与问题思考 . 疾病监测，22（2）.

郝伟 . 2008 . 精神病学 . 第 6 版 . 北京：人民卫生出版社 .

贺伟 . 2008 . 健康教育（全国医药高等学校规划教材）. 第 2 版 . 北京：科学出版社 .

贺雄 . 2007 . 北京市预防接种工作技术规范 . 北京：科学出版社，168～172 .

胡俊明，喻晓毅，袁韧 . 2009 . 环境污染与人体健康关系的研究和思考 . 环境保护，5B（420）：81～83 .

华嘉增 . 2001 . 妇女保健新编 . 上海：复旦大学出版社、上海医科大学出版社 .

黄醒华，王临虹 . 2006 . 实用妇女保健学 . 北京：中国协和医科大学出版社 .

黄雪梅，叶兴东，汤少开，等 . 2008 . 广州地区不同育龄女性人群生殖健康状况调查 . 中国公共卫生，24（2）：161～163 .

卡斯蒂 . 1998 . 虚实世界 . 王千祥等译 . 上海：上海科技教育出版社 .

康来仪，董柏青，陈直平，等 . 2010 . 实用传染病学 . 第 3 版 . 北京：学苑出版社，142～154，194～208，426～439 .

孔灵芝 . 1998 . 慢性非传染性疾病防治与社区卫生服务 . 中国慢性病预防与控制，6（1）：351 .

兰晓晶，杨海霞，孙志强 . 2007 . 一类总人口变动的 SIR 和 SIS 组合传染病模型 . 重庆工学院学报，21（6）：40～42 .

李桂雪，鞠彩红，刘媛媛，等 . 2010 . 我国慢性病现状与自我管理 . 黑龙江医学，（4）：299 .

李泓澜，高立峰，杨工，等 . 2000 . 月经生育因素与女性乳腺癌关系的病例对照研究 . 肿瘤，20（2）：88～92 .

李晶晶，李丽玮，曾定元，等 . 2008 . 生育年龄月经失调骨密度状况研究 . 河北医科大学学报，29（1）：47～49 .

李兰娟 . 2007 . 医防整合——医疗机构公共卫生工作理论与实践 . 杭州：浙江科学技术出版社 .

李立明 . 1999 . 流行病学 . 第 4 版 . 北京：人民卫生出版社 .

李立明 . 2007. 流行病学 . 第 6 版 . 北京：人民卫生出版社 .

李丽，李映兰 . 2006. 中国社区卫生服务政策分析 . 现代护理，12（25）：2397.

李鲁，施榕 . 2008. 卫生部社区卫生专业技术人员岗位培训规划带教 . 社区预防医学 . 北京：人民卫生出版社 .

李先锋，程萍，余淑玲，等 . 2006. 珠海市女性健康资料跟踪管理系统的研究 . 中华医院管理杂志，22（7）：501～502.

梁万年，李宁 . 2006. 全科医学概论（卫生部全科医生培训规划教材）. 北京：人民卫生出版社 .

林国基，贾殉，欧阳颀 . 2003. 用小世界网络模型研究 SARS 病毒的传播 . 北京大学学报（医学版）. 35（B05）：66～69.

刘湘云，陈荣华 . 2006. 儿童保健学 . 第 3 版 . 南京：江苏科学技术出版社 .

刘英卓，张艳萍 . 2007. 数字化医疗卫生服务平台关键技术研究 . 改革与战略，（S1）：160～163.

吕孟涛，李道苹，饶克勤 . 2006. 电子健康档案与医患间电子化交流 . 中国社会医学杂志，（1）：26～29.

栾荣生 . 2005. 流行病学研究原理与方法 . 成都：四川大学出版社 .

米歇尔 . 1994. 复杂：诞生于秩序与混沌边缘的科学 . 陈玲译 . 北京：三联书店 .

南京心理咨询网 . 2008. 精神科医生心理咨询师的历史使命 . http：//www. 025xl. com/Article/yyzl/yyrs/2000812/2354. html.

任赞静，黄建始，马少俊，等 . 2005. 症状监测及其在应对突发公共卫生事件中的作用 . 中华预防医学杂志，39（1）.

沈伟珍，龚幼龙，王光荣，等 . 2006. 居民电子健康档案的建立与作用 . 中华医院管理杂志，22（8）：519～522.

帅萍，唐定强 . 2010. 电子健康档案实施障碍与管理 . 中国科技资源导刊，42（5）：55～60.

孙振球 . 2008. 医学统计学 . 第 2 版 . 北京：人民卫生出版社 .

唐明德 . 2009. 社区预防医学 . 北京：北京大学医学出版社 .

陶瑞卿 . 2008. 我国生殖健康服务内容及服务制度构建思考 . 中国卫生事业管理，2（236）：131～133.

王国荣，车向明 . 2005. 食盐、腌制食品摄入与胃癌的关系 . 中华腹部疾病杂志，5（11）：F0003～F0004.

王华，江启成，胡学钢 . 2008. 数据挖掘在医学上的应用 . 安徽医药，13（8）：746～748.

王吉耀 . 2008. 内科学（全国高等学校教材）. 北京：人民卫生出版社 .

王军，史影，刘存午 . 2007. 通过健康教育提高社区居民对生活方式疾病行为危险因素的知晓率 . 中国民康医学，19（4）：241～242.

王拉娣 . 2004. 传染病动力学模型及控制策略研究 . 上海：上海大学 .

王陇德 . 2006. 预防接种实践与管理 . 北京：人民卫生出版社，131～151.

王勤荣 . 2003. 社区居民健康档案的建立 . 中国社区医师，19（5）：4～5.

王全意，王小莉，龚震宇，等 . 2008. 基层传染病网络直报数据利用状况分析 . 中国公共卫生，24（4）：472～473.

王全意 . 2010. 疾病监测信息报告管理系统数据分析手册 . 北京：中国协和医科大学出版社 .

王小莉，王全意，龚震宇，等 . 2007. 北京市和浙江省基层疾病预防控制中心传染病网络直报数据分析状况的调查 . 疾病监测，22（9）：639～641.

卫生部 . 2009. 基于健康档案的区域卫生信息平台建设指南 .

卫生部妇幼保健与社区卫生司、联合国儿童基金会、全国妇幼卫生监测办公室 . 2006. 中国妇幼卫生监测工作手册 .

卫生部基层卫生与妇幼保健司、北京大学妇儿保健中心 . 2002. 母子健康指南：介绍一本《母子保健手